山东大学教育教学改革教材建设项目

口腔门诊护理操作技术

KOUQIANG MENZHEN HULI CAOZUO JISHU

吕艾芹　陈雪　主编

山东科学技术出版社
·济南·

图书在版编目（CIP）数据

口腔门诊护理操作技术 / 吕艾芹，陈雪主编. 济南 ： 山东科学技术出版社，2025. 6. -- ISBN 978-7-5723-2581-6

Ⅰ. R473.78

中国国家版本馆 CIP 数据核字第 202506L0P2 号

口腔门诊护理操作技术

KOUQIANG MENZHEN HULI CAOZUO JISHU

责任编辑：李志文

装帧设计：孙小杰

主管单位：山东出版传媒股份有限公司

出 版 者：山东科学技术出版社

地址：济南市市中区舜耕路 517 号

邮编：250003　电话：（0531）82098088

网址：www.lkj.com.cn

电子邮件：sdkj@sdcbcm.com

发 行 者：山东科学技术出版社

地址：济南市市中区舜耕路 517 号

邮编：250003　电话：（0531）82098067

印 刷 者：济南升辉海德印业有限公司

地址：山东省济南市高新区科创路 2007 号院内东车间 3 号

邮编：250104　电话：（0531）88912938

规格：16 开（203 mm × 280 mm）

印张：25.25　**字数**：608 千

版次：2025 年 6 月第 1 版　**印次**：2025 年 6 月第 1 次印刷

定价：148.00 元

编委会

主　编　吕艾芹　陈　雪

副主编　吕　苒　徐珊珊　严媛媛　曹胜囡

编　者（按姓氏笔画排序）

马春晖　王　萍　王迎迎　王淑欣　王景凯　田　丽
刘　娟　刘　雪　刘夙平　刘宇航　刘晓璇　刘琳洁
齐　琪　祁倩倩　孙艺哲　苏青青　李　莹　李　媛
李双双　李庶琦　杨　祯　杨　媚　杨静静　吴　倩
何　姗　宋中淑　张秀珍　张晓燕　张萌冉　苑慧敏
季　新　周昕昕　郑　政　郑静雅　宗晓艳　房瑜佳
屈泓冰　赵立霞　赵玲玲　赵艳杰　索萍萍　栗子夜
徐振宇　徐婷婷　高　宇　曹小璇　葛梦迪　韩　乐
韩　冰　韩立华　韩会越　韩艳艳　韩雯雯　曾　凯
鞠洋洋

前言

随着口腔医学的不断发展，口腔医疗服务模式日趋精细化、规范化，口腔护理工作也正朝着更加专业化和标准化的方向迈进。口腔护理学作为一门融合护理学与口腔医学的交叉学科，对从业者提出了极高的要求。他们不仅要熟练掌握护理学的基础理论与实操技能，更需精通口腔医学领域的专业知识与前沿技术，这种跨学科的知识与技能需求，凸显了口腔护理极为鲜明的专科特性。因此，培养具备深厚专业素养的口腔护理人才已然成为推动口腔护理事业持续发展的关键要素与必然趋势。

本书参考国内外权威的口腔医学和口腔护理学专业资料，由山东大学口腔医院医护团队共同编写。全书架构清晰，分为上篇基础部分和下篇四手操作技术。基础部分涵盖口腔护理工作的核心内容，包括口腔常用设备器械及材料的使用与管理、口腔门诊医院感染防控管理、口腔器械处理以及口腔诊疗中常见突发医疗事件及处置措施。下篇四手操作技术则聚焦于口腔护理基础操作技术以及口腔各专业常见疾病的四手操作技术。从口腔疾病的治疗步骤规划、医护之间的配合流程，到护理操作过程中的关键要点把控，再到面向患者的健康宣教策略，均进行了系统、全面、深入、细致的阐述。本书创新地从医生操作与护士配合两个视角展开，通过大量清晰、直观的图片和高清的实际操作视频，将复杂的操作流程和技术要点得以清晰地呈现出来，使内容变得丰富、详实，而且极具可操作性与实用性。无论是对于初入行业的口腔护理新手，还是经验丰富的临床护理人员，本书都是一本极具价值的实操指南，对规范临床护理配合、提升口腔护理工作质量具有重要的参考意义。

在本书的创作过程中，我们得到了众多业界前辈的支持与帮助。在此，我们怀着无比崇敬与感激之情，诚挚感谢中华护理学会口腔颌面外科护理专业委员会主任委员李秀娥教授，中华口腔医学会口腔护理分会主任委员、中华护理学会口腔护理专业委员会主任委员刘东玲教授在百忙之中为本书作序。同时，我们也要衷心感谢山东大学口腔医院的各级领导在本书编写过程中给予的全方位支持、关怀与悉心指导。

尽管口腔护理领域发展迅猛，我们在编写过程中也全力以赴，力求为读者提供最准确、最全面的信息，但鉴于编者的知识储备和能力水平有限，书中难免存在一些疏漏与不足之处。在此，我们恳请广大读者提出宝贵的意见和建议。我们衷心期望本书的出版能够为口腔健康事业的蓬勃发展贡献一份力量，助力口腔护理事业迈向高质量发展的崭新征程，为更多患者带来优质、专业的口腔护理服务。

编者

2025 年 3 月

序言1

时代飞速发展，人们生活品质提升，大众口腔健康意识增强。大量的口腔医疗需求推动口腔医学进入高速发展阶段，新诊疗技术、先进设备不断涌现。在这一发展进程中，护理技术的规范化和专业化极为关键，口腔门诊护理是医疗质量与患者安全的第一道防线，门诊护理操作技术是保障医疗质量、提升患者安全的核心环节，欣闻山东大学口腔医院护理团队集多年临床智慧与实践经验编撰《口腔门诊护理操作技术》，其内容之系统、细节之精微，令人倍感振奋，该书对于口腔护理行业而言，具有不可估量的价值。

在《口腔门诊护理操作技术》付梓之际，欣之为序，该书不仅是广大口腔护理人员日常工作中不可或缺的实用宝典，更是推动口腔护理学科发展的重要力量。从基础操作工具到复杂专业技能，为护理人员提供了全方位、多层次的工作指导，让每一位从业者在实际工作中都能做到有章可循、有据可依。

《口腔门诊护理操作技术》内容全面，体系科学，构建了"理论指导实践、实践反哺理论"的完整知识框架。本书立足临床需求，科学划分为基础理论与实践操作两大篇章，既涵盖设备、器械、材料、院感防控等基础模块，又系统梳理牙体牙髓、种植、正畸等八大专科四手操作技术，更创新性纳入激光治疗等前沿领域，堪称口腔门诊护理的"百科全书"。尤为可贵的是，书中每一技术均配有高清图片、操作视频与流程表，解决了传统教学中"抽象难懂、细节易疏漏"的痛点，使基础技能标准化，降低学习门槛，形成"视觉化学习—动态化示范—标准化执行"的闭环，既为口腔门诊护士提供"手把手"指导，也为教学、科研提供宝贵资源。

本书编写者护理团队深耕临床一线，其扎实的实践经验与严谨的学术态度在书中处处可见。例如，针对儿童口腔治疗中患儿依从性低的难题，书中不仅细化行为引导技巧，更将人文关怀融入操作流程；对种植手术中的突发医疗事件处理，则通过步骤拆解，强化护士的应急能力。这种"从临床中来，到临床中去"的编写理念，正是护理学科高质量发展的基石。

本书的出版将为口腔护理教育提供统一范本，缩短护士临床适应周期，助力基层医疗机构培养规范化护理人才。同时，本书能够为全国口腔机构建立统一质控基准，缩小区域间护理水平差异，助力“健康中国”战略落地。

期待本书的出版，能为全国口腔护理同仁搭建起一座理论与实践的桥梁，助力培养“懂技术、会思考、有温度”的新时代护理人才，引领学科发展，让更多患者享受到专业、安全、人性化的口腔医疗服务。

李秀娥

2025 年 3 月

序言 2

在“健康中国”战略指引下，我国口腔护理事业正面临从“量”到“质”的深刻变革。在我国口腔医疗事业高速发展的今天，护理技术的规范化建设已成为行业提质增效的关键命题。如何实现区域间护理技术同质化？如何构建标准化培训体系？《口腔门诊护理操作技术》一书的问世，为这些亟待解决的问题提供了系统化解决方案，也为行业规范化建设树立了新标杆，这标志着我国口腔护理标准化进程迈出了重要一步。

当前，全国口腔护理从业者正面临着技术迭代加速、服务需求升级的双重挑战。本书的出版恰逢其时，其内容严格对标行业规范，涵盖门诊护理全流程的操作要点，既可作为新入职护士的规范化培训教材，亦可为资深护理管理者优化质控体系提供参考。

本书编写团队将自身管理经验与临床智慧凝练成书。上篇聚焦基础规范，整合器械处理、院感防控等质控环节，紧扣门诊质控关键点；下篇覆盖八大专科四手操作技术，细化至护士站位角度、器械传递时机，并对温度要求、时间控制等“微小变量”做出量化指导。更值得称道的是，本书还深入阐述了各个专科四手操作中医护配合的步骤、时机与要点，从牙体牙髓治疗时的精准器械传递，到种植手术中护士对特殊器械的熟练准备和默契配合，每一个细节都清晰呈现，这种对细节的极致追求，体现了编写团队的专业高度与责任担当。同时，这也推动了护理人员从“被动执行”转向“主动预判”的角色转变，助力提升门诊诊疗效率与患者安全。此外，书中“突发医疗事件处置”部分内容能够提升护士的专业协作能力和应急水平；具体操作部分附有的“操作流程图、表”可直接转化为科室培训手册，大幅降低规范化培训成本。书中还创新性地引入视频二维码，扫码即可观摩标准化操作演示，极大提升了教学效率与学习效果。

工欲善其事，必先利其器。我深信本书将成为推动口腔护理同质化发展的“加速器”。它既为新手护士提供成长路径，也为资深从业者优化技术提供参考，更可为医疗机构建立质控体系提供范本。期望全国口腔护理同仁以此书为纽带，携手共筑标准化、专业化、人性化的口腔护理新生态，为全方位提升全民口腔健康水平贡献更大力量！

刘东玲

2025 年 3 月

目录

上篇　基础部分

下篇 四手操作技术

上篇

基础部分

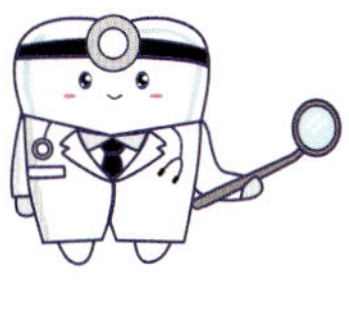

第一章　口腔常用设备

第一节　口腔综合治疗台

口腔综合治疗台又称牙科综合治疗台，是口腔临床诊疗中对口腔疾病患者实施检查、诊断、治疗操作最基本的口腔医疗设备，简称牙科椅或牙椅。

一、基本结构

口腔综合治疗台主要由口腔治疗椅、牙医器械盘、助手操作系统、冷光手术灯以及脚踏控制开关五部分组成（图 1.1.1）。

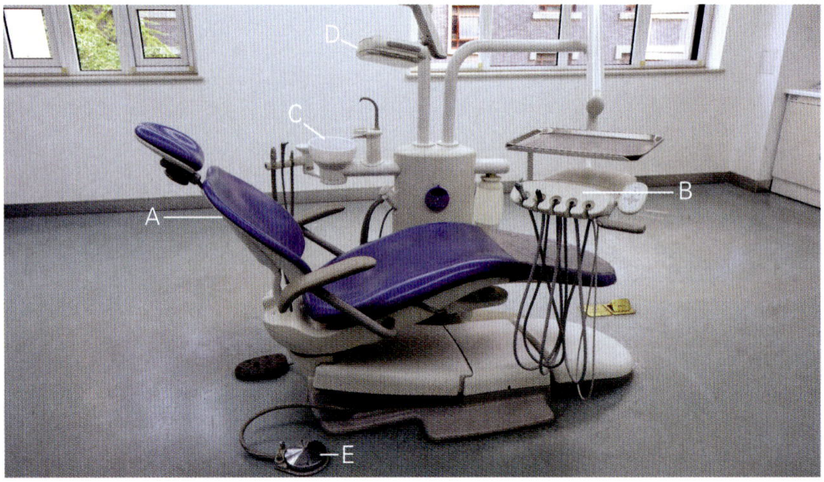

A. 口腔治疗椅；B. 牙医器械盘；C. 助手操作系统；D. 冷光手术灯；E. 脚踏控制开关。

图 1.1.1　口腔综合治疗台

（一）口腔治疗椅

口腔治疗椅包括头枕、靠背、扶手、座椅和地箱五部分，能为患者提供舒适的体位，满足治疗需求。

1. 头枕

头枕用于支撑和固位患者头部。主要由头枕、锁定旋钮 / 开关和滑动杆三部分构成，可以通过调整角度和长度来满足其不同体位的诊疗需求（图 1.1.2）。

学习笔记

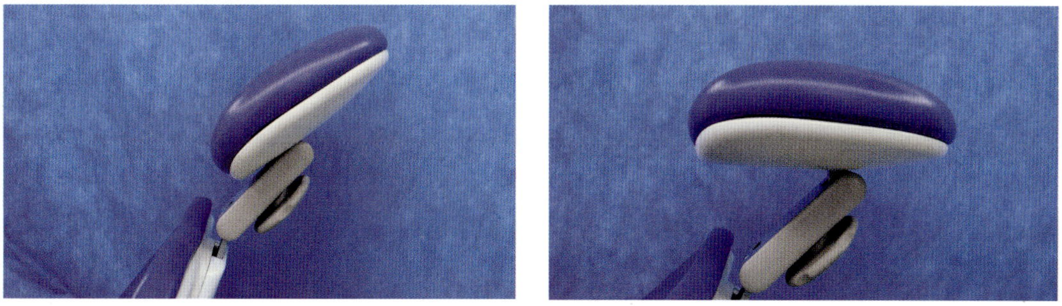

图 1.1.2　头枕

2. 靠背和座椅

医护人员可通过脚踏或手控面板来调节座椅的高度和靠背的角度。

3. 扶手

扶手用于支撑和保护患者，使患者手和手肘有支点，同时限制患者左右移动，防止患者发生坠椅。右侧扶手可通过上旋或外展进行移动，护理人员在引导患者至治疗椅时，应将扶手推移，避免扶手阻碍其上下牙椅，从而发生不必要的危险（图 1.1.3）。

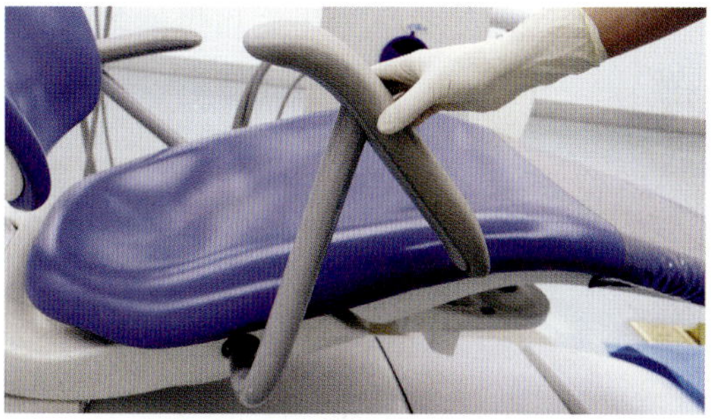

图 1.1.3　扶手

4. 地箱

地箱位于治疗椅下方，是电、水、气和网络线的交接处，与外部管路相连，具有转换电压、调节气压、进水和排水等作用，是牙椅重要的内部结构。地箱内连电后，地箱外罩指示灯会亮起，表示口腔综合治疗椅启动并处于可使用状态。

除此以外，口腔综合治疗台还配备了医生椅和护士椅，其设计符合人体工程学，能够减少医护人员腰部的压力、舒缓疲劳，提高其工作效率。

（二）医生操作台

医生操作台供医生治疗使用，不同品牌的操作台样式不同，一般包括托盘、托架、气锁把手和手动控制面板（图 1.1.4）。

1. 托盘

托盘用来放置治疗中所需的药物、器械等用物。

2. 托架

托架用来放置高速涡轮手机、低速手机、三用枪等。

（1）三用枪：三用枪功能包括喷水、气和水雾，内含 O 形圈为易耗品，需要定期润滑。在使用前需要连接三用枪头（图 1.1.5）。

学习笔记

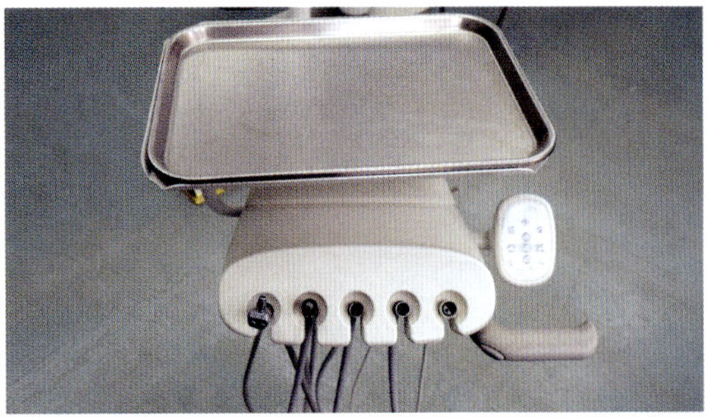

图 1.1.4　医生操作台

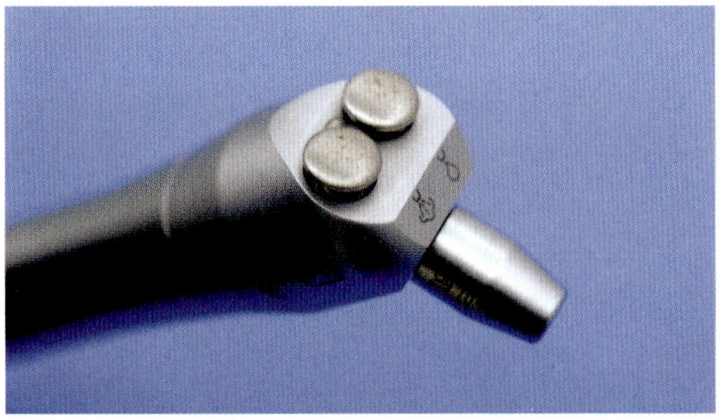

图 1.1.5　三用枪

（2）牙椅主开关和旋钮：托架侧方或下方设有牙椅主开关，开启开关后牙椅才能通电。除主开关外，还设有多个旋钮，可调节对应管线的水、气大小，电动马达转速和洁牙机功率等，来满足不同的治疗需求（图 1.1.6）。

（3）手机管线冲洗开关和集油器：托架后方设有手机管线冲洗开关和集油器（图 1.1.7）。

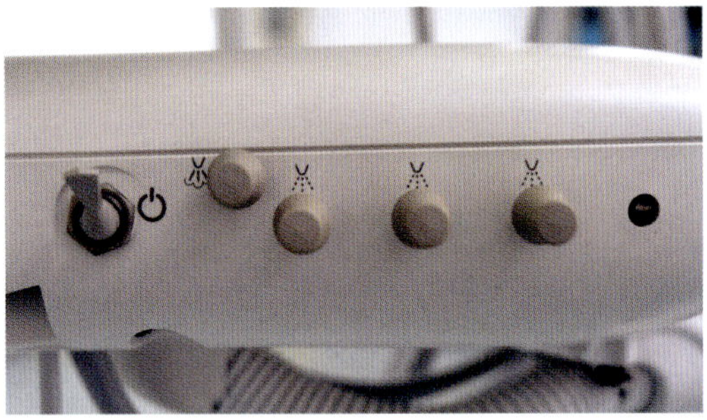

图 1.1.6　牙椅主开关和旋钮

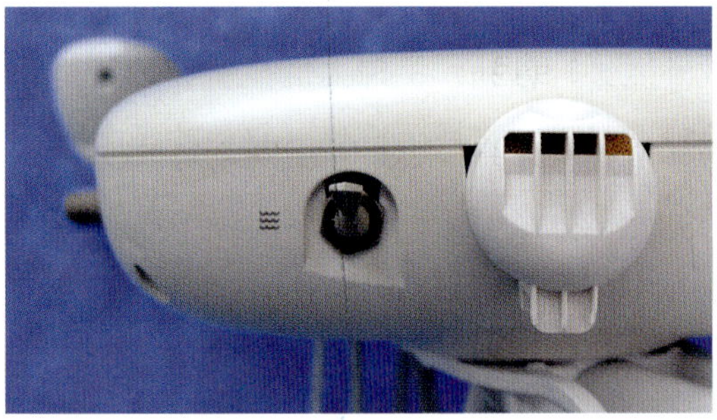

图 1.1.7　手机管线冲洗开关和集油器

①控制手机管线冲洗开关可实现手机管路的冲洗。操作时，护士需一手握持手机管线对准痰盂，另一只手扳动开关即可进行冲洗（图 1.1.8）。脚踏装置也可以实现该功能，详见本节脚踏部分内容。

②集油器用于收集管路内的油污。手机在维护保养时需要定期注油，多余的油污会聚集在管道内，集油器可将管道内的油污回收，因此需要定期清理集油器并更换内置的海绵或纱布，一般一周清理或更换一次，可根据牙椅具体使用情况而定。部分牙椅无外置集油器，因此不需要处理（图 1.1.9）。

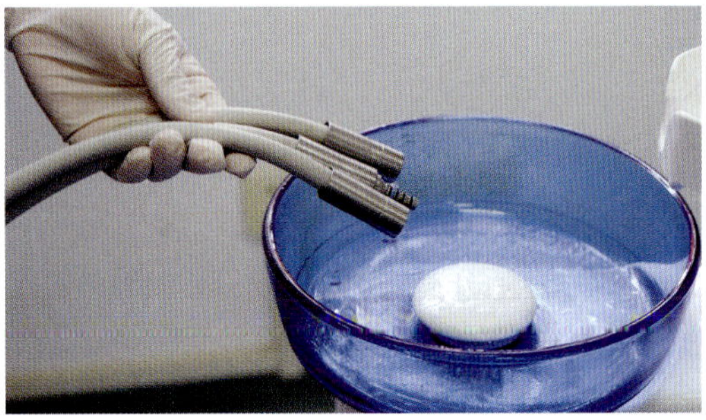

图 1.1.8　手机管线冲洗

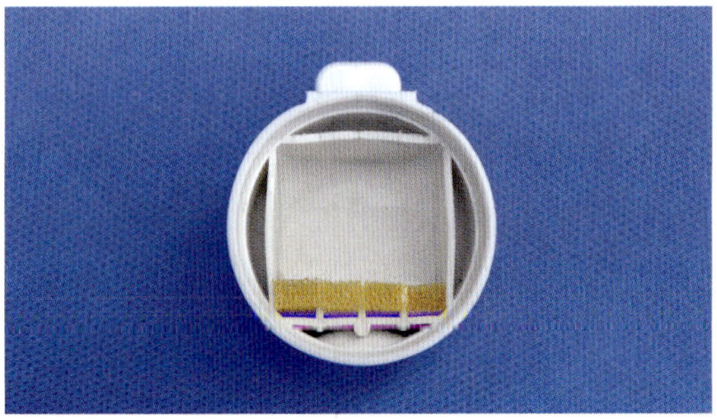

图 1.1.9　集油器内部

学习笔记

3. 气锁把手

按住气锁把手可移动或升降器械盘（图 1.1.10）。

4. 手动控制面板

手动控制面板可以操控治疗椅椅背、底座、痰盂出水系统和照明灯。常规治疗椅具备治疗椅位预设功能，能够实现一键式调节治疗体位（图 1.1.11）。

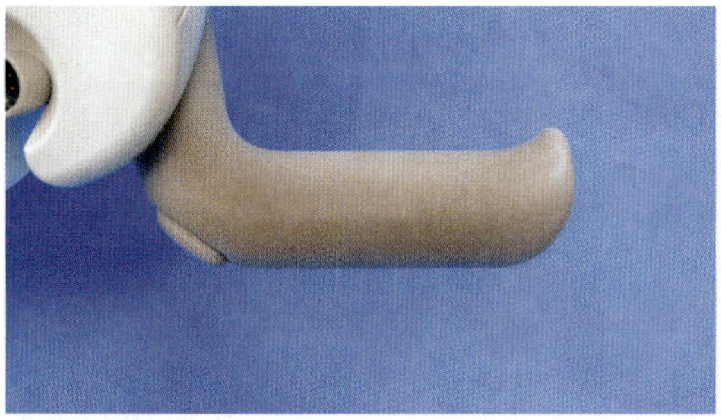

图 1.1.10　气锁把手

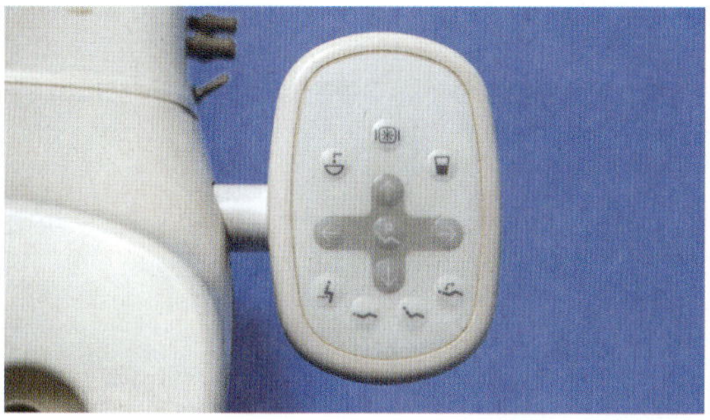

图 1.1.11　手动控制面板

（三）助手操作系统

助手操作系统包括附体箱、储水罐、痰盂、助手操作装置（图 1.1.12）。

1. 附体箱

附体箱内含多种管线，主要用于水、电、气的供应和污水的收集。附体箱一侧为固体收集器，用来收集吸引管路内杂物，防止杂物进入附体箱的内置管路从而发生管路堵塞，需定期对固体收集器进行清洗和消毒。当吸引器吸力减弱时可考虑固体收集器发生堵塞（图 1.1.13）。

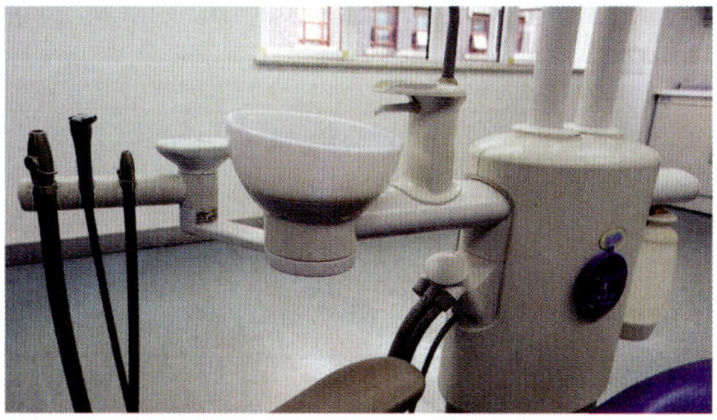

图 1.1.12　助手操作系统（从左到右依次为助手操作装置、痰盂、附体箱、储水罐）

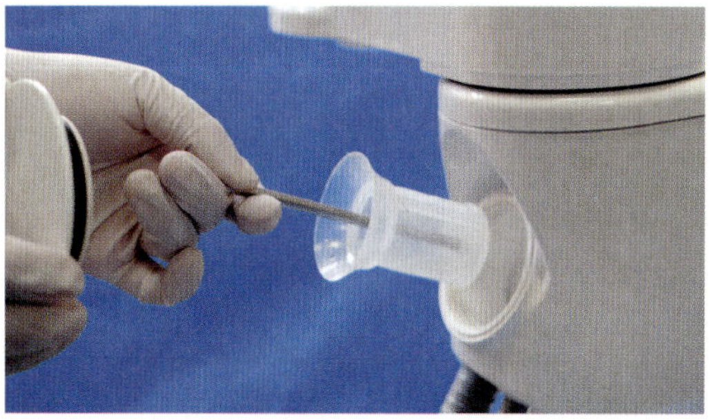

图 1.1.13　固体收集器

2. 储水罐

储水罐可以承担牙椅独立出水系统，连接于附体箱另一侧，可为牙科手机装置、牙科喷枪和痰盂冲水管供水或管路消毒。

3. 痰盂

痰盂上方设有水杯注水器，助手可通过按压灌水按钮为患者接取漱口水，患者漱完口后，及时按压冲洗按钮冲刷痰盂内的污渍。痰盂内有污物收集网，应定期取出清理和消毒

（图 1.1.14）。

4. 助手操作装置

助手操作装置包括助手托架和简易控制面板（图 1.1.15）。助手托架配有强、弱吸引装置和三用枪，还可配备光固化机等设备。弱吸用于吸取治疗过程中产生的唾液、血液等；强吸可以吸除治疗过程中产生的唾液、血液、飞沫和烟雾等。简易控制面板可调控灯光和椅位，并且设有漱口水按钮和痰盂冲水按钮。

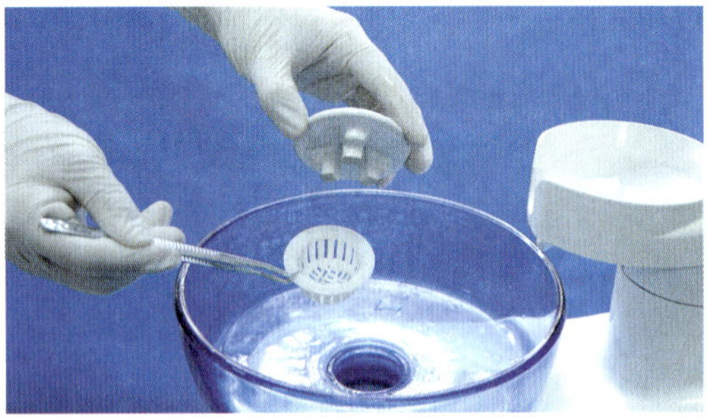

图 1.1.14　痰盂污物收集网

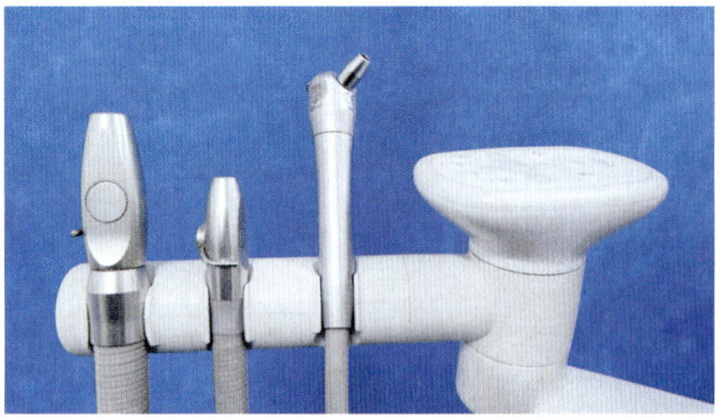

图 1.1.15　助手操作装置

（四）冷光手术灯

学习笔记

冷光手术灯是为牙椅提供光源的照明设备，按光源分为卤素灯和 LED 灯。开关一般位于灯头后方，有按钮开关和感应开关两种，也可通过手控面板控制灯光（图 1.1.16）。

（五）脚踏开关

脚踏开关包括脚踏控制盘和冷却水开关（图 1.1.17）。

1. 脚踏控制盘

脚踏控制盘控制高、低速手机等治疗设备的运行。以高速手机为例，医生拿起高速手机后通过踩下脚踏控制盘，使压缩空气和水分别经过气路及水路系统的各控制阀到达机头，驱动机头内的涡轮旋转，从而带动车针旋转，达到磨削牙体等治疗目的，放松脚控开关，机头即可停止旋转。

2. 冷却水开关

打开冷却水开关，医生踩下脚踏控制盘，车针旋转的同时会有水从机头喷出，以降低磨削时产生的温度。

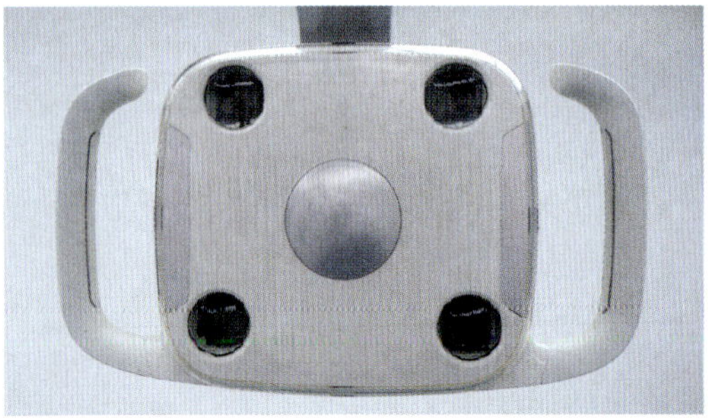

图 1.1.16　冷光手术灯

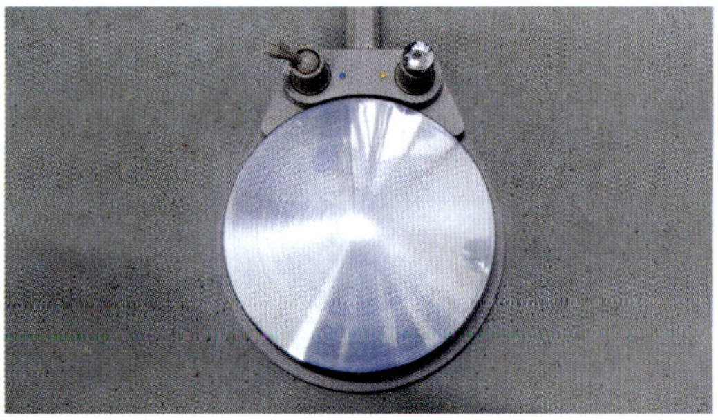

图 1.1.17　脚踏开关

二、操作方法

1. 牙椅通电后，地箱上的电源指示灯亮起，启动医生器械台上的牙椅主开关，检查牙椅功能。

2. 每日开诊前冲洗手机管路 2 ~ 3 分钟，每位患者诊疗前后冲洗管路 20 ~ 30 秒，以达到清洁防止交叉感染的目的，具体参见《口腔门诊医院感染管理标准》（WS/T 842—2024）。

3. 协助患者安全就座，调节治疗体位及灯光，避免灯光照射患者眼睛。

4. 连接手机、三用枪等器械，根据医生治疗需求调节水气大小，正确使用助手操作系统。

5. 诊疗结束后，关闭冷光手术灯，将手机、三用枪头等使用后的器械卸下清洁并消毒；吸引器使用后吸入适量清水，以防堵塞。

6. 当日诊疗结束后，综合治疗台终末消毒，清洗痰盂污物收集器及吸引管的固体收集器过滤网。

7. 复位牙椅，关闭主开关。

三、维护保养

1. 保持设备表面清洁，无污染。
2. 做好吸唾管路和手机供水管路的清洁消毒。
3. 保证管路用水符合规范要求。
4. 定期检查集油器，必要时更换纱布或海绵。
5. 设备维护人员应至少每半年一次对仪器进行保养维护。

学习笔记

第二节　牙科手机

一、牙科高速涡轮手机

牙科高速涡轮手机又称高速气动涡轮手机，简称高速手机，转速可达每分钟 30 万~ 45 万转。通过安装不同种类及型号的车针或钻头，对牙体组织或修复体进行磨、钻、切、削、修整及抛光等。

（一）基本结构

牙科高速涡轮手机主要由机头、手柄、接头三部分组成（图 1.2.1）。

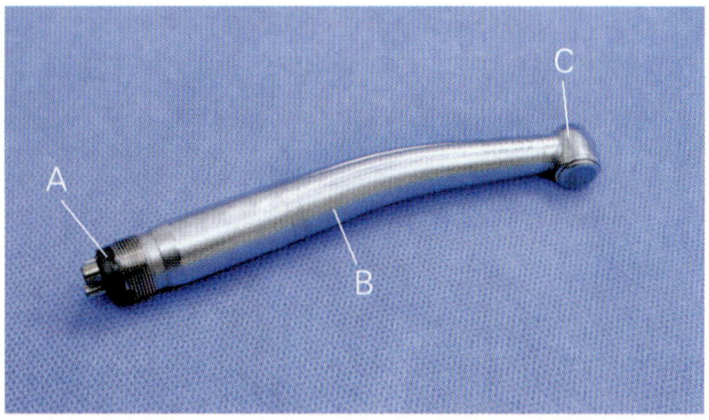

A. 接头；B. 手柄；C. 机头。
图 1.2.1　高速手机

1. 机头

机头是高速手机的核心部分，由后盖、涡轮转子、机头壳组成。涡轮转子又包括夹轴、风轮和轴承，夹轴是一个空心轴，外面中间部分配有一个单向的风轮，上下端配有轴承，空心轴内部是一个带螺纹的空心三瓣簧，用来夹持车针。

2. 手柄

手柄内置气管和水雾管，通过手机风轮驱动进行工作。光纤手机还配备照明装置，包括光导纤维、灯泡、灯座和电线。

3. 接头

接头用于连接高速手机和口腔综合治疗台的手机管线，根据手机类型不同，常见的有两孔和四孔手机接头。以四孔为例，四孔分别为进气孔、进水孔、回气孔和水雾进气孔（图 1.2.2）。光纤手机还附加了两根金属插针，为其照明提供电能。

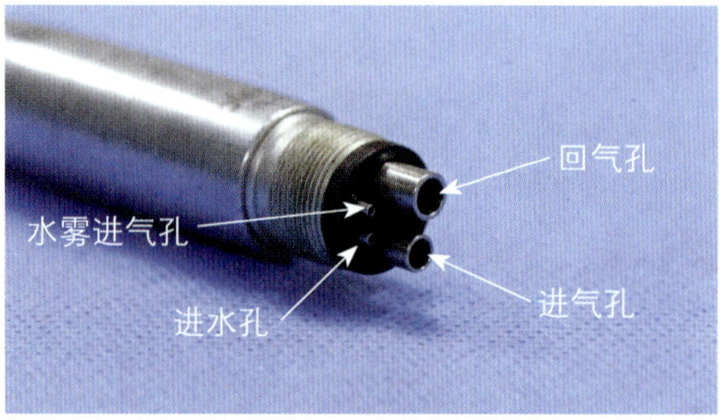

图 1.2.2　接头插孔

（二）高速手机的操作方法

1. 安装高速手机

常用的高速手机包括螺旋式和快接式两种。安装螺旋式手机时，需要将高速手机的接头端对准手机管线上对应的插孔，旋紧管线上的螺旋帽（图 1.2.3）。

快接式手机的接头又称快接头，与手柄分离安装时需要分两步，第一步先将快接头与手机管线相连（图 1.2.4），第二步将手柄插入到快接头上（图 1.2.5）。

学习笔记

2. 安装高速车针

高速手机安装好后，根据治疗选取高速手机车针。安装时，一手按动高速手机后盖，使机头内部夹簧打开，一手持车针插入到机头内，松开后盖使夹簧夹紧车针，试拔确认车针安装到位后方可使用（图 1.2.6）。

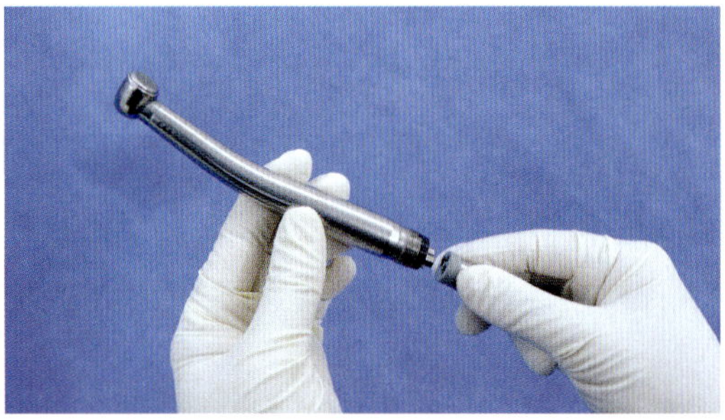
图 1.2.3　安装螺旋式手机

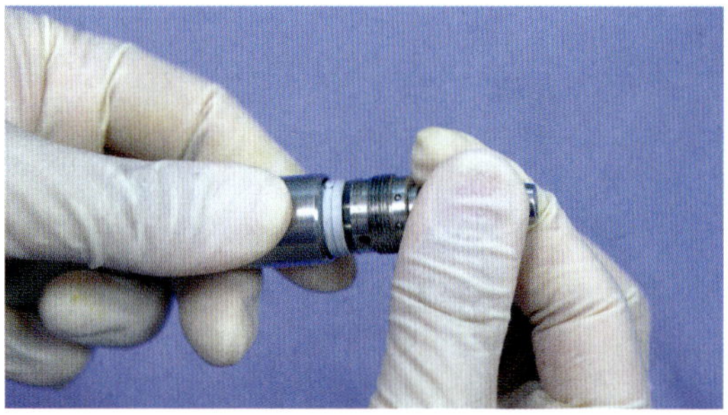
图 1.2.4　安装快接头

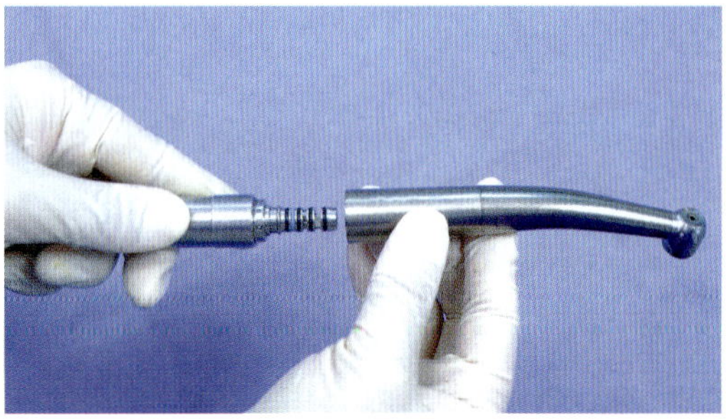
图 1.2.5　插入手柄

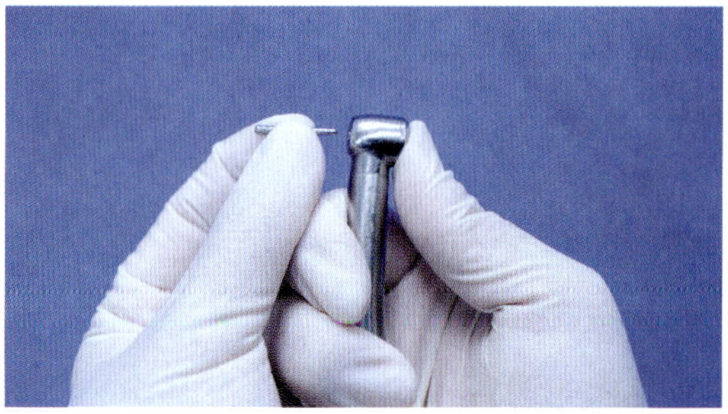
图 1.2.6　安装车针

3. 试运转高速车针

踩下脚踏控制盘，查看机头上的车针是否正常旋转，打开脚踏上的冷却水开关，查看车针旋转的同时是否有水喷出。

二、牙科低速手机

低速手机又称为慢机，主要由电动马达或气动马达及与之相匹配的直、弯手机组成（图 1.2.7、图 1.2.8），转速为每分钟 0.5 万~ 2 万转，具有正、反转和低速钻、削、打磨、抛光的功能。本节讲解气动马达手机。

（一）基本结构

气动马达手机包括气动马达和慢机头两个部分，慢机头需要借助马达动力工作。

1. 气动马达

气动马达由定子、转子、轴承、滑片弹簧、输气管、调节阀、消音气组和空气过滤器组成。其工作原理是由压缩空气推动使气动马达内部的定子旋转，从而带动直（弯）机头旋转。使用时先将马达连接到口腔综合治疗台手机管线上，再将慢机头直接插到马达上。

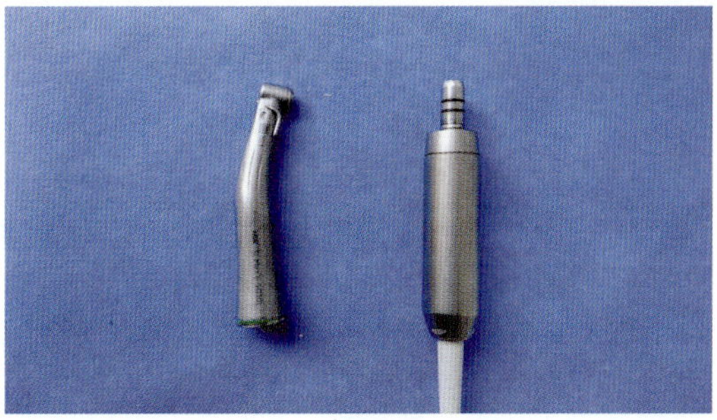

图 1.2.7　手机和电动马达

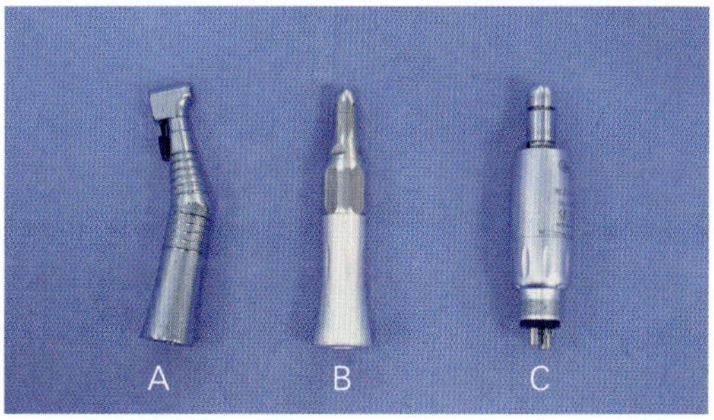

A. 弯机；B. 直机；C. 气动马达。

图 1.2.8　手机和气动马达

2. 慢机头

慢机头分为弯机头和直机头。

（1）弯机头：由带齿轮和夹簧的夹轴、齿轮杆、轴承、钻扣及机头外套组成。根据车针安装方式分为卡簧式弯机头和按动式弯机头；根据出水方式分为外水路弯机头和内水路弯机头；根据其转速分为等速手机、减速手机和增速手机。

（2）直机头：由芯轴、轴承、三瓣夹簧、车针锁环及外套组成（图 1.2.9）。工作时，由气动马达驱动芯轴旋转，从而带动车针旋转。

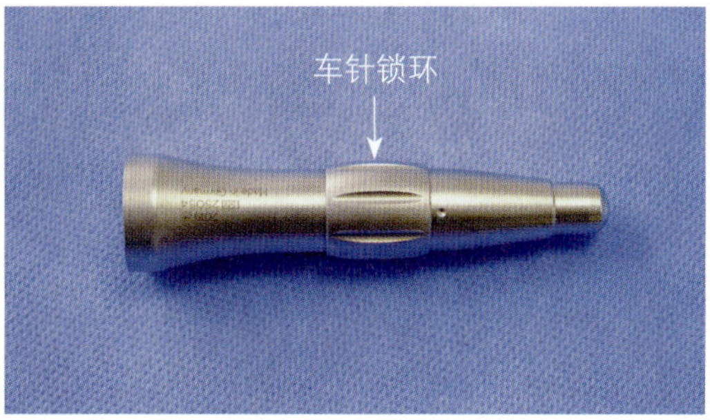

图 1.2.9　直机头

（二）操作方法

1. 安装气动马达

将气动马达连接到牙椅手机管线上

学习笔记

（图 1.2.10）。

2. 安装机头

将弯机头或直机头直接插到气动马达上，并卡紧（图 1.2.11、图 1.2.12）。

3. 安装车针或磨头

（1）安装弯机车针：对于卡簧式弯机，需要将卡簧拨片完全打开，安装车针后拨回拨片（图 1.2.13）；对于按动式弯机直接按动机头后盖安装车针即可（图 1.2.14）。安装车针后，均需试拔车针，确保车针安装到位并稳固，方可使用。

（2）安装直机磨头：使用时旋开车针锁环，插入磨头后旋回锁环，试拔磨头，确认安装稳固，方可使用（图 1.2.15）。

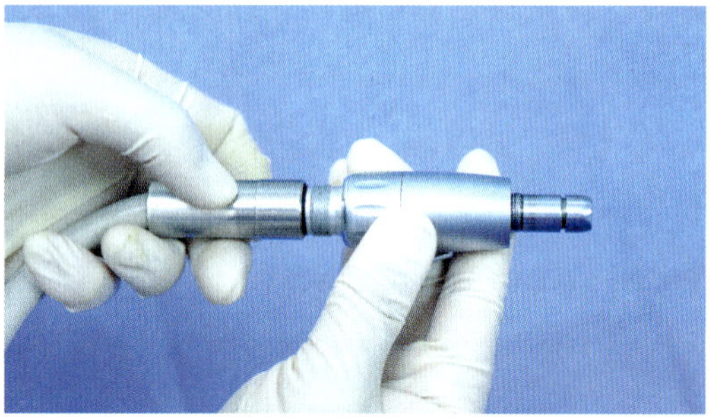

图 1.2.10　连接气动马达

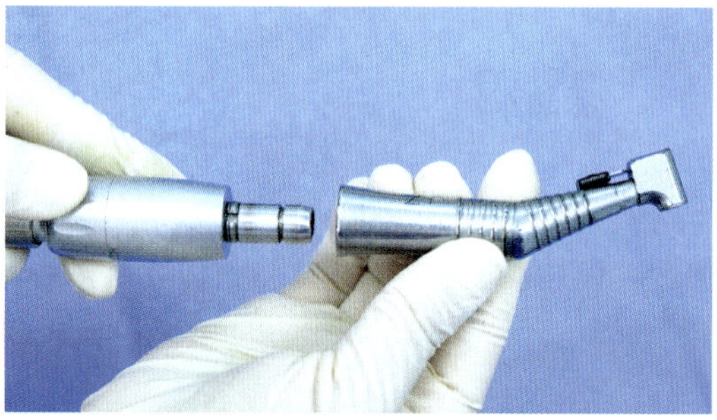

图 1.2.11　连接弯机头

学习笔记

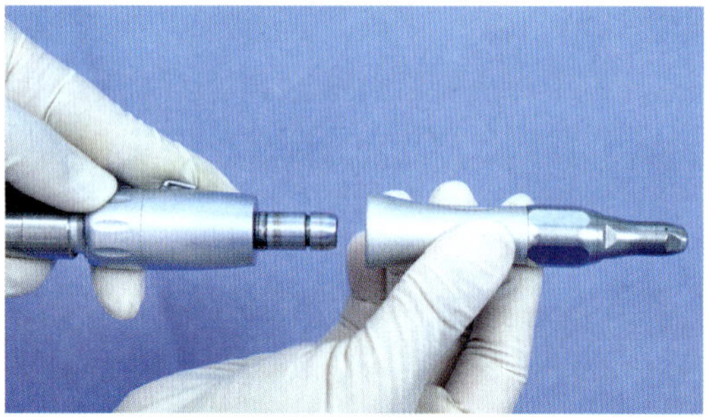

图 1.2.12　连接直机头

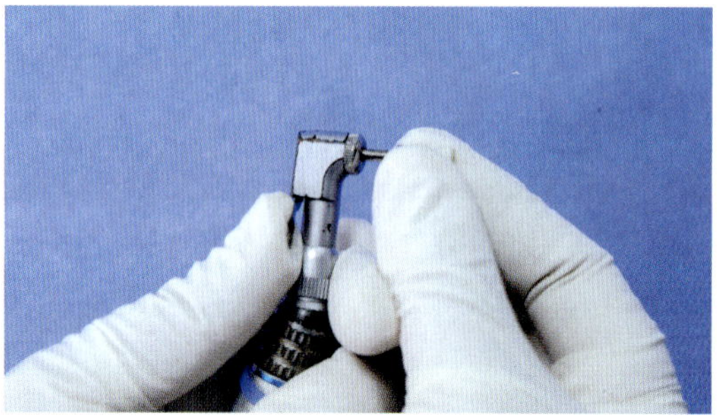

图 1.2.13　卡簧式弯机安装车针

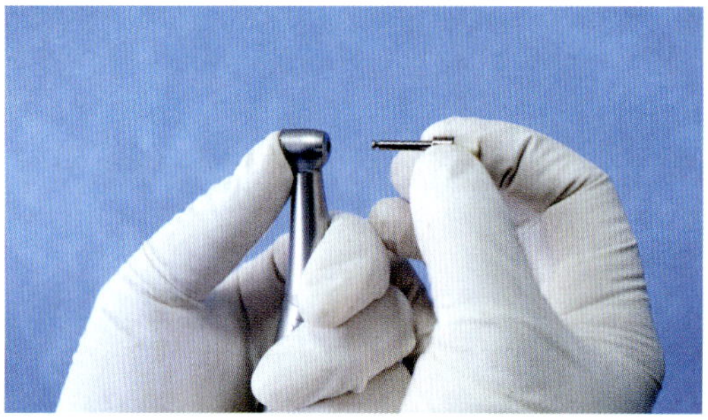

图 1.2.14　按动式弯机安装车针

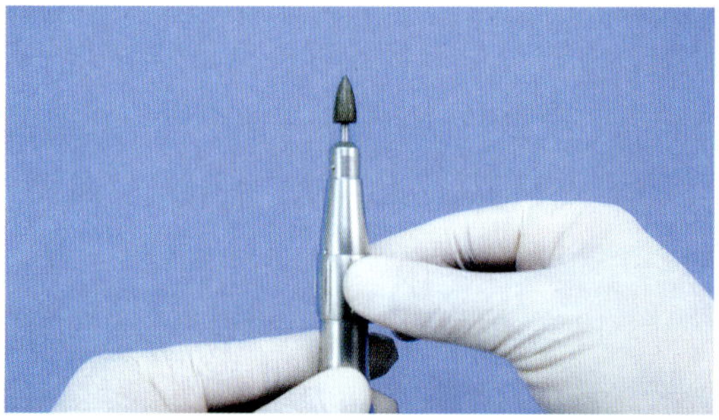

图 1.2.15　安装直机磨头

4. 拆卸机头

部分机头和马达可通过直接拔出进行拆卸；对于带有锁扣装置的马达需按住开锁按钮

再将机头拆下。

三、维护保养

1. 输入手机的压缩空气需清洁、干燥且无油、无水、无杂质。

2. 使用国际标准车针和磨头，车针柄直径过小、过大都会损坏机头。车针有微小弯曲、变钝时应立即更换，以免缩短轴承的使用寿命。

3. 装卸车针时保证手机夹簧完全打开，确保安装到位才可使用，以免损伤夹簧。

4. 严禁空转手机，以免夹簧在松弛状态下高速旋转受损。

5. 正反转马达在换向时，应停转后运行，以免损坏换向 O 形圈。

6. 当车针达到最高转速时，方可进行磨削操作。应采用点触式，间歇磨削，避免车针长时间按压在牙齿表面，导致转速降低强制磨削，致使车针受力过大，从而加速手机轴承损坏。拆卸车针时，待车针停转后，方可卸下。

7. 实行“一人一机一用一灭菌”制度，防止交叉感染。

8. 日常使用时，保证正确操作，防止磕碰，定期维护保养，提高手机的使用寿命。

9. 使用合格清洁润滑剂，避免含氯、酸水溶液对手机造成损害。

第三节　镍钛根管治疗仪

学习笔记

镍钛根管治疗仪是通过电动马达和减速弯机，并配合使用镍钛根管锉对根管进行扩大成形，从而完成根管预备的机电一体化设备。另外，它还配备根管测量装置，完成根管长度的测量。

一、基本结构

镍钛根管治疗仪包括底座 / 主机、电动马达、减速弯手机、测量电极导线、夹持器、唇钩、脚踏（图 1.3.1）

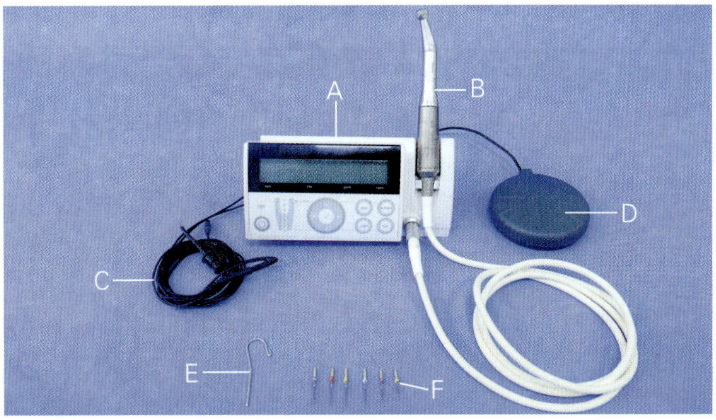

A. 主机；B. 连接好手柄的马达；C. 测量电极导线；D. 脚踏；E. 唇钩；F. 机用扩大针。

图 1.3.1　镍钛根管治疗仪

二、操作方法

1. 打开主机电源键，检查仪器电量是否充足。

2. 将测量电极导线插入到主机接口上，并将夹持器和唇钩与测量电极导线相连（图1.3.2、图1.3.3）。

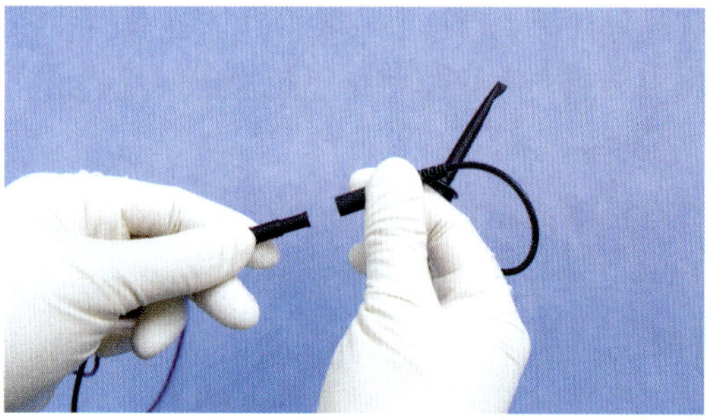

图 1.3.2　连接夹持器

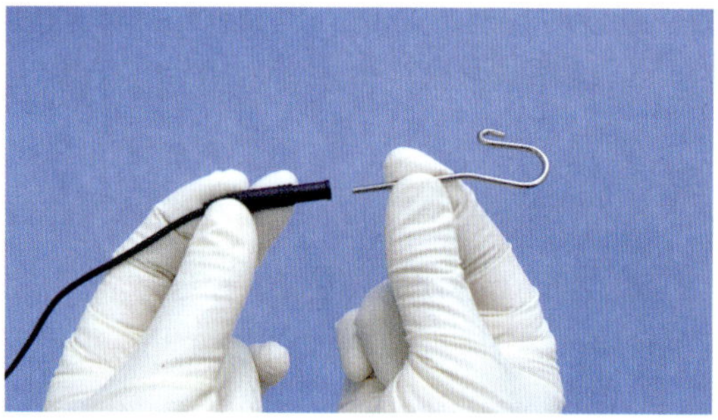

图 1.3.3　连接唇钩

3. 将专用手柄插入电动马达，连接减速弯机（图1.3.4）。

4. 选择合适的机用镍钛锉，按动减速弯机机头后盖，将镍钛锉安装于机头，试拔镍钛锉，确认安装稳固（图1.3.5），方可使用。

学习笔记

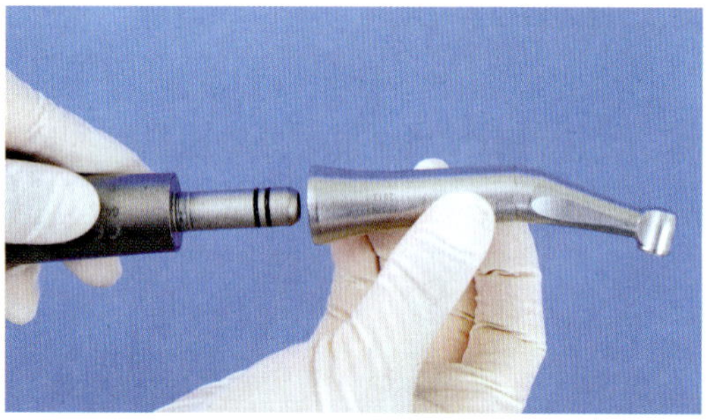

图 1.3.4　连接手柄和机头

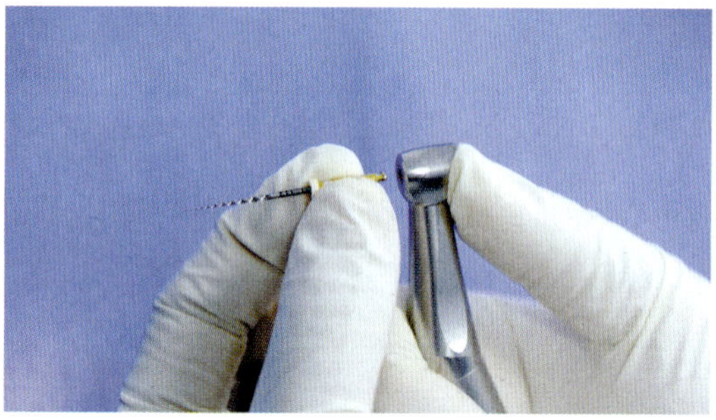

图 1.3.5　安装镍钛锉

5. 根管测量时，可根据需要选择单独长度测量模式或者组合长度测量模式。

（1）选择单独长度测量模式时，首先将夹持器夹在唇钩上约3秒（图1.3.6），再将手动根管锉插入到夹持器内，唇钩挂在患者患牙对侧口角处，此时APEX指示灯亮绿光时，单独长度测量模式被激活，显示屏上显示“APEX LOCATOR ON”，将手动根管锉插入根管内，不断调整位置，直至主机显示屏上显示根管读数并发出提示音，标记好根管长度，完成测量。

（2）选择组合长度测量时，先将唇钩和安装于减速弯机头上的镍钛锉连接约3秒钟（图1.3.7），当APEX指示灯亮绿光时，组合长度测量模式被激活，显示屏上显示“APEX LOCATOR ON”，将唇钩挂在患者患牙对侧口角处，启动马达，完成根管测量。

6. 选择根管预备模式，并调整转速和扭矩。踩下脚踏，启动马达，进行根管预备。治疗过程中，根据治疗步骤及时更换镍钛锉。

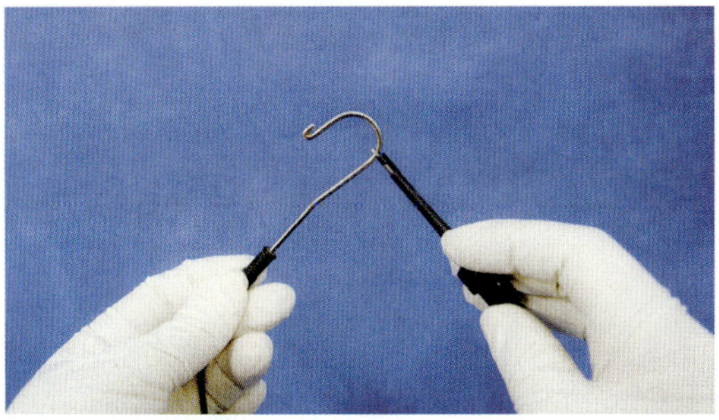

图 1.3.6　夹持器和唇钩接触约 3 秒

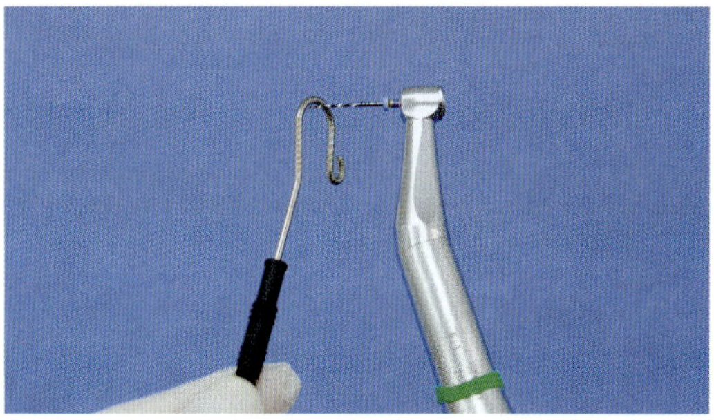

图 1.3.7　镍钛锉和唇钩接触 3 秒

三、维护保养

1. 弯机头、唇钩、夹持器在消毒灭菌后方可使用，避免交叉感染，弯机头需注油养护。
2. 选择与手机匹配的镍钛锉。
3. 主机和手柄使用时需贴防护膜，使用后用消毒湿巾擦拭消毒。
4. 仪器设备避免磕碰、暴晒，管线不宜弯折以免损坏。
5. 仪器使用后，及时关机。

学习笔记

第四节　光固化机

光固化机又称光敏固化灯，主要作用是通过特定波长的冷光照射，使牙科光固化材料发生缩聚反应从而固化。

一、基本结构

根据光源不同，可分为卤素光源光固化机和 LED 光源光固化机。因 LED 光源光固化机光谱较纯，光源发热少、寿命长且整体小巧便捷，所以在临床中应用越来越广泛。LED 光源光固化机主要由主机手柄（内含电池、数字屏和各种按键）、导光棒、遮光片、光透镜、充电底座、电源适配器组成（图 1.4.1）。

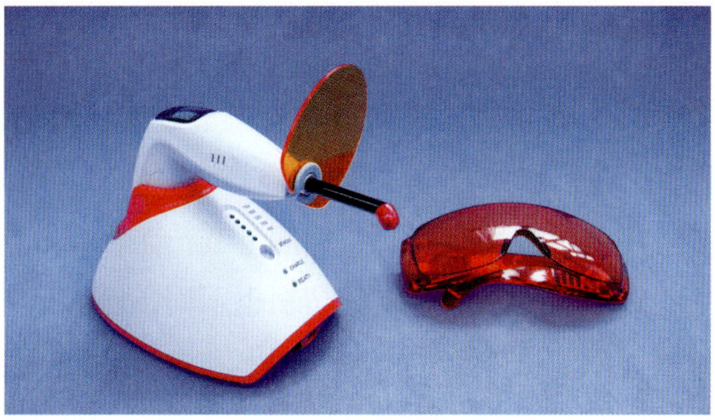

图 1.4.1　光固化机

二、操作方法

1. 使用前安装好遮光板、导光棒，接通电源。

2. 根据治疗需要按时间设定键，调整光照时间（图 1.4.2）。

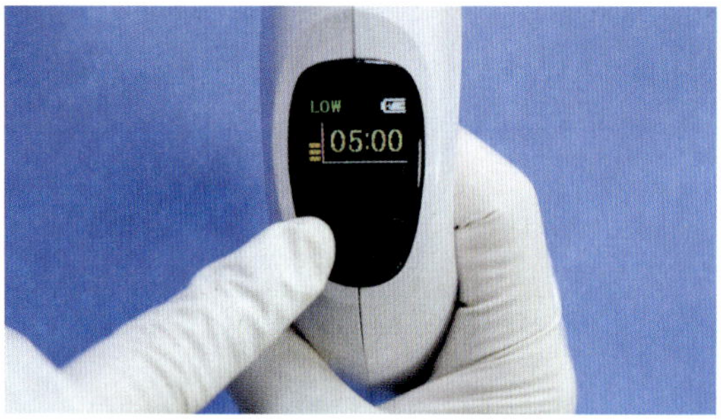

图 1.4.2　调定光照时间

3. 医师、护士和患者三方佩戴护目镜。

4. 手持光固化机将导光棒发光灯头对准患牙上的光固化材料，灯头与待固化部位间距 2 mm，打开光固化灯开关，工作端发出蓝光。多数光固化机每隔 10 秒会发出提示音，作为时间提醒，直至定时结束，光源熄灭。

5. 光照结束后将光固化机妥善放置，并及时充电，以保证备用状态。

三、维护保养

1. 将光固化机妥善放置，避免暴晒和磕碰。

2. 导光棒使用时，避免接触到树脂材料，如被污染，应及时擦净，否则影响输出效率。

3. 每位患者使用后对导光棒消毒。

4. 使用后应对主机表面擦拭消毒，不可高温、高压灭菌或浸泡消毒。

5. 定期监测光固化灯光照强度，保证使用效果。

第五节　超声波治疗仪

超声波治疗仪是利用超声振动，通过更换不同工作尖来完成洁治、刮治、根管治疗、修复治疗等工作的口腔医疗设备。它是产生超声频率电脉冲波，输送到换能器，再由换能器将电能（或磁能）转换为微幅机械伸缩振动，促使工作尖产生同频率的高频、高能量振动。

一、基本结构

超声波治疗仪包括主机、供水槽、手柄、功率调节旋钮、水量控制旋钮、脚踏开关、工作尖和限力扳手（图 1.5.1）。

不同型号的工作尖应用范围有所区别，包括龈上刮治工作尖、龈下刮治工作尖、修复治疗工作尖和超声根管锉。不同的治疗对应的功率也不同，例如低等功率和振幅适用于龈下刮治，中等功率和振幅适用于根管治疗，高等功率和振幅适用于龈上洁治，极高的功率和振幅适用于修复治疗。

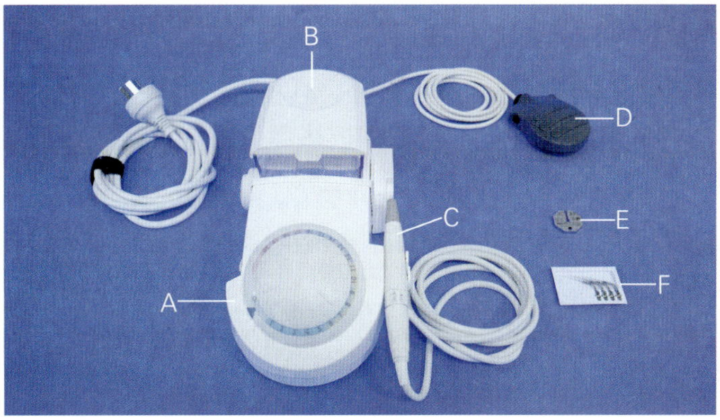

A. 主机；B. 供水槽；C. 手柄；D. 脚踏开关；E. 限力扳手；F. 工作尖。

图 1.5.1　超声波治疗仪

二、操作方法

1. 连接电源线、水路、脚踏，使机器处于备用状态。

2. 将供水槽内注入蒸馏水或生理盐水，容量不超过供水槽最大刻度（图 1.5.2）。

3. 连接手柄，将手柄对准相应插口插入手柄座。

4. 根据治疗需求选取合适的超声工作尖或超声根管锉，借助限力扳手安装到手柄上，安装时需要注意拧紧限力扳手，使工作尖或根管锉安装牢固（图 1.5.3）。

学习笔记

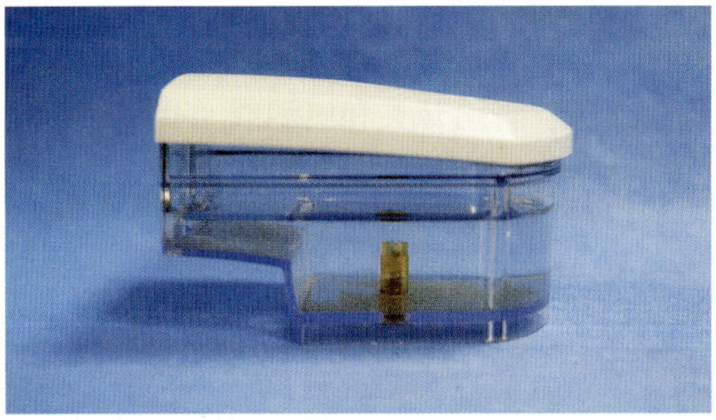

图 1.5.2　供水槽注入蒸馏水

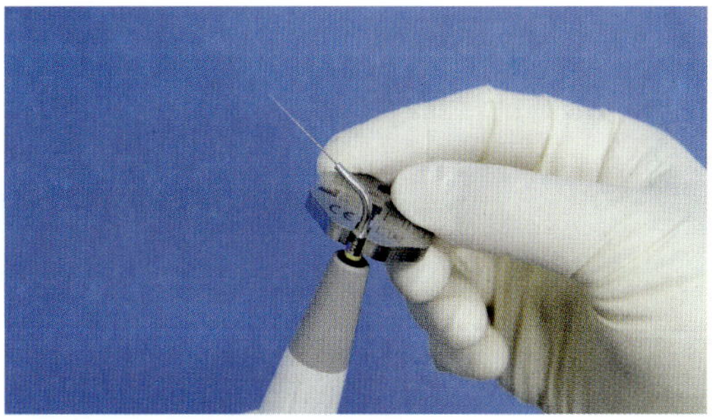

图 1.5.3　安装工作尖

5. 握持手柄，调节功率旋钮和水量旋钮（图 1.5.4、图 1.5.5），反复点式踩下脚踏开关，直至工作尖喷水并振动。

6. 治疗结束后，关闭机器。手柄和工作尖高压消毒灭菌。

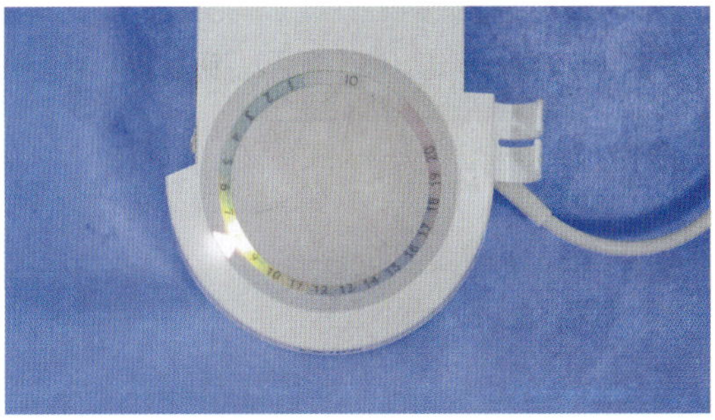

图 1.5.4　功率旋钮

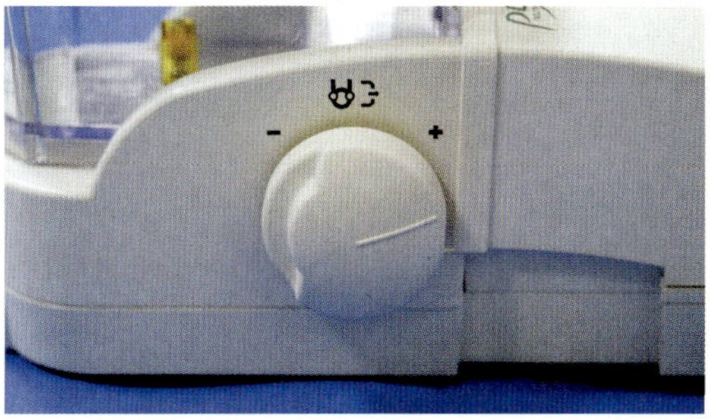

图 1.5.5　水量旋钮

三、维护保养

1. 手柄应避免磕碰，仪器不能暴晒，管线不宜弯折以免损坏。

2. 将设备放置在平坦的台面上，切勿靠近热源，保持设备表面清洁干燥，处于备用状态。

3. 调节水量旋钮和功率旋钮后，工作端仍不出水或不振动时，应立即停止操作，进行检修。

4. 使用较大功率时，应避免长时间工作，以免机器超负荷运转。

5. 治疗时，功率与工作尖需相匹配。

6. 每次使用后，冲洗供水系统 20 ~ 30 秒。

7. 治疗结束后，供水槽冲洗干净，保持干燥。

8. 若长期不用，换能器应每 1 ~ 2 个月通电 1 次。

第六节　口腔种植机

口腔种植机是一种用于口腔种植手术的设备，它是通过电动马达驱动相应牙科手机，选取对应车针，达到口内软硬组织切割以及牙种植体植入的目的。

学习笔记

一、基本结构

口腔种植机主要包括主机、电动马达、注水袋支架、脚踏开关和电源线（图 1.6.1）。

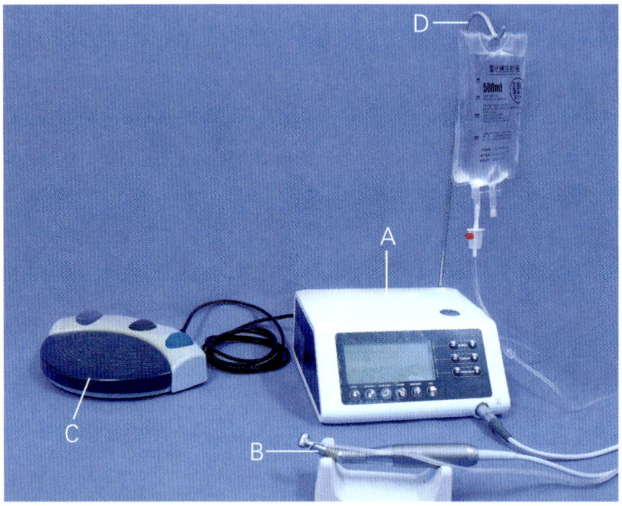

A. 主机；B. 电动马达；C. 脚踏开关；D. 注水袋支架。

图 1.6.1　口腔种植机

二、操作方法

1. 安装注水袋支架，将生理盐水悬挂在注水袋支架上。

2. 连接电源线、脚踏开关、电动马达于主机上。

3. 打开开关（图 1.6.2）。

4. 连接一次性注水管，注水管一头连接生理盐水，一头与种植手机入水口连接（图 1.6.3），注水管卡环正确安放在蠕动泵滚轮上（图 1.6.4）。

5. 连接种植手机于马达（图 1.6.5）。

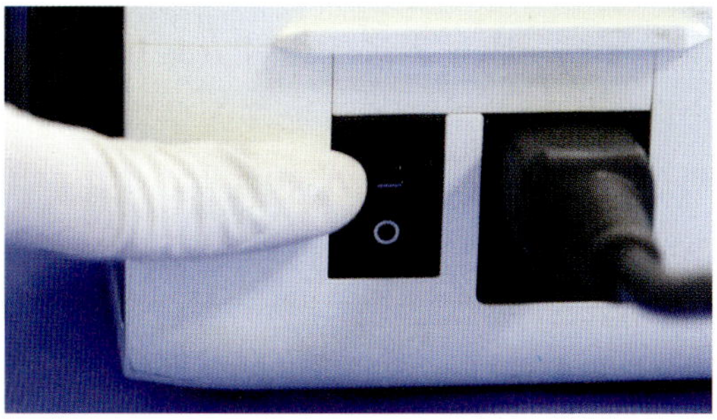

图 1.6.2　开关

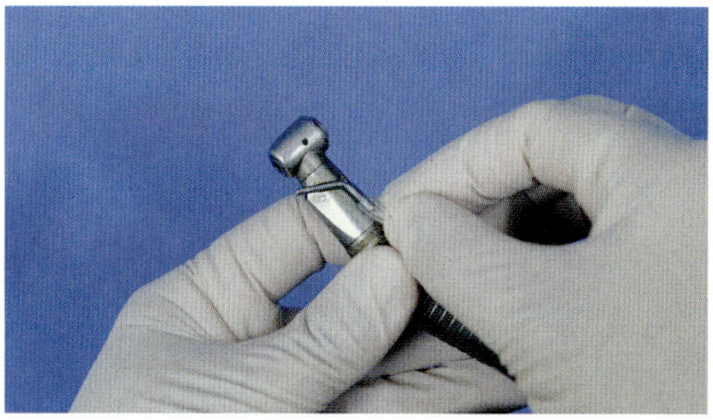

图 1.6.3　连接注水管于种植手机

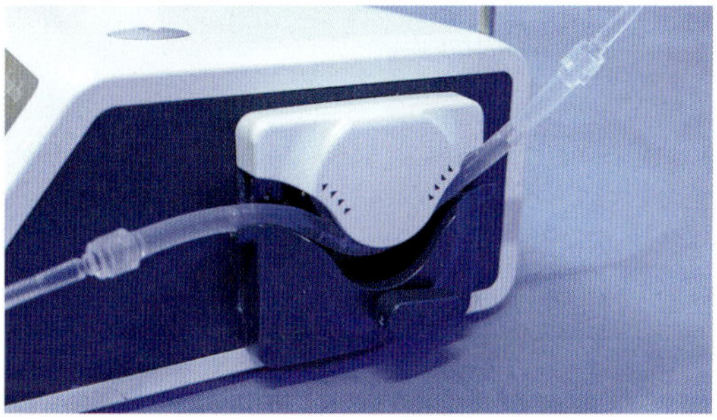

图 1.6.4　注水管软管安放在蠕动泵滚轮上

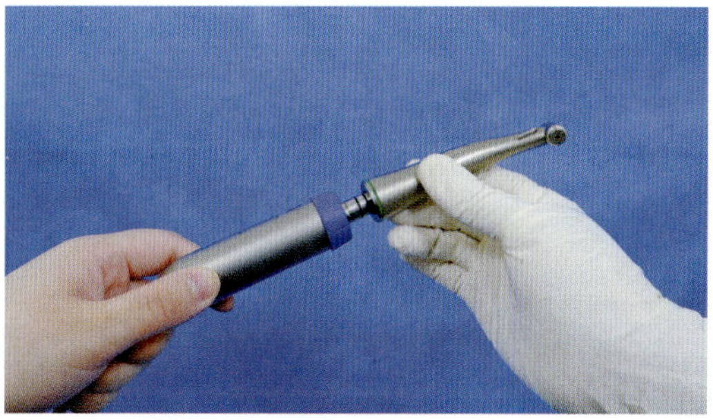

图 1.6.5　连接种植手机于马达

学习笔记

6. 根据治疗项目或种植体品牌选择合适的马达程序。

7. 根据治疗步骤，选择相应程序步骤。治疗过程中，可根据需要调整程序步骤内的转速、扭矩、减速比、旋转方向、水流等参数。

8. 根据需要安装合适的钻头（图 1.6.6），安装牢固并试用正常后方可开始工作。

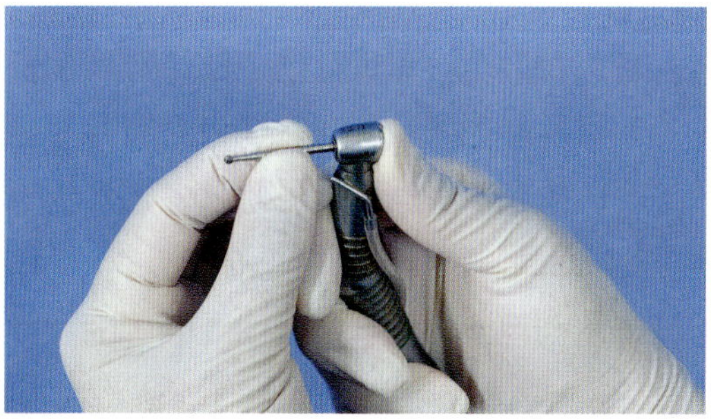

图 1.6.6　安装钻头

三、维护保养

1. 连接设备时，注意管线接口对齐。

2. 机器转速比与种植手机相匹配。

3. 种植手机使用后需清洁且注油处理，并高温、高压消毒灭菌。

4. 主机表面、注水袋支架、管线使用后用消毒湿巾擦拭，保证清洁。

5. 电动马达使用后用消毒湿巾擦拭干净，马达放置于支架，防止磕碰损坏。

学习笔记

第七节　计算机控制无痛麻醉注射仪

计算机控制无痛麻醉注射仪采用微电子控制技术，以微电机为动力，用电动活塞杆取代传统针筒式手工注射给药的手动加压活塞杆，通过步进的进针方式持续、匀速、定量给药，从而实现无痛麻醉的目的。计算机控制无痛麻醉系统多为单颗牙麻醉（single tooth anesthesia，STA）系统，适用于牙科局部麻醉剂的皮下或肌肉注射，广泛应用于口腔临床治疗。本节主要讲解 STA 无痛麻醉系统。

一、基本结构

STA 无痛麻醉系统主要由主机、脚踏、一次性麻醉导管等组成，使用前了解主机面板各功能键使用方法，以提高安全麻醉的效果（图 1.7.1）。

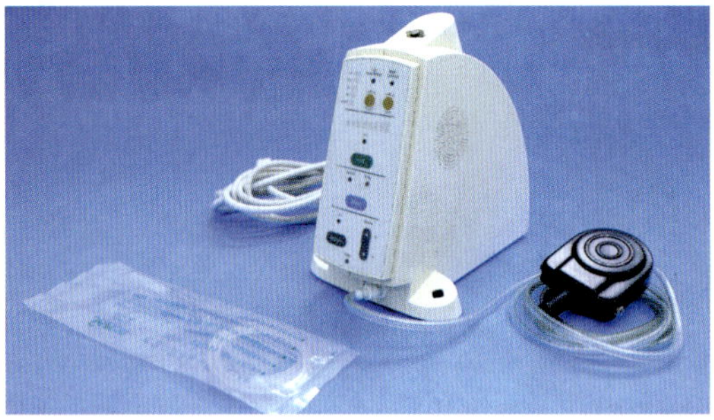

图 1.7.1　STA 无痛麻醉仪

二、操作方法

1. 安装脚踏，连接电源，打开电源开关，等待 STA 系统自动校验。

2. 将麻醉剂安装到一次性口腔麻醉导管上的药筒盒中，使药筒盒的长针紧密的插入到麻醉剂的橡胶塞中。根据需要可将软管从手柄的槽中拉出并折断手柄，使其变成需要的长度（图 1.7.2）。

3. 将药筒盒的两翼插入到 STA 顶部的药筒盒插槽中，逆时针旋转 1/4 周，STA 识别药筒盒后，自动排空手柄内的空气，主机面板上的剩余药量显示窗变亮（图 1.7.3）。

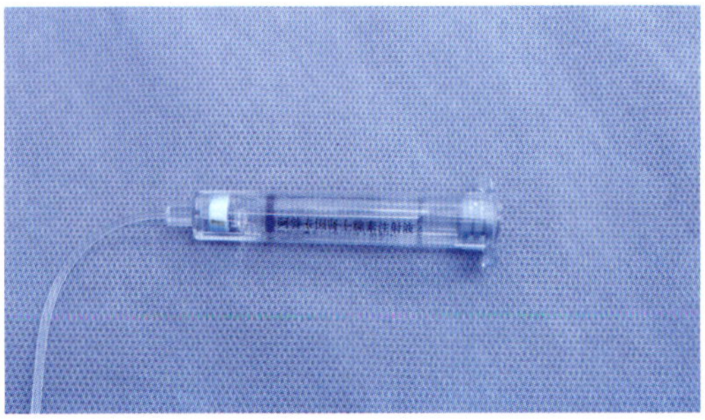

图 1.7.2　药筒盒内安装麻醉剂

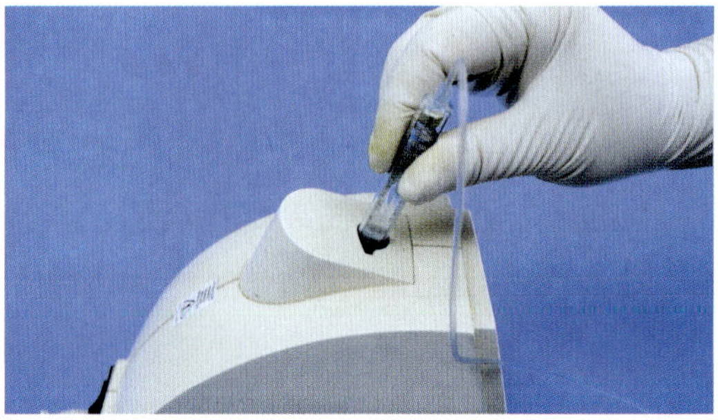

图 1.7.3　安装药筒盒

4. 持续踩住脚踏开始给药，直至松开脚踏停止给药。停止给药时，系统可自动回吸。也可以启动设备自动给药，避免长时间踩住脚踏产生疲劳。

5. 移除药筒时，长按“Hold to Retract”键（回吸键），顶杆自动回缩后，顺时针旋转 1/4 周，将药筒盒从驱动装置上的药筒盒插槽中取出。将手指放入药筒盒一端的缝隙中，推出用过的药筒（图 1.7.4）。

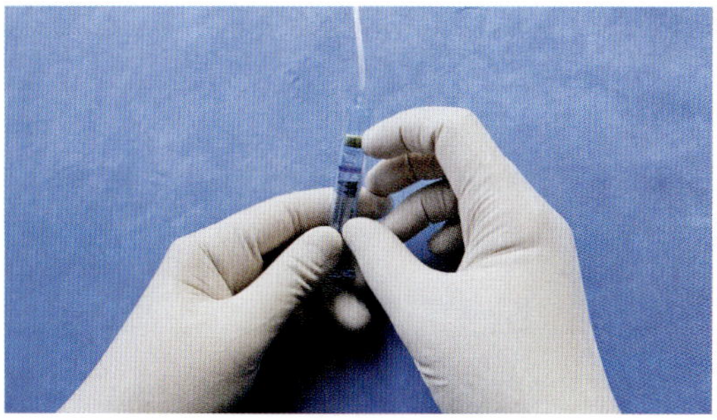

图 1.7.4 推出药筒

三、维护保养

1. 用消毒湿巾，对 STA 装置进行擦拭消毒。

2. 每 24 次循环后，STA 将会自动提示进行活塞及 O 形圈的润滑。可将 STA 关闭。按住“Hold to Retract”键（回吸键），同时打开设备电源开关。此时活塞将完全伸出，用硅凝胶润滑油对杆及 O 形圈润滑。

3. 如果 O 形圈有破裂或损坏，请立即进行更换。

学习笔记

第二章　口腔常用器械

口腔科常用器械种类较多，护理人员需要掌握其材质、结构和保养，为做好临床护理配合工作奠定基础。

第一节　口腔检查常用器械

口腔常用检查器械包括口镜、探针、镊子和三用枪。医生使用口腔常用检查器械，并借助于某些特殊检查，才能更加准确地对疾病作出诊断。

学习笔记

一、口镜

1. 结构

口镜分为口镜头、口镜颈与口镜柄三部分，有塑料材质和金属材质两种。塑料材质为一次性使用，金属材质可反复消毒灭菌后使用。口镜头为圆形，一面为镜面，可分为平面和凹面两种。平面镜反映真实影像，凹面镜可放大局部影像，口镜柄上有纹路，防滑脱，便于握持，口镜颈将口镜头与口镜柄呈 135° 相连接（图 2.1.1）。

2. 用途

牵引唇、颊或推压舌体等软组织；镜面可反射检查者视线不能直达部位的影像；反射并聚光于被检查部位以增强照明；金属口镜柄末端还可以叩诊牙齿。

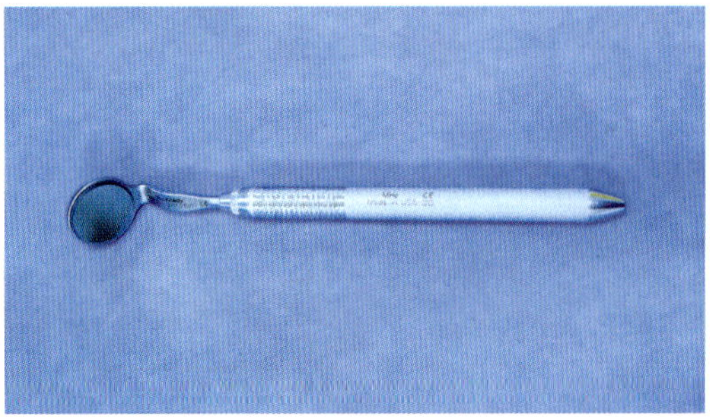

图 2.1.1　口镜

二、探针

1. 结构

探针分为工作端、颈和柄三部分。由两个尖锐的工作端组成，一端为弧形大弯端，另一端为三弯形小弯端，用于检查牙齿的各个面（图 2.1.2）。

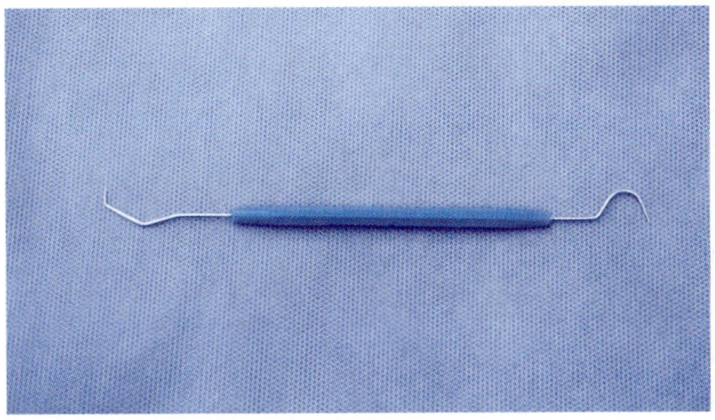

图 2.1.2　探针

2. 用途

粗略探测牙周袋的深度和有无龈下牙石；检查充填物或修复体与牙体的密合程度；检查皮肤与黏膜的感觉功能；检查牙齿各面的沟裂、点隙、缺陷、龋洞及敏感区。

三、镊子

1. 结构

镊子一般为金属器械，由工作端和柄两部分组成。口腔科专用镊子工作头呈反角形，其尖端闭合严密（图 2.1.3）。

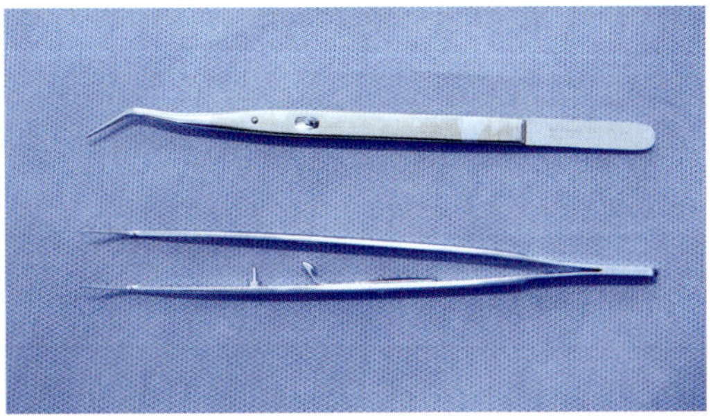

图 2.1.3　镊子

2. 用途

镊子主要用于夹取无菌敷料、器械，夹持牙齿检查牙齿松动度。

四、三用枪

1. 结构

三用枪由枪体、喷嘴、阀门和连接部分组成（图 2.1.4）。

学习笔记

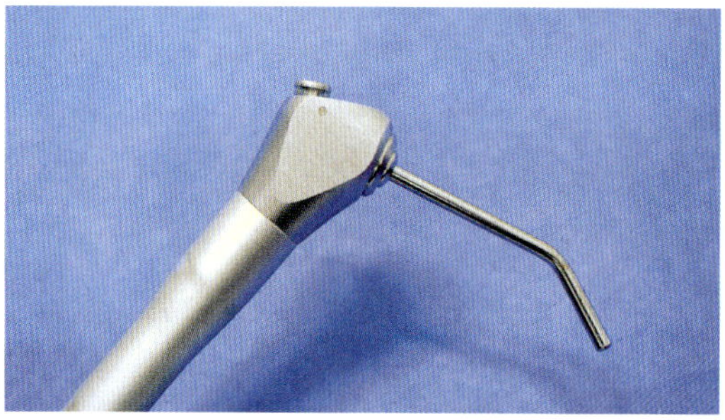

图 2.1.4　三用枪

2. 用途

三用枪可以喷射高速水流，有效清除牙齿表面的菌斑、牙垢和食物残渣，保持口腔的清洁和卫生。在口腔检查中，医生可以使用三用枪来观察牙齿、牙龈和口腔组织的状况，辅助诊断口腔疾病。

学习笔记

第二节　牙体牙髓常用器械

牙体疾病治疗包括各类龋洞的充填治疗和根管治疗，常用器械包括窝洞预备与充填器械及根管治疗器械。

一、窝洞预备器械

（一）车针

1. 结构

车针由工作头、颈部、车针柄三部分组成。工作头为多种形状、不同大小的工作尖，常见的材质有普通钢、高碳钢和金刚砂等。车针柄部多为钢质，以金刚砂车针为例，颜色标号指示其工作头的颗粒度，直径及工作长度由包装上编码显示。车针头及车针柄经颈部相连（图 2.2.1、图 2.2.2）。

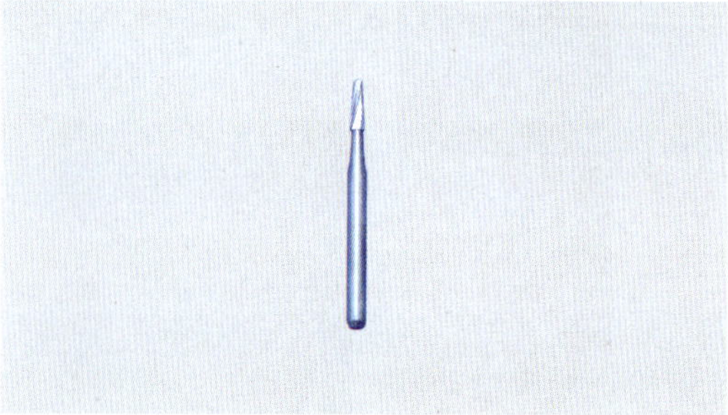

图 2.2.1　车针结构

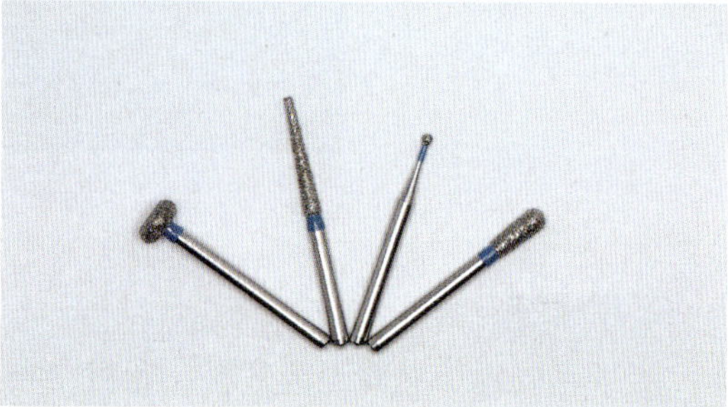

图 2.2.2　车针形态

2. 种类及用途

（1）裂钻：呈柱状或锥状，刃口可相互平行。主要用于窝洞制备、侧壁修整以及牙体开髓（图 2.2.3）。

（2）球钻：分为高速球钻与低速球钻，临床中一般分为钨钢球钻和金刚砂球钻。主要用于去除软化牙本质、制作弧形倒凹、揭除髓室顶等（图 2.2.4）。

（3）其他形态车针：包括梨形、轮状、杵状、橄榄球形、锥形圆头、锥形平头等，主要用于充填体的修整抛光（图 2.2.5）。

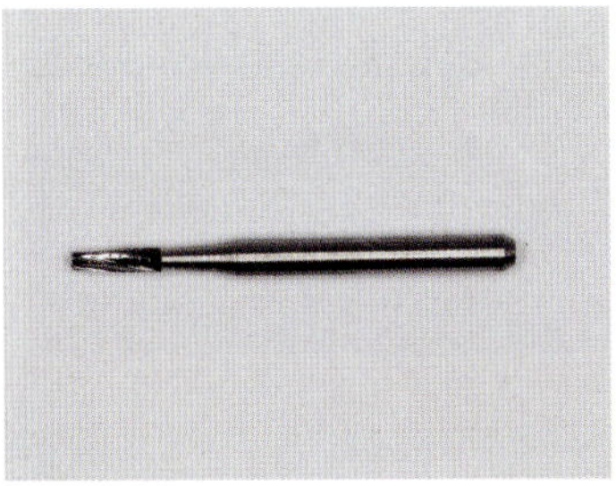
图 2.2.3　裂钻

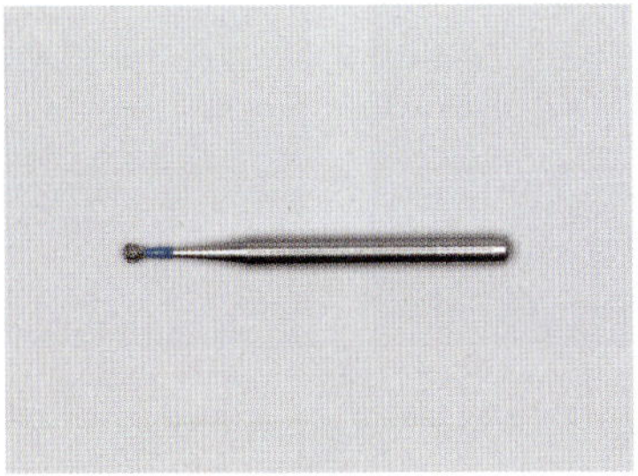
图 2.2.4　球钻

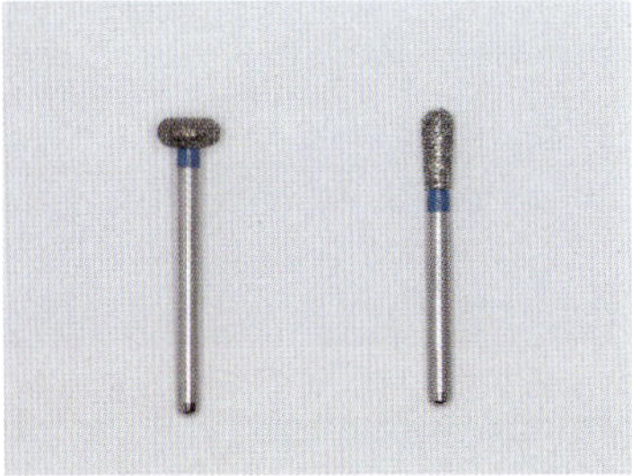
图 2.2.5　轮状（左）、杵状（右）

（二）挖匙

1. 结构

挖匙由柄和两个匙形工作端组成。工作端周边刃缘锐利，调换工作端方向可以从不同方向挖剔，挖匙有大、中、小不等的型号（图 2.2.6）。

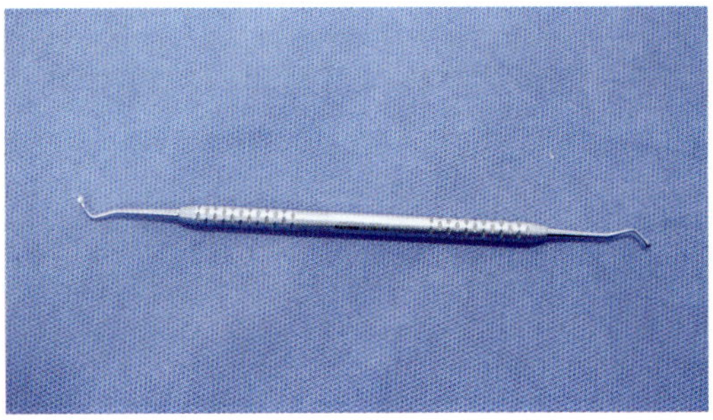
图 2.2.6　挖匙

2. 用途

刮除软化牙本质，挖除腐败坏死组织，活髓切断时可用于切断牙髓，冷牙胶充填时可以用于切断牙胶尖等。

二、窝洞充填器械

（一）成形片

1. 不锈钢弹性薄片

不锈钢弹性薄片中间为向外突起的半圆形功能面，有两孔型和三孔型两种，分别适用于前磨牙和磨牙（图 2.2.7）。

2. 成形片夹

成形片夹由不锈钢手柄螺丝和两个固定臂组成。臂的尖端细小，可插入成形片上的固

学习笔记

定小孔中，用以固定成形片紧贴牙邻面，形成邻面弧度。利用固定小孔的位置和手柄螺丝的松紧可以调节成形片收紧后的大小，固定不同的牙齿（图 2.2.8）。

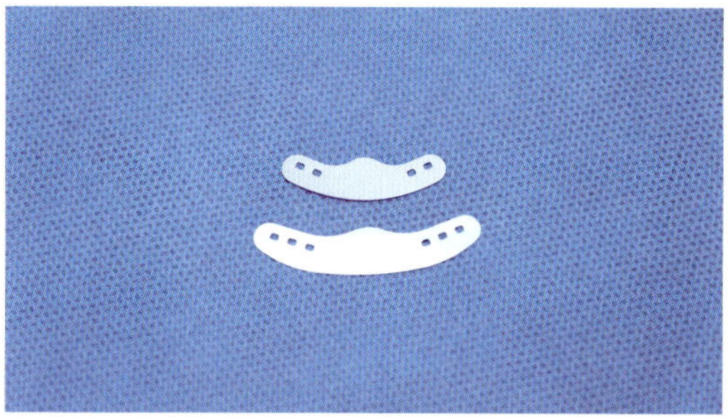

图 2.2.7　不锈钢弹性薄片

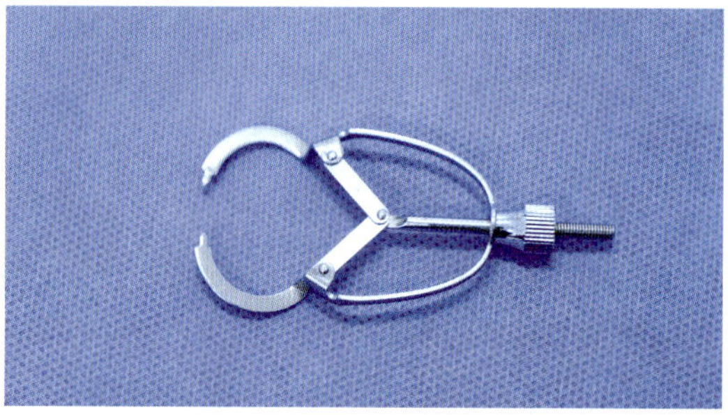

图 2.2.8 成形片夹

（二）豆瓣成形套装

1. 豆瓣成形片

豆瓣成形片为不锈钢弹性薄片，形似豆瓣（图 2.2.9）。

2. 固位环

固位环是金属圆环，一端为开口，开口两端分别有突起，有分牙及固定豆瓣成型片的作用（图 2.2.10）。

学习笔记

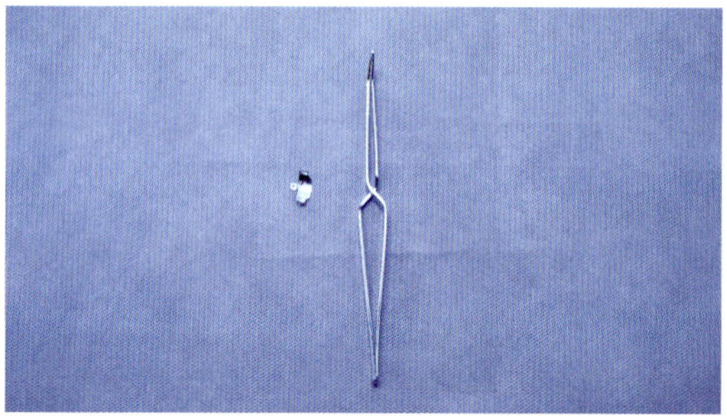

图 2.2.9　豆瓣成形片

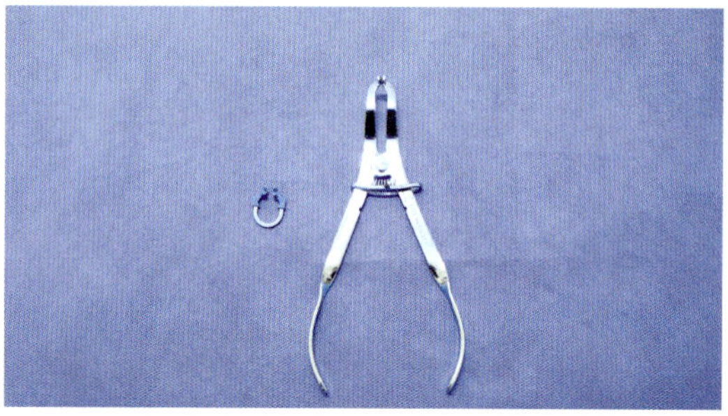

图 2.2.10　固位环

3. 上环钳

上环钳由钳柄、钳喙和关节组成。喙的尖端膨大扁平，末端变小，便于分开固位环（图 2.2.11）。

成形片和豆瓣成形套装均用于邻面洞充填时，保持充填体与洞壁密合，有利于充填体的成形，恢复邻接关系，防止形成悬突。

（三）楔子

楔子分木制、塑料或树脂制品，与后牙邻间隙形态相适应，呈锥柱形。配合成形片使用，使成形片与牙邻面紧密贴合，防止充填材料压入龈沟形成悬突，有利于充填体邻面颈部成形（图 2.2.12）。

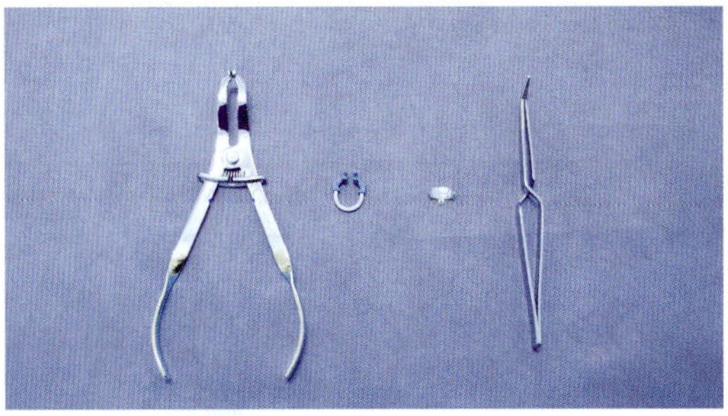

图 2.2.11　上环钳

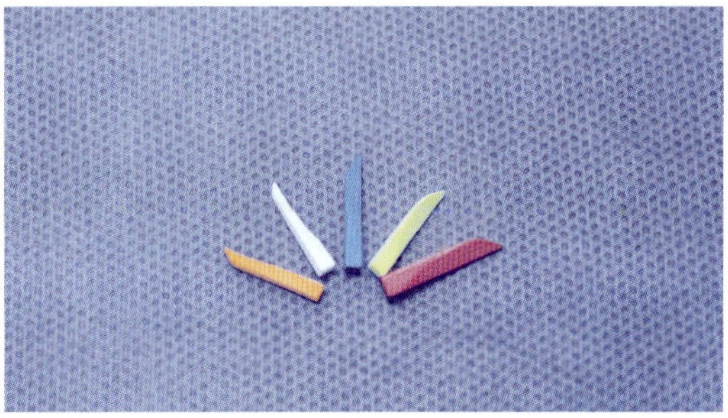

图 2.2.12　楔子

（四）水门汀充填器

1. 结构

水门汀充填器由柄和两个不同形态的工作端组成。一端为光滑面填压端工作头，另一端为扁平状钝刀型工作头。填压端工作头大小不同，临床中根据窝洞大小选择合适的工作头（图 2.2.13）。

2. 用途

光滑面填压端多用于压平、填实糊膏状材料，扁平状钝刀型工作端用于抹平充填材料，一般用于邻面或𬌗面的充填。

（五）银汞输送器

1. 结构

银汞输送器由推压手柄、弹簧栓头和一定角度的输送套筒组成（图 2.2.14）。

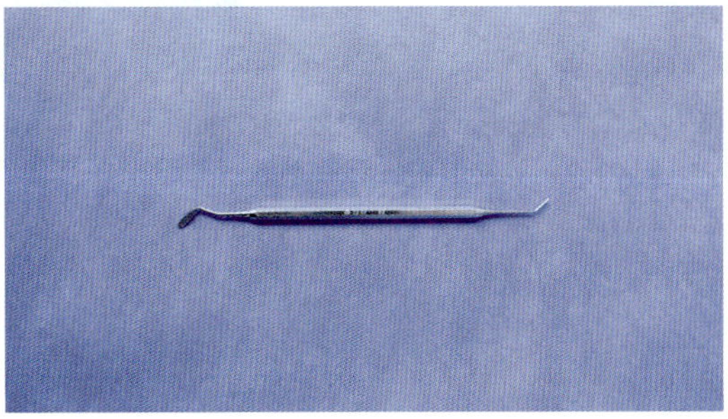

图 2.2.13　水门汀充填器

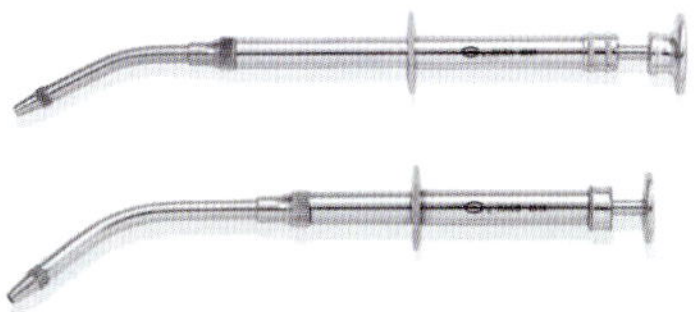

图 2.2.14　银汞输送器

2. 用途

传递调和完成的银汞合金材料，并输送适量材料于窝洞内。

（六）银汞充填器

1. 结构

银汞充填器由柄和两个工作端组成。两端为不同粗细的圆柱形工作头，用于不同大小的窝洞充填（图 2.2.15）。

2. 用途

用于充填银汞合金材料。

学习笔记

（七）复合树脂充填器

1. 结构

复合树脂充填器一套多支，由柄和双工作端组成。常见的两种为柳叶型或薄而大的宽刃圆头型，主要用于取用树脂或塑形。细尖圆锥形、菱形等主要用于树脂雕刻成形（图2.2.16）。

2. 用途

复合树脂成形、雕刻时使用。

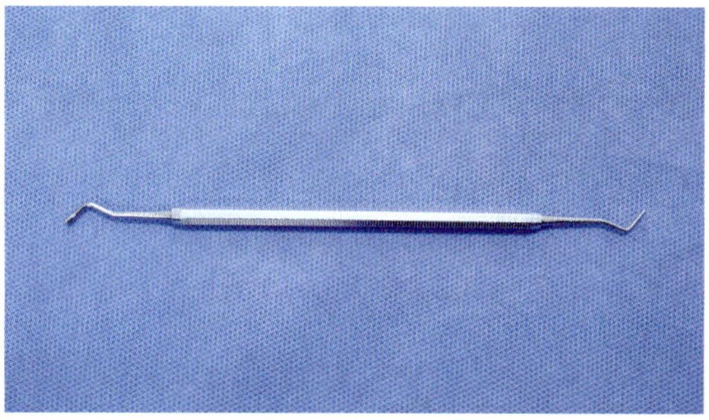

图 2.2.15　银汞充填器

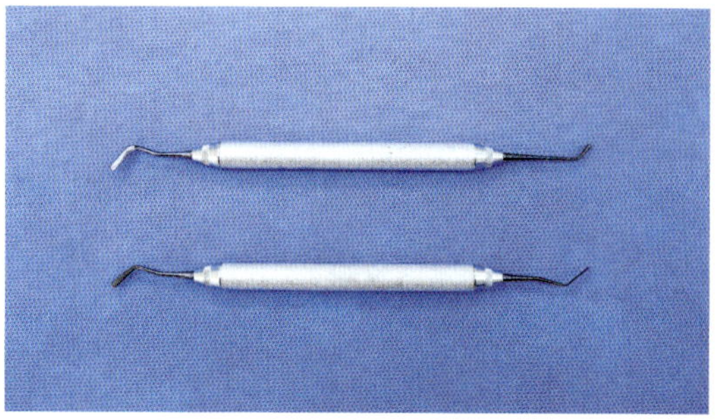

图 2.2.16　复合树脂充填器

（八）复合树脂抛光器

学习笔记

1. 结构

复合树脂抛光器由柄和工作头组成。有杯形、圆柱形、蝶形等形状（图2.2.17）。

2. 用途

打磨、抛光复合树脂，修整边缘，减少微渗漏。

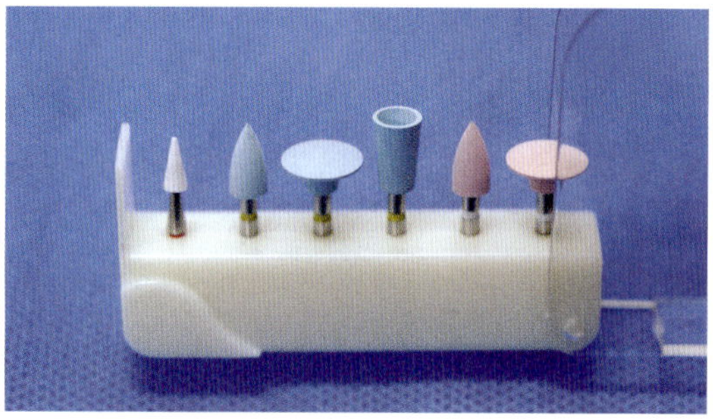

图 2.2.17　复合树脂抛光器

三、根管治疗器械

根管治疗器械是牙髓疾病和根尖周疾病常用的治疗器械。

（一）开髓专用车针

1. 结构

开髓专用车针由工作端和柄两部分组成。为金刚砂锥形车针，顶端为膨大球状，柄部为金色镀层（图2.2.18）。

2. 用途

球形钻头用于开髓，锥形工作端用于修整侧壁，利于建立直线通路。

（二）根管口探针 DG16

1. 结构

根管口探针 DG16 由柄和工作端组成。工作端细而尖锐，双端可为同形或异形。同形是双端均为钝角直形，方向相反。异形是一端为钝角形，一端为钝角直形，方向相反（图2.2.19）。

2. 用途

用于探查根管口，确认根管开口的位置和根管口敞开的程度。

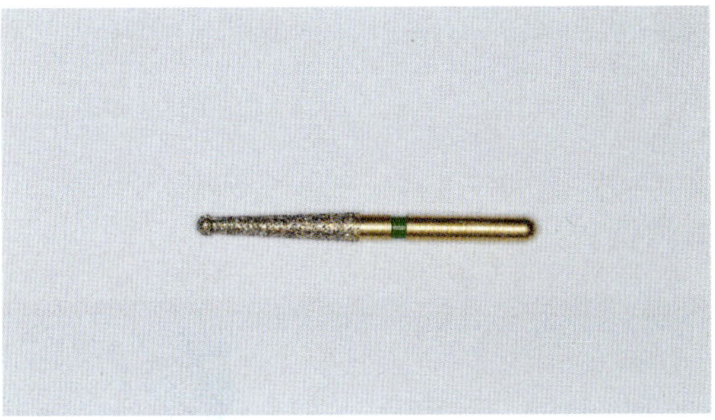
图 2.2.18　开髓专用车针

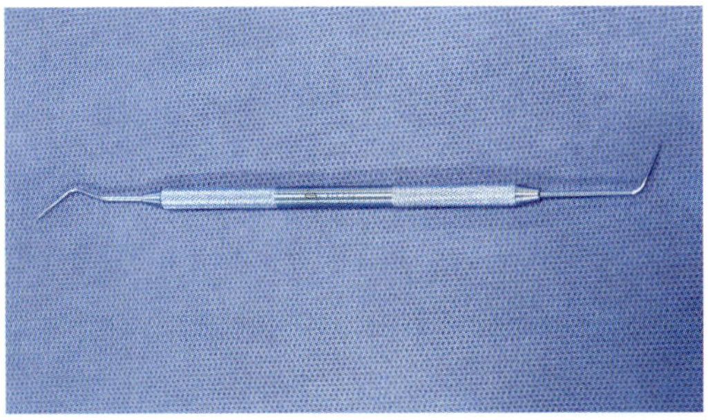
图 2.2.19　根管口探针 DG16

（三）光滑髓针

1. 结构

将钢丝压成锥体针形，表面光滑，横断面呈圆形、三角形或四边形。按工作端直径由细到粗分为六种型号，标记为 000、00、0、1、2、3（图 2.2.20）。

2. 用途

光滑髓针用于探查根管口、探测根管、制作棉捻擦拭根管和根管封药。

（四）拔髓针

1. 结构

拔髓针形态和型号同光滑髓针，工作端表面有许多倒刺，便于将牙髓拔出（图 2.2.21）。

2. 用途

拔髓针用于拔出牙髓，去除根管内的棉捻和纸尖。

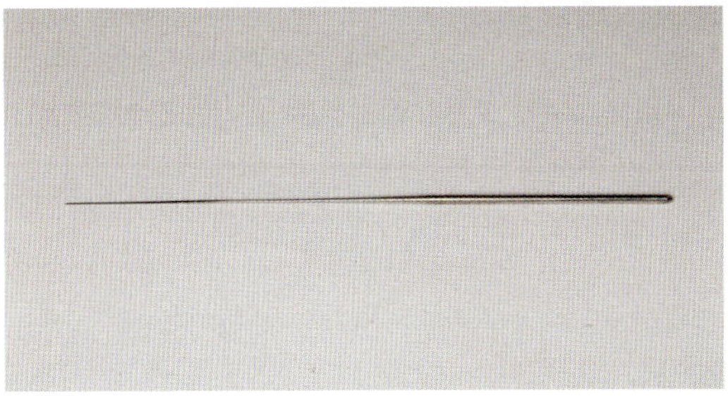
图 2.2.20　光滑髓针

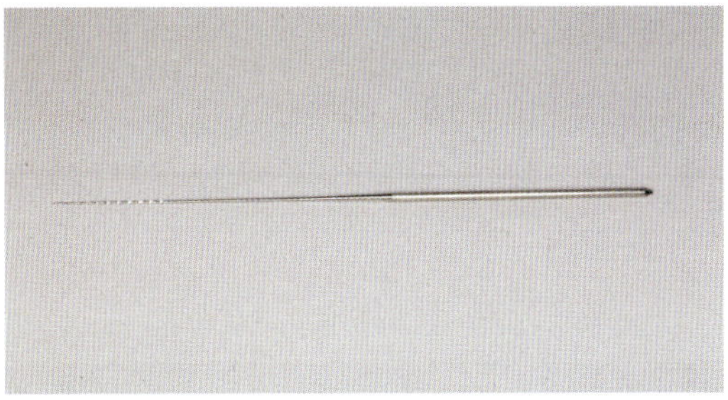
图 2.2.21　拔髓针

（五）测量尺

1. 结构

测量尺是塑料材质的长方体，顶端有小孔，长度为 12 ~ 27 mm，可插入牙胶尖截取所需长度，两侧各有一个带刻度凹槽，用于测量根管锉、牙胶尖等长度（图 2.2.22）。

学习笔记

2. 用途

测量尺用于测量根管锉的长度，牙胶尖的长度定位等。

（六）G 型扩孔钻

1. 结构

G 型扩孔钻有细而长的杆部，其尖端有一火焰状头部。刃部短，顶端有安全钝头，可防止形成台阶或侧穿（图 2.2.23）。

2. 用途

G 型扩孔钻用于根管口的敞开及根管冠部的预备。

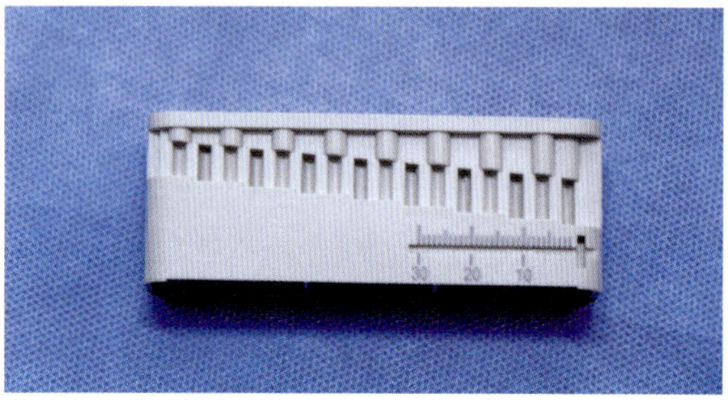

图 2.2.22 测量尺

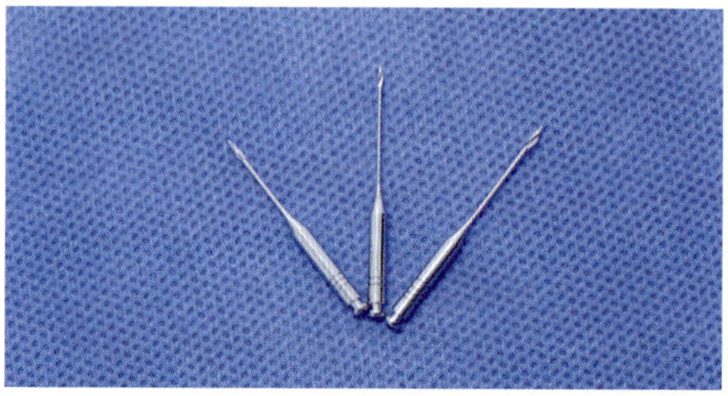

图 2.2.23 G 型扩孔钻

学习笔记

（七）K 型根管锉

1. 结构

K 型根管锉由手柄、颈部和工作端三部分组成。包括不锈钢材质和镍钛材质，工作端刃部螺纹紧密，切削能力强。型号一般为 15～40 号，分别以白、黄、红、蓝、绿、黑六种颜色标记（图 2.2.24）。

2. 用途

K 型根管锉用于根管预备、根管疏通、根管壁的切割与光滑成型。

（八）先锋锉

1. 结构

先锋锉由手柄、颈部和工作端三部分组成。临床常用为 6、8、10 号，颜色分别标记为粉、灰、紫色。刃部锥度为 2%，硬度较高（图 2.2.25）。

2. 用途

主要用于复杂钙化根管的疏通。

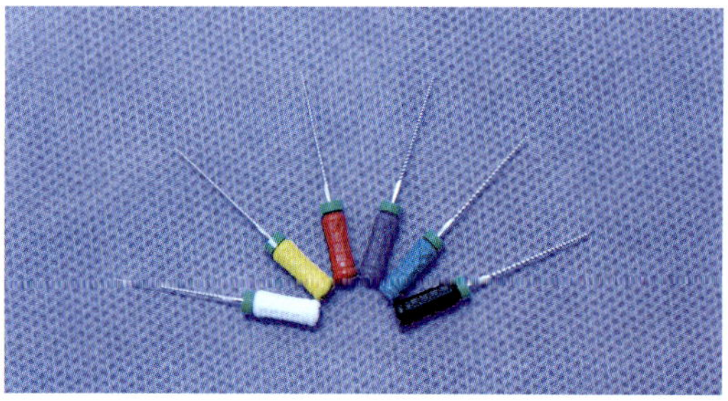

图 2.2.24 K 型根管锉

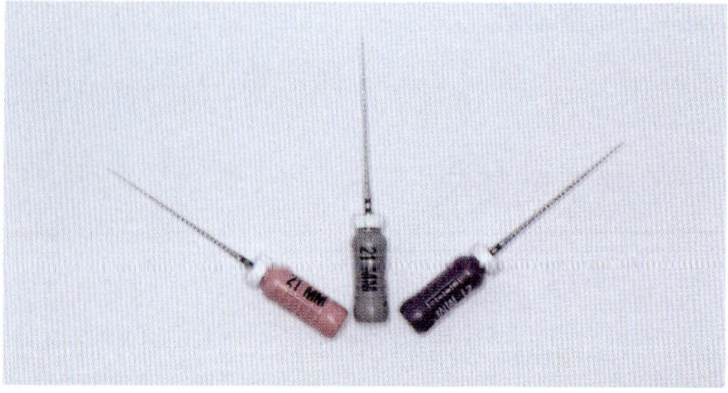

图 2.2.25 先锋锉

（九）机用根管镍钛锉

1. 结构

机用根管镍钛锉由手柄、颈部和工作端三部分组成。通常为镍钛材质，需连接镍钛根管治疗仪使用（图 2.2.26）。

2. 用途

高效切削根管壁成型，便于充填大锥度牙胶尖，主要适用于较直根管的预备。

（十）侧方加压器

1. 结构

侧方加压器由工作端和手柄组成。工作端呈光滑针状、末端尖锐（图 2.2.27）。

2. 用途

侧方加压器主要用于冷牙胶充填，向侧方挤压牙胶尖，填入辅牙胶尖。

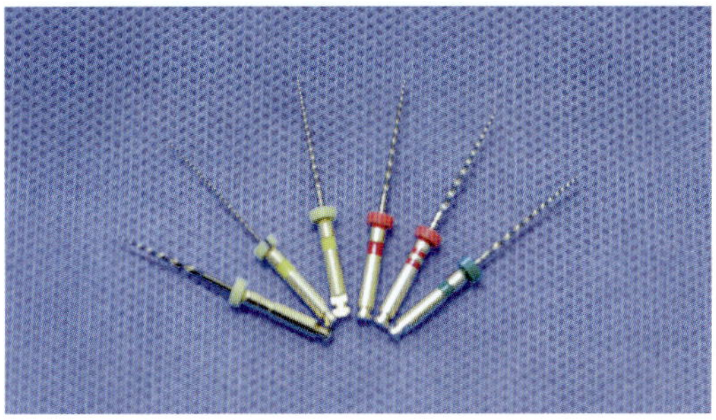

图 2.2.26　机用机管镍钛锉

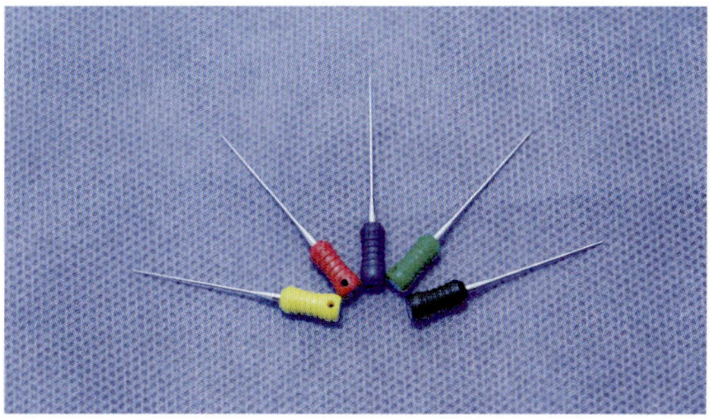

图 2.2.27　侧方加压器

（十一）垂直加压器

1. 结构

垂直加压器由两个工作端和手柄组成。工作端呈光滑针状、末端为平面（图 2.2.28）。

2. 用途

垂直加压器主要用于热牙胶充填，加热后垂直加压牙胶尖，使根管封闭成形。

（十二）唇勾及夹持器

配合根管测量仪使用，夹持器夹持根管锉，唇勾挂于患者口颊部，通过对牙齿根管长度进行测量，协助医生完成根管治疗（图 2.2.29）。

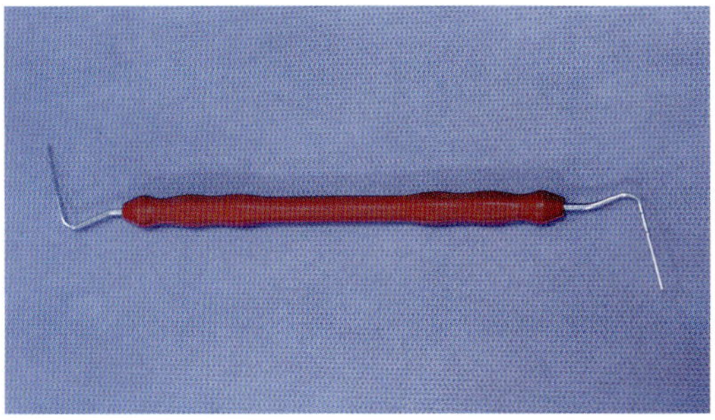

图 2.2.28　垂直加压器

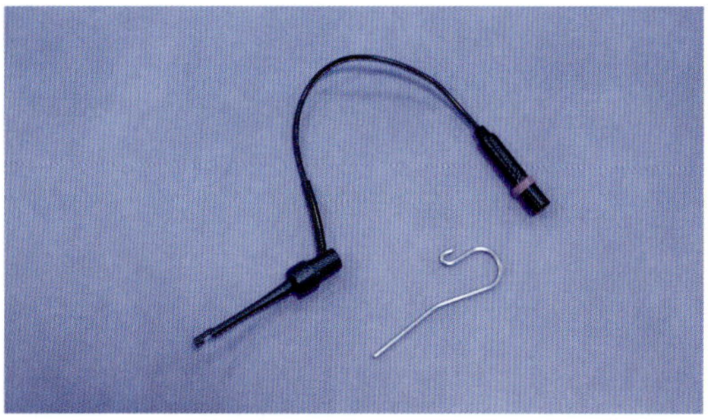

图 2.2.29　唇勾及夹持器

学习笔记

学习笔记

第三节 牙周常用器械

本节主要介绍牙周基础治疗的常用器械，包括牙周检查器械、龈上洁治器械和龈下刮治器械以及牙面抛光器械。

一、牙周检查器械

（一）普通牙周探针

1. 结构

普通牙周探针由工作端、颈部、柄三部分组成。工作端带有刻度，每个刻度 1 mm 或 2 ~ 3 mm，尖端逐渐变细，有利于插入龈沟，尖端处为钝头，直径为 0.5 mm（图 2.3.1）。

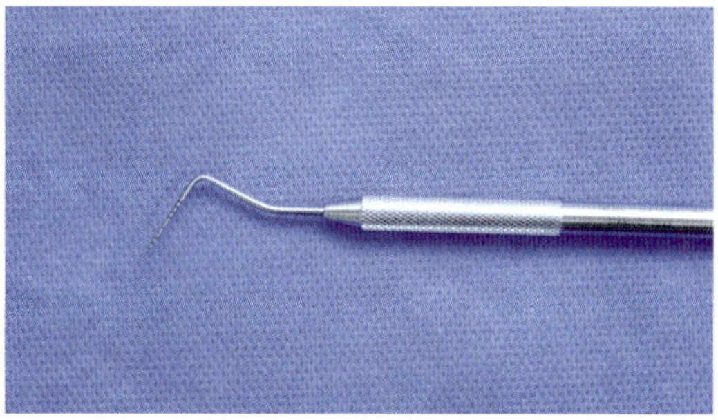

图 2.3.1 牙周探针

2. 用途

牙周探针主要用于探查牙周袋的深度，牙龈出血情况，龈下牙石的数量及其分布，根分叉受累情况，并可以用于探查釉牙骨质界的位置。

（二）压力敏感探针

1. 结构

这类探针是通过电子装置来恒定地控制探诊时的力量，避免造成探诊结果的误差。临床中最为常用的为 Florida 电子探针。Florida 探针系统由探针手柄、15 克恒定压力光学解码器、脚踏控制器、数据转换盒、数据连接电缆、FP32 中文数据应用系统（计算机存储设备、电子打印设备和移动工作站）组成（图 2.3.2）。

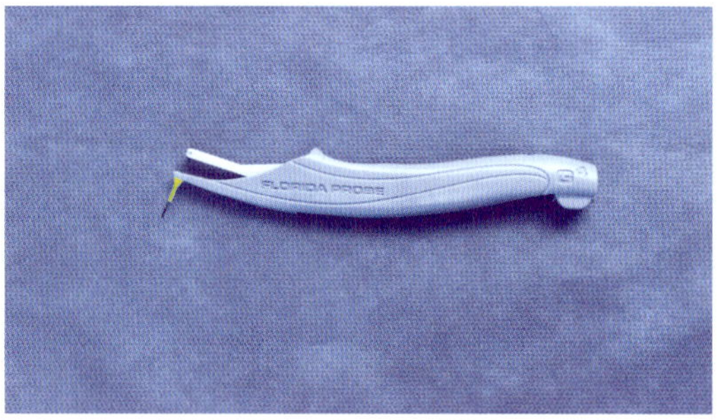

图 2.3.2 Florida 电子探针

2. 用途

测量牙周袋深度、附着水平、附着龈宽度、牙龈出血与化脓程度、根分叉病变、菌斑分布、记录全口牙列情况，还可以直观反映牙周疾病程度及预后指标。

二、龈上洁治器械

（一）手用龈上洁治器械

1. 镰形洁治器

（1）结构：工作端形似镰刀，横断面为等腰三角形，颈部连接工作端和柄部。临床上常分为前牙镰形洁治器和后牙镰形洁治器，前牙镰形洁治器的工作头呈直角形或大弯形，后牙镰形洁治器在颈部呈现两个角度，左右成对，方向相反（图 2.3.3）。

（2）用途：用于刮除牙齿各面上的菌斑及牙石。

2. 锄形洁治器

（1）结构：工作端形似锄头，颈部连接工作端和柄部，刃口一端与喙缘呈锐角，另一端呈钝角，左右成对，前后牙通用（图 2.3.4）。

（2）用途：可刮除龈上牙石以及浅层的龈下牙石。刃口钝角端用于刮除光滑面上的色素、菌斑和牙石。

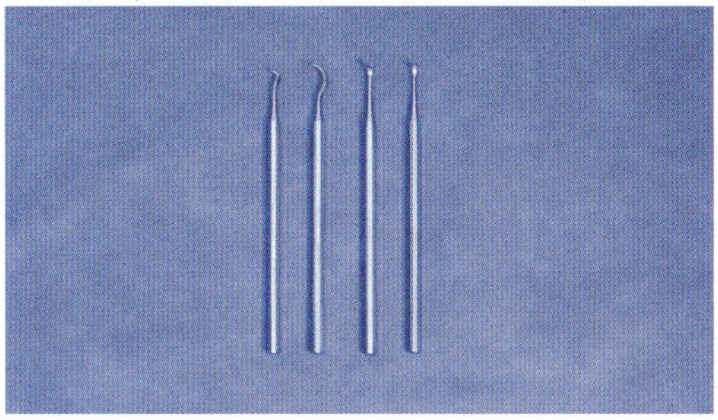

图 2.3.3　镰形洁治器

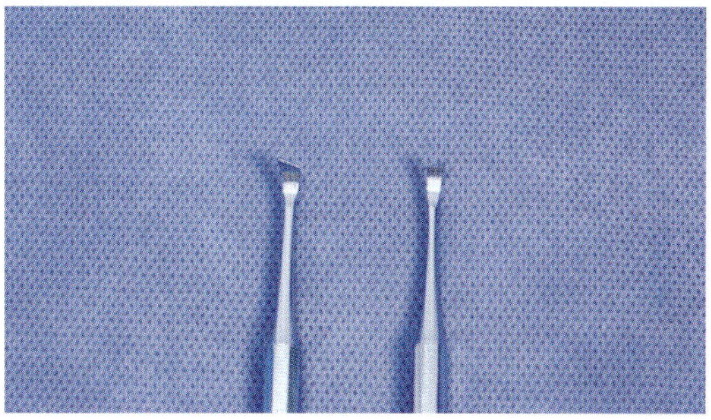

图 2.3.4　锄形洁治器

学习笔记

（二）超声龈上洁治器械

1. 结构

超声龈上洁治器械由手柄和工作尖组成。常连接牙椅或超声治疗仪使用（图 2.3.5）。

2. 用途

超声工作尖能够通过高频超声波的振动，有效地去除牙齿表面的龈上牙石、牙菌斑和色素沉积，改善口腔卫生状况，并抛光牙面以延迟菌斑和牙石的再沉积。

（三）龈下刮治器械

1. 结构

目前国际上普遍使用 Gracey 刮治器，共 9 支，均为双头成对。临床最常用的 4 支 Gracey 刮治器型号为 #5/6、#7/8、#11/12、#13/14，工作端有两个方向的弯曲呈“匙”形，有两个刀刃（图 2.3.6）。

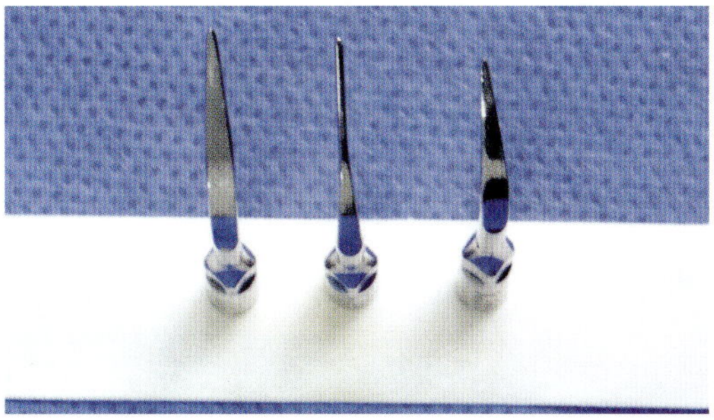

图 2.3.5　超声龈上洁治器械

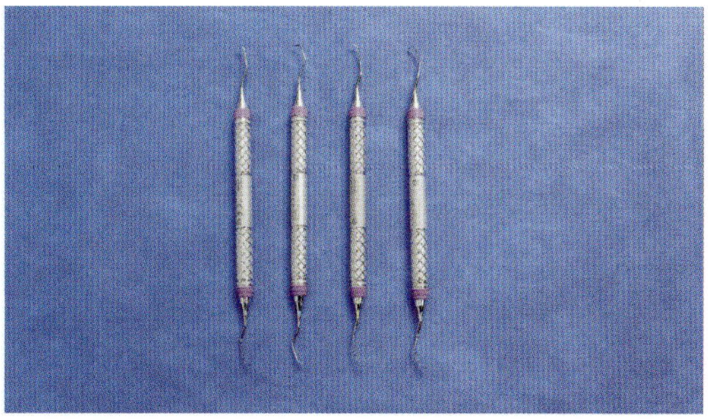

图 2.3.6　Gracey 刮治器

2. 用途

每支刮治器只适用一个或数个特定的部位和牙面。Gracey#1/2 及 #3/4 用于切牙与尖牙；Gracey#5/6 适用于切牙、尖牙与前磨牙；Gracey#7/8 适用于磨牙的颊舌面、前磨牙的颊舌面及邻面；Gracey#9/10 适用于磨牙各个面；Gracey#11/12 适用于磨牙的近中面及前磨牙的近远中面；Gracey#13/14 适用于磨牙的远中面。

（四）抛光喷砂器械

用于清理超声波洁治器械不容易到达的部位，如牙间隙中的牙菌斑和色素，特别是对于牙齿色素斑的清理更加高效。临床中常以喷砂手柄连接牙椅使用，也可以将工作头、砂盒、工作手柄连接于超声设备上使用（图 2.3.7）。

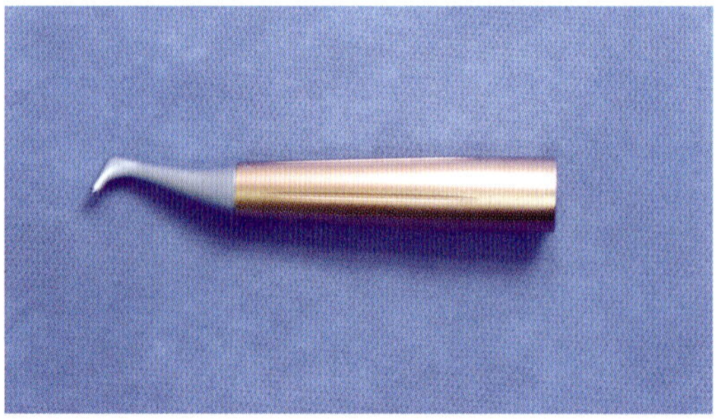

图 2.3.7　喷砂手柄

第四节　口腔颌面外科常用器械

学习笔记

口腔颌面外科手术主要包括牙齿拔除术和牙槽外科手术，手术器械种类繁多，涉及口腔软组织和硬组织。本节主要介绍牙拔除术常用器械。

一、牙拔除术器械

（一）牙钳

1. 结构

牙钳由钳喙、关节和钳柄组成（图 2.4.1）。钳喙是用来夹持牙齿的部分，有多种形态，多数牙钳采用通用型钳喙，其形态是对称的，钳喙为外凸内凹。钳柄是手术者握持的部分，形态设计较多。关节是连接钳喙和钳柄的部分。

2. 类型

（1）按牙钳形态可分为直式牙钳、反角式牙钳、刺枪式牙钳和鹰嘴式牙钳。

（2）按钳喙形态可分为对称型和非对称型，非对称型是为拔上颌磨牙设计的，左、右各一。特点是颊侧钳喙中部有一三角形突起，以在伸入上颌磨牙两颊根分歧处时能够更紧密地夹持磨牙。

（3）按牙位可分为上颌前牙钳（图 2.4.2）；上颌前磨牙钳（图 2.4.3）；上颌第一、二磨牙钳（图 2.4.4）；上颌第三磨牙钳（图 2.4.5）；上颌根钳（图 2.4.6）；下颌前牙钳（图 2.4.7）；下颌前磨牙钳（图 2.4.8）；下颌第一、二磨牙钳（图 2.4.9）；牛角钳等（图 2.4.10）。

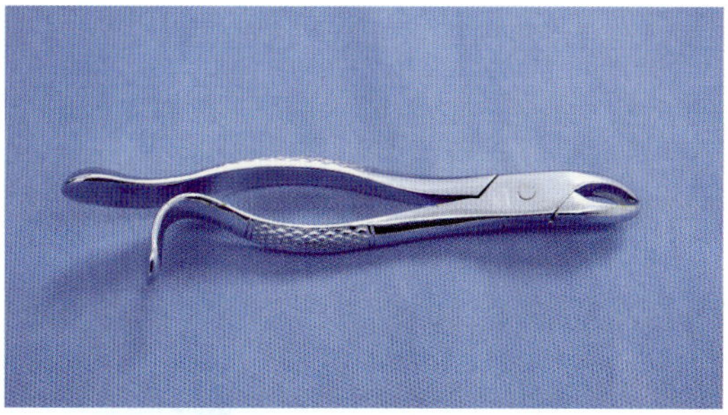

图 2.4.1　牙钳

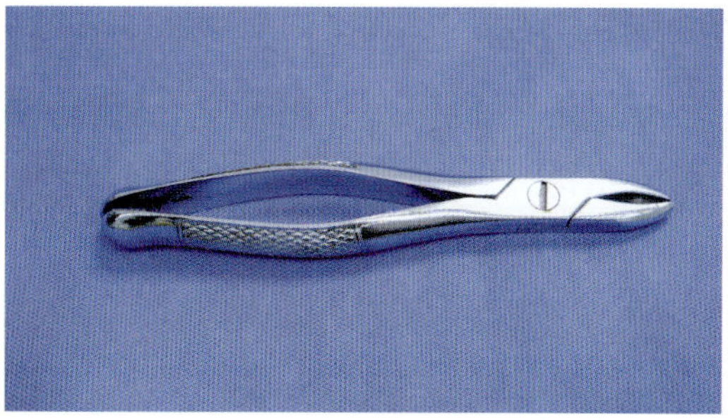

图 2.4.2　上颌前牙钳

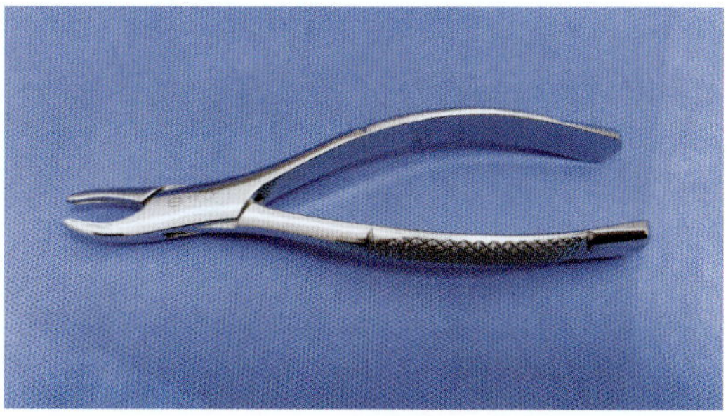

图 2.4.3　上颌前磨牙钳

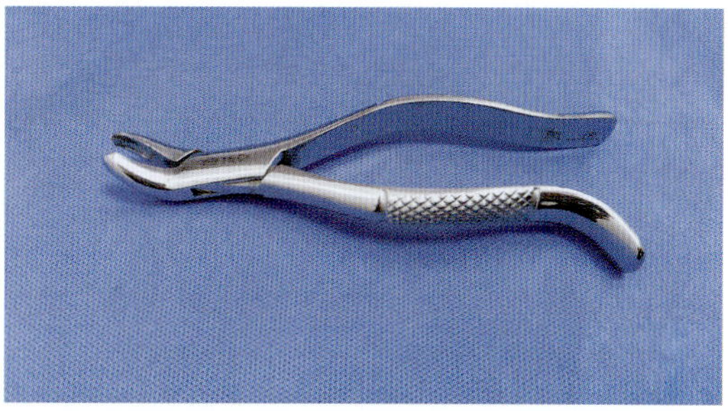

图 2.4.4　上颌第一、二磨牙钳

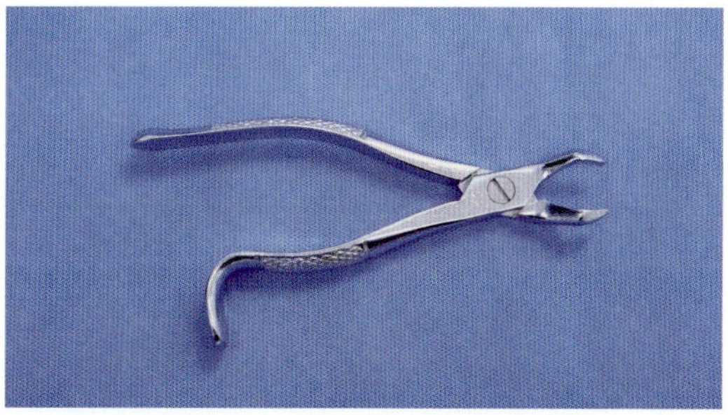

图 2.4.5　上颌第三磨牙钳

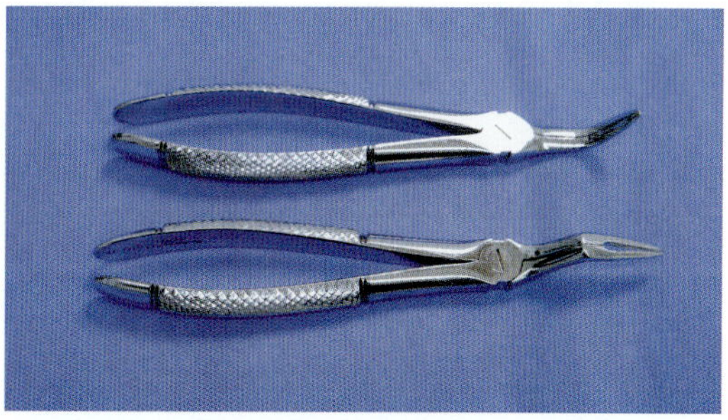

图 2.4.6　上颌根钳

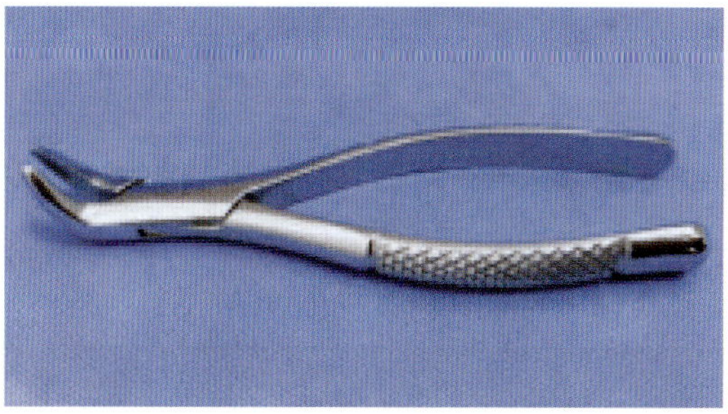

图 2.4.7　下颌前牙钳

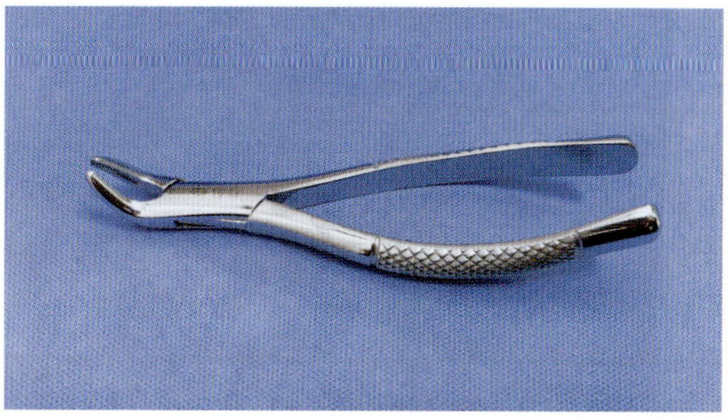

图 2.4.8　下颌前磨牙钳

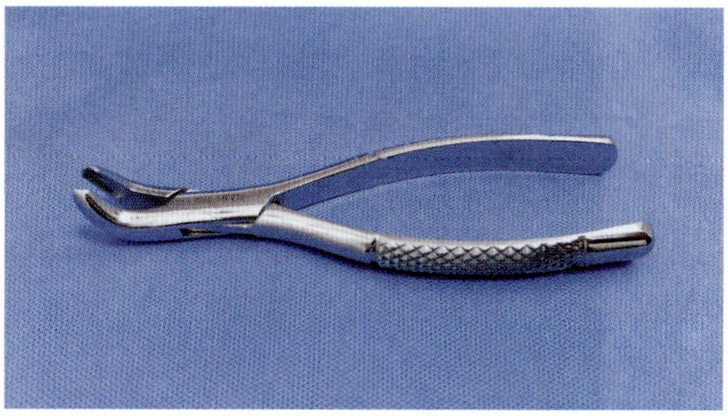

图 2.4.9　下颌第一、二磨牙钳

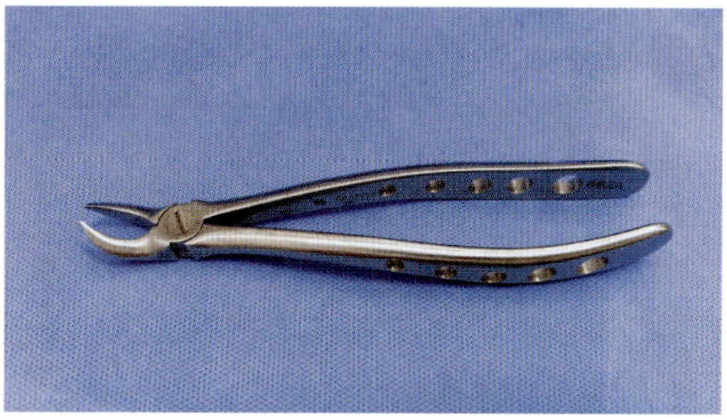

图 2.4.10　牛角钳

学习笔记

学习笔记

（二）牙挺

牙挺是牙钳无法直接拔除或牙钳无法夹持的残根、残冠、阻生齿等患牙时的首选器械。

1. 结构

牙挺由挺刃、挺杆、挺柄组成。

（1）挺刃是作用于患牙的部分，它的形状及大小随使用目的而有所不同。挺刃多数中间有稍倾斜的纵行凹槽，刃端为圆弧状锐利边缘。

（2）挺柄是术者握持的部分，有直柄和横柄两种。直柄的牙挺，柄与中轴在一条直线上。横挺的挺柄和挺杆中轴约成90°角（如三角挺）。

（3）挺杆是挺刃和挺柄的连接部分。

2. 类型

按形状分为直挺、弯挺和三角挺（图2.4.11）；按挺刃的宽窄和功能分为常规牙挺（图2.4.12）和根尖挺（图2.4.13）等。

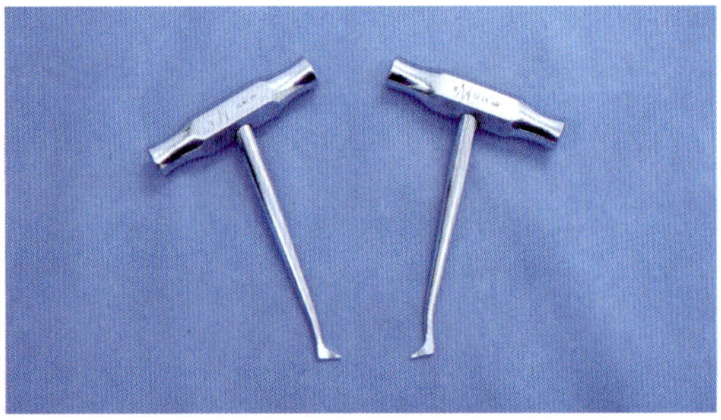

图 2.4.11　三角挺

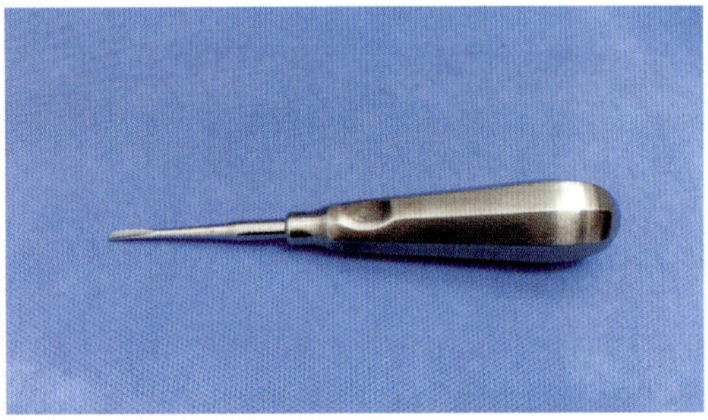

图 2.4.12　常规牙挺

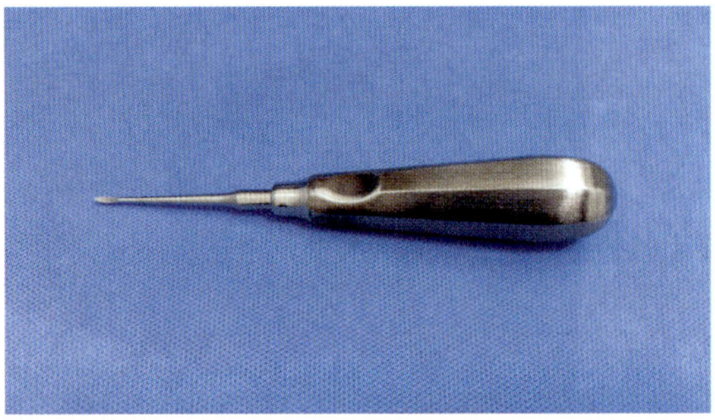

图 2.4.13　根尖挺

（三）刮匙

1. 结构

刮匙由刃、颈与柄三部分组成。刃为匙形；颈是连接刃和柄的部分；柄上有条纹，是术者握持的部分，防止使用时滑脱。常用刮匙有弯、直两种类型（图2.4.14）。

2. 用途

刮匙用于探查牙拔除术后牙槽窝内牙齿碎片、残渣以及刮除炎性肉芽组织和囊肿等，以达到彻底清理拔牙窝，减少术后感染、出血等并发症的目的。

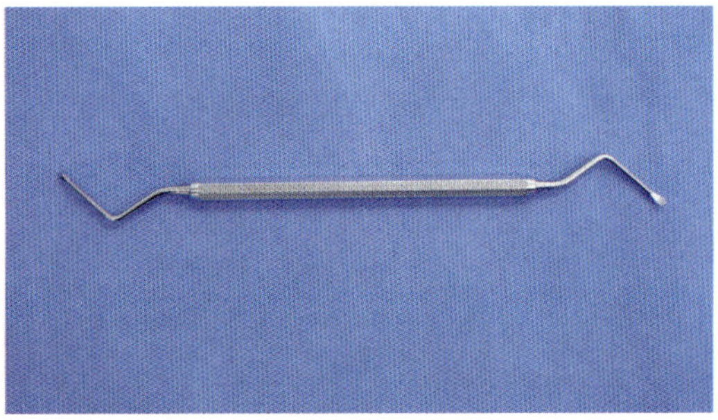

图 2.4.14　刮匙

（四）骨膜分离器

1. 结构

骨膜分离器由两个工作端和手柄组成。工作端为凹向一面的圆钝边缘（图2.4.15）。

2. 用途

骨膜分离器主要用于分离牙龈及黏骨膜瓣。

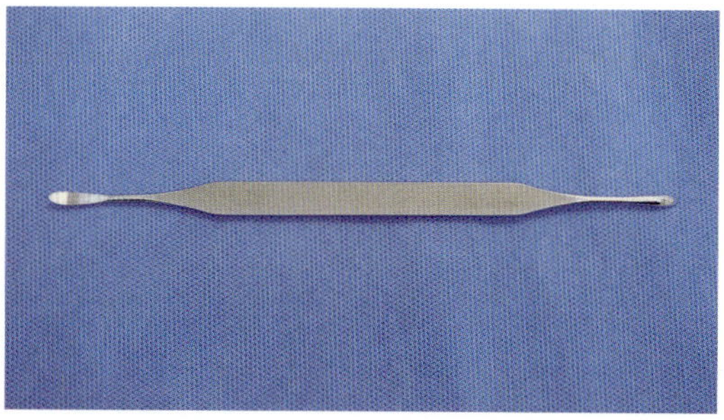

图 2.4.15　骨膜分离器

（五）骨锤

1. 结构

骨锤是由头和柄组成。骨锤头部多为圆柱体，柄为术者握持部分（图 2.4.16）。

2. 用途

骨锤主要在骨凿、牙挺等器械需要加力时使用。使用骨锤锤击时应先告知患者，使其有一定的心理准备。锤击时要对准骨凿或牙挺，准确、迅速，防止锤空。锤击下颌时，必须托住下颌骨以免造成患者损伤。

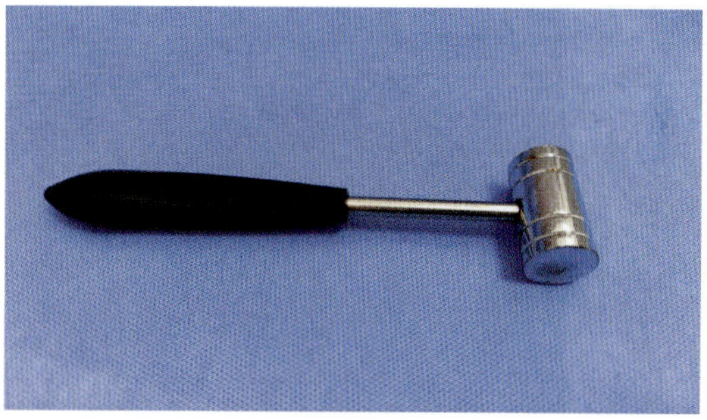

图 2.4.16　骨锤

学习笔记

（六）骨凿

1. 结构

骨凿由刃和柄组成。分为单面刃骨凿和双面刃骨凿（图 2.4.17）。

2. 用途

单面刃骨凿常用于去除多余的或凸起的牙槽骨。双面刃骨凿常用于分开牙冠和牙根，减少牙拔除时的阻力。

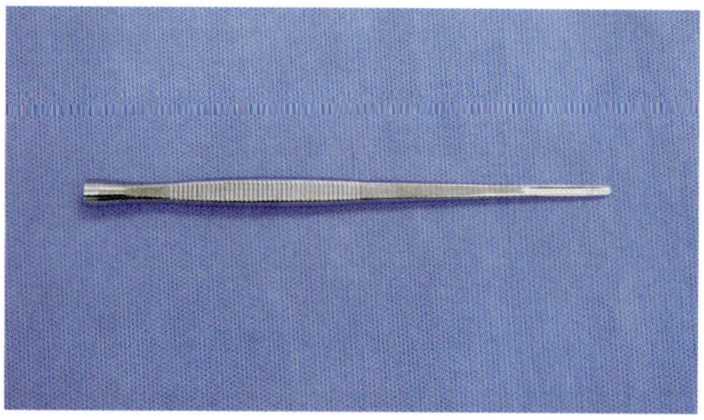

图 2.4.17　骨凿

（七）骨锉

1. 结构

骨锉由双侧工作端、扁柄组成。工作端设计成阶梯型并有条形刃（图 2.4.18）。

2. 用途

骨锉主要用于锉削骨尖和骨嵴，修整骨组织。

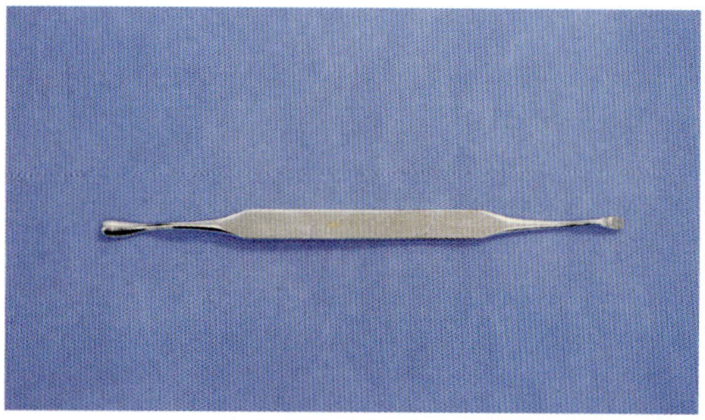

2.4.18　骨锉

（八）卡局式注射器

1. 结构

卡局式注射器为金属制造，由注射针接头、活塞、手指握持柄、拇指套环等组成（图 2.4.19）。

2. 用途

卡局式注射器主要用于口腔局部麻醉。

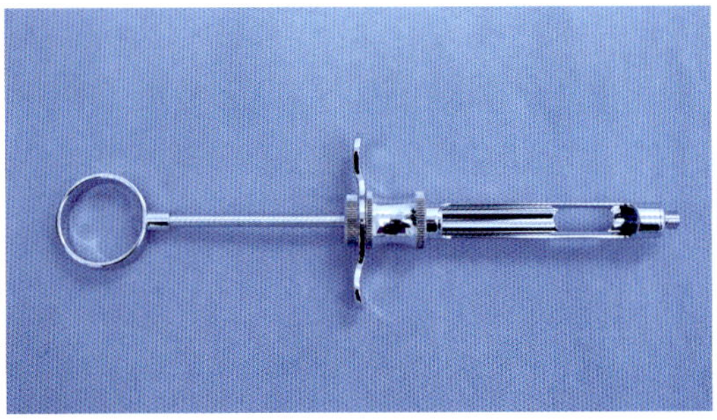

图 2.4.19　卡局式注射器

（九）手术刀

1. 结构

一般常选不锈钢材质、可拆卸式的手术刀（图 2.4.20）。

2. 用途

手术刀主要用于切开黏膜等软组织，并可用于深部组织切割。

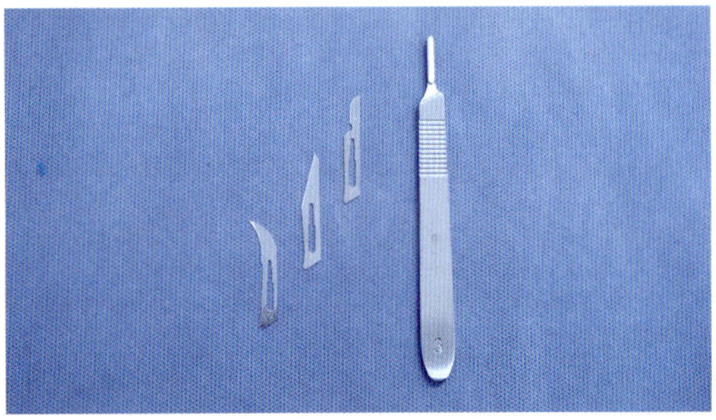

图 2.4.20　手术刀

（十）眼科剪

1. 结构

眼科剪由不锈钢材料制成，由头、关节轴和带环手柄组成，可分为直头、弯头等（图 2.4.21）。

2. 用途

眼科剪主要用于牙周手术和牙槽外科手术等，剪除多余的牙龈等软组织、肉芽组织及缝合线。

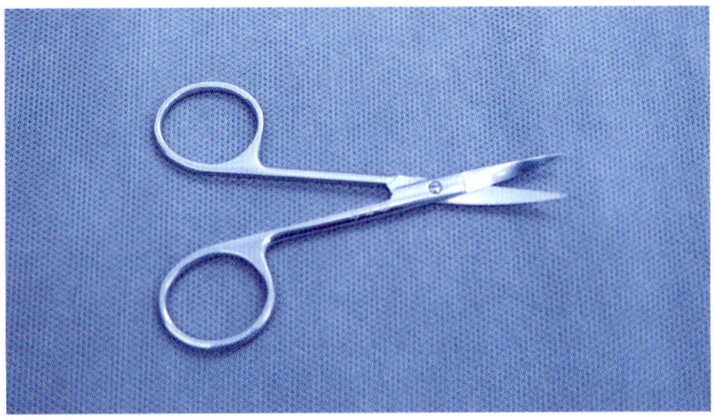

图 2.4.21　眼科剪

（十一）持针器

1. 结构

头部为横纹状卡槽，环状手柄内侧有齿扣，主要起固定头部松紧的作用（图 2.4.22）。

2. 用途

持针器主要用于缝合时夹持缝合针辅助缝合。

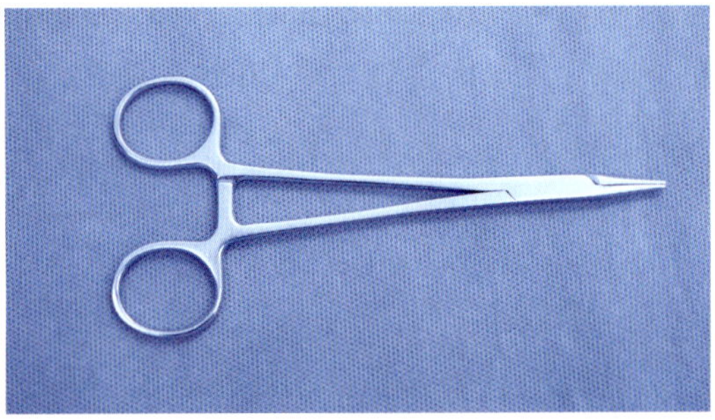

图 2.4.22　持针器

（十二）止血钳

1. 结构

止血钳由钳喙、关节、带环钳柄组成。喙部有条形刃，用于防止夹取的组织滑脱。按

学习笔记

材质分为不锈钢材质和钛合金材质（图 2.4.23）。

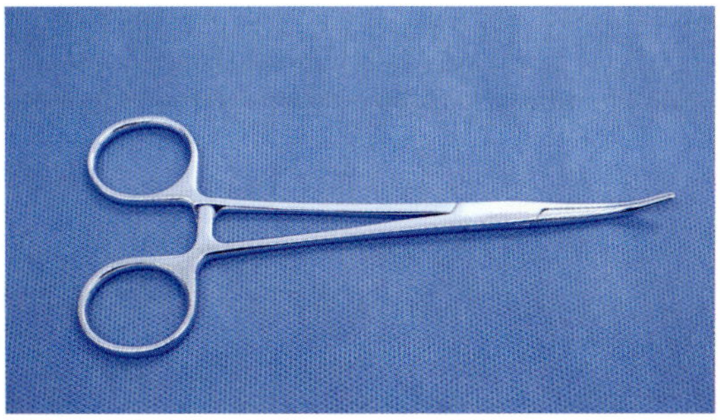

图 2.4.23 止血钳

2. 用途

止血钳主要用于止血、分离组织、辅助缝合。

二、微创拔牙器械

目前临床常用的微创拔牙器械主要有微创拔牙挺、高速仰角手机、特制长车针等器械。

（一）微创拔牙挺

1. 结构

微创拔牙挺的挺刃薄而锐利，挺柄有棱形设计，术者握持更加牢固舒适（图 2.4.24）。

2. 用途

增大牙齿松动度，增加间隙。

（二）高速仰角手机与特制长车针

1. 高速仰角手机机头较传统涡轮手机小，便于机头进入口腔后部（图 2.4.25）。

2. 可以多孔柱状喷水，末端无气体喷出，避免了气肿的产生。

3. 特制的长车针较传统车针长，刃更锋利，切割牙体时间短，切割能力强。

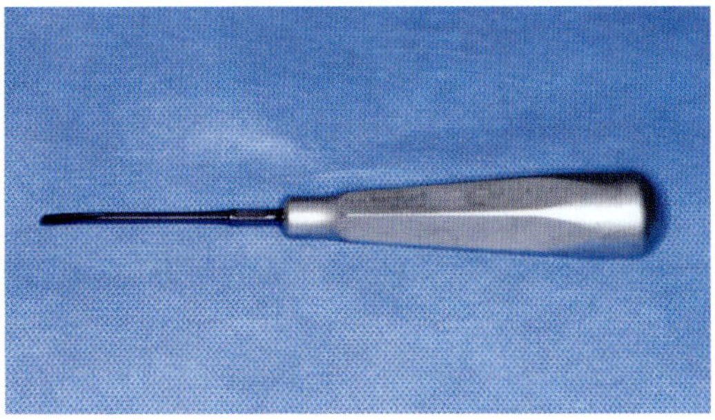

图 2.4.24 微创拔牙挺

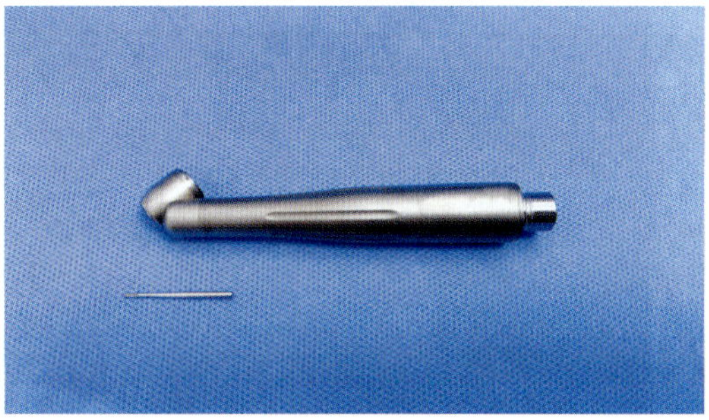

图 2.4.25 高速仰角手机

学习笔记

第五节 口腔修复常用器械

口腔修复常用器械主要包括牙体预备器械、制取印模器械、定位分析和义齿制作器械、磨平与抛光器械。

一、牙体预备器械

（一）车针

1. 结构

车针由工作端、颈部和车针柄组成，一般由高硬度天然金刚砂粉制成。车针柄身采用不锈钢材料，颈部有颜色标识，分为平头柱形、尖头圆柱形、轮形、火焰形、圆头柱形等多种形态（图 2.5.1）。

2. 用途

车针用于磨除或修整患牙及基牙的牙体外形，使修复体获得良好的固位和充足的支持稳定作用。

（二）桩道预备专用车针

1. 结构

桩道预备专用车针由工作端、颈部和柄部三部分组成，工作端有锐利的刃部，尖端有较硬的安全钝头（图 2.5.2）。

2. 用途

桩道预备专用车针用于根管桩道预备。

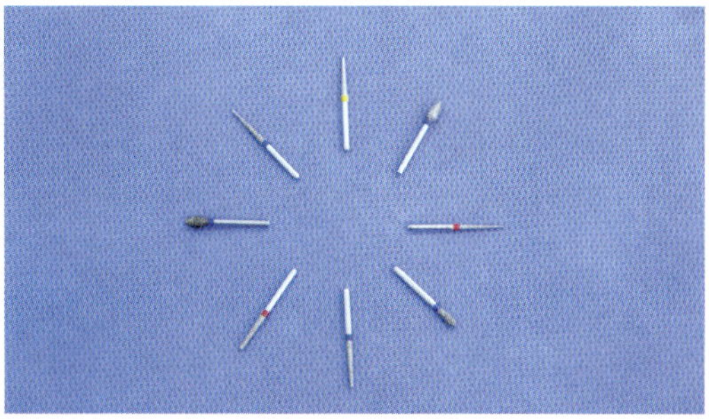

图 2.5.1 车针

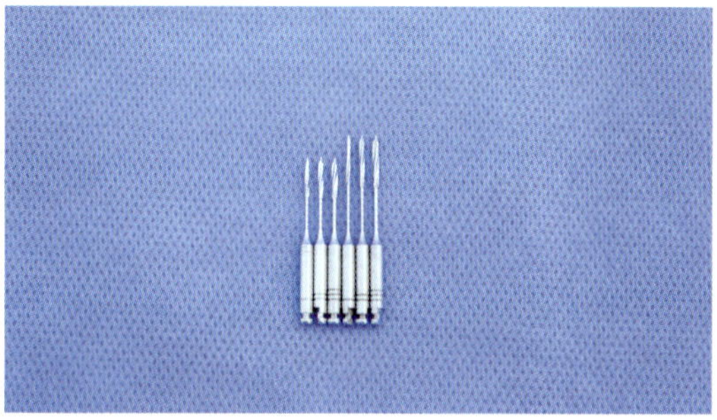

图 2.5.2 桩道预备车针

二、制取印模器械

（一）托盘

1. 结构

托盘由承托部分和柄两部分组成。

2. 用途

托盘用于盛装印模材料，制取口腔印模。

3. 分类

（1）按照制作方法的不同，分为普通托盘和个别托盘。

（2）按照制作材料的不同，分为不锈钢托盘（有孔或无孔）、铝托盘等。

（3）根据覆盖牙列情况，分为全牙列托盘（图 2.5.3）和部分牙列托盘（图 2.5.4）。

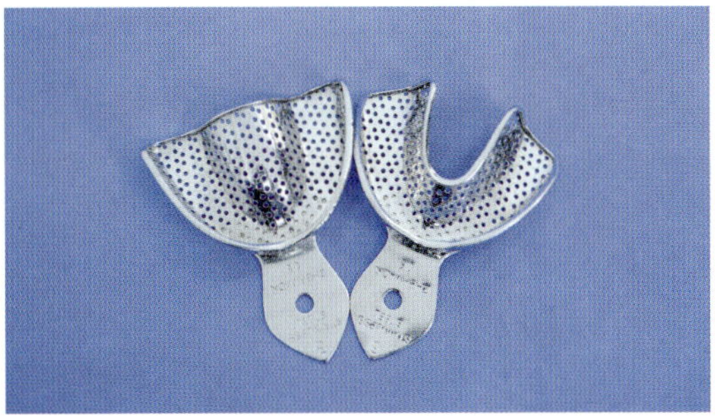

图 2.5.3　全牙列托盘

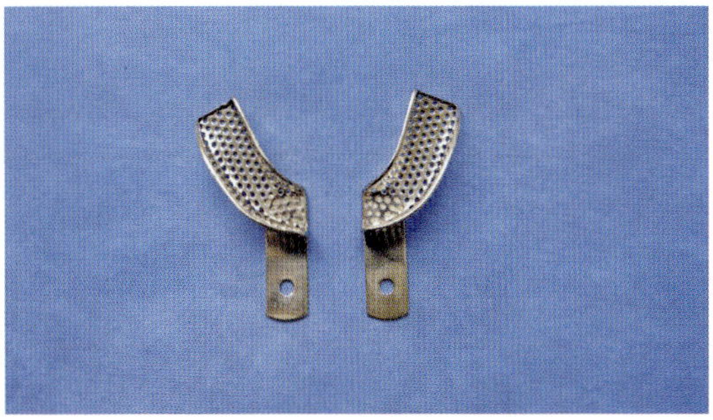

图 2.5.4　部分牙列托盘

（二）橡皮碗与调拌刀

橡皮碗与调拌刀主要用于调拌各种印模材料和模型材料（图 2.5.5）。

（三）𬌗平面平板

𬌗平面板是全口义齿确定𬌗平面的工具，中央弓形区域通过𬌗托置入口内，使得两翼边缘与鼻翼耳屏线平行，前缘与瞳孔连线平行（图 2.5.6）。

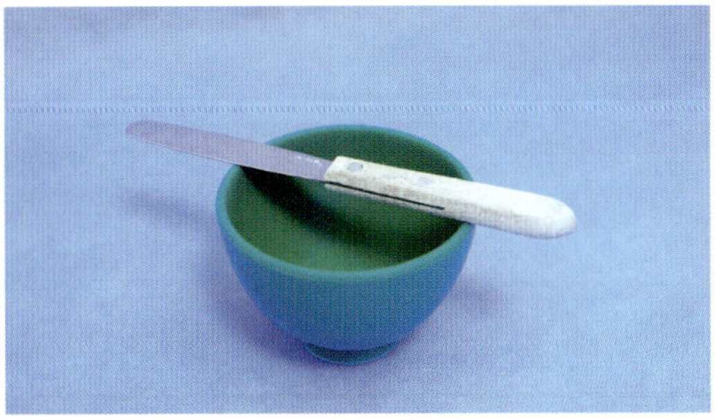

图 2.5.5　橡皮碗与调拌刀

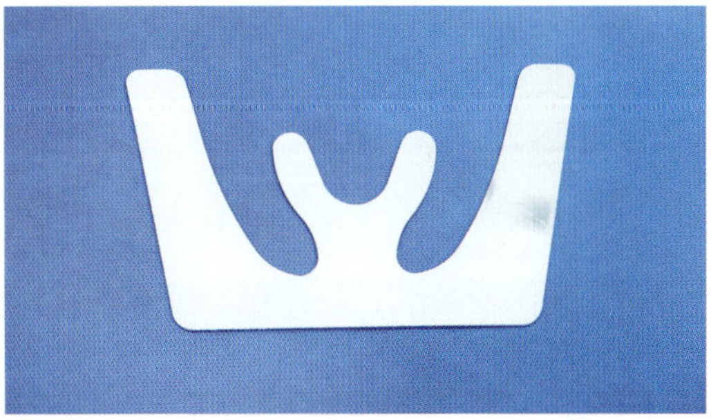

图 2.5.6　𬌗平面板

三、义齿制作工具

技工钳是制作可摘局部义齿及各类矫治器的主要工具之一，口腔修复常用的技工钳有三德钳和日月钳。

（一）三德钳

三德钳因其喙部有齿，夹持钢丝较稳，主要用于卡环的调整及弯制（图 2.5.7）。

学习笔记

（二）日月钳

日月钳主要用于弯制卡环和调整钢丝的弧度（图 2.5.8）。

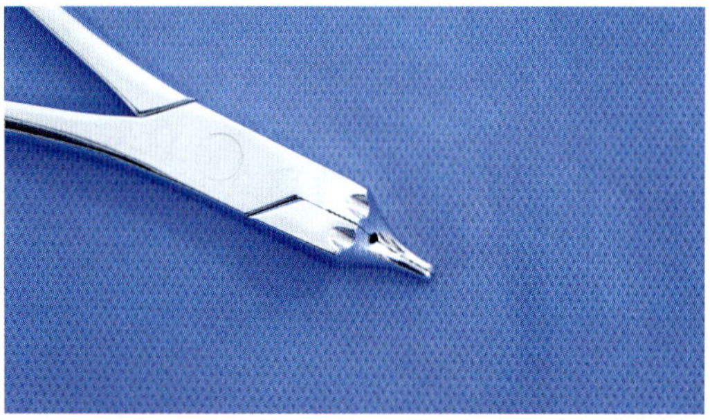

图 2.5.7　三德钳

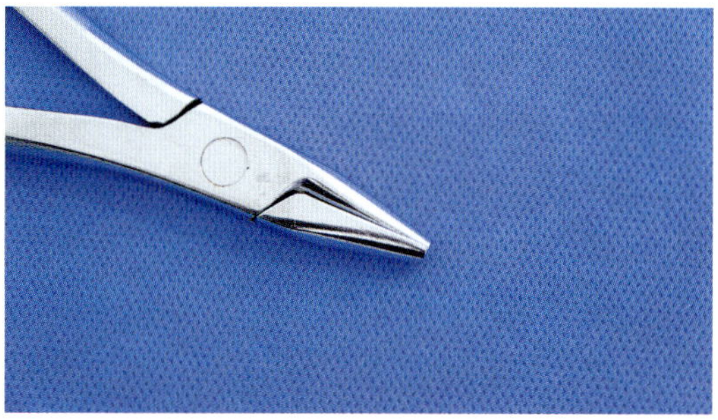

图 2.5.8　日月钳

四、其他器械

（一）蜡刀

1. 结构

蜡刀一端为锋利双刃尖刀，另一端为镰刀形或小挖匙形，需配合酒精灯使用（图 2.5.9）。

2. 用途

雕刻蜡型、烫软蜡片、辅助记录、排列人工牙，制取𬌗关系等。

（二）去冠器

1. 结构

去冠器由工作端、颈部和柄三部分组成。工作端为分直头和弯头两种，工作头可拆卸使用，直头用于前牙冠的拆除，弯头用于后牙冠的拆除（图 2.5.10）。

2. 用途

主要用于从基牙上取下各种人造冠和桥体。

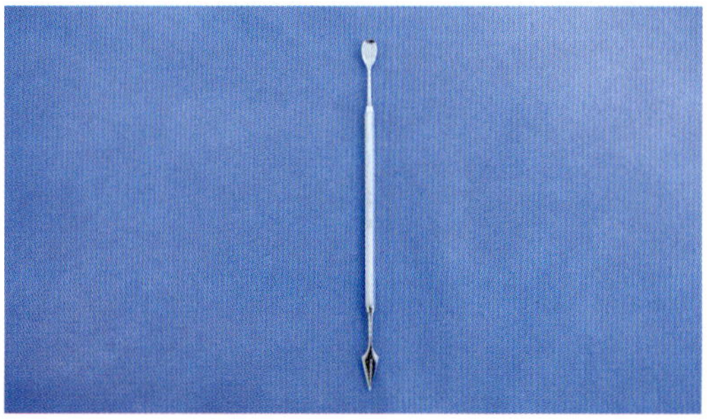

图 2.5.9　蜡刀

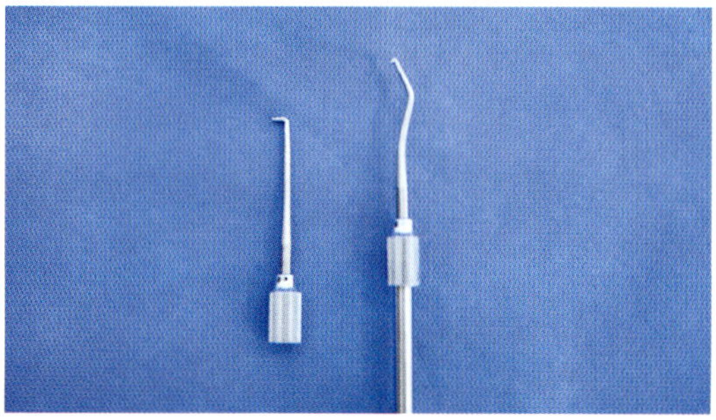

图 2.5.10　去冠器

（三）排龈器

1. 结构

排龈器由两个工作端、颈部和柄组成（图 2.5.11）。

学习笔记

2. 用途

将排龈线放入牙龈内，使预备牙体的边缘与牙体之间形成间隙。

（四）破冠钳

1. 结构

破冠钳钳缘一侧为刀刃状，一侧为卡抱牙冠部的凹槽样结构（图 2.5.12）。

2. 用途

常用于破除修复体和桥体。

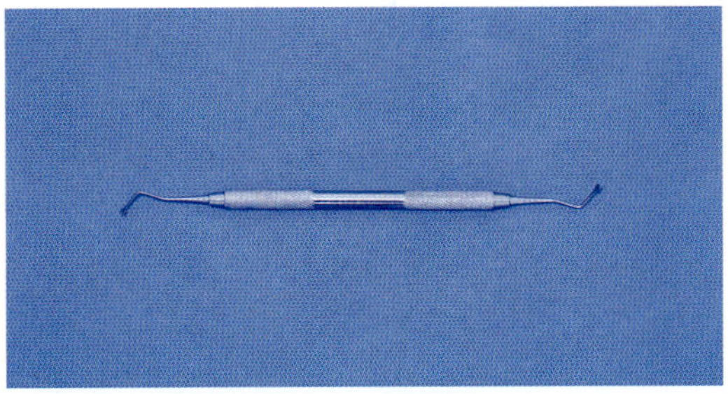

图 2.5.11 排龈器

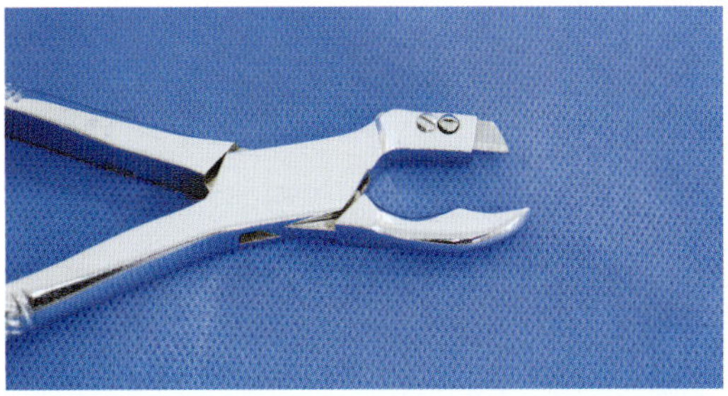

图 2.5.12 破冠钳

（五）破冠挺

1. 结构

破冠挺挺喙为刀刃状，分为直头和弯头两种（图 2.5.13）。

2. 用途

常用于破除各种修复体。

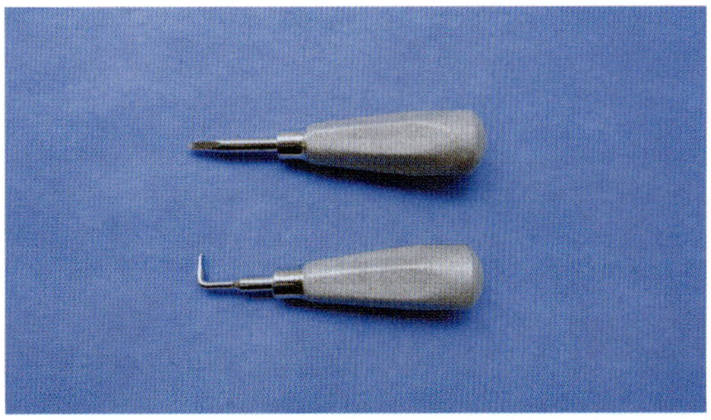

图 2.5.13 破冠挺

（六）卡尺

1. 结构

卡尺有刻度标识，为不锈钢材质（图 2.5.14）。

2. 用途

测量修复体的厚度、直径，以及测量并确定修复空间是否充足。

（七）比色板

口腔用比色板主要作为颜色比对的依据，用于对比天然牙的颜色，以确定修复体的颜色（图 2.4.15）。

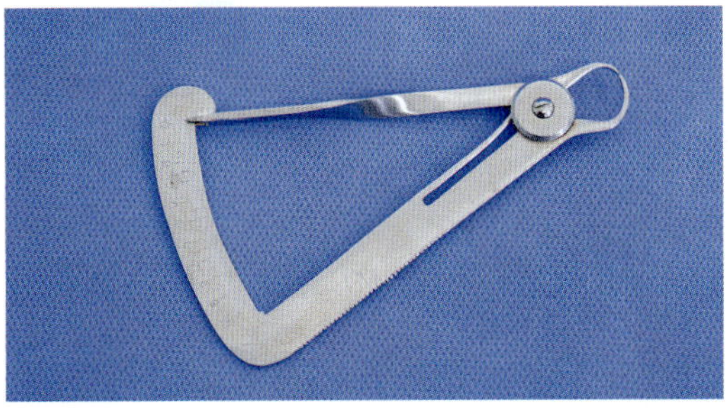

2.5.14 卡尺

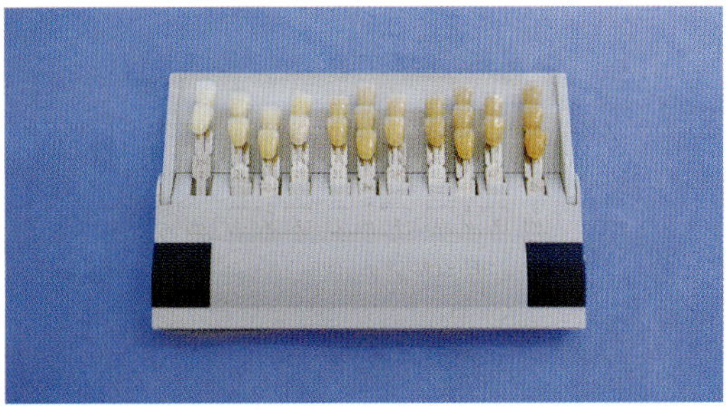

图 2.5.15 比色板

学习笔记

五、调磨与抛光器械

（一）研磨工具

研磨工具主要包含金刚砂磨具（图 2.5.16），陶瓷砂石磨具（图 2.5.17），碳化钨磨具（图 2.5.18）。

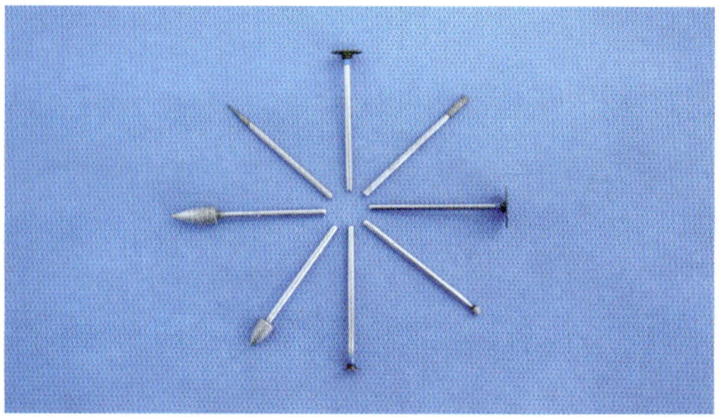

图 2.5.16　金刚砂磨具

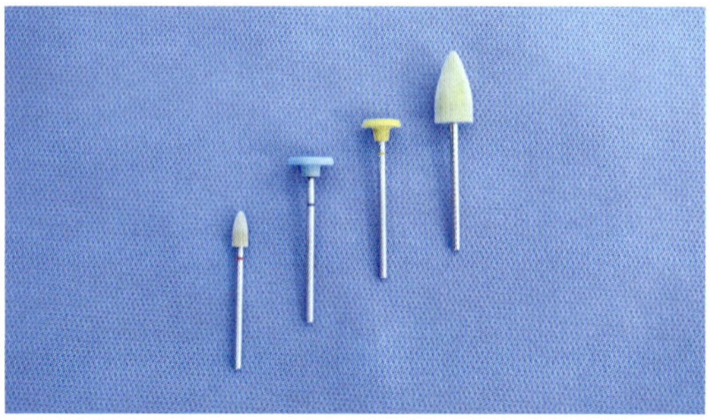

图 2.5.17　陶瓷砂石磨具

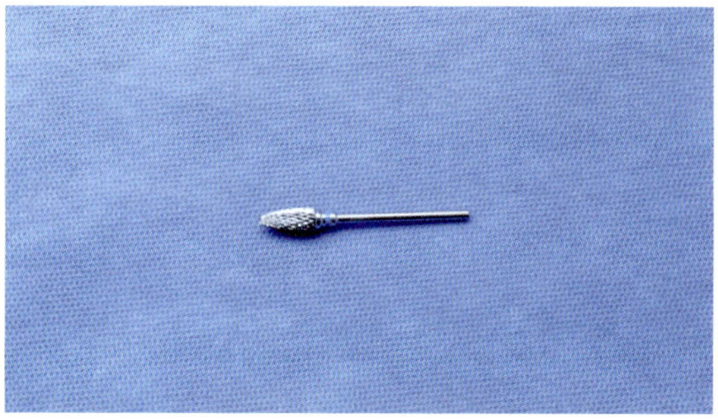

图 2.5.18　碳化钨磨具

学习笔记

（二）抛光工具

抛光工具用于牙体组织或修复体的粗糙面抛光，临床中常用抛光轮（图 2.5.19）、毛刷轮（图 2.5.20）。

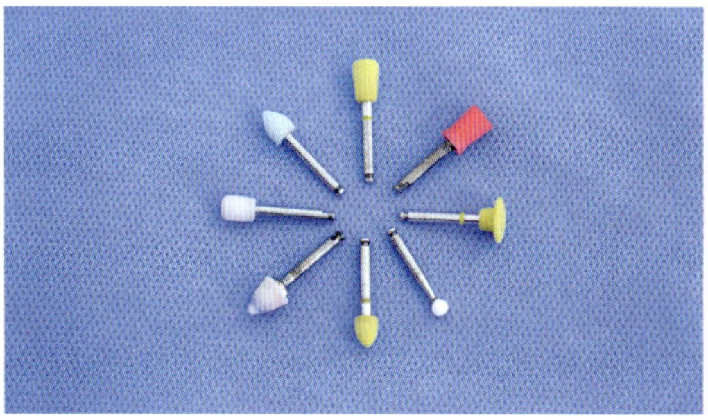

图 2.5.19　抛光轮

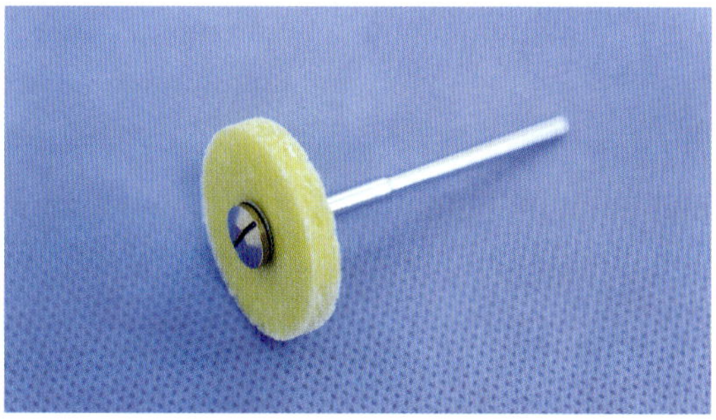

图 2.5.20　毛刷轮

第六节　口腔正畸常用器械

口腔正畸常用器械包括口内像拍摄辅助器械、固定矫治常用器械、无托槽隐形矫治器械及正畸种植体支抗植入器械。

一、口内像拍摄辅助器械

（一）反光板

反光板一面为镜面，多采用不锈钢材料制造，可重复灭菌消毒使用。利用镜面反射原理，辅助拍摄口内照片。反光板有不同的形状，可用于口内不能直接拍摄到的部位，如上下牙弓等（图 2.6.1）。

（二）口角拉钩

口角拉钩为塑料质地、透明、轻巧、有弹性，主要用于口腔正畸拍摄时使用。主要作用是拉开唇颊黏膜组织，暴露更多的拍照视野，同时也有利于反光板的放入（图 2.6.2）。

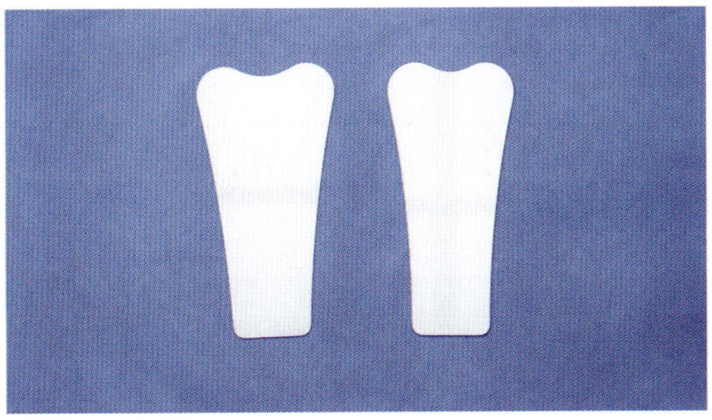

图 2.6.1　反光板

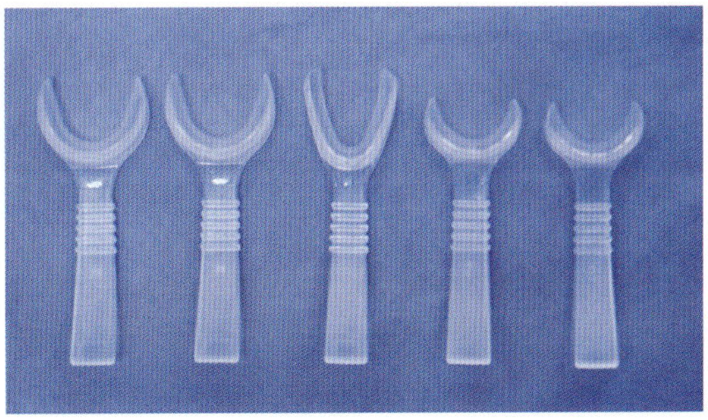

图 2.6.2　口角拉钩

学习笔记

二、固定矫治器械

固定矫治器主要由带环、托槽、矫治弓丝与其他附件构成。本节主要介绍固定矫治器的制作和调节器械。

（一）弓丝弯制器械

1. 细丝弯制钳

细丝弯制钳也称细丝钳，在固定矫治技术中最为常用。其钳喙细长，一方一圆，方头为 1 mm 正方形，圆头直径为 1 mm，用于弯制不同弧度的精细弯曲。钳喙中部设计有硬而锋利的刃口，用于切断多余的弓丝（图 2.6.3）。

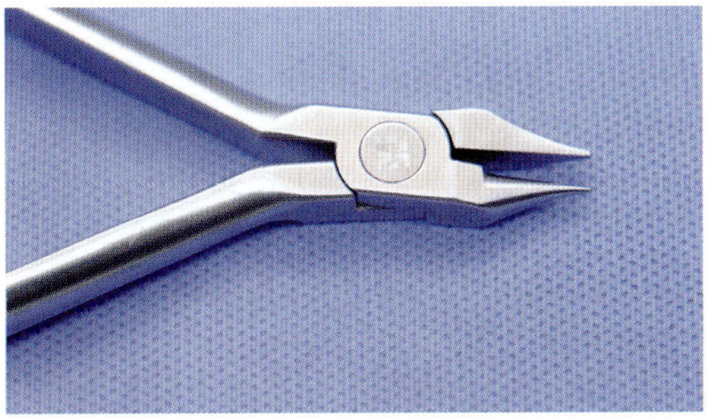

图 2.6.3　细丝弯制钳

2. Tweed 弯曲梯形钳

钳喙一端为圆形阶梯形设计，其喙端圆头直径为 1 mm。另一端为内表面有凹形槽的圆喙，其喙端宽为 2 mm。常用于弯制各类固定直径的圈形曲，主要用于弯制弓丝小曲（图 2.6.4）。

3. Kim 钳

钳喙中部带刻断，主要用于弯制多曲方丝弓（图 2.6.5）。

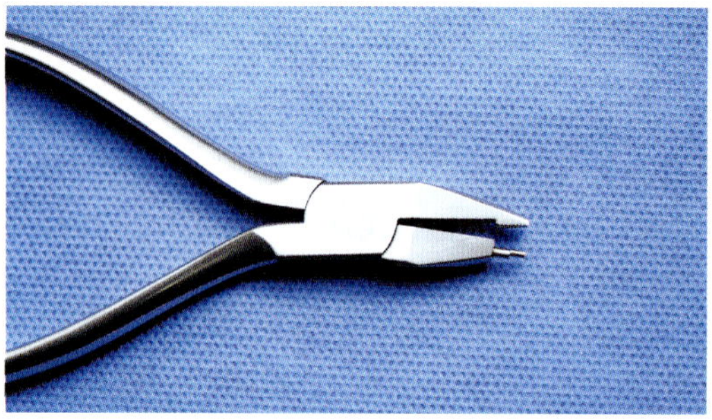

图 2.6.4　Tweed 弯曲梯形钳

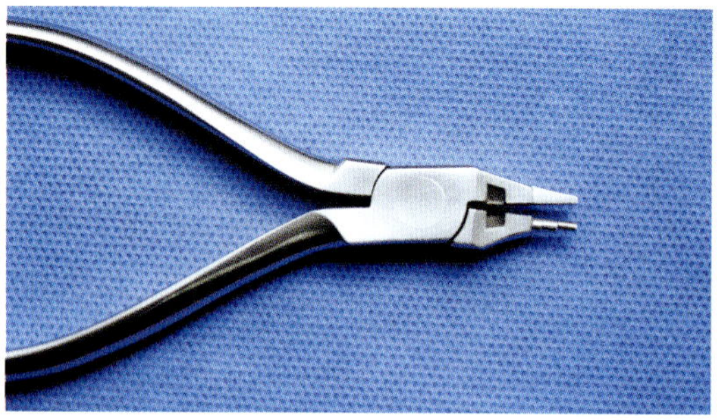

图 2.6.5　Kim 钳

4. 转矩成形钳

钳喙宽度为 1 ~ 1.3 mm，主要用于各种正畸弓丝弯制、第一序列弯曲等各种曲的弯制、调整和检查（图 2.6.6）。

5. 末端回弯钳

末端回弯钳用于末端回弯及弓丝的取出和放置等，临床中常用于 NITI 丝的末端回弯（图 2.6.7）。

学习笔记

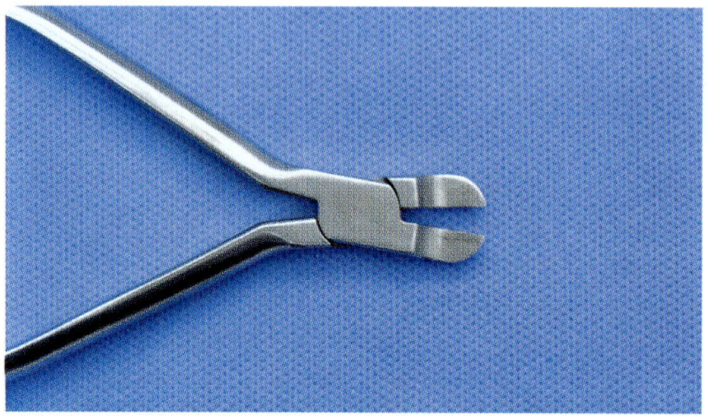

图 2.6.6　转矩成形钳

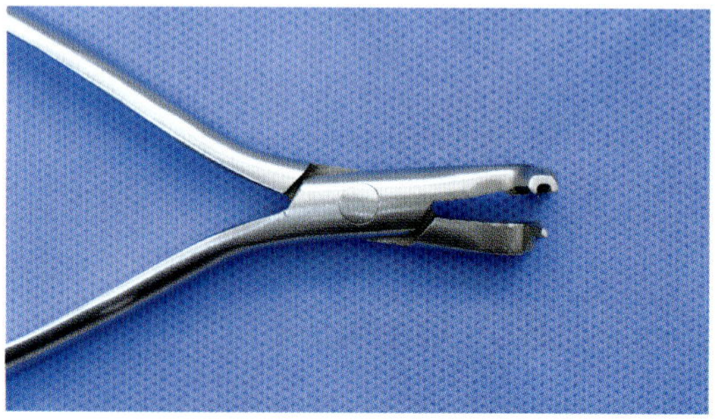

图 2.6.7　末端回弯钳

（二）弓丝切断器械

1. 末端切断钳

工作端为相对的两个锋利刃缘构成。用于安全切断磨牙颊面管中过长的弓丝末端，防止弓丝刺伤患者的口腔黏膜，而且在切断后弓丝不会弹向口腔黏膜，而被留在钳喙上（图 2.6.8）。

2. 细丝切断钳

工作端切缘锋利，主要用于切断直径不超过 0.015 英寸的结扎丝、橡皮圈、弹力线等（图 2.6.9）。

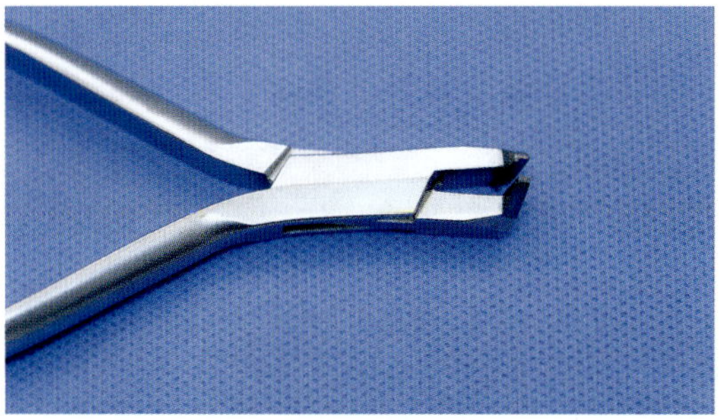

图 2.6.8 末端切断钳

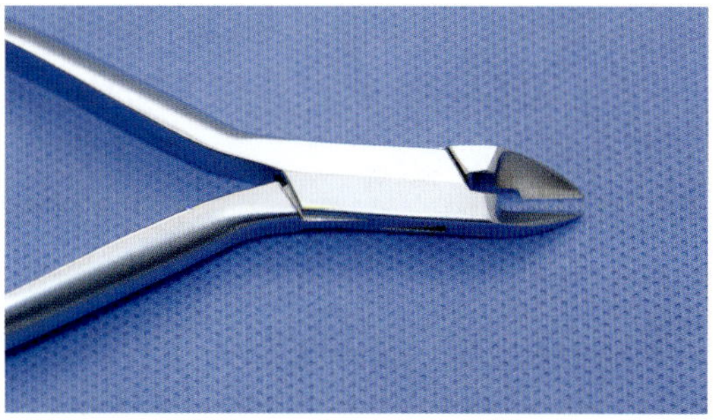

图 2.6.9 细丝切断钳

（三）固定矫治辅助器械

1. 分牙圈钳

分牙圈钳用于放置分牙橡皮圈，以获得牙间隙，辅助橡皮圈就位。两侧钳喙尖端呈小柱状，外形圆缓（图 2.6.10）。

2. 牵引钩钳

牵引钩钳用于将成品牵引钩固定在弓丝上，便于进行弹力牵引（图 2.6.11）。

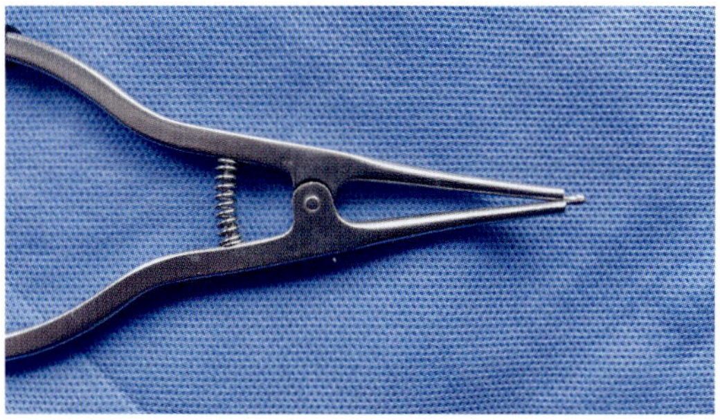

图 2.6.10 分牙圈钳

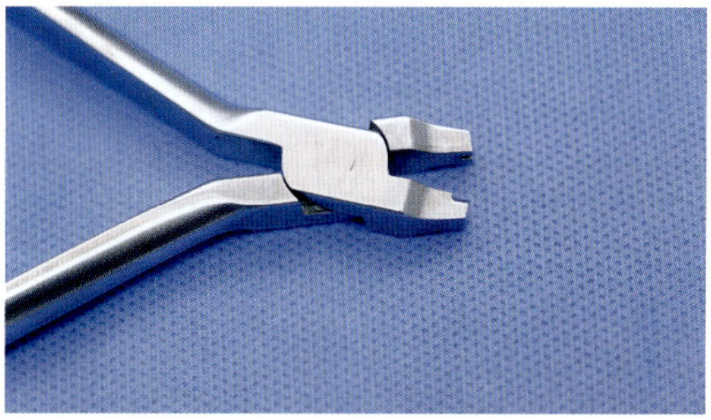

图 2.6.11 牵引钩钳

3. 托槽去除钳

托槽去除钳用于去除各种粘接在牙面上的托槽，工作端由相对的两线形锋利刃缘构成（图 2.6.12）。

4. 带环去除钳

带环去除钳由塑料制成的夹头和长而窄的钳喙构成，可方便取下前后牙的带环。（图 2.6.13）。

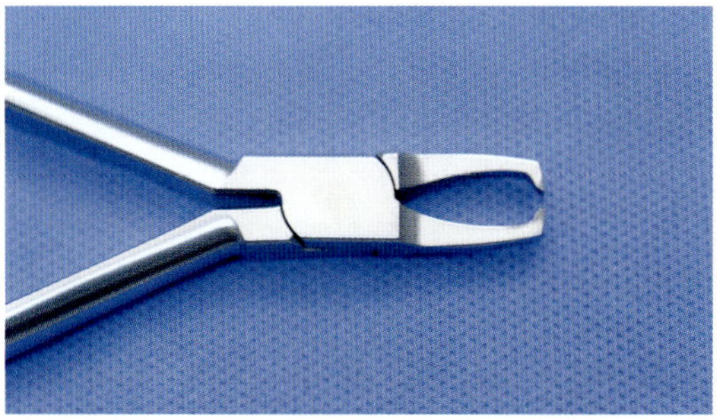

图 2.6.12 托槽去除钳

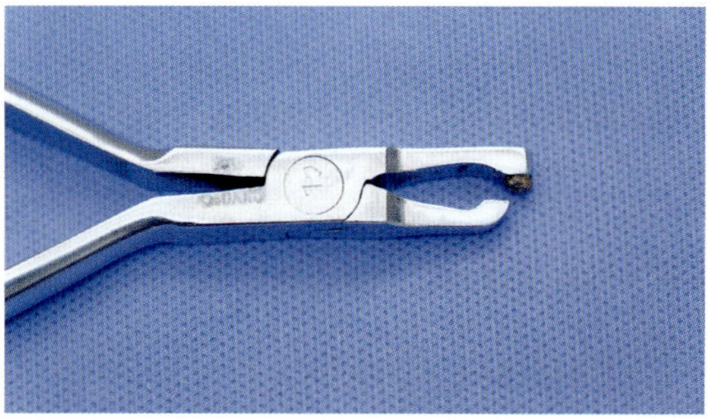

图 2.6.13 带环去除钳

学习笔记

5. 带环就位器

带环就位器用于推压带环、将带环装在牙冠的适当位置上（图 2.6.14）。

6. 托槽夹持镊

反向夹持以确保托槽的预置和换位，工作面带齿，可稳定的夹持任意大小的托槽，操作方便（图 2.6.15）。

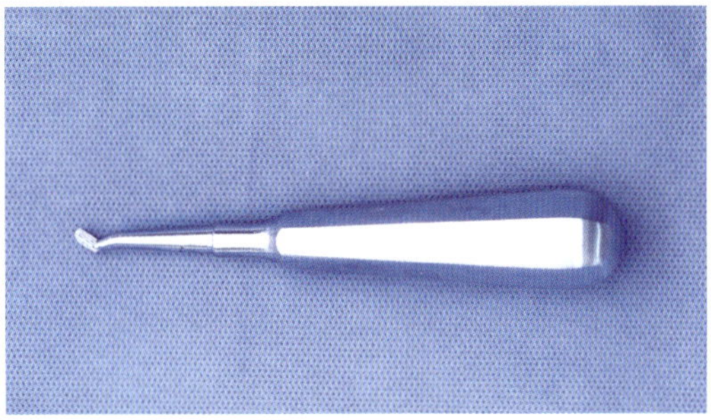

图 2.6.14　带环就位器

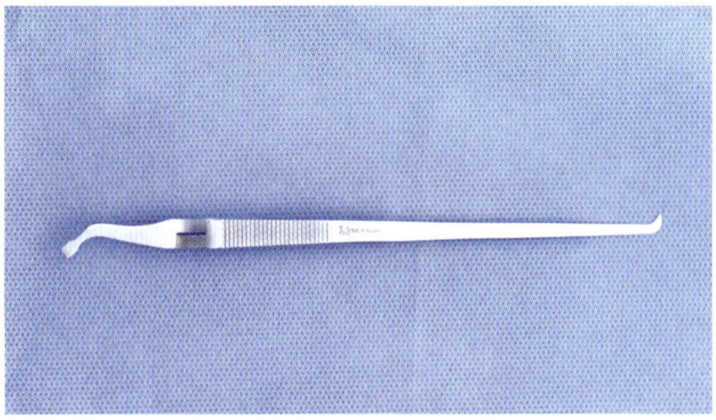

图 2.6.15　托槽夹持镊

三、无托槽隐形矫治常用器械

无托槽隐形矫治借助先进的 3D 扫描技术，可以对牙齿、牙弓、基骨等测量项目进行自动测量，还可以用于可视化三维牙颌畸形的矫治，具有美观、舒适、方便、清洁、便捷等优点。

学习笔记

（一）打孔钳

打孔钳可以在隐形矫治器上钳出一个半圆形缺口，为牙面粘接舌侧扣提供空间。另外，还可用于剪掉需要软组织缓冲的部位，防止隐形矫治器压迫牙龈（图 2.6.16）。

（二）垂直钳

在隐形矫治器上钳出竖向的凹陷以提高对扭转牙的控制（图 2.6.17）。

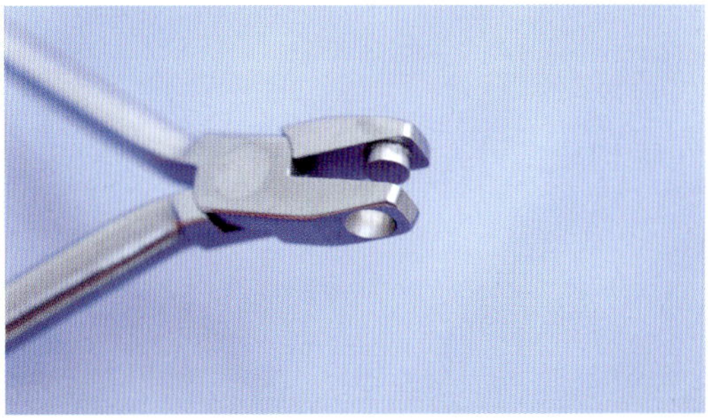

图 2.6.16　打孔钳

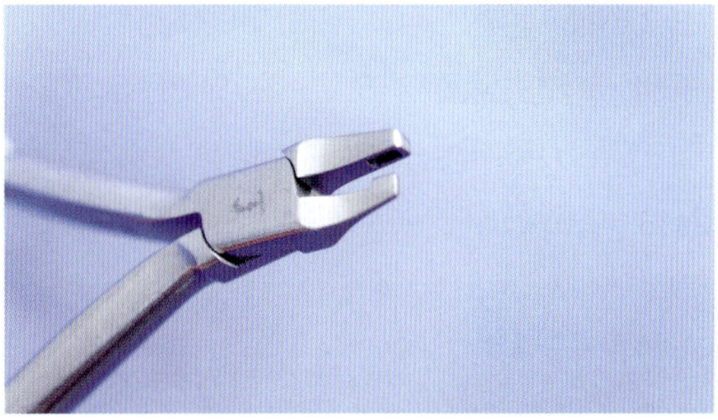

图 2.6.17　垂直钳

（三）泪滴钳

泪滴钳可以在隐形矫治器需要弹性牵引的龈方边缘钳出泪滴型缺口，泪滴形状的缺口可以很好的将弹性皮圈勾住，方便患者进行弹性牵引（图 2.6.18）。

（四）水平钳

水平钳通过在隐形矫治器上钳出凹陷来实现个别牙根的转矩加力，同时还能增加矫治器的固位（图 2.6.19）。

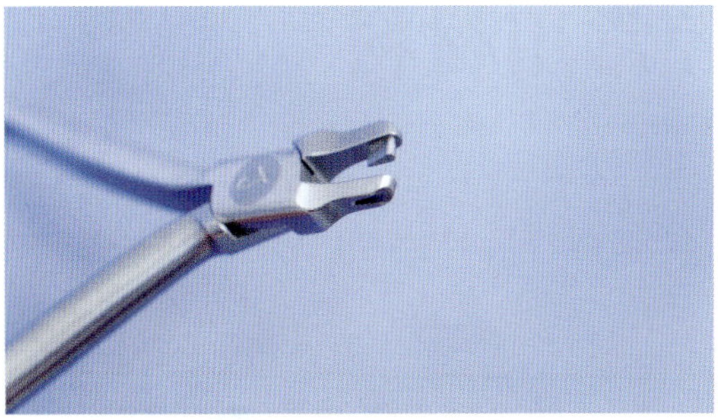

图 2.6.18　泪滴钳

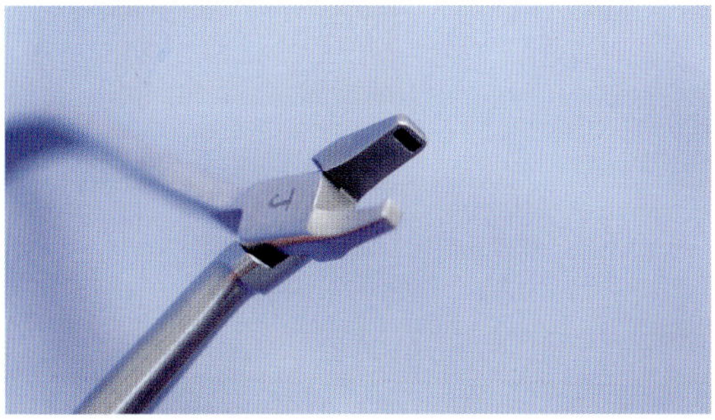

图 2.6.19　水平钳

（五）无托槽隐形矫治器附件粘接器械

一般常成套使用，用于附件的填充。主要包括口镜、镊子、树脂调刀、复合树脂充填器、刮匙、刀柄、持针器、金冠剪（图 2.6.20）。

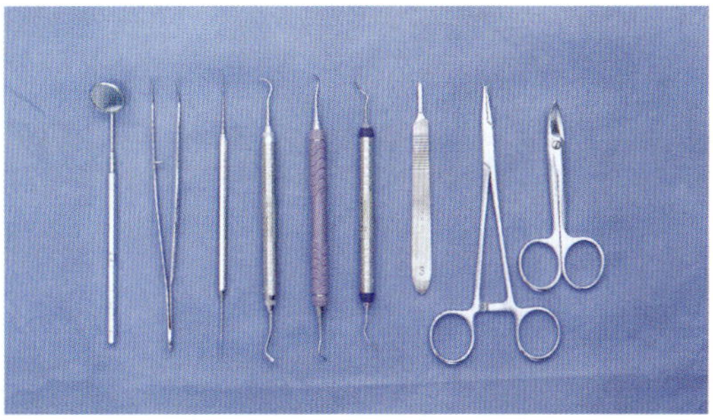

图 2.6.20　无托槽隐形矫治器附件粘接器械

四、正畸种植体支抗植入术器械

正畸种植体支抗植入术是将种植体支抗植入颌骨内作为牙齿正畸的支抗，然后配合固定矫治器来完成整个牙齿错殆畸形的矫治技术。临床中有多种不同系统、用于不同植入部位的螺丝起（图 2.6.21）。

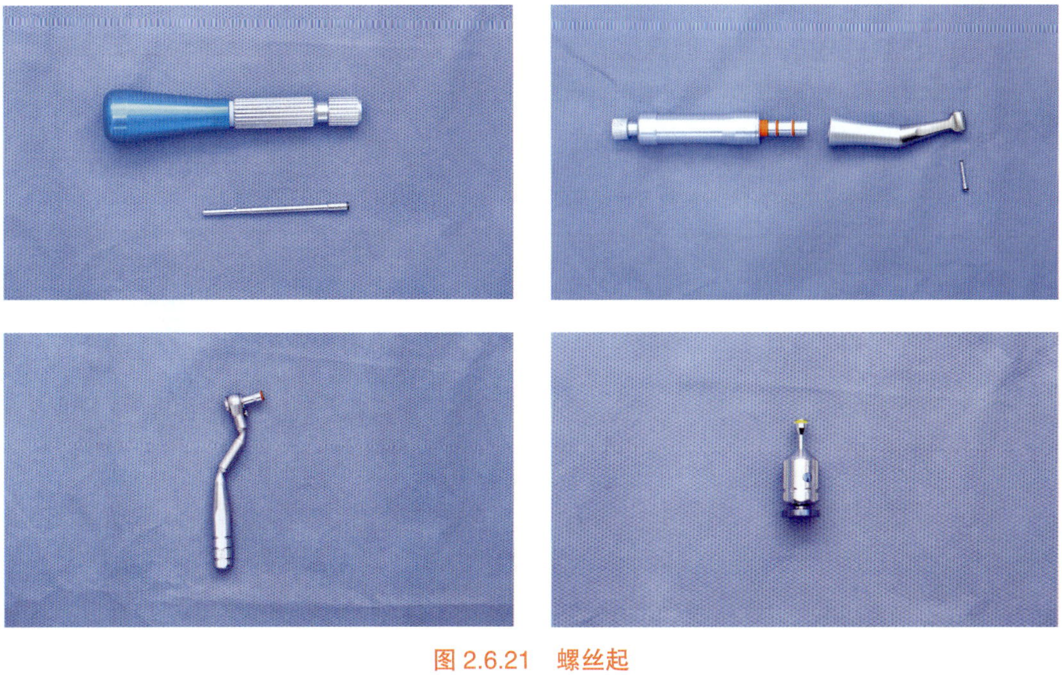

图 2.6.21　螺丝起

学习笔记

第三章 口腔常用材料

人体口腔颌面部的软硬组织，尤其是牙齿硬组织，在正常的生理活动中，会因疾病、创伤、生理退化等因素出现组织缺损或缺失，影响口腔组织器官形态的完整，进而影响其功能的正常行使，或者影响口腔颌面部的美观。因此，需要对缺损或缺失的软硬组织进行人工修复以恢复其外形和功能，修复这些缺损或缺失所需的材料主要是人工合成的材料或组合物，这些材料称为口腔材料。除此以外，口腔材料还包括制作这些修复体过程中使用的一些辅助材料。

学习笔记

第一节　防龋材料

防龋材料的主要作用是利用氟化物来增强牙齿的抗龋能力，氟化物可抑制牙釉质的脱矿，促进早期脱矿区域的再矿化。人体对氟化物摄取途径有两种，即全身用氟和局部用氟。在口腔临床治疗中常采用局部用氟。

局部用氟包括氟化物牙膏的使用、氟化物溶液漱口、局部牙面涂氟等。这些方式是采用不同方法将氟化物直接用于牙齿的表面，目的是抑制牙齿表面的溶解脱矿和促进再矿化，以提高牙齿的抗龋力。

一、含氟涂料

含氟涂料是一种涂布于牙面的保护性涂料，可有效降低患龋风险。含氟涂料种类较多。

（一）成分

有效成分为 5% 氟化钠。

（二）性能

1. 含氟涂料能与牙齿上的钙发生化学反应并结合，在牙齿表面沉积形成一层矿物质，这种物质能够有效增强牙齿的抗酸能力，抵御酸性物质对牙齿的侵蚀。

2. 含氟涂料能抑制口腔中细菌的滋生，防止口腔里的细菌对残余的食物进行发酵，产生酸性物质，进而腐蚀牙齿。

3. 降低牙釉质在酸中的溶解度，并且能促进牙釉质早期龋的再矿化。

（三）应用

含氟涂料用于高危患龋儿童的防龋；预防窝沟龋；用于牙本质敏感症脱敏，保护暴露的牙颈部；预防继发龋等。

（四）注意事项

1. 涂布含氟涂料 4 个小时内勿咀嚼食物，勿刷牙。

2. 建议患者及时复查。若用于预防龋齿，患者可以在 3 ~ 6 个月重复治疗；若用于过敏性牙齿的脱敏治疗，患者可以在数天内重复使用 2 ~ 3 次含氟涂料。

3. 在使用含氟涂料当天不要再使用其他含氟制剂。

二、窝沟封闭剂

窝沟封闭剂是一种合成的有机高分子树脂材料，具有氟离子释放作用，常用于封闭牙釉质上的窝沟和点隙，固化后形成的屏障能够有效预防龋齿的发生。

（一）成分

窝沟封闭剂主要成分包括树脂基质、稀释剂、引发剂以及溶剂、填料、氟化物、涂料等。

（二）性能

窝沟封闭剂是一种具有氟离子释放和可变色性的光固化型窝沟封闭剂，具有良好的性能。利用树脂对牙面沟裂的物理性填塞作用。经酸蚀后的牙釉质表面脱矿，形成无数微孔，树脂渗入这些微孔，聚合固化后成为树脂突，与牙釉质形成相嵌锁结作用，堵塞微生物的通路，切断残留微生物的营养来源，使之存活率下降。

（三）应用

1. 用于窝沟较深，有患龋倾向的牙齿。

2. 对侧同名牙患龋或有患龋倾向的牙齿。

（四）注意事项

1. 窝沟封闭剂具有光敏性，治疗中取量不宜过多或暴露时间不宜过长，使用完毕应及时将材料保护帽旋紧，以免材料干结。

2. 常温保存，环境温度≥ 27 ℃或≤ 10 ℃都会降低其使用期限。

学习笔记

第二节　水门汀类材料

水门汀是一类可凝固的黏性材料，凝固前具有一定的流动性和黏附性，凝固后具有一定的强度，可以充填以修复牙齿缺损或者将修复体黏固到牙齿上。临床上常用的水门汀有磷酸锌水门汀、玻璃离子水门汀、氢氧化钙水门汀、聚羧酸锌水门汀。

一、磷酸锌水门汀

（一）成分

磷酸锌水门汀由粉剂和液剂组成。粉剂的主要成分为氧化锌、氧化镁、二氧化硅、氧化铋，液剂的主要成分是正磷酸、氧化铝、氧化锌、水。

（二）性能

磷酸锌水门汀的凝固时间为 2 ~ 5 分钟。磷酸锌水门汀是热和电的不良导体，当窝洞垫底的厚度超过 1 mm 时，磷酸锌水门汀能够隔绝电流及热对牙髓的刺激，降低对正常、健康的牙髓造成的刺激性反应，但会对已有炎症的牙髓产生进一步刺激，从而造成对牙髓组织的严重炎症反应。

（三）应用

1. 牙体缺损的暂时性和中期充填修复。
2. 粘固嵌体、冠、桥和正畸带环。
3. 深龋洞的间接垫底。
4. 中龋洞的直接衬层及垫底。

学习笔记

（四）注意事项

1. 根据临床使用的要求，调拌成不同性状。
2. 调拌的稀稠度不佳时，应弃去重新调拌。
3. 使用后及时盖紧瓶盖，防止粉剂受潮、液剂挥发。

二、玻璃离子水门汀

玻璃离子水门汀是一类通过氟铝硅酸盐玻璃离子粉与聚丙烯酸反应，生成以离子交联的聚合体为基质的水门汀。该类水门汀固化后具有较高的强度、释氟能力、半透明性及对牙体组织良好的粘接性，是龋洞充填、固定修复粘固的常用材料之一。

（一）成分

1. 传统玻璃离子水门汀由粉剂和液剂组成。粉剂的主要成分为氧化硫、氧化铝、氟化钙、氟化铝；液剂的主要成分是丙烯酸与衣康酸或马来酸的共聚物水溶液。

2. 树脂增强型玻璃离子水门汀可分为光固化型和化学固化型。

（1）光固化玻璃离子水门汀：粉剂主要是氟铝硅酸盐玻璃粉，液剂主要是由聚丙烯酸、多羧基甲基丙烯酸酯、光敏剂和水组成。

（2）化学固化玻璃离子水门汀：粉剂主要是氟铝硅酸盐玻璃粉，并含有聚合反应促进剂。液剂主要是由聚丙烯酸、多羧基甲基丙烯酸酯、促进剂和水组成。

（二）性能

玻璃离子水门汀是一种多功能的口腔修复材料，具有良好的粘接性、氟释放能力和生物相容性。凝固时间为2～6分钟；具有一定的半透明性，粘接性能良好，对牙髓刺激小。在口腔环境中，玻璃离子水门汀能够释放氟离子，提高牙齿抗龋能力。

（三）应用

1. 受力不大的恒牙Ⅲ、Ⅴ类洞和楔状缺损的永久性充填修复。
2. 乳牙所有窝洞的充填修复。
3. 恒牙所有窝洞的暂时性或短期充填修复。

（四）注意事项

1. 根据窝洞大小取适量粉液，材料现用现调，调拌时间及粉液比例参照产品说明书。
2. 注意填充区域的隔湿，操作过程中及时吸唾。
3. 调拌的材料应均匀、细腻、无颗粒，符合使用要求。
4. 取用材料后及时旋紧瓶盖，以防潮解或挥发。
5. 调拌时建议采用纸板和树脂调拌刀。

三、氢氧化钙水门汀

氢氧化钙水门汀是临床上常用的盖髓剂，包括双糊剂型和光固化型，操作方便。

（一）组成

氢氧化钙水门汀一般为双糊剂型，由基质糊剂和催化糊剂组成。

（二）性能

氢氧化钙水门汀具有良好的凝固性、机械强度和抑菌性。凝固时间为3～5分钟，具有强碱性，对龋坏牙本质的细菌有一定的杀菌及抑菌作用；能够促进修复性牙本质形成，封闭穿髓孔。

（三）应用

氢氧化钙水门汀可用于间接盖髓、直接盖髓、深龋洞洞衬及根管充填。

（四）注意事项

1. 使用时参照产品说明书。
2. 盖髓术后1～2周，如无任何症状，牙髓活力正常者，则除去大部分暂封剂，进行永久性充填；若对温度刺激敏感者应去除原暂封剂，更换盖髓剂，观察至症状完全消失后再做永久性充填。

四、聚羧酸锌水门汀

聚羧酸锌水门汀是一种由含氧化锌的粉剂与含聚丙烯酸的液剂反应而成的水门汀。

（一）组分

聚羧酸锌水门汀粉剂主要是氧化锌、氧化镁、氟化钙、氟化亚锡、氧化铝组成，液剂

学习笔记

主要是聚丙烯酸、水组成。

（二）性能

聚羧酸锌水门汀具有较高的粘接强度，能够有效地将金属、陶瓷等材料粘接到牙釉质上，有较好的化学稳定性，对牙髓的刺激性较小，在粘接后可有效减少微渗漏的发生，能够维持修复体的长期稳定性和防止细菌侵入。凝固时间为 2～6 分钟，固化后聚羧酸锌水门汀是热和电的不良导体，能有效隔绝热、电和微电流对牙髓的刺激；对牙髓组织的刺激较小。

（三）应用

1. 金属固定修复体如冠、嵌体、桥的粘接固位。
2. 深龋和银汞合金充填时的直接衬层及垫底。

（四）注意事项

1. 调拌板应清洁、干燥。
2. 材料现用现调，以免液剂水分挥发影响调和效果。
3. 调和后及时擦净残留在牙体组织、修复体和器皿表面的水门汀。

学习笔记

第三节　窝洞充填材料

由各种原因导致的牙体硬组织被破坏后不能自行修复，需使用一些材料修复缺损的牙体解剖形态和生理功能，所使用到的材料称为牙体充填材料，如银汞合金、磷酸锌、硅酸盐、丙烯酸酯、复合树脂等。复合树脂是目前较为理想的牙体修复材料，临床应用广泛，本节主要介绍复合树脂。

按操作性能分为流动性复合树脂、可压实复合树脂、大块充填复合树脂。

一、组成

树脂基复合树脂由可聚合的树脂基质、增强材料和引发体系组成。

二、性能

抗压强度较高，硬度较低，耐磨性差，色泽稳定且与牙齿色泽相似，不溶于唾液，抗弯强度和抗冲强度略高于银汞合金。具有 X 线阻射性，以利于 X 线检查。

三、应用

1. 后牙复合树脂适用于后牙中等至较大的Ⅰ、Ⅱ类洞缺损的修复。
2. 流体复合树脂适用于微小Ⅰ、Ⅲ、Ⅳ类洞和Ⅴ类洞的修复；还适用于Ⅰ、Ⅱ类洞复合树脂充填修复的洞衬垫底。

3. 充填窝洞倒凹、美容性间接修复体小缺损的修补、窝沟点隙封闭、乳牙缺损修复。

四、注意事项

1. 每次充填材料厚度不能超过 2 mm，应分次、分层充填和固化，避免材料固化不完全和出现气泡，导致充填失败。

2. 复合树脂用后及时旋紧瓶盖，以防潮解，避光保存。

3. 操作过程中要严密隔湿。

4. 光固化灯照射时应注意保护术者及患者的眼睛，佩戴专用的防护眼镜。

第四节　根管治疗常用材料

根管治疗材料主要用于根管的清理、消毒和充填，包括牙髓失活剂、根管冲洗剂、根管消毒材料和根管充填材料。

一、牙髓失活剂

失活法是一种通过将化学药物制剂封于牙髓创面，从而使牙髓组织逐渐坏死并失去活力的方法。该方法主要适用于在进行去髓治疗时麻醉效果不佳，或者对麻醉剂过敏的患者。能够使牙髓失活的药物被称作失活剂，临床上常用的失活剂有三氧化二砷和多聚甲醛（表 3.4.1）。

学习笔记

表 3.4.1　牙髓失活剂

	三氧化二砷（快失活）	多聚甲醛（慢失活）
作用机理	作用于牙髓，可使其细胞坏死失活	作用于牙髓，使血管平滑肌麻痹、血管扩张、形成血栓，引起血运障碍，致使牙髓坏死，其凝固蛋白的作用能使坏死牙髓组织无菌性干化
临床应用	恒牙失活	新生恒牙牙髓失活及乳牙牙髓失活
注意事项	1. 使用时要严格控制药物剂量； 2. 窝洞一定要严密封闭，防止药物不慎溢出破坏牙龈组织和牙槽骨、牙周膜； 3. 48 小时内取出，以防继续破坏深部组织，产生药物性根尖周炎，甚至引起牙周组织坏死	1. 使用时要严格控制药物剂量； 2. 不可使药物露出接触牙齿周围的软组织、牙槽骨、牙周膜； 3. 封药时间为 1 ~ 2 周

二、根管冲洗剂

机械预备不能完全清理整个根管系统，细菌还可在根管壁、牙本质小管以及侧支根管、峡部、根尖分歧、管间交通支等部位存留。而根管冲洗对根管系统的清理和消毒起着重要的作用，是根管预备过程中不可分割的部分。

学习笔记

（一）冲洗的目的

1. 对整个根管系统进行消毒灭菌。
2. 去除牙本质碎屑、微生物及其代谢产物。
3. 溶解残余的牙髓组织。
4. 去除玷污层。
5. 润滑根管壁并有利于根管成形和减少器械折断的概率。

（二）根管冲洗剂

临床上常用的有 0.5% ~ 5.25% 次氯酸钠、乙二胺四乙酸（ethylene diamine tetraacetic acid，EDTA）、3% 过氧化氢等（表 3.4.2）。

表 3.4.2　根管冲洗剂

	0.5% ~ 5.25% 次氯酸钠	EDTA	3% 过氧化氢
作用机理	清理根管、溶解坏死组织、润滑根管壁和杀菌作用，其浓度越高溶解组织的能力越强，但对组织的刺激性也越大	可润滑管壁和去除玷污层，并使钙化的阻塞物易于去除	强氧化剂，遇到组织中的过氧化氢酶时可释放出新生氧，起到杀菌和除臭的作用，发泡作用有助于根管内渗出物及坏死组织的清除
临床应用	用于根管冲洗，常用浓度为 0.5% ~ 5.25%，与 17% 的 EDTA 或 3% 过氧化氢交替使用	常用浓度为 17% 或凝胶制品，与次氯酸钠联合使用	浓度为 3%，临床上常与次氯酸钠或生理盐水联合应用；可用于冲洗感染根管，也可用于治疗冠周炎、牙周炎时的冲洗；还可作为含漱剂
注意事项	现用现配。治疗过程中需使用橡皮障隔离技术	及时清除软化的牙本质，防止根管壁侧穿	现用现抽取。不可加压冲洗，以免进入根尖孔外组织引起剧痛

三、根管消毒剂

对于感染根管，经过机械预备和化学药物冲洗后，其内的微生物、坏死牙髓组织和根管内壁的感染物仍难以清理干净，特别是牙本质小管深层和侧支根管等器械及冲洗液达不到的微细结构内还存有微生物和毒素，需要经过根管消毒这一步骤，达到进一步控制微生物和毒素、预防根管再感染、降低根尖周组织炎症反应等目的。临床常用上常用的有 Apexit 根充糊剂和 Vitapex 根充糊剂（表 3.4.3）。

表 3.4.3　根管消毒剂

	Apexit 根充糊剂	Vitapex 根充糊剂
作用机理	具有很强的抗菌活性，对于感染的根管可达到抑菌杀菌的目的，高浓度碱性环境可灭活残留在根管壁上的细菌内毒素，还可以促进根尖周组织愈合	具有一定的抗菌能力，能够减少根管内及根尖周组织的感染，诱导根尖形成

（续表）

	Apexit 根充糊剂	Vitapex 根充糊剂
临床应用	用于根管治疗期间的暂时根管封药	用于乳牙根管充填、根尖诱导、根尖瘘管的治疗
注意事项	1. 导入根管内时，要注意均匀充填至全根管； 2. 根管口应封闭严密； 3. 使用后应取下注射针头并用原有的封闭帽将注射管封闭	1. 成分含有碘仿，碘仿过敏者不可使用； 2. 注射充填时不可过分加压，以避免超充； 3. 避免阳光直射，放入专用避光盒

四、根管充填材料

根管充填材料是用于根管治疗中充填封闭根管牙髓腔及根管空隙的材料。理想的根管充填材料应具备以下性能：容易充满根管；凝固后不收缩，不透水分，能充分封闭根管；能促进根尖周病变的愈合；具有一定的抗菌性能；能长期保存在根管中而不被吸收；具有射线阻射性，便于 X 线检查是否恰填；必要时能从根管中取出；不使牙齿变色。

目前临床上常用的根管充填材料是根管封闭剂和牙胶尖。

（一）根管封闭剂

根管封闭剂用于充填牙胶尖之间、牙胶尖与根管壁之间的空隙，充填侧副根管和不规则的根管区域，在垂直加压时作为牙胶尖的润滑剂帮助牙胶尖就位以及增加充填材料与牙本质之间的黏附力。包括生物陶瓷类如硅钙类生物陶瓷 iRoot、无机三氧化物聚合体（mineral trioxide aggregate，MTA），树脂类如 AH plus（表 3.4.4）。

学习笔记

表 3.4.4　根管封闭剂

	MTA	iRoot	AH plus
作用机理	具有良好的生物相容性和封闭性、抗菌性，还具有优良的诱导作用，能够使组织产生愈合反应，促进形成新骨质	预先混合型生物陶瓷膏剂，不可溶性、遇水固化，细胞毒性小，抗菌性强	环氧树脂型根充糊剂（AB 剂混合），低溶解性，凝固时间慢，体积收缩轻微，具有良好的长期封闭性、高 X 线阻射性，组织相容性好，无牙齿变色等情况
临床应用	1. 直接盖髓； 2. 活髓切断； 3. 根尖诱导成形术； 4. 髓室底穿孔或根管侧穿修补； 4. 根管倒充填	1. 用于根管治疗的永久充填； 2. 直接、间接盖髓、根管倒充填； 3. 根管再治疗时底穿； 4. 侧穿根管的充填； 5. 活髓切断术	恒牙根管充填
注意事项	现用现取，防止操作过程中脱水硬固	注意无菌操作，用完后即刻旋紧瓶盖，干燥保存	储存温度为 10 ~ 20 ℃，干燥保存

（二）牙胶尖

固体牙胶尖分为标准牙胶尖和非标准牙胶尖。

1. 性能

有较好的伸展性和韧性，不易折断；能充分封闭根管；具有射线阻射性，便于检查；必要时易于从根管中取出；受热时会软化，易溶于氯仿、乙醚和丙酮，微溶于桉油醇。

2. 应用

恒牙根管充填。

3. 注意事项

可以置于冰箱内保存。超期存放可导致牙胶尖氧化变脆，容易折断。

第五节　印模材料

口腔印模是用于记录或重现口腔软硬组织外形以及关系的印模。口腔修复中制取各种阴模时所用的材料称为印模材料。根据材料塑形后有无弹性，可分为弹性印模材料和非弹性印模材料；根据材料是否可反复使用，又分为可逆性印模材料和不可逆性印模材料。

学习笔记

一、藻酸盐类印模材料

藻酸盐类印模材料是一种弹性、不可逆性的水胶体印模材料。

（一）组成

藻酸盐类印模材料有两种剂型，分为粉剂型和糊剂型。粉剂型在临床应用较为广泛，使用时需与水调和，主要成分有藻酸盐、硅藻土、二水硫酸钙、磷酸钠、氟钛酸钾、调味剂、色素。

（二）性能

藻酸盐类印模材料具有良好的弹性、可塑性，凝固后的压缩强度和撕裂强度较低；与模型石膏不发生化学反应，有很好的配伍性；凝固后的尺寸稳定性较差。

（三）应用

藻酸盐类印模材料适用于正畸用印模、全口义齿、可摘局部义齿及研究模型印模的制取。

（四）注意事项

1. 藻酸盐类印模材料取用后及时加盖保存，防止潮解。
2. 水温升高或降低会相应地缩短或延长材料的凝固时间。
3. 严格参照产品说明书的使用方法。
4. 印模制取后应在 10 分钟内及时灌注石膏模型，防止脱水变形。如果不能马上灌注模型，需用湿纸巾包裹或放入密闭的容器中。

5. 印模从患者口腔内取出后用流动水冲洗 10 秒，并进行消毒处理。

二、硅橡胶类印模材料

硅橡胶类印模材料属于人工合成高分子弹性印模材料，是临床应用非常广泛的一种印模材料。根据组成，可分为缩合型硅橡胶印模材料和加成型硅橡胶印模材料两种类型。根据橡胶印模材料刚调和后的稠度，可分为 0 型（极稠）、1 型（高稠度）、2 型（中等稠度）、3 型（低稠度）。临床常用的是加成型硅橡胶印模材料。通常为双糊剂型，即基质糊剂和催化糊剂，混合使用。

（一）组成

1. 基质糊剂
主要成分为乙烯基聚硅氧烷、氢硅油、补强填料。
2. 催化糊剂
主要成分为端乙烯基聚二甲基硅氧烷、乙烯基硅氧烷铂络合物（催化剂）、补强填料。

（二）性能

凝固时间与室温和催化剂的用量有关，可根据室温情况调整催化剂的用量；有良好的可塑性和弹性，撕裂强度较高；与石膏模型的配伍性较好；尺寸稳定性极佳；可多次翻制模型，储存时间长；印模精确度高。

（三）应用

硅橡胶类印模材料适用于修复体精确度要求高的印模制取，如冠桥、贴面、嵌体、精密附着体、可摘局部义齿整铸支架和种植义齿的印模等。

（四）注意事项

1. 硅橡胶材料使用前须仔细阅读产品说明书，严格按照标准进行操作。

2. 用手混合加成型硅橡胶材料时，建议使用一次性聚乙烯点塑薄膜手套，勿使用天然橡胶或乳胶手套，以免发生材料的阻凝。

3. 取用材料时注意专勺专用，以免造成基质和催化剂的污染。

4. 材料取用后立即旋紧盒盖，不可互换盒盖。

5. 混合硅橡胶材料时，应使用手指尖部揉捏，避免使用掌心，防止体温传导，加速印模材料的凝固。

三、聚醚橡胶印模材

聚醚橡胶印模材料为人工合成橡胶，是一种弹性不可逆的印模材料。

（一）组成

聚醚橡胶印模材料由基质糊剂和催化糊剂组成，成分为不饱和聚乙烯醚橡胶、增塑剂乙二醇醚、填料和催化剂。

学习笔记

（二）性能

凝固体积变化小；性能稳定、弹性好，有一定的韧性和强度；亲水性好，灌注模型准确性高。

（三）应用

聚醚橡胶印模材料适用于精度要求高的修复体，如种植义齿、精密附着体的转移印模制取，冠、桥、嵌体、贴面、咬合记录等印模。

（四）注意事项

1. 调拌前仔细阅读材料使用说明书，严格按照标准程序进行操作。
2. 注入聚醚材料时要注意顺序，先注入托盘，后注入注射枪；注入托盘时，先非工作端，后工作端。
3. 托盘底部要接近混合头，并埋入材料中，避免产生气泡。
4. 制取完成的聚醚橡胶印模应放置 30 分钟后再灌注石膏模型，以利于材料的弹性恢复。

第六节　模型材料

学习笔记

模型材料是用来制作口腔软硬组织阳模或修复体模型的材料，主要包括石膏模型材料和蜡型材料。良好的模型材料在凝固前应具有良好的流动性和可塑性；凝固时间适当；尺寸稳定性高，体积变化小；强度高；与印模材料相容性好，不发生化学反应；操作简单方便，在临床广泛使用。本节主要介绍石膏模型材料。

石膏主要用于制作各种修复体的工作模型和研究模型。

一、组成

口腔用石膏模型材料是通过对天然生石膏（$CaSO_4 \cdot 2H_2O$）进行煅烧脱水制成，不同脱水方法可制成性能不同的石膏产品。

二、材料的种类及性能

临床中常用的石膏模型材料包括模型石膏、模型人造石和高强度代型人造石。影响石膏凝固的因素包括石膏粉的质量、水 / 粉比、调拌时间和速度、添加剂和水温等。

（一）模型石膏

模型石膏又称熟石膏，主要成分是 β- 半水硫酸钙，模型粉颗粒细小、多孔、比表面积大，混合时需水量较多，即 100 g 模型石膏粉需水 45 ~ 50 mL（水 / 粉比例为 0.45 ~ 0.50），强度较低。

（二）模型人造石

模型人造石又称人造石，主要成分是 α- 半水硫酸钙，平均水 / 粉比例为 0.28 ~ 0.30。

强度、硬度高于模型石膏。

（三）高强度代型人造石

高强度代型人造石又称超硬石膏，精选高密度生石膏为原料，形成的α-半水硫酸钙晶体形状规则，结构致密，比表面积小，需水量较少，平均水/粉比例为0.19～0.24。其强度和表面硬度高。

三、应用

1. 模型石膏主要适用于制作非工作模型，对强度要求不高的全口义齿初工作模型以及工作模型上𬌗架时所需的连接石膏。

2. 模型人造石主要用于全口义齿或可摘局部义齿等对表面硬度和强度要求较高的工作模型。

3. 高强度代型人造石主要用于制作全冠、嵌体及固定义齿的工作模型及代型。

四、注意事项

1. 检查印模时，若发现印模与托盘分离应重新制取。

2. 调拌时应先加水后加石膏粉，并沉淀30秒左右，可使气泡混入量减少。

3. 石膏水粉比例应适宜，避免过稠或过稀。调和后发现水粉比例不合适，应重新调拌，切勿加入水或粉继续搅拌。

4. 调拌时调拌刀应顺着一个方向匀速调和，速度不宜过快，以免结块和气泡的形成。

5. 灌模前应吹干印模表面残留水分，以免影响水粉比例。

6. 灌注模型时应通过振荡将石膏缓慢流入牙列，不能直接堆砌，否则将会致使气泡无法排出，从而影响模型的准确性。

7. 石膏模型应有一定的厚度，保证模型的坚固性，尤其是记存模型和工作模型。

8. 待石膏完全凝固后即可脱模，凝固时间不宜过长，防止水分重吸收，导致脱模困难。

9. 石膏模型材料易受潮，应密封保存。

第七节　暂时冠修复树脂材料

暂时冠是指在最终修复体完成之前，短期粘固在预备体上的临时性固定修复体。它可以保护制备后的基牙免受外界刺激，减少对活髓牙牙髓的损害；维持制备后牙齿的位置，防止移位；具有美观效果；多颗牙修复的情况下，暂时修复体还可发挥一定的咀嚼功能。临床常用的暂时冠修复树脂材料包括复合树脂类和自凝树脂类。

一、复合树脂类

（一）组成

复合树脂类材料由基质糊剂和催化糊剂混合组成。

学习笔记

（二）性能

无刺激性气味，对牙髓无刺激；边缘密合好，减少了外界理化刺激对牙髓的影响；生物相容性和可塑性好；材料的固化时间与温度有关。

（三）应用

复合树脂类材料适用于牙科修复治疗过程中冠、桥的暂时性修复体制作；还可用于树脂和金属暂时冠制作前的衬底材料。

（四）注意事项

1. 印模修整时应去掉影响就位的倒凹，保证印模顺利就位。
2. 材料调拌比例和使用方法参照产品说明书。
3. 在印模中注入材料后，应轻微振荡使气泡排出。
4. 佩戴暂时冠期间，嘱患者忌咬硬物。

二、自凝树脂类

自凝树脂类材料是指在室温下，通过氧化还原体系引发聚合的基托材料。

（一）组成

学习笔记

1. 自凝造牙粉

自凝造牙粉主要成分为聚甲基丙烯酸甲酯（polymethyl methacrylate，PMMA）均聚粉或共聚粉，还包括少量引发剂和颜料。

2. 自凝牙托水

自凝牙托水主要成分为甲基丙烯酸甲酯（methyl methacrylate，MMA），还包括少量促进剂、阻聚剂、紫外线吸收剂。

（二）性能

影响因素与水 / 粉比例、环境温度等有关；韧性差，脆性较大；颜色稳定性较差；对口腔黏膜的刺激性和致敏性大。

（三）应用

自凝树脂类材料适用于正畸活动矫治器、牙周夹板、暂时冠桥及义齿重衬等。

（四）注意事项

1. 自凝牙托水（自凝单体）无色，有刺激性气味，易挥发。使用时要注意做好个人防护，用后及时盖好瓶盖。

2. 调拌自凝牙托粉时，调拌刀应沿调拌碗壁轻轻搅拌，不宜反复搅动，以免带入空气，产生气泡，影响材料质量。

3. 如果牙体预备体为树脂材料，需在预备体上涂布凡士林等分离剂，以免暂时修复体与牙体预备体粘连。

4. 在患者口内操作时材料凝固产热，注意保护患者口腔黏膜。大范围使用时，建议在技工中心完成。

5. 使用前询问患者有无过敏情况，确保安全使用。

第八节 口腔粘接材料

将口腔修复体或修复材料粘接到牙齿硬组织表面的物质称为口腔粘接剂。口腔粘接剂及其辅助材料，如表面酸蚀剂，统称为口腔粘接材料。粘接材料可提高修复体和牙体组织之间的密合程度，减少继发龋的发生。

一、牙齿充填修复用粘接材料

牙齿充填修复用粘接材料主要用于牙体缺损的直接复合树脂充填、窝沟点隙封闭和牙本质脱敏，涉及粘接剂对牙釉质、牙本质的粘接以及对复合树脂充填材料的粘接。根据用途可分为牙釉质粘接剂和牙本质粘接剂。根据粘接剂固化方式，又可分为化学固化（自凝）粘接剂、光固化粘接剂和双重（化学固化 + 光固化）粘接剂。

（一）牙釉质粘接剂

1. 组成

大部分牙釉质粘接剂不含填料，少数含有质量分数不等的纳米和亚微米的填料，能够增加粘接剂的强度。另外，含有能增强粘接力的粘接性单体。使用时需要与酸蚀剂配套使用，常用的是 35% ~ 37% 磷酸酸蚀剂。

2. 性能

化学固化（自凝）粘接剂的固化时间为 1.5 ~ 5 分钟。固化时间受温度、调和比例以及调和速度的影响。牙釉质粘接剂强度大，耐久性较好。具有释氟性和抗菌性。

3. 应用

适用于牙釉质的粘接或者粘接面 80% ~ 90% 是牙釉质的粘接。如牙釉质树脂贴面修复、牙釉质缺损修复等。

4. 注意事项

（1）酸蚀后应当充分冲洗，然后吹干酸蚀面，呈现无光泽的白垩色。

（2）涂布粘接剂后，粘接面的粘接剂应用三用枪吹均匀。

（3）如果酸蚀面被污染，冲洗干净后，应重新酸蚀 10 秒。

（二）牙本质粘接剂

牙本质粘接剂可以用于牙本质的粘接，也可用于牙釉质的粘接，因此又称为牙齿粘接剂，主要侧重于牙本质的粘接。

学习笔记

1. 分类和组成

根据操作步骤可分为酸蚀－冲洗类和自酸蚀类。

（1）酸蚀－冲洗类：根据应用操作步骤分为“三步法”和“两步法”两种。“三步法”粘接剂由酸蚀剂、底涂剂和粘接树脂组成。两步法粘接剂将底涂剂和粘接树脂合成一瓶。

（2）自酸蚀粘接类：分为“两步法”和“一步法”两种。“两步法”自酸蚀粘接剂由底涂剂和粘接树脂组成。“一步法”自酸蚀粘接剂将底涂剂和粘接树脂合成一瓶。

2. 性能

（1）粘接强度：酸蚀－冲洗类粘接剂对牙釉质、牙本质的粘接强度较高，“两步法”自酸蚀粘接剂对牙本质的粘接强度较高。

（2）粘接的耐久性：牙釉质粘接与“两步法”自酸蚀粘接剂具有良好的耐久性。

（3）术后敏感性：酸蚀－冲洗类粘接剂的敏感性高于自酸蚀粘接剂，使用酸蚀－冲洗类粘接剂后要充分冲洗，减少术后敏感的发生率。

（4）技术敏感性：自酸蚀类粘接剂临床操作简单，用时短，技术敏感性低。酸蚀－冲洗类粘接剂操作步骤多，敏感性高。

3. 应用

适用于牙体缺损的直接粘接修复、间接修复体的粘接修复、牙体缺损的间接粘接修复。

学习笔记

4. 注意事项

（1）材料使用方法参照产品说明书。

（2）应用酸蚀－冲洗类粘接剂，冲洗后酸蚀面应当保持适当的湿润，干燥或过分湿润均会影响粘接强度。

二、固定修复用粘接材料

固定修复用粘接材料有传统水门汀（参见本章第二节）和树脂水门汀，树脂水门汀粘接强度高，在粘固固定修复体时，基牙的粘接面需要应用牙齿粘接剂（参见本节第一部分），修复体的粘接面需要应用修复体粘接底涂剂。

（一）修复体粘接底涂剂

修复体粘接底涂剂可有效优化界面性能、增加化学结合以提高粘接耐久性，主要有金属用底涂剂和陶瓷用底涂剂，常用的是用于玻璃陶瓷底涂的硅烷偶联剂。

（二）树脂水门汀

树脂水门汀是指一类具有粘接和封固性能的树脂基复合材料，临床上用于粘固或粘接固定修复体。树脂水门汀结合特定的底涂剂和处理方法，能对牙釉质、牙本质、陶瓷和合金进行粘接。

1. 分类

（1）根据固化方式分类：主要分为化学固化（自凝）、光固化和双重固化（化学固化＋光固化）。

（2）按成分分类：主要分为甲基丙烯酸树脂基、聚酸改性复合树脂基和复合树脂基水门汀。复合树脂基水门汀在临床应用最为广泛。

（3）按应用步骤分类：主要分为酸蚀－冲洗类树脂水门汀、自酸蚀类树脂水门汀和自粘接类树脂水门汀。

2. 组成

树脂水门汀由树脂基质、填料、引发剂和粘接性单体组成，有粉液型和双糊剂型两种，多为双糊剂型。

3. 性能

树脂水门汀为双重固化模式，化学固化速度较慢；光固化速度快，操控性好；粘接强度高于传统水门汀；有良好的抗压强度、抗弯曲强度和粘接强度及韧性；颜色稳定性较好；有些材料具有释氟性。

4. 应用

树脂水门汀适用于粘固各种固定修复体，如全冠、部分冠、贴面、各类嵌体及纤维桩等。对于修复体固位力大、对美学要求低的修复体可选择自粘接类树脂水门汀。

5. 注意事项

（1）粘接修复体时，修复体表面要进行预处理，并应用底涂剂和粘接剂。

（2）不能用脱敏剂、洗涤剂、过氧化氢及 EDTA 冲洗液冲洗基牙粘接表面，会影响树脂水门汀的充分固化。

（3）基牙洞形边缘位于牙釉质的，需对牙釉质进行选择性牙釉质酸蚀。

（4）修复体就位后，光照 2～3 秒去除边缘的多余材料，之后在暴露的邻接处表面涂一层阻氧剂，以隔离空气，然后进行光固化照射。

学习笔记

（三）暂时粘接用水门汀

1. 结构及组成

（1）粉剂：主要成分为氧化锌、氧化镁。

（2）液剂：主要成分为聚丙烯酸。

2. 应用

暂时粘接用水门汀适用于树脂类修复体的暂时粘接。

3. 注意事项

（1）取粉剂时使用配套量勺。

（2）取液剂时，需将瓶体倒置，排气后量取。

（3）需擦净附着在容器瓶口的液体，以便正确量取液体。

（4）粉剂及液剂使用后应及时旋紧瓶盖，防止粉剂受潮。

（5）调和时应按所需的稠度进行调整。

（6）用于暂时粘接或暂时封闭时，牙面应保持湿润状态。

（7）有牙髓暴露或近髓时，需用氢氧化钙制剂保护牙髓。

第四章 口腔门诊医院感染防控管理

第一节 口腔门诊环境管理

一、空气净化管理

空气净化是指通过各种技术或方法，降低室内空气中的微生物、颗粒物以及其他有害污染物的浓度，使其达到对人体健康和环境无害水平的过程。

口腔门诊的空气净化可通过通风、集中空调通风系统、循环风紫外线空气消毒器、紫外线灯照射消毒等几种方式来实现。

（一）通风

1. 自然通风

自然通风是利用建筑物内外空气的密度差引起的热压或风压，促使空气流动而进行的通风换气，是最简单经济有效的方法。应根据季节、室外风力和气温，适时进行通风。每日通风 2 ~ 3 次，每次 30 分钟，保持诊室内空气新鲜，减少细菌留存。

2. 机械通风

机械通风是指通过安装通风设备，利用风机、排风扇等运转产生的动力，使空气流动。自然通风不能满足时，可采用机械通风设施加强室内的通风换气，或自然通风和机械通风相结合的方式。机械通风设备应定期进行清洁，遇污染及时清洁与消毒。

（二）集中空调通风系统

集中空调通风系统是为使房间或者密闭空间的温度、湿度、洁净度和气流速度等参数达到设定的要求，而对空气进行集中处理、输送、分配的所有设备、管道及附件、仪器仪表的总和。空调的送风口不宜设置在牙科综合治疗台头枕部及器械台的上方。

（三）循环风紫外线空气消毒器

循环风紫外线空气消毒器适用于有人状态下的室内空气消毒。消毒器由高强度紫外线灯和过滤系统组成，可以有效杀灭进入消毒器空气中的微生物，并有效地滤除空气中的尘埃粒子。在使用时注意应关闭门窗，进风口、出风口不应有物品覆盖或遮挡。用湿布清洁机器时，须先切断电源。

（四）紫外线灯照射消毒

紫外线灯照射消毒适用于无人状态下室内空气的消毒，采用紫外线灯悬吊式或移动式

学习笔记

直接照射消毒。灯管吊装高度距离地面 1.8 ~ 2.2 m，安装紫外线灯（30 W 紫外线灯，在 1 m 处的强度 ≥ 70 μW/cm²）的数量应平均 ≥ 1.5 W/m³，照射时间 ≥ 30 分钟。

紫外线直接照射消毒时，关闭门窗，保持消毒空间内环境清洁、干燥，减少尘埃和水雾。消毒空气的适宜温度为 20 ~ 40 ℃，相对湿度低于 60%。当温度低于 20 ℃或高于 40 ℃，或湿度大于 60% 时，应适当延长照射时间。

应保持紫外线灯表面清洁，每周用 70% ~ 80% 乙醇棉球擦拭一次。发现灯管表面有灰尘、油污时，应及时擦拭。

紫外线消毒过程中注意不应使紫外线光源直接照射到人，不应在易燃、易爆的场所使用，紫外线强度计每年至少标定一次。

二、环境表面管理

医疗机构应将所有部门与科室按风险等级划分为低度风险区域、中度风险区域和高度风险区域。不同风险区域实施不同等级的环境清洁与消毒管理，具体要求见表 4.1.1。

表 4.1.1　不同等级风险区域的环境清洁与消毒管理

风险等级	环境清洁等级分类	清洁与消毒方式	频率（次 / 天）	标准
低度风险区域①	清洁级	湿式卫生	1 ~ 2	要求达到区域内环境干净、干燥、无尘、无污垢、无碎屑、无异味等
中度风险区域②	卫生级	湿式卫生，可采用清洁剂辅助清洁	2	要求达到区域内环境表面菌落总数 ≤ 10 CFU/cm²，或自然菌减少 1 个对数值以上
高度风险区域③	消毒级	湿式卫生，可采用清洁剂辅助清洁	≥ 2	要求达到区域内环境表面菌落总数符合《医院消毒卫生标准》(GB15982）要求
		高频接触的环境表面，实施中、低水平消毒	≥ 2	

①低度风险区域：基本没有患者或患者只作短暂停留的区域，如行政管理部门、图书馆、会议室、病案室及医护办公室等。

②中度风险区域：有普通患者的诊疗，患者体液、血液、排泄物、分泌物对环境表面存在潜在污染可能性的区域，如普通住院病房、门诊科室、功能检查室等。

③高度风险区域：有感染或定植患者居住的区域以及对高度易感患者采取保护性隔离措施的区域，如感染性疾病科、手术室、产房、重症监护病区、移植病房、烧伤病房、早产儿室等。

注：1. 各类风险区域的环境表面一旦发生患者体液、血液、排泄物、分泌物等污染时应立即实施污点清洁与消毒。
2. 凡开展侵入性操作、吸痰等高度危险诊疗活动结束后，应立即实施环境清洁与消毒。
3. 在明确病原体污染时，可参考《医疗机构消毒规范》(WS/T 367—2023）中提供的方法进行消毒。

口腔门诊作为感染高风险的部门，其环境、物体表面应保持清洁、干燥，其物体表面（如桌面、牙科综合治疗台椅面、工作座椅等）应每天至少 2 次清洁，遇到明显污染应即刻清洁消毒。不直接接触患者的设备，如牙科综合治疗台连接管线等宜每周清洁，遇有体液、血液污染时应即刻清洁消毒，保证表面清洁无灰尘，摆放有序。对于存在缝隙、旋钮或其他不易清洁的牙科临床接触面如治疗灯把手及开关、三用枪手柄等，宜使用隔离屏障进行隔离，诊疗后更换；对表面光滑的牙科临床接触面如工作台面等宜诊疗后进行清洁消毒。

被患者血液、呕吐物、排泄物、分泌物等污染的环境表面，应根据具体情况，选择中水平以上消毒方法，对于少量（< 10 mL）的溅污，可先清洁再消毒；对于大量（> 10 mL）血液或体液的溅污，先采用吸湿材料去除可见的污染，再根据污染的病原体特点选用适宜的消毒剂进行消毒。

地面消毒可采用 400 ~ 700 mg/L 的含氯消毒液擦拭，作用 30 分钟。物体表面消毒方法同地面，或采用 1 000 ~ 2 000 mg/L 的季铵盐类消毒液擦拭。注意布巾、地巾应分区使用。诊疗单元物体表面的清洁与消毒详见本章第七节。

三、物品管理

物品储存场所和储存柜、治疗车应整洁、干燥、无污染源，避免阳光直射，器械、材料、物品、外用药品应分类放置，数量适中，标识清楚，避免挤压。物品储存处应定期检查，每周清洁、消毒，过期或污染的诊疗用品应按要求及时进行更换。无包装的诊疗用品、材料不宜直接暴露在诊室内。

学习笔记

应将无菌物品与非无菌物品分开放置，并有明显标志。无菌物品应分类、分架存放在无菌物品存放区，存放区温度应低于 24 ℃，相对湿度低于 70%，机械通风换气 4 ~ 10 次 / 时。应配有温度、湿度监测设备，每天监测与记录。无菌物品储存间的存放架或柜应距地面 ≥ 20 cm，距墙 ≥ 5 cm，距天花板 ≥ 50 cm。无菌物品专架存放，设置标识，保持干燥。接触无菌物品前应洗手或手消毒。

准备诊疗用品和材料时应检查有效期、包装有无破损、是否污染、名称是否相符，并确认其处于安全、有效状态。诊疗前牙科综合治疗台工作台面不宜放置与本次治疗无关的诊疗用品和材料。

四、患者及陪人管理

口腔诊疗过程中会产生大量悬浮在空气中的固态或液态颗粒，存在气溶胶的传播及致病风险。为降低诊室的环境污染及气溶胶的传播，应减少诊室内的人员流动，做好患者及陪人管理。

第二节　口腔门诊医务人员手卫生规范

一、术语及定义

手卫生：医务人员在从事职业活动过程中的洗手、卫生手消毒和外科手消毒的总称。

洗手：医务人员用流动水和洗手液（皂液）揉搓冲洗双手，去除手部皮肤污垢、碎屑和部分微生物的过程。

卫生手消毒：医务人员用手消毒剂揉搓双手，以减少手部暂居菌的过程。

速干手消毒剂：含有醇类和护肤成分的手消毒剂。

手卫生设施：用于洗手与手消毒的设施设备，包括洗手池、水龙头、流动水、洗手液（皂液）、干手用品、手消毒剂等。

二、手卫生消毒效果

卫生手消毒，监测的细菌菌落总数应 ≤ 10 CFU/cm^2。

外科手卫生，监测的细菌菌落总数应 ≤ 5 CFU/cm^2。

三、洗手与卫生手消毒设施要求

1. 口腔门诊、消毒供应中心等感染高风险部门应配备非手触式水龙头；有条件的医疗机构在诊疗区域均宜配备非手触式水龙头。

2. 应配备洗手液（皂液），并符合以下要求：

（1）盛放洗手液的容器宜为一次性使用；

（2）重复使用的洗手液容器应定期清洁与消毒；

（3）洗手液发生浑浊或变色等变质情况时应及时更换，并清洁、消毒容器。

3. 应配备干手用品或设施。

4. 医务人员对选用的手消毒剂有良好的接受性。

四、洗手与卫生手消毒指征

1. 下列情况医务人员应洗手和 / 或使用手消毒剂进行卫生手消毒（图 4.2.1）：

（1）接触患者前；

（2）清洁、无菌操作前，包括进行侵入性操作前；

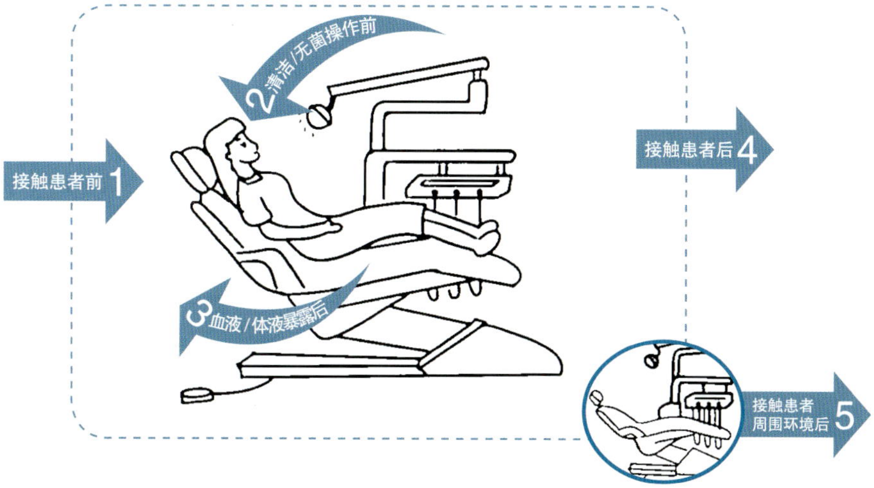

图 4.2.1 洗手与卫生手消毒指征示意图

学习笔记

（3）暴露患者体液后，包括接触患者黏膜、破损皮肤或伤口、血液、体液、分泌物、排泄物、伤口敷料等之后；

（4）接触患者后；

（5）接触患者周围环境后，包括接触患者周围的医疗相关器械、用具等物体表面后。

2. 下列情况应洗手：

（1）当手部有血液或其他体液等肉眼可见的污染时；

（2）可能接触艰难梭菌、肠道病毒等对速干手消毒剂不敏感的病原微生物时。

3. 下列情况应速干手消毒：

手部没有肉眼可见污染时，宜使用手消毒剂进行卫生手消毒。

4. 下列情况医务人员应先洗手，然后进行卫生手消毒：

（1）接触传染病患者的血液、体液、分泌物以及被传染性病原微生物污染的物品后；

（2）直接为传染病患者进行检查、治疗、护理或处理传染病患者污物之后。

五、医务人员洗手方法

学习笔记

医务人员在流动水下，淋湿双手；取适量洗手液（皂液），均匀涂抹至整个手掌、手背、手指和指缝；认真揉搓双手至少 15 秒，注意清洗双手所有皮肤，包括指背、指尖和指缝；最后在流动水下彻底冲净双手，使用纸巾擦干。具体揉搓步骤如下（步骤不分先后）。

1. 内：掌心相对，手指并拢，相互揉搓。
2. 外：手心对手背沿指缝相互揉搓，交换进行。
3. 夹：掌心相对，双手交叉指缝相互揉搓。
4. 弓：弯曲手指使关节在另一手掌心旋转揉搓，交换进行。
5. 大：右手握住左手大拇指旋转揉搓，交换进行。
6. 立：将五个手指尖并拢放在另一手掌心旋转揉搓，交换进行。
7. 腕：必要时增加手腕清洗。

六、注意事项

1. 戴手套不能代替手卫生；摘手套后应进行手卫生。

2. 医疗机构应定期开展手卫生的全员培训，医务人员应掌握手卫生知识和正确的手卫生方法。

3. 日常工作中不得戴假指甲、装饰指甲，保持指甲和指甲周围组织的清洁，指甲长度不超过指尖。

第三节　牙科综合治疗台水路的清洁消毒

一、术语及定义

牙科综合治疗台：包括用于口腔诊疗的基本设备，由治疗灯、患者椅、吸引装置、痰盂、操作面板、电动机、电器开关、连接诊疗器械、水路、气路以及管路接口等组成。

牙科综合治疗台水路：牙科综合治疗台内的供水管道与排水管道、阀门、独立储水罐等构成的系统。

独立式供水：口腔综合治疗台自带独立蓄水瓶，将口腔综合治疗台与外部生活饮用水系统分离，通过手动充入输入水的方式，为口腔综合治疗台提供诊疗用水的供水方式。

二、清洗消毒前准备

护士洗手、戴医用外科口罩、一次性帽子、手套和防护面罩（图 4.3.1）。

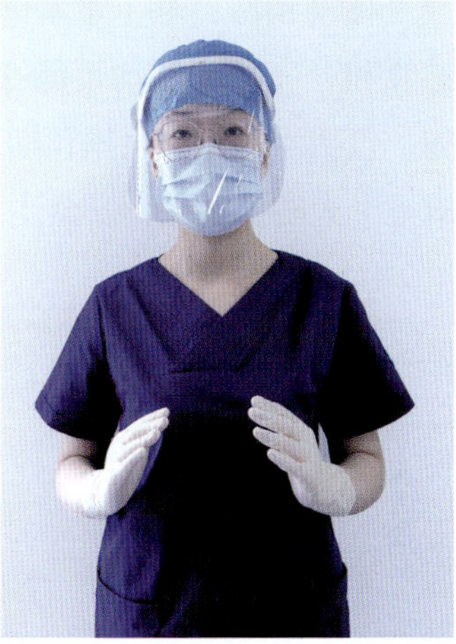

图 4.3.1　清洗消毒前护士准备

三、清洗消毒流程

（一）开诊前

每日开诊前冲洗牙科手机、三用枪、洁牙机、水杯注水器等水路 2 ~ 3 分钟，必要时可适当增加冲洗时间。

（二）诊疗中

1. 每次治疗开始前和结束后应踩脚闸冲洗牙科综合治疗台水路 20 ~ 30 秒，减少回吸污染。

2. 每次诊疗结束后冲洗吸唾管路及痰盂集污器。

（三）每日诊疗结束后

1. 冲洗牙科综合治疗台水路。选择低毒性、无异味、易降解、对水体感官性状无明显影响的消毒剂，对吸唾管路、痰盂集污器及吸唾器的固体过滤网进行清洁消毒，再以适量清水冲洗，最后空吸吸唾管路，使管路保持干燥。

2. 使用独立储水罐的牙科综合治疗台，每日诊疗结束后应将储水罐取下，清洗消毒干燥后保存。储水罐应每周至少彻底清洗消毒 2 次。牙科综合治疗台独立储水罐及其水路系统消毒方法详见《口腔门诊医院感染管理标准》（WS/T 842—2024）。

四、清洗消毒后处理

摘手套，摘防护面罩，洗手。

五、注意事项

1. 医务人员在进行水路清洁消毒时应做好个人防护。
2. 水路冲洗时要做好遮盖，减少水雾、气溶胶污染。
3. 牙科综合治疗台停用 ≥ 72 小时，应对水路进行清洁消毒后使用。
4. 牙科综合治疗台水路管线的外表面应至少每周清洁，遇污染应及时清洁消毒。

第四节 传染病病人管理

一、术语及定义

传染病：由细菌、病毒、寄生虫等特殊病原体引发的具有传染性的疾病。

标准预防：基于患者的体液（血液、组织液等）、分泌物（不包括汗液）、排泄物、黏膜和非完整皮肤均可能含有病原体，针对医院患者和医务人员采取的一组预防感染措施。包括手卫生，根据预期可能的暴露穿戴手套、防护服、口罩、帽子、护目镜或防护面罩等个人防护用品，安全注射，以及穿戴合适的防护用品处理污染的物品与医疗器械等。

学习笔记

二、传染病的分类

《中华人民共和国传染病防治法》规定的 41 种传染病，分为甲、乙、丙三类：甲类 2 种，乙类 28 种，丙类 11 种（资料更新至 2024 年 12 月）。具体见表 4.4.1。

表 4.4.1 传染病分类

甲类（2 种）	乙类（28 种）		丙类（11 种）
鼠疫	白喉	新生儿破伤风	流行性和地方性斑疹伤寒
霍乱	猩红热	布鲁氏菌病	黑热病
	淋病	梅毒	包虫病
	钩端螺旋体病	血吸虫病	丝虫病
	疟疾	人感染 H7N9 禽流感	除霍乱、细菌性和阿米巴性痢疾、伤寒和副伤寒以外的感染性腹泻病
	狂犬病	流行性乙型脑炎	手足口病
	登革热	炭疽	流行性感冒
	细菌性和阿米巴性痢疾	肺结核	流行性腮腺炎
	伤寒和副伤寒	流行性脑脊髓膜炎	风疹
	百日咳	新型冠状病毒肺炎	急性出血性结膜炎
	传染性非典型肺炎	艾滋病（艾滋病病毒感染者）	麻风病

（续表）

甲类（2 种）	乙类（28 种）		丙类（11 种）
	病毒性肝炎	脊髓灰质炎	
	人感染高致病性禽流感	麻疹	
	流行性出血热	猴痘	

口腔门诊常见的传染病主要有：梅毒、肺结核、新型冠状病毒肺炎、艾滋病（艾滋病病毒感染者）、病毒性肝炎、手足口病、流行性腮腺炎等。

三、传染病的上报

（一）传染病报告时限

法定传染病的报告时限是指从确诊到进行网络直报的时间。

甲类传染病和乙类传染病中的肺炭疽、传染性非典型肺炎等按照甲类传染病管理的传染病病人或疑似病人，或发现其他传染病和不明原因疾病暴发时，应于 2 小时内将传染病报告卡通过网络报告（图 4.4.1）。

乙、丙类传染病病人、疑似病人和规定报告的传染病病原携带者在诊断后，应于 24 小时内进行网络报告。

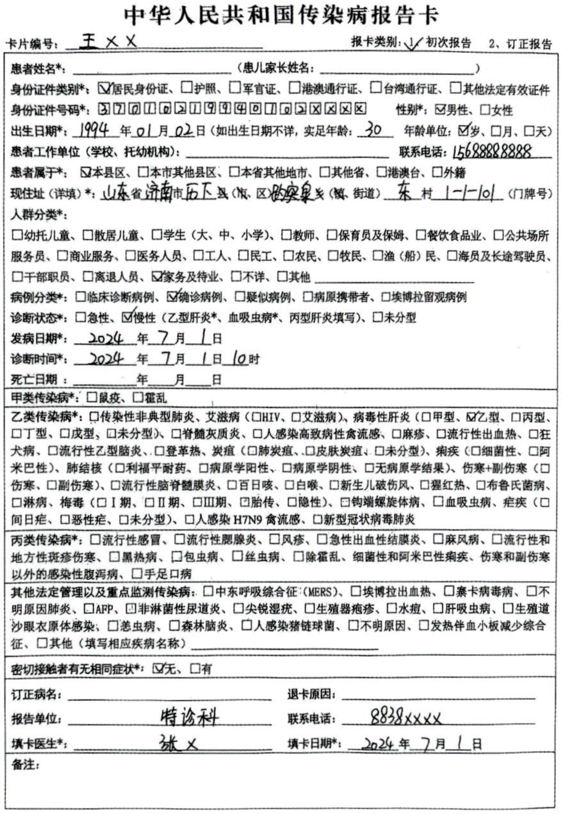
中华人民共和国传染病报告卡

卡片编号：王××　　报卡类别：1.✓初次报告　2、订正报告

患者姓名*：＿＿＿＿（患儿家长姓名：＿＿＿＿）
身份证件类别*：☑居民身份证、☐护照、☐军官证、☐港澳通行证、☐台湾通行证、☐其他法定有效证件
身份证件号码*：3701021994010 2XXXX　　性别*：☑男性、☐女性
出生日期*：1994 年 01 月 02 日（如出生日期不详，实足年龄：30　年龄单位：☑岁、☐月、☐天）
患者工作单位（学校、托幼机构）：＿＿＿＿　　联系电话：15688888888
患者属于*：☑本县区、☐本市其他县区、☐本省其他地市、☐其他省、☐港澳台、☐外籍
现住址（详填）*：山东省济南市历下县（市、区）趵突泉乡（镇、街道）东村 1-1-101（门牌号）
人群分类*：
☐幼托儿童、☐散居儿童、☐学生（大、中、小学）、☐教师、☐保育员及保姆、☐餐饮食品业、☐公共场所服务员、☐商业服务、☐医务人员、☐工人、☐民工、☐农民、☐牧民、☐渔（船）民、☐海员及长途驾驶员、☐干部职员、☐离退人员、☑家务及待业、☐不详、☐其他＿＿＿＿
病例分类*：☐临床诊断病例、☑确诊病例、☐疑似病例、☐病原携带者、☐埃博拉留观病例
诊断状态*：☐急性、☑慢性（乙型肝炎*、血吸虫病*、丙型肝炎填写）、☐未分型
发病日期*：2024 年 7 月 1 日
诊断时间*：2024 年 7 月 1 日 10 时
死亡日期：＿＿年＿＿月＿＿日
甲类传染病*：☐鼠疫、☐霍乱
乙类传染病*：☐传染性非典型肺炎、艾滋病（☐HIV、☐艾滋病）、病毒性肝炎（☐甲型、☑乙型、☐丙型、☐丁型、☐戊型、☐未分型）、☐脊髓灰质炎、☐人感染高致病性禽流感、☐麻疹、☐流行性出血热、☐狂犬病、☐流行性乙型脑炎、☐登革热、炭疽（☐肺炭疽、☐皮肤炭疽、☐未分型）、痢疾（☐细菌性、☐阿米巴性）、肺结核（☐利福平耐药、☐病原学阳性、☐病原学阴性、☐无病原学结果）、伤寒+副伤寒（☐伤寒、☐副伤寒）、☐流行性脑脊髓膜炎、☐百日咳、☐白喉、☐新生儿破伤风、☐猩红热、☐布鲁氏菌病、☐淋病、梅毒（☐Ⅰ期、☐Ⅱ期、☐Ⅲ期、☐胎传、☐隐性）、☐钩端螺旋体病、☐血吸虫病、疟疾（☐间日疟、☐恶性疟、☐未分型）、☐人感染 H7N9 禽流感、☐新型冠状病毒肺炎
丙类传染病*：☐流行性感冒、☐流行性腮腺炎、☐风疹、☐急性出血性结膜炎、☐麻风病、☐流行性和地方性斑疹伤寒、☐黑热病、☐包虫病、☐丝虫病、☐除霍乱、细菌性和阿米巴性痢疾、伤寒和副伤寒以外的感染性腹泻病、☐手足口病
其他法定管理以及重点监测传染病：☐中东呼吸综合征（MERS）、☐埃博拉出血热、☐寨卡病毒病、☐不明原因肺炎、☐AFP、☐非淋菌性尿道炎、☐尖锐湿疣、☐生殖器疱疹、☐水痘、☐肝吸虫病、☐生殖道沙眼衣原体感染、☐恙虫病、☐森林脑炎、☐人感染猪链球菌、☐不明原因、☐发热伴血小板减少综合征、☐其他（填写相应疾病名称）＿＿＿＿
密切接触者有无相同症状*：☑无、☐有
订正病名：＿＿＿＿　　退卡原因：＿＿＿＿
报告单位：特诊科　　联系电话：8838××××
填卡医生*：张×　　填卡日期*：2024 年 7 月 1 日
备注：

图 4.4.1　传染病报告卡

不具备网络直报条件的医疗机构及时向属地乡镇卫生院、城市社区卫生服务中心或县级疾病预防控制机构报告，并于 24 小时内寄送出传染病报告卡至代报单位。

（二）传染病报告程序

传染病报告实行属地化管理，首诊负责制。首诊医生在诊疗过程中发现传染病病人、疑似病人和规定报告的病原携带者后，应依法依规及时报告法定传染病。在规定时限内按照要求填写《中华人民共和国传染病报告卡》进行报告，同时做好登记。

四、传染病及疑似传染病病人接诊流程

预检分诊中发现传染病病人，应制定专门、适当的诊疗计划。处于高传染期的病人可安排其延迟就诊，或只对其做应急处理。尽量减少病人活动范围，如果有预约，选择一天中病人最少的时刻或当天最后就诊，以降低对其他病人的传染，并利于终末消毒处理。如果病人已在候诊中，应优先处理，实行“一人一室一诊”的原则。

学习笔记

若已知来诊病人为传染病病人或疑似病人，应严格按照下述传染病病人接诊流程执行。

传染病病人接诊流程

- 接诊
- 诊疗操作前
  - 医务人员在标准预防基础上戴双层一次性橡胶手套
  - 引导病人至相对独立的诊疗空间
  - 收整诊疗单元台面，减少无关物品、设备暴露
  - 诊疗使用物品、设备准备齐全，减少术中添加物品操作
  - 尽量使用一次性医疗用品
  - 高频接触部位贴防污膜
- 诊疗操作中
  - 诊疗台面合理分区，器械尖端朝向一致（图 4.4.2、图 4.4.3）
  - 高速手机使用前、后空踩 30 秒，诊疗过程中及时吸唾
  - 严格执行操作规范及无菌操作技术，添加器械请他人协助
  - 提高防护意识，避免发生职业暴露
  - 加强操作过程中手卫生时机的落实
- 诊疗操作后
  - 处理器械时避免发生职业暴露
  - 医疗废物双层密闭封装，贴传染病标识，及时转运
  - 复用器械双层包装，标注传染性标识，及时送消（图 4.4.4）
  - 加强操作过程中手卫生时机的落实
  - 使用 2 000 mg/L 含氯消毒液进行终末消毒（详见本章第三节和第七节）
  - 开窗通风或空气消毒

学习笔记

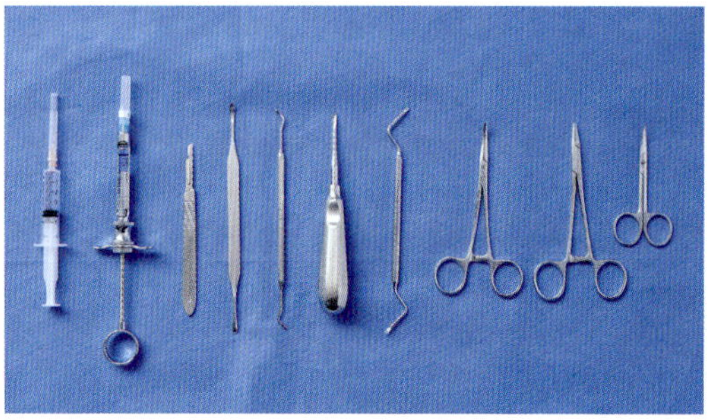

图 4.4.2　器械尖端朝向一致

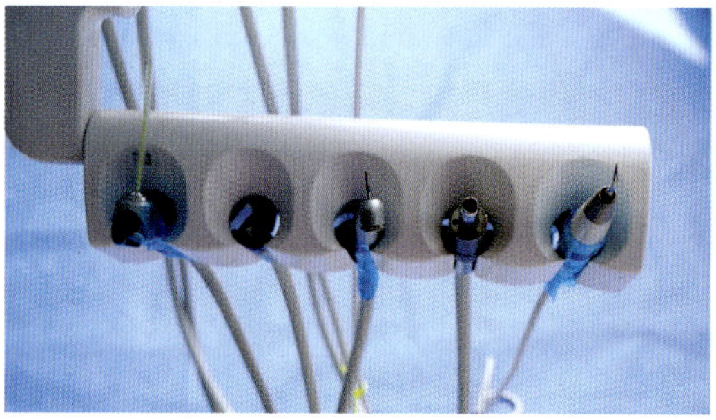

图 4.4.3　工作尖朝向内侧

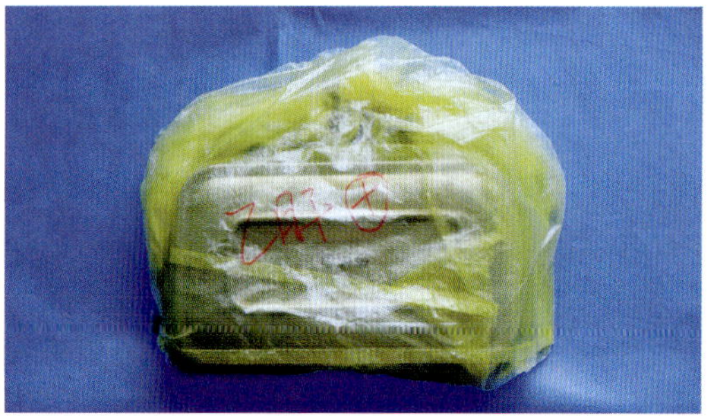

图 4.4.4　双层包装送消

五、注意事项

1. 严格执行保密制度，注意保护病人的个人隐私。
2. 传染病的报告资料应存档保存三年。
3. 诊室自然通风或空气消毒，操作中注意减少飞沫与气溶胶的产生。
4. 诊疗过程中手套出现破损应及时更换。

第五节　诊疗后器械物品的分类处理

一、术语及定义

器械预处理：在医疗器械使用后，为增强清洗灭菌效果，提高医疗器械再次使用的安全性而在临床上进行的初步处理。包括使用后的预处理和清洗前的预处理。

使用后预处理：医护人员在器械使用的过程中或使用后，及时去除器械上残留的血液、体液、分泌物和可见污染物并进行保湿处理。

清洗前预处理：消毒供应中心人员在清洗前根据器械特点和污染程度，在去污区进行的预处理，包括冲洗、浸泡等操作。

学习笔记

二、器械预处理的作用

1. 减少污染物对器械的腐蚀。
2. 防止污染物干涸。
3. 防止生物膜形成。
4. 减少器械清洗的时间。
5. 保证器械清洗合格率。

三、器械预处理原则

1. 使用过程中或使用后应及时进行预处理。
2. 器械预处理过程中应注意器械的保护。
3. 宜选用保湿效果好、对器械腐蚀作用小或有防腐蚀功能、不良影响小的方法进行预处理。
4. 应按照器械生产厂家的使用说明进行器械预处理。

四、诊疗后器械物品的分类处理流程

（一）护士准备

护士洗手、戴医用外科口罩、一次性帽子、手套和防护面罩，穿一次性隔离衣。

（二）用物准备

器械预处理专用湿巾或湿棉球、密闭式容器、保湿剂、持针器等，有条件可配备预处理专用设备。

（三）诊疗后器械物品的分类处理

1. 一次性锐器的处理

护士使用辅助器械工具（如持针器）先将口腔用一次性注射针、刀片、缝合针等锐利器械拆除，放置于锐器盒内；再拣出口镜、镊子、探针等一次性锐器，放置于锐器盒内（图 4.5.1）。

2. 可重复使用器械的处理

（1）管腔类器械拆卸后冲洗，非管腔类器械直接流动水下冲洗或使用柔软并含医用清洗剂的擦拭工具擦拭（如：器械预处理专用湿巾、湿棉球等），去除表面明显血渍和大块污物后擦干，放置于密闭式整理箱内，保湿（喷保湿剂或多酶清洗液浸泡）保存（图 4.5.2）。

（2）牙科手机、超声手柄等预处理后应放置于密闭式整理箱内，干燥保存。

（3）牙科钻针、各种根管锉等小器械，使用器械预处理专用湿巾或湿棉球擦拭，去除肉眼可见污染物，放置于小器械专用消毒盒内，保湿保存（图 4.5.3）。

（4）精密器械应使用固定架、保护套或带卡槽的器械盒进行保护（图 4.5.4）。

3. 一次性物品的处理

口腔器械盘、铺巾、口杯等一次性物品丢弃于医疗废物容器中。

4. 可重复使用器械的送消

设回收器械物品记录单，注明使用部门名称、器械物品数量等信息。使用的器械整理箱应有明确标识，并放置在固定地点，待消毒供应中心回收。

学习笔记

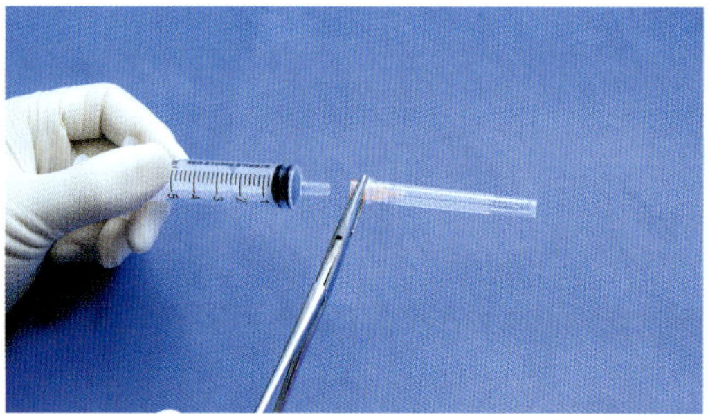

图 4.5.1　使用辅助工具分拣器械

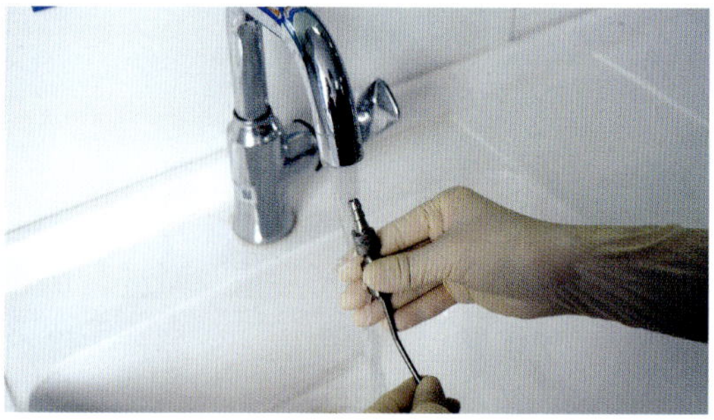

图 4.5.2　流动水冲洗管腔类器械

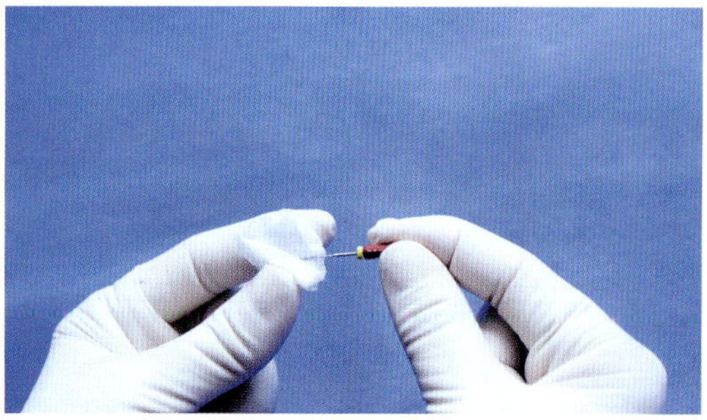

图 4.5.3　湿棉球擦除可见污染物

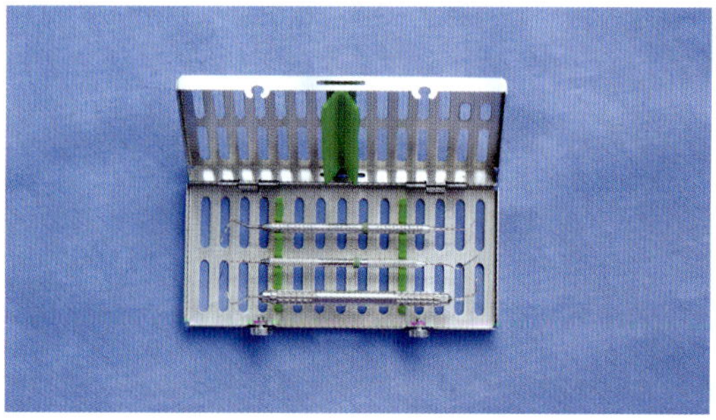

图 4.5.4　精密器械放置

诊疗后器械物品的分类处理流程

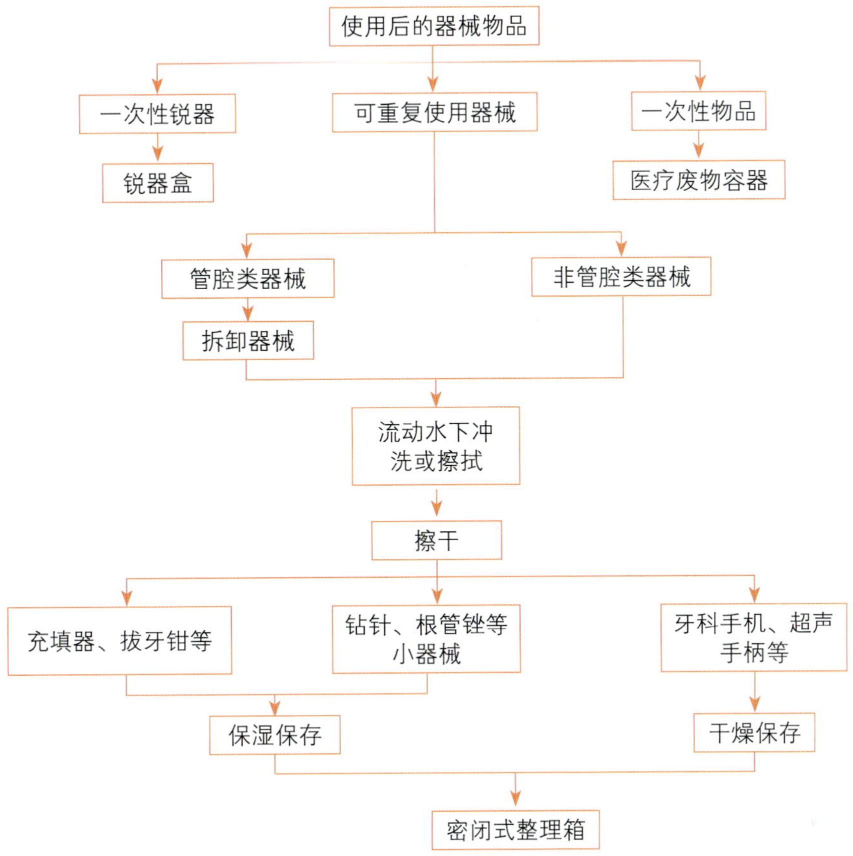

五、注意事项

1. 使用后及时对器械进行预处理。
2. 擦拭用品应一次性使用。
3. 应在指定区域进行器械清洗。
4. 操作中做好个人防护，防止液体飞溅和锐器损伤。
5. 预处理过程中注意保护器械功能端。

第六节　职业暴露管理

一、术语及定义

职业暴露：医务人员从事诊疗、护理、检验、实验操作过程中意外被患者血液、体液污染了皮肤或黏膜，或被用于患者的锐器（如针头及其他利器）刺伤了皮肤，有可能被病原微生物感染的情况。

学习笔记

二、职业暴露发生的重点环节

（一）易导致皮肤暴露的重点环节

1. 诊疗操作前

（1）用物准备时，器械尖端摆放朝向不一致。

（2）锐器安装过程中扎伤或划伤。

2. 诊疗操作中

（1）未使用容器或工具传递锐利器械。

（2）锐器如手机车针、超声工作尖、刀片等摆放位置不正确。

（3）注射器使用后，双手回帽。

3. 诊疗操作后

（1）未使用辅助工具卸除锐器。

（2）投放锐器时，利器盒锐器外溢。

（二）易导致黏膜暴露的重点环节

1. 冲洗液针头在使用过程中脱出，导致液体喷溅。

2. 诊疗操作中，患者血液、体液或气枪水飞溅。

3. 使用牙科手机、超声波洁牙机等仪器设备，产生喷溅操作。

4. 器械清洗过程中污水喷溅。

三、职业暴露的预防措施

1. 工作环境光线充足，保持诊疗台面整洁，诊疗用物合理分区，尖锐器械朝向一致（图 4.6.1、图 4.6.2）。

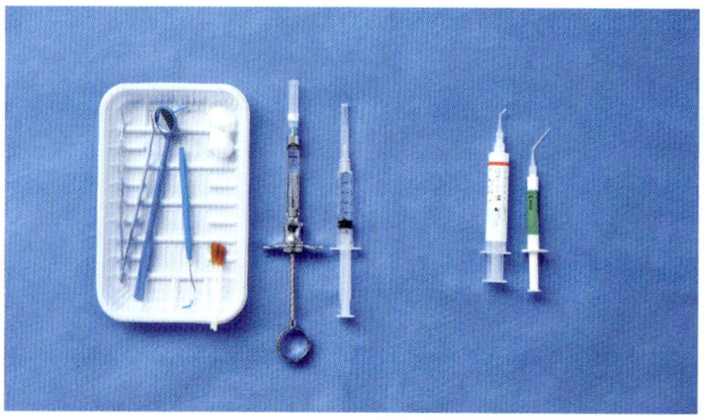

图 4.6.1　用物合理分区、分类放置

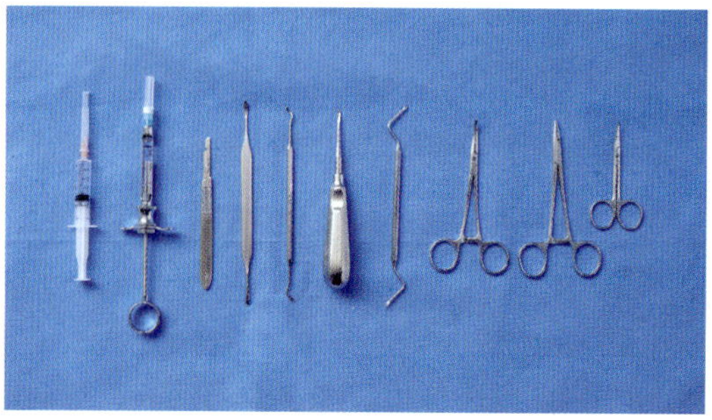

图 4.6.2　尖端朝向一致

2. 做好标准预防等防护措施。

3. 禁止“手对手式”传递锐器，应使用容器或工具传递（图 4.6.3）。禁止用手直接接触被污染的针头、刀片等锐器；禁止直接把手伸入容器中存放和处理锐器。

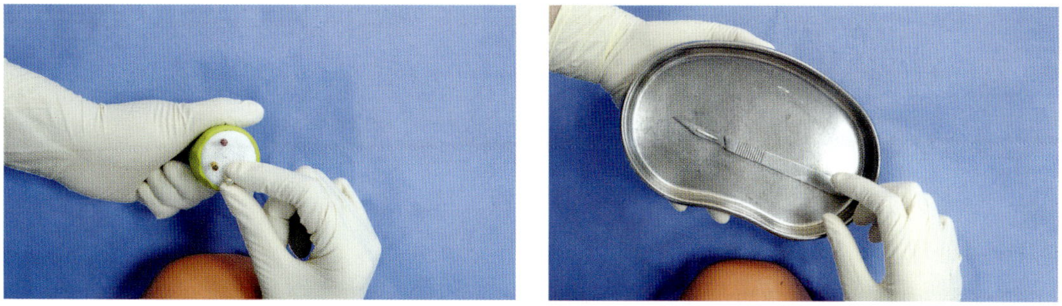

图 4.6.3　借助工具传递锐器

4. 使用后针头不应回套针帽，确需回帽应单手操作或使用器械辅助（图 4.6.4）。

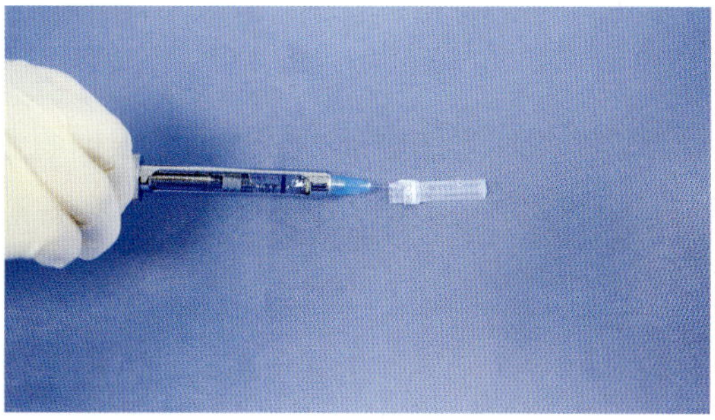

图 4.6.4　注射器单手回帽

5. 禁止手持锐器随意走动。

6. 废弃的锐器应借助工具分离后直接放入密闭、防刺破和防泄漏的利器盒中；重复使用的锐器，应放在防刺的容器内密闭运输和处理（图 4.6.5）。

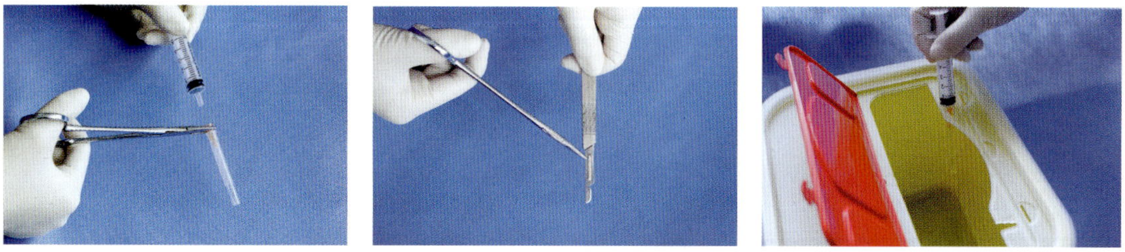

图 4.6.5　借助工具分离锐器

7. 利器盒应尽可能放在靠近工作场所的醒目位置，以方便安全使用；达到 3/4 满时，应当封闭严密，按流程运送、贮存。

8. 利器盒移出使用区域或更换时，应先盖好容器，防止在处理、储存和运输过程中发生内容物的溢出和外漏。

9. 诊疗结束后，器械物品分类处理时，应先处理锐器，再整理其他用物。

四、职业暴露的应急处理流程

（一）皮肤暴露

当医务人员皮肤发生职业暴露时，立即进行“挤、洗、消、报”，完成伤口的局部处理及全身处理。

1. 挤：如有伤口，应当由伤口近心端向远心端轻轻挤压，尽可能挤出损伤处的血液，避免伤口表面局部用力及一挤一松（图 4.6.6）。

2. 洗：用皂液和流动水反复冲洗被污染的皮肤。冲洗时间根据受伤程度及暴露源感染情况而定（图 4.6.7）。

3. 消：受伤部位伤口冲洗后，应用 75% 酒精或者 0.5% 碘伏进行消毒，并包扎伤口（图 4.6.8）。

4. 报：局部处理后报告科室和院感部登记，院感部会根据职业暴露类型评估被感染风险，根据个体血液检验结果进行预防性用药，完善后期追踪（图 4.6.9）。

学习笔记

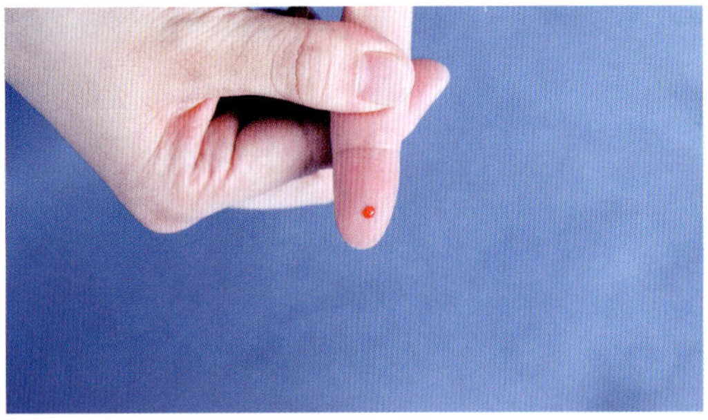

图 4.6.6　挤

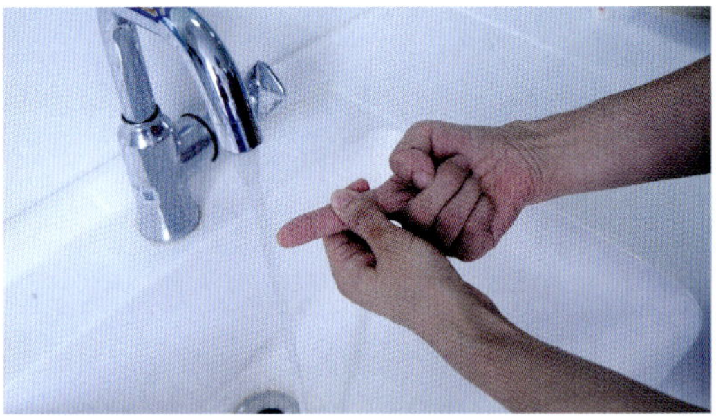

图 4.6.7　洗

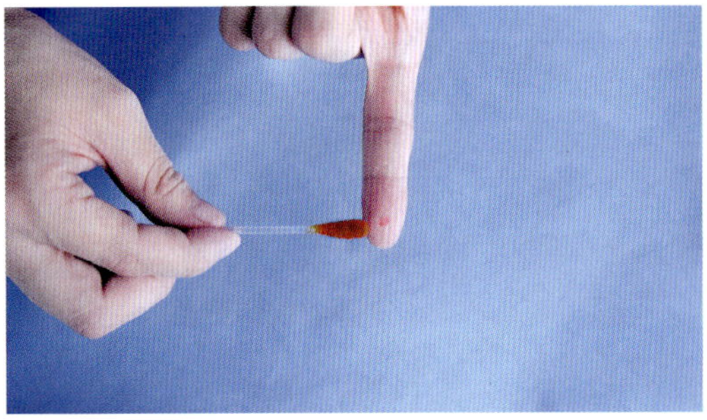

图 4.6.8　消

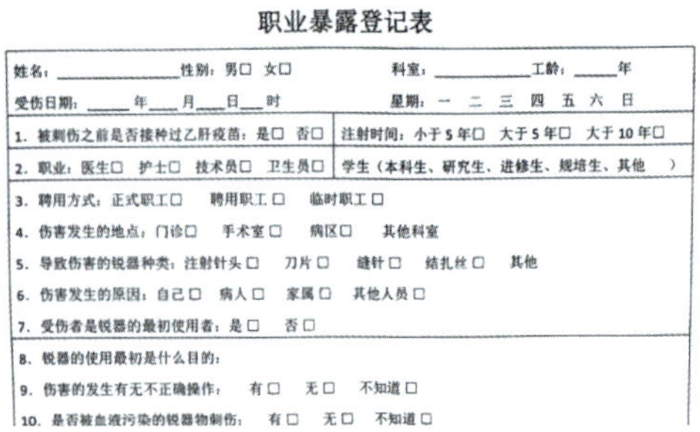

职业暴露登记表

姓名：________性别：男□　女□　科室：________工龄：____年
受伤日期：____年___月___日___时　星期：一　二　三　四　五　六　日
1. 被刺伤之前是否接种过乙肝疫苗：是□　否□　注射时间：小于 5 年□　大于 5 年□　大于 10 年□
2. 职业：医生□　护士□　技术员□　卫生员□　学生（本科生、研究生、进修生、规培生、其他　）
3. 聘用方式：正式职工□　聘用职工□　临时职工□
4. 伤害发生的地点：门诊□　手术室□　病区□　其他科室
5. 导致伤害的锐器种类：注射针头□　刀片□　缝针□　结扎丝□　其他
6. 伤害发生的原因：自己□　病人□　家属□　其他人员□
7. 受伤者是锐器的最初使用者：是□　否□
8. 锐器的使用最初是什么目的：
9. 伤害的发生有无不正确操作：　有□　无□　不知道□
10. 是否被血液污染的锐器物刺伤：　有□　无□　不知道□

图 4.6.9　报

（二）黏膜暴露

黏膜（主要为眼部）发生暴露后，应立即反复用生理盐水、清水或自来水冲洗被污染的黏膜，冲洗眼部具体操作方法如下：头偏向一侧，使用生理盐水从内眦向外眦方向流动，反复轻轻冲洗多遍（图 4.6.10）；或使用流动水调至细微流量，头偏向一侧，从内眦向外眦方向反复冲洗（图 4.6.11）。有条件的可使用洗眼装置。

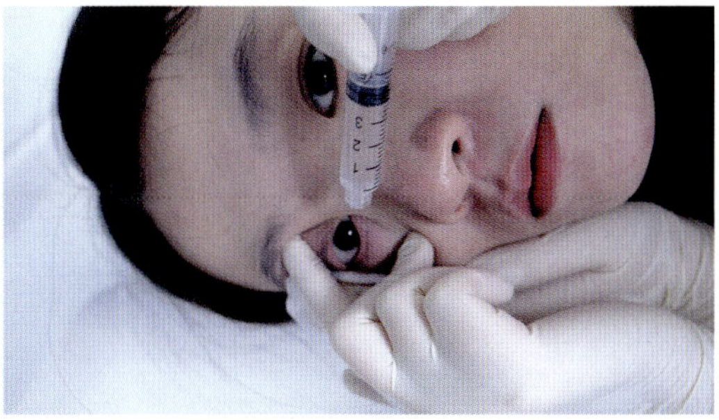

图 4.6.10　生理盐水冲洗眼部的方法

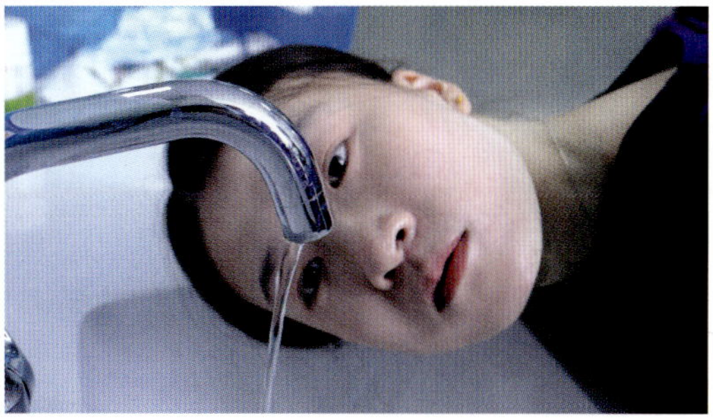

图 4.6.11　流动水冲洗眼部的方法

五、传染病或疑似传染病暴露的处理流程

（一）乙型肝炎病毒暴露

1. 已知暴露者乙型肝炎病毒表面抗原（hepatitis B surface antigen，HbsAg）阳性或乙型肝炎病毒表面抗体（抗 HBs）阳性，则可不予特殊处理，如抗 HBs 滴度低（< 10 IU/mL），需加强乙肝疫苗 1 次（5 μg）。

2. 已知暴露者 HbsAg 和抗 HBs 均阴性，尽快给暴露者肌肉注射乙肝免疫球蛋白（hepatitis B immunoglobin，HBIG）200 U 和乙肝疫苗，乙肝疫苗接种期间按第 0、1、2、12 个月执行，并分别在暴露后即刻、第 4 周、第 8 周、第 12 周检测乙肝两对半，发现异常情况尽快上报。

3. 不明确暴露者 HbsAg 阳性或抗 HBs 是否阳性，立即抽血检验核心 HbsAg 和抗原 HBs，并尽快给暴露者肌肉注射乙肝免疫球蛋白（HBIG）200 U，并根据检验结果参照上述原则进行下一步处理。

（二）丙型肝炎病毒暴露

1. 如明确暴露源为丙型肝炎病毒（hepatitis C virus，HCV）感染者（抗-HCV 阳性、HCV-RNA 阳性），建议暴露后医务人员立即进行抗-HCV 检测，留取抗-HCV 本底资料。

2. 若此时医务人员抗-HCV 阳性，应进一步检测 HCV-RNA，HCV-RNA 阳性者建议进行干扰素 + 利巴韦林的标准抗病毒治疗。

3. 若此时医务人员抗-HCV 阴性，于暴露后 12 周再次检测抗-HCV。抗-HCV 阳性者，进一步检测 HCV-RNA，HCV-RNA 阳性者建议进行干扰素抗病毒治疗；HCV-RNA 阴性者于暴露后 24 周监测抗-HCV 和 ALT，并进行跟踪管理。

（三）人类免疫缺陷病毒暴露

1. 事故发生后立即留取血样，联系疾病预防控制中心进行详细检测。

2. 医疗机构应当根据暴露级别和暴露源病毒载量水平对发生人类免疫缺陷病毒（human immunodeficiency virus，HIV）职业暴露的医务人员实施预防性用药方案。

学习笔记

3. 预防性用药应当在发生 HIV 职业暴露后尽早开始（4 小时内），最好不超过 24 小时，但即使超过 24 小时，也建议实施预防性用药。预防性用药方案分为基本用药程序和强化用药程序，均为连续服药 28 天。

4. 医务人员发生 HIV 职业暴露后，医疗机构应当在暴露后的第 4 周、第 8 周、第 12 周和 6 个月检测 HIV 抗体，对服用药物的毒性进行监控和处理，观察和记录艾滋病病毒感染的早期症状等。

诊疗单元物体表面清洁与消毒

第七节　诊疗单元物体表面的清洁与消毒

一、术语及定义

污点清洁与消毒：对被患者的少量体液、血液、排泄物、分泌物等感染性物质小范围污染的环境表面进行的清洁与消毒处理。

高频接触表面：患者和医务人员手频繁接触的环境表面，如牙科综合治疗台按键区、三用枪手柄、吸唾器、无影灯把手等。

一次性隔离屏障：用于设备设施等物体表面，不透水、不可重复使用的防护膜、纸、管、透明塑料袋等。

学习笔记

二、诊疗单元物体表面清洁与消毒原则

诊疗单元物体表面清洁与消毒应遵循先清洁后消毒的原则，采取湿式卫生的清洁方式。口腔门诊作为感染高风险的区域，应每天对诊疗单元物体表面进行至少两次清洁与消毒。选用微细纤维材料的擦拭布巾或消毒湿巾，遵循由上到下、由里到外、由污染轻到污染重的原则，如遇血液等严重污染时及时更换清洁与消毒用物。在诊疗过程中发生患者体液、血液等污染时，应随时进行污点清洁与消毒。

三、诊疗单元物体表面清洁与消毒方法

（一）护士准备

护士洗手、戴医用外科口罩、一次性帽子和手套。

（二）物品准备

消毒湿巾或含氯消毒液、消毒剂浓度试纸、布巾。

（三）清洁与消毒

诊疗单元物体表面的清洁与消毒范围包括诊桌区域、牙科综合治疗台的医生侧工作区、牙科综合治疗台的护士侧工作区、医护座椅及牙科综合治疗台的座位等区域。擦拭时，布巾 / 消毒湿巾宜分区使用。

（四）用物整理

及时清洁与消毒使用后的布巾，干燥备用；护士摘手套，洗手。

四、牙科综合治疗台高频接触表面清洁与消毒方法

牙科综合治疗台高频接触表面的清洁与消毒除采用湿式卫生外，还可以采取屏障保护措施进行物理隔离，用于屏障保护的覆盖物（如塑料薄膜、隔离膜等）实行一用一更换的原则，覆盖部位包括但不限于以下部位（图 4.7.1）：医生侧三用枪手柄、牙科手机及其软管接头、超声手柄及其软管接头、医生侧控制面板及把手、治疗灯双侧把手及开关、强弱吸唾器及管线前端、护士侧三用枪手柄、护士侧控制面板。

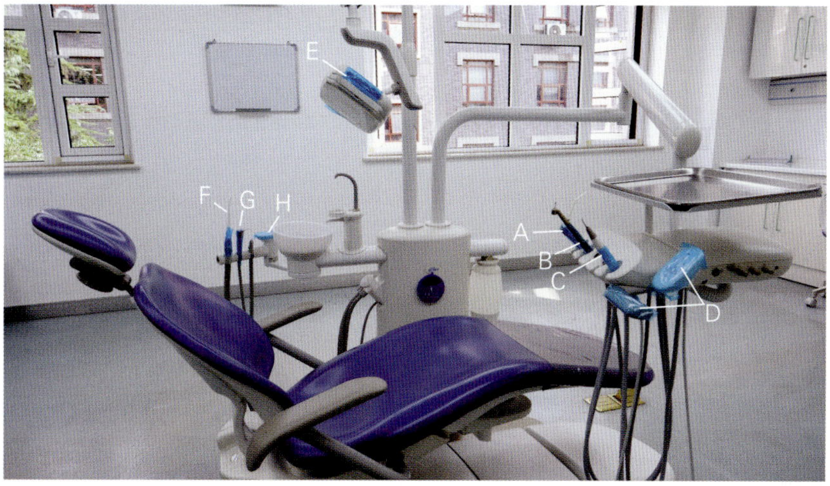

A. 医生侧三用枪手柄；B. 牙科手机及其软管接头；C. 超声手柄及其软管接头；D. 医生侧控制面板及把手；E. 治疗灯双侧把手及开关；F. 强、弱吸唾器及管线前端；G. 护士侧三用枪手柄；H. 护士侧控制面板。

图 4.7.1　一次性隔离屏障覆盖部位

五、注意事项

1. 物体表面清洁与消毒时应遵循清洁单元化的原则，擦拭工具如布巾、消毒湿巾等应分区域使用，防止病原微生物交叉污染。

2. 擦拭布巾使用后应及时清洁与消毒，干燥备用；不应将使用后或污染的擦拭布巾重复浸泡至清洁用水、使用中清洁剂和消毒剂内。

3. 清洁与消毒的顺序应依据各诊疗单元内物品的具体摆放情况及其污染程度确定，但均应遵循由上到下、由里到外、由污染轻到污染重的操作原则。

4. 对精密仪器设备表面进行清洁与消毒时，应参考仪器设备说明书，关注清洁剂与消毒剂的兼容性，选择适合的清洁与消毒产品。

5. 若医务人员诊疗操作中的接触范围超出屏障隔离区域，治疗结束后应及时对污染表面进行清洁与消毒。

学习笔记

空气消毒效果监测方法

环境表面消毒效果监测方法

手卫生消毒效果监测方法

学习笔记

第八节　医院感染消毒监测方法

一、医疗机构环境分类

Ⅰ类环境：采用空气洁净技术的诊疗场所，分洁净手术部和其他洁净场所。

Ⅱ类环境：非洁净手术部（室）；产房；导管室；血液病病区、烧伤病区等保护性隔离病区；重症监护病区；新生儿室等。

Ⅲ类环境：母婴同室；消毒供应中心的检查包装灭菌区和无菌物品存放区；血液透析中心（室）；其他普通住院病区等。种植治疗室按医疗 III 类环境（GB 15982-2012）要求准备。

Ⅳ类环境：普通门（急）诊及其检查、治疗室；感染性疾病科门诊和病区。

二、空气消毒效果监测（采用平板暴露法）

口腔门诊不涉及Ⅰ类环境，故此处只介绍Ⅱ、Ⅲ、Ⅳ类环境空气采样方法。

（一）物品准备

速干手消毒剂、培养皿、送检单、签字笔、记号笔等（图 4.8.1）。

（二）采样时间

在消毒或通风换气后，从事医疗活动前采样。

（三）采样人员准备

佩戴医用外科口罩、一次性帽子，六步洗手法洗手（图 4.8.2）。

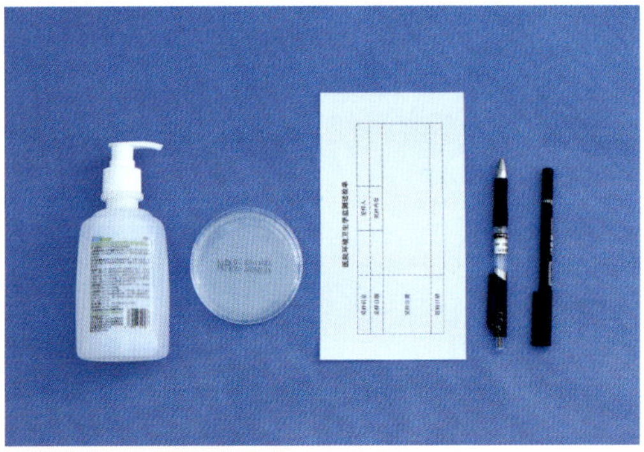

图 4.8.1　空气采样物品准备

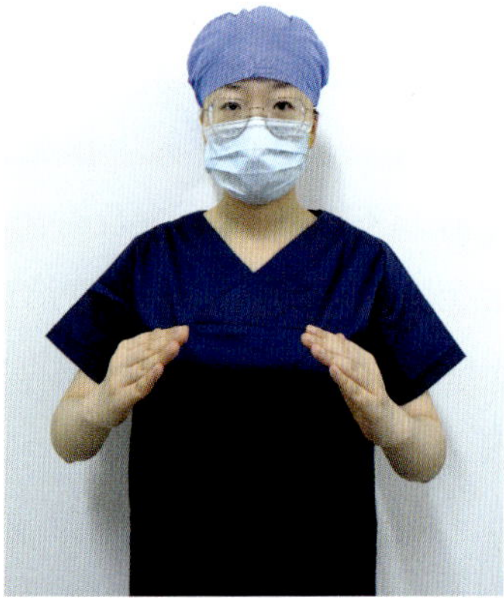

图 4.8.2　空气采样人员准备

（四）采样方法

1. 布点要求

（1）室内面积 ≤ 30 m^2，设内、中、外对角线 3 点，内、外点应距墙壁 1 m 处（图 4.8.3）。

（2）室内面积 > 30 m^2，设 4 角及中央 5 点，4 角的布点部位应距墙壁 1 m 处（图 4.8.4）。

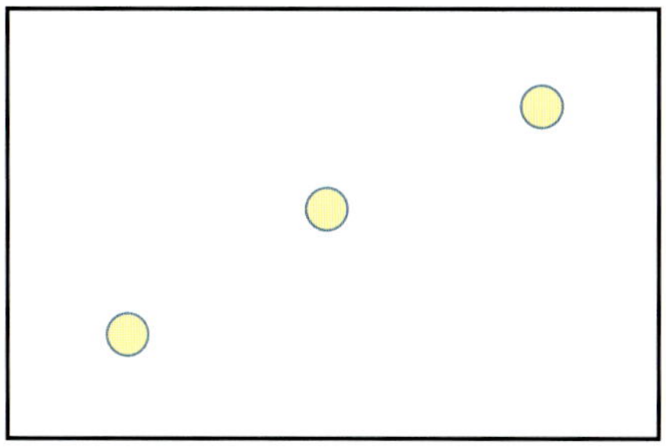

图 4.8.3　面积 ≤ 30 m^2 布点示意图

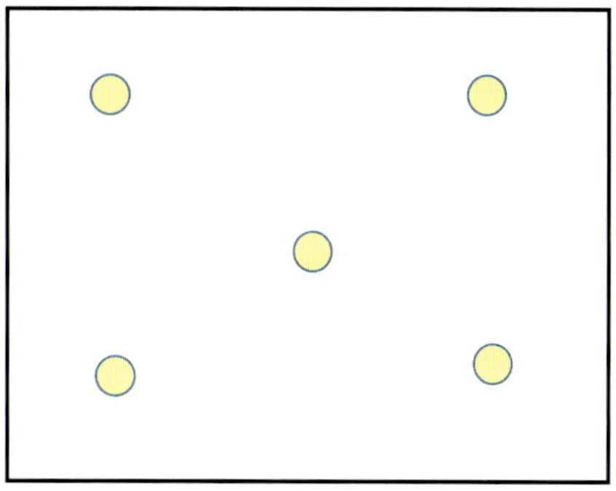

图 4.8.4　面积 > 30 m^2 布点示意图

2. 对培养皿按照布点位置、顺序依次进行编号（图 4.8.5）。

3. 按照由内到外的顺序依次布点，将培养皿放置在距地面 0.8 ~ 1.5 m 高度处，采样时将平皿盖打开，扣放于平皿旁（图 4.8.6）。

学习笔记

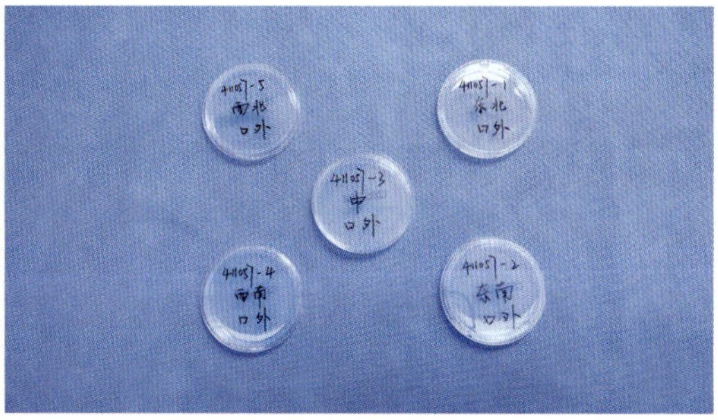

图 4.8.5　培养皿编号标注示意图

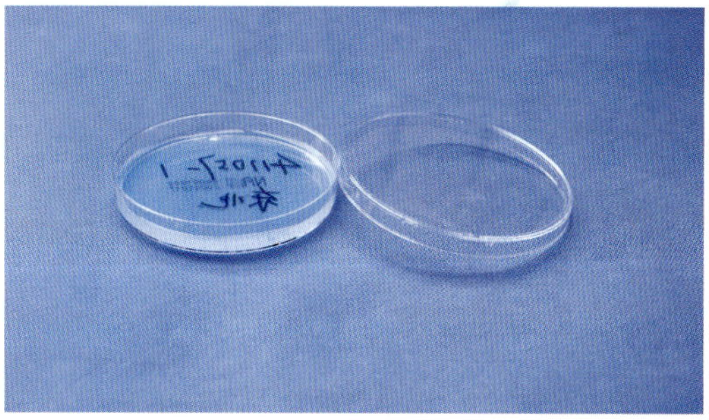

图 4.8.6　培养皿放置示意图

4. 操作中应设空白对照皿及操作对照皿：空白对照皿用于对检测的培养皿做对比试验，每批一个；操作对照皿用于检测时对操作过程做对照试验，应每监测区设置 1 个。两对照结果均应为阴性。

5. 培养皿暴露规定时间（Ⅱ类环境暴露 15 分钟，Ⅲ、Ⅳ类环境暴露 5 分钟）后，按照由外向内的顺序依次收取，盖上平皿盖，倒置送检。

6. 填写送检单，内容包括：采样科室、采样日期、标本编号等，连同样本一同送检。

（五）Ⅱ、Ⅲ、Ⅳ类环境空气消毒效果监测标准

1. Ⅱ类环境的空气平均菌落数应 ≤ 4 CFU/（15 分钟 · 直径 90 mm 平皿）。

2. Ⅲ类环境的空气平均菌落数应 ≤ 4 CFU/（5 分钟 · 直径 90 mm 平皿）。

3. Ⅳ类环境的空气平均菌落数应 ≤ 4 CFU/（5 分钟·直径 90 mm 平皿）。

（六）注意事项

1. 医疗机构应每季度对重点部门的空气消毒效果进行监测，遇医院感染暴发，怀疑与空气污染有关时随时进行监测，并进行相应致病微生物的检测。

2. 操作时严格执行手卫生，遵循无菌操作原则。

3. 培养皿在使用之前应存放于 4 ℃冰箱；储存、送检及培养时均应倒置。

4. 采样后应尽快将样本送检，送检时间不得超过 4 小时；若采样后的样本保存于 0 ~ 4 ℃时，送检时间不得超过 24 小时。

三、环境表面消毒效果监测

（一）物品准备

灭菌规格板（内径 5 cm × 5 cm）、采样管（含无菌棉拭子）、送检单、签字笔、记号笔、速干手消毒剂等（图 4.8.7）。

学习笔记

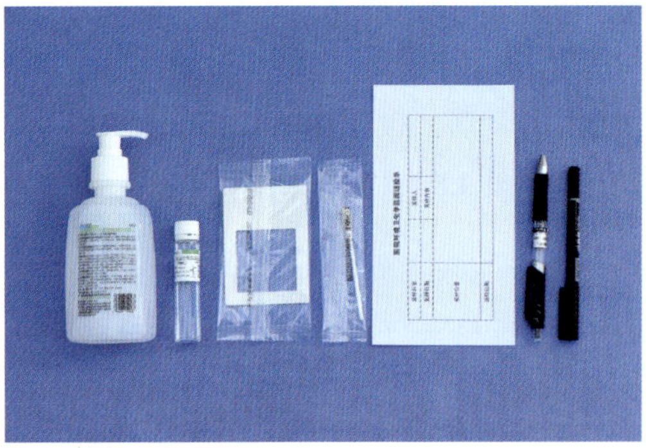

图 4.8.7　环境表面采样物品准备

（二）采样时间

潜在污染区、污染区物体表面清洁消毒后，进行诊疗操作前采样；清洁区根据现场情况确定。

（三）采样人员准备

佩戴医用外科口罩、一次性帽子，使用六步洗手法洗手。

（四）采样方法

1. 检查采样管外包装完整性及有效期。

2. 打开采样管外包装，将浸有无菌生理盐水采样液的棉拭子取出。

3. 被采表面 < 100 cm^2 时，用 1 支棉拭子涂擦整个采样表面。

4. 被采表面 ≥ 100 cm^2 时，用灭菌规格板连续采样 4 个规格板面积，用棉拭子在规格板内横竖往返各涂抹 5 次，并随之转动棉拭子，采样完成后将棉拭子尽快插回试管并旋紧。规格板放置参照图 4.8.8。

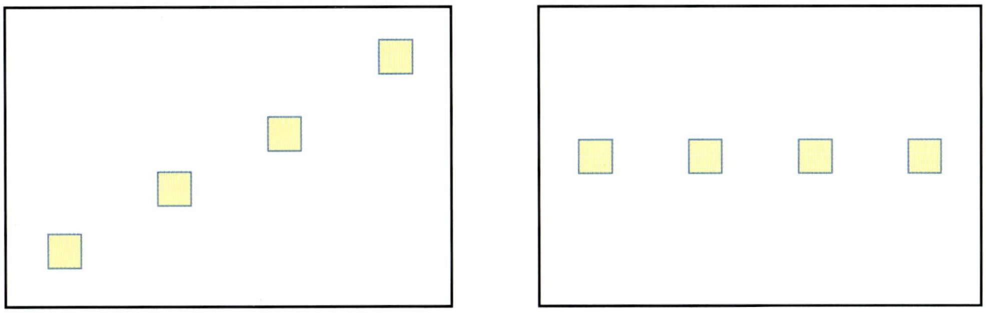

图 4.8.8　规格板放置参考图

5. 采样管标签上标记采样信息，填写送检单，填写内容包括采样科室、采样区域、采样日期、采样面积、标本编号等，连同采样管一同送检。

（五）环境表面消毒效果监测标准

1. Ⅰ、Ⅱ类环境表面平均菌落数应≤ 5 CFU/cm^2。

2. Ⅲ、Ⅳ类环境表面平均菌落数应≤ 10 CFU/cm^2。

（六）注意事项

1. 若采样物体表面有消毒剂残留时，采样液应含相应中和剂。

2. 送检单应详细记录采样面积及采样区域，以便准确计算物体表面菌落总数及追溯。

3. 采样后应尽快对样本进行检测，送检时间不得超过 4 小时；若样本保存于 0 ~ 4 ℃时，送检时间不得超过 24 小时。

四、医务人员手卫生消毒效果监测

（一）物品准备

手卫生设施（非手触式水龙头、洗手液、干手用品等）、采样管（含无菌棉拭子）、送检单、签字笔、记号笔等（图 4.8.9）。

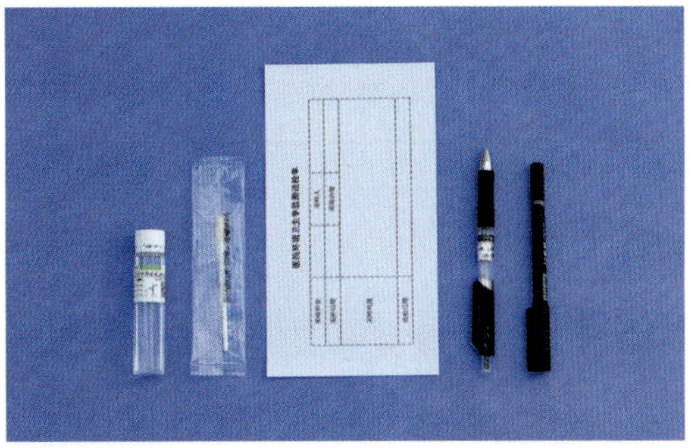

图 4.8.9　手卫生采样物品准备

（二）采样时间

手卫生后，接触患者或从事医疗活动前采样。

学习笔记

（三）采样人员准备

佩戴医用外科口罩、一次性帽子，使用六步洗手法洗手。

（四）采样方法

1. 检查所有物品外包装完整性及有效期。

2. 打开采样管外包装，将浸有无菌生理盐水采样液的棉拭子取出。

3. 被检人五指并拢，采样人员将1支棉拭子在其双手手指曲面从指跟到指端来回涂擦各2次，并随之转动棉拭子（图4.8.10）；并以同样方法涂擦另一只手。

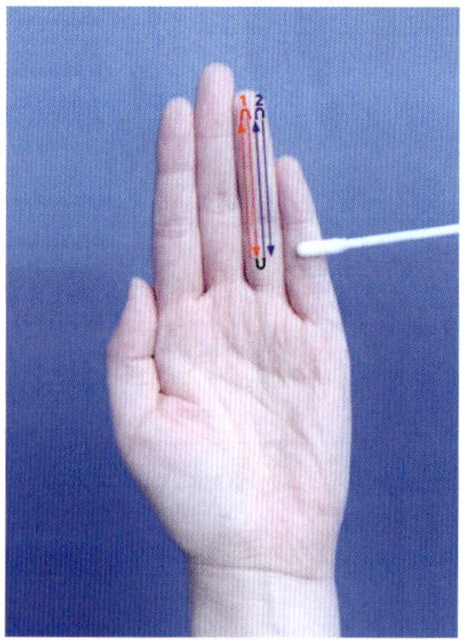

图 4.8.10　来回涂擦各2次

4. 采样完成后将棉拭子尽快插回采样管并旋紧。

5. 采样管标签上标记采样信息，填写送检单，填写内容包括采样科室、采样日期、被检人姓名、采样面积、标本编号等，连同采样管一同送检。

（五）手卫生消毒效果监测标准

1. 卫生手消毒，监测的细菌菌落总数应 ≤ 10 CFU/cm^2。

2. 外科手消毒，监测的细菌菌落总数应 ≤ 5 CFU/cm^2。

（六）注意事项

1. 手卫生消毒效果监测采样时，若手上有消毒剂残留，采样液应含有中和剂。

2. 采样后应尽快对样本进行检测，送检时间不得超过4小时；若样本保存于0 ~ 4 ℃时，送检时间不得超过24小时。

五、使用中消毒液染菌量监测

（一）物品准备

使用中消毒剂（已开封，且在使用有效期内）、无菌吸管、采样管（含中和剂）、送检单、签字笔、记号笔等（图4.8.11）。

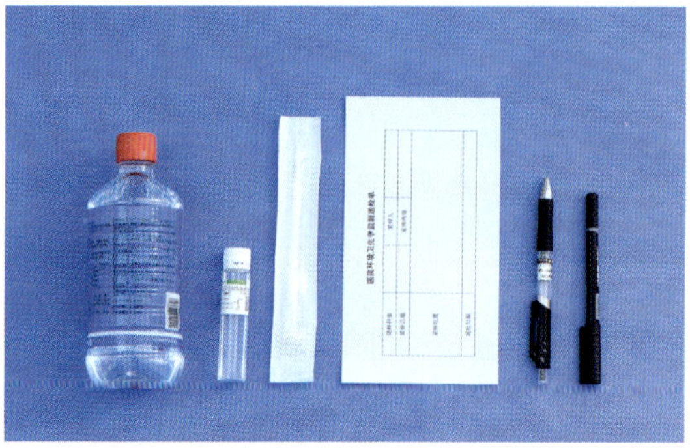

图 4.8.11　使用中75%酒精染菌量采样物品准备

（二）采样人员准备

佩戴医用外科口罩、一次性帽子，使用六步洗手法洗手。

（三）采样方法

1. 检查所有物品外包装完整性及有效期。

2. 用无菌吸管按无菌操作方法吸取消毒液 1 mL，加入 9 mL 含有相应中和剂的采样管内混匀。

3. 采样管标签上标记采样信息，填写送检单，包括采样科室、采样日期、标本编号等，连同采样管一同送检。

（四）使用中消毒液的染菌量监测标准

1. 使用中灭菌用消毒液应无菌生长。

2. 使用中皮肤黏膜消毒剂细菌菌落总数应 ≤ 10 CFU/mL，霉菌和酵母菌应 ≤ 10 CFU/mL。

3. 其他使用中消毒剂细菌菌落数 ≤ 100 CFU/mL，不得检出致病微生物。

（五）注意事项

1. 采样时要注意无菌操作。

2. 采样后应尽快对样本进行检测，送检时间不得超过 4 小时；若样本保存于 0 ~ 4 ℃时，送检时间不得超过 24 小时。

六、使用中紫外线灯辐射照度值监测

（一）物品准备

紫外线辐照计或辐射照度指示卡、温湿度计等（图 4.8.12）。

图 4.8.12　紫外线灯检测物品准备

（二）检测人员准备

佩戴医用外科口罩、一次性帽子，使用六步洗手法洗手。

（三）检测方法

1. 检查所用物品，确保其在有效期内及器械性能完好，确保测量环境的温湿度符合要求。

2. 指示卡法：开启紫外线灯 5 分钟后，将指示卡置于紫外线灯下垂直距离 1 m 处，有图案的一面朝上，照射 1 分钟，观察指示卡色块的颜色，将其与标准色块比较。

3. 仪器法：开启紫外线灯 5 分钟后，将测定波长为 253.7 nm 的紫外线辐照计探头置于被检紫外线灯下垂直距离 1 m 的中央处，待仪表稳定后，所示数据即为该紫外线灯的辐射照度值。

4. 在紫外线灯监测记录本上做好登记。

（四）使用中紫外线灯辐射照度值的监测标准

普通 30 W 直管型紫外线灯：新灯管的辐照强度应 ≥ 93 $\mu W/cm^2$；使用中紫外线灯辐照强度 ≥ 70 $\mu W/cm^2$。

（五）注意事项

1. 紫外线灯新灯启用前应进行辐射照度检测；使用中紫外线灯应每半年进行辐射照度检测。

2. 测定时电压（220 ± 5）V，温度 20 ~ 25 ℃，相对湿度 < 60%。

3. 紫外线辐照计应在计量部门检定的有效期内使用。

4. 指示卡应在有效期内使用。

学习笔记

第五章 口腔器械处理

第一节 口腔器械的处理

口腔器械：用于预防、诊断、治疗口腔疾患和口腔保健的可重复使用的器械、器具和物品。

一、操作原则

1. 口腔器械应一人一用一消毒和（或）灭菌。
2. 高度危险口腔器械应达到灭菌水平。
3. 中度危险口腔器械应达到灭菌水平或高水平消毒。
4. 低度危险口腔器械应达到中或低水平消毒。

二、操作流程

准备 →	1. 环境准备：环境宽敞明亮，温度、湿度适宜，操作台面整洁干燥。 2. 人员准备：规范着装，穿戴防护用品。 3. 物品准备：均在有效期内。
↓ 回收 →	采用封闭方式回收，避免反复卸载，不应在诊疗场所对污染的诊疗器械、器具及物品进行清点。
↓ 清点分类 →	1. 清点：在去污区进行诊疗器械、器具和物品的清点、分类、核查。 2. 分类：根据器械物品材质、精密程度、处理方法的不同进行分类放置。器械取放时注意轻拿轻放，锐利器械、精密器械与牙科小器械置于密闭清洗篮筐，使用保护垫加以保护。可拆卸的器械拆分到最小化。
↓ 清洗 →	1. 手工清洗：污染较重或者污染物已经干涸的耐湿器械先浸泡。轴节类器械应充分打开轴节，器械置于清洗篮筐内，选用专用清洗刷，沿器械纹路的方向在液面下进行刷洗。齿牙、关节、卡锁位、腔隙器械的内侧面，为重点刷洗处。管腔器械选择与管腔直径、长度相适宜的清洗刷。两端开口的管腔器械应贯通刷洗。 2. 超声清洗：遵循生产厂家的使用说明书或指导手册进行操作。将器械放入专用网篮，用多酶医用清洗剂超声清洗，器械置于液面下，时间＜10 分钟，水温＜45℃。 3. 机械清洗：根据器械的材质和污染程度选择相应的清洗程序。
↓ 检查保养 →	1. 目测或光源放大镜下进行器械清洁度及功能检查。 2. 检查器械表面及关节、齿牙处光洁，无血渍、污渍、水渍等残留物质和锈斑。器械清洗质量不合格应进行重新处理。 3. 切割性能测试：刀口锋利、无钝口、卷口、缺口等现象。 4. 管腔器械使用通条反复擦拭内腔并贯通管腔两端进行清洗质量检查。 5. 口腔器械轴节处使用医用润滑剂进行保养，不使用液状石蜡油等非水溶性的产品进行保养。

包装 → 1. 包装包括装配、包装、封包、注明标识等步骤。
2. 包装前核对器械的种类、规格和数量，按照包装要求进行包装。
3. 封包严密，保持闭合完好性，灭菌物品包装的标识注明灭菌器编号、灭菌批次、灭菌日期、失效期、物品名称、包装者等内容。标识具有可追溯性。

↓

灭菌 → 1. 根据灭菌物品的材质选择合适的灭菌程序和灭菌方法，耐湿、耐热的器械、器具和物品首选压力蒸汽灭菌。
2. 不耐湿、不耐热的器械、器具和物品采用低温灭菌。

↓

储存与发放 → 1. 灭菌后物品分类、分架存放在无菌物品存放区。消毒后直接使用的器械物品专架存放。
2. 器械灭菌合格后下发至临床科室。无菌物品发放时，遵循先进先出的原则。

三、注意事项

1. 医用清洗剂应现用现配。手工清洗的水温为 15 ~ 30 ℃。

2. 灭菌时使用专用灭菌架或篮筐装载待灭菌物品，灭菌包之间留有间隙；同材质的器械、器具及物品置于同一批次进行灭菌，材质不同时，纺织类物品竖放于上层、金属类器械放置于下层；手术器械包、硬质容器平放，盆、盘、碗类物品斜放，玻璃瓶等底部无孔的器皿物品应倒立或侧放，纸塑包装物品应侧放。

3. 无菌物品卸载：从灭菌器卸载取出的物品，冷却时间 > 30 分钟。

学习笔记

第二节　牙科小器械的处理

牙科小器械是指规格较小的牙科器械，如各种型号车针、根管器具等。

一、目的

牙科小器械具有精密细小、结构复杂、不易清洗等特点，对其规范化的清洗消毒等处理，需保持其精密程度，保障临床医生精确使用，提高工作效率及诊疗质量。

二、操作流程

准备 → 1. 环境准备：环境宽敞明亮，温度、湿度适宜，操作台面整洁干燥。
2. 人员准备：规范着装，穿戴防护用品。
3. 物品准备：密闭清洗篮筐、密封网筐、器械保护垫、压力水枪、医用清洗剂、超声清洗机、量杯等。

↓

回收 → 采用封闭方式回收，避免反复卸载，不应在诊疗场所对污染的诊疗器械、器具及物品进行清点。

↓

清点 → 1. 由专人专岗负责对牙科小器械进行清点，检查临床科室小器械预处理情况。
2. 牙科小器械如有预处理不合格现象，进行清洗前预处理。

↓

超声清洗 →
1. 牙科小器械放入密闭清洗篮筐，根据器械污染程度适当延长清洗时间，超声清洗时间不宜超过 10 分钟，水温＜45℃。
2. 超声清洗机内注水，确保牙科小器械浸没在液面下，器械距离液面≥ 2 cm，可拆卸的器械拆卸到最小化。

↓

机械清洗 →
牙科小器械放入密闭清洗篮筐，选择合适的清洗程序对牙科小器械进行机械清洗。

↓

检查保养 →
采用目测或光源放大镜检查牙科小器械的清洁度及功能。

↓

包装 →
1. 使用专用多孔车针架或专用车针盒进行牙科小器械的包装，器械不应散落包装。
2. 选择合适的包装方法进行包装，封包严密。

↓

灭菌 →
根据牙科小器械的材质选择适宜的灭菌方法和灭菌程序。

↓

储存与发放 →
1. 灭菌后物品分类、分架存放在无菌物品存放区。
2. 器械灭菌合格后下发至临床科室。无菌物品发放时，遵循先进先出的原则。

三、注意事项

1. 超声清洗时应密闭清洗，防止产生气溶胶。
2. 使用的清洗剂应现用现配。
3. 牙科小器械精密细小，尖端锐利，操作时防止丢失。
4. 锐利器械应做好器械保护措施及职业防护，避免职业暴露发生。

第三节　外来医疗器械及植入物的处理

外来医疗器械是指由器械供应商租借给医院，供医院使用且可以重复使用的医疗器械，主要指用于与植入物相关手术的器械。

植入物是指放置于外科操作形成的或者生理存在的体腔中，留存时间为 30 天及以上的可植入性医疗器械。特指非无菌、需要医院进行清洗、消毒与灭菌的植入性医疗器械。

一、目的

规范外来医疗器械的管理，指导手术室与消毒供应室工作人员对外来医疗器械进行正确的接收、清洗、消毒、检查、包装、灭菌、监测、储存、发放、使用、归还、追溯，降低外来医疗器械的感染风险，确保术中患者及医护人员的安全。

二、操作流程

准备	1. 环境准备：环境整洁，宽敞、明亮，温度、湿度适宜。 2. 人员准备：规范着装，穿戴防护用品。 3. 物品准备：清洗、消毒灭菌设备处于完好备用状态，各种辅助设备、设施准备齐全。清洗消毒灭菌操作过程中使用的耗材符合国家相关要求。
接收清点	1. 接收时器械供应商提供使用说明书，根据说明书的要求对器械进行清洗消毒及灭菌，并对清洗消毒灭菌效果进行监测，记录保存。 2. 与器械供应商依据器械配置清单共同清点、核对器械名称、数量、规格及盛装容器的清洁度、功能及完整性，双方签名确认。
分类	1. 参考《清洗消毒及灭菌技术操作规范》执行。 2. 按器械材质特性、结构特点和清洗要求进行分类。 3. 根据器械结构、精密程度等特点选择适宜的清洗方法。 4. 可拆卸的器械按照说明书拆卸至最小单位，较小的零部件放于密闭清洗篮筐，并做好标识，防止丢失。
清洗消毒干燥	1. 清洗：根据器械分类选择适宜的清洗、消毒与干燥方式；结构复杂的器械手工预清洗后再进行机械清洗消毒，严格遵守标准操作流程；机械清洗时将每件器械平铺盛装于清洗篮筐内；采用专用器械清洗架妥善固定，选择合适的清洗参数和程序 2. 消毒：耐湿热器械首选机械热力消毒，或遵循产品使用说明书。 3. 干燥：耐湿热器械首选用干燥设备进行干燥；管腔器械采用压力气枪吹干。
检查保养及包装	1. 检查：进行清洁度和功能检查，目测器械表面有无残留的血渍、污渍、水垢、锈斑等；在光源放大镜下检查器械的棱角处、尖端、孔隙处、凹槽处的清洁度，并观察有无磨损变形。 2. 装配、包装：依据器械配置清单核对器械的名称、数量和规格，根据清单装配器械。包装前双人核对器械与配置清单是否正确；选择合适包装材料、包装方法、封包并标识，包装操作与质量要求符合规定。 3. 对含有植入物的器械包进行标识，标识应具有追溯性。
灭菌与储存发放	1. 根据器械生产厂商说明书要求，按照相应的灭菌程序进行灭菌，密切观察灭菌过程的物理参数。 2. 检查并确认物理、化学监测合格，正确卸载、储存，待生物监测合格后方可发放。
归还	器械使用完毕，由消毒供应室回收，按流程清洗消毒处理后归还器械供应商。

三、注意事项

1. 消毒供应室建立外来医疗器械及植入物的管理制度。

2. 在去污区相对独立的区域进行交接，不与其他器械混放。同一患者所用的器械，如有多个灭菌包或多个厂家的器械应分别做好标识，避免混淆。

3. 外来医疗器械结构复杂，清洗消毒时需特别关注器械结构上的孔洞、缝隙、轴节、螺纹及管腔等部位的清洗质量；清洗锐利器械时，注意保护尖端、刃部，做好防护，避免

学习笔记

针刺伤。

4. 外来医疗器械灭菌包避免超大、超重，灭菌参数必须遵循器械使用说明书；确认灭菌过程合格并检查有无湿包，湿包应重新处理。

5. 灭菌植入物时，灭菌过程中密切观察灭菌物理参数。

6. 急诊手术时可使用含第 5 类化学指示物的化学 PCD 进行监测，化学指示物合格后可提前放行。对于提前放行的植入物，生物监测结果合格后在第一时间通知使用科室。

7. 发放前再次确认无菌包的灭菌有效性和信息的完整性，发放记录应具有可追溯性。

第四节　口腔器械清洗技术

口腔器械手工清洗技术

口腔器械清洗技术是去除医疗器械器具和物品上污物的全过程。包括冲洗、洗涤、漂洗和终末漂洗。

一、清洗的分类

口腔器械清洗方法包括手工清洗和机械清洗。手工清洗适用于精密、复杂器械的清洗和有机物污染较重器械的初步处理。机械清洗适用于常规器械的清洗。

学习笔记

二、操作流程

（一）手工清洗

1. 适用范围

适用于复杂器械、有特殊要求的器械以及有机物污染较重器械的初步处理。

2. 用物准备

密闭清洗篮筐、清洗水槽、压力水枪、压力气枪、器械清洗专用刷、医用清洗剂、医用润滑剂、洗眼装置等（图 5.4.1）。

3. 操作步骤

（1）冲洗：污染器械、器具和物品置于流动水下冲洗，初步去除污染物。管腔器械使用压力水枪进行冲洗（图 5.4.2）。

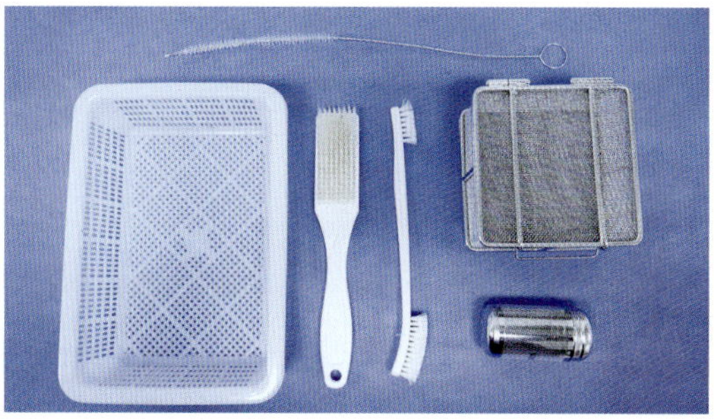

图 5.4.1　用物准备

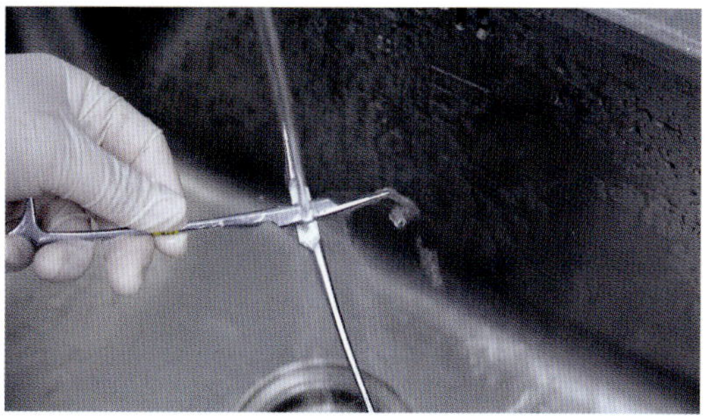

图 5.4.2　冲洗

（2）洗涤：①使用医用清洗剂浸泡后，用器械专用清洗刷刷洗。按照产品说明书配制医用清洗剂，保证器械完全浸没于清洗剂中，浸泡时间参考说明书（5～10 分钟），用专用清洗刷在液面下进行刷洗；②刷洗器械表面、关节、齿牙 / 螺纹、管腔 / 孔隙，顺齿牙和纹路的方向在液面下反复刷洗；③轴节类器械关节需充分打开，暴露关节进行刷洗（图 5.4.3）；④管腔器械选用与管腔直径、长度相匹配的清洗刷，贯通刷洗（图 5.4.4）。

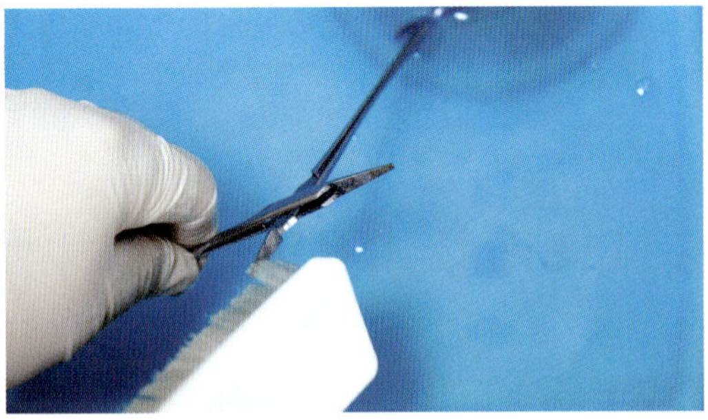

图 5.4.3　洗涤

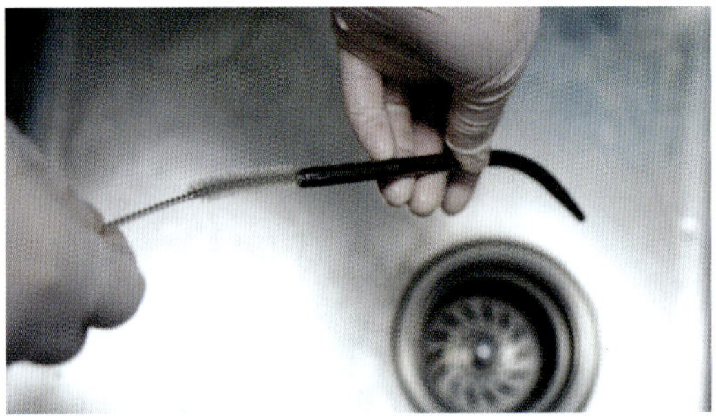

图 5.4.4　洗涤

（3）漂洗：洗涤后，用流动水冲洗或刷洗。管腔器械使用高压水枪冲洗，去除残留污渍和清洗剂（图 5.4.5）。

（4）终末漂洗：终末漂洗用水电导率应≤ 15 μs/cm（25 ℃）（图 5.4.6）。

学习笔记

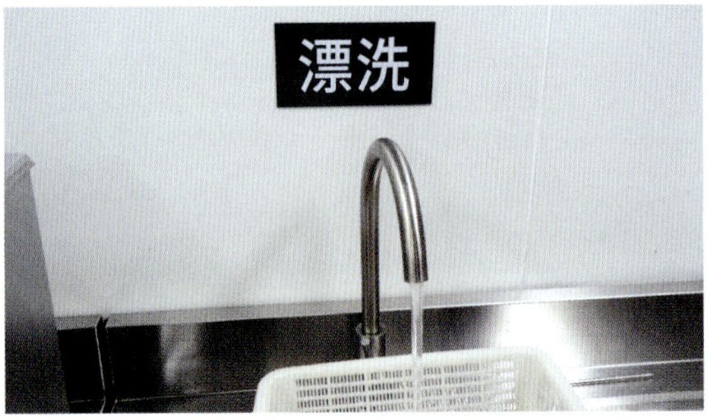

图 5.4.5　漂洗

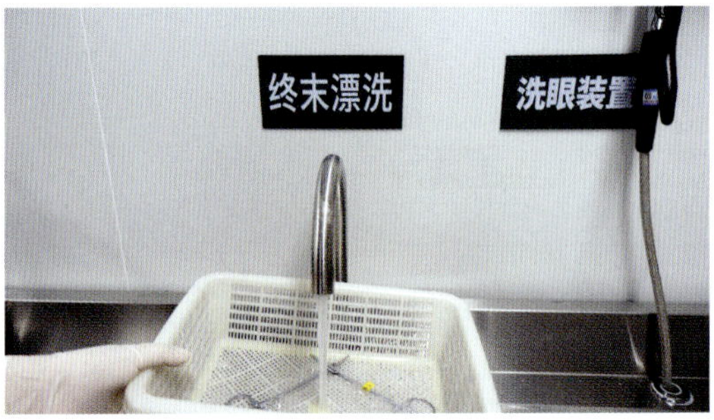

图 5.4.6　终末漂洗

4. 注意事项

（1）操作前评估器械污染程度，遵循清洗技术操作规程选择清洗方法和操作程序。

（2）有锈蚀的器械，除锈后再进行手工清洗（图 5.4.7）。

（3）可拆卸的器械，拆卸到最小化再进行清洗（图 5.4.8）。

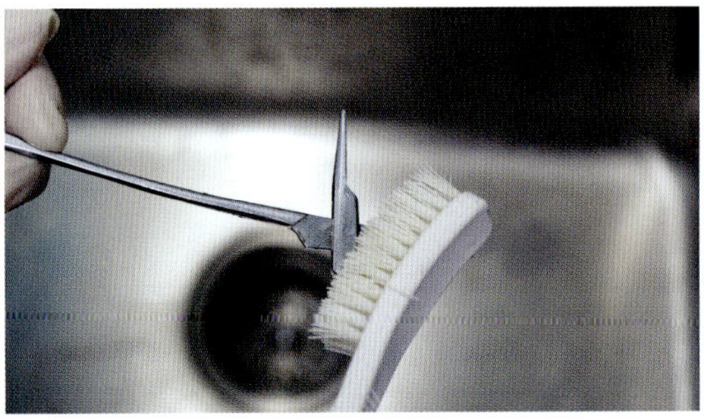

图 5.4.7　除锈

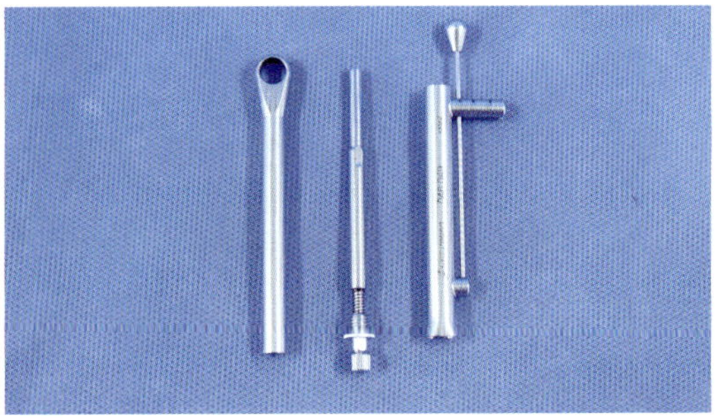

图 5.4.8　器械拆卸至最小化

（4）不应使用研磨型清洗材料和用具用于器械的手工清洗，选用与器械材质相匹配的刷洗用具和用品。

（5）清洗水槽、清洗用具等物品每次使用后清洁消毒。

（二）机械清洗

1. 超声清洗

（1）适用范围：超声清洗适用于对金属、玻璃类材质器械的清洗（图5.4.9）。

（2）操作步骤

① 冲洗：将污染较重的器械、物品放入清洗剂中浸泡5～10分钟后，在流动水下冲洗器械，初步去除污染物，必要时手工刷洗。

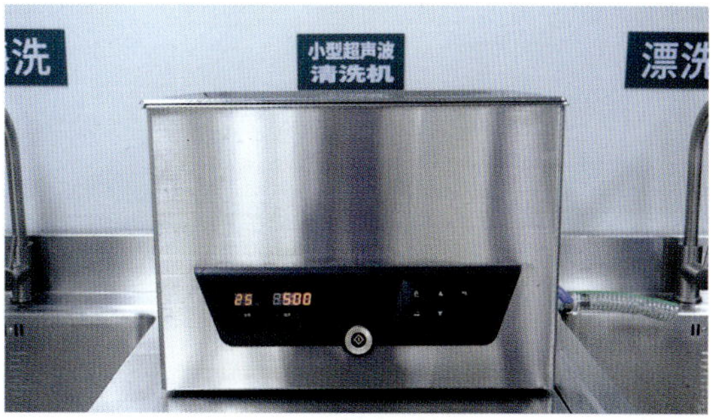

图 5.4.9　超声清洗机

② 超声清洗操作：将预处理合格后的器械放在密闭清洗篮筐中，浸没在水面下，管腔内注满水。遵循厂家提供的使用说明书或指导手册设置清洗时间及超声频率等参数。运行时盖上超声清洗机机盖，按下启动开关。

（3）注意事项：① 超声清洗可作为手工清洗或机械清洗的预清洗手段；② 根据器械的不同材质选择相匹配的超声频率；③ 清洗时间不宜超过10分钟；④ 洗涤槽内注入适量的水，液面高于器械≥2 cm，严禁无水运行；⑤ 在运行中温度应＜45 ℃。⑥ 牙科小器械使用超声时宜配备专用网篮；⑦ 使用完毕将清洗液排空，用清水冲洗擦干备用，保持水槽的清洁，由专人每周1～2次，保养。

2. 清洗消毒器

（1）适用范围：适用于耐高温、湿热材质的口腔器械的清洗和消毒（图5.4.10）。

（2）清洗前的准备：

① 人员准备：操作人员的个人防护着装符合规范要求，戴圆帽、口罩，穿防护服/防水围裙、专用鞋、手套，护目镜/面罩。

② 环境准备：消毒供应中心去污区，环境整洁、光线充足。

③ 物品准备：操作台、器械清洗篮筐、清洗架、清洗剂等物品处于备用状

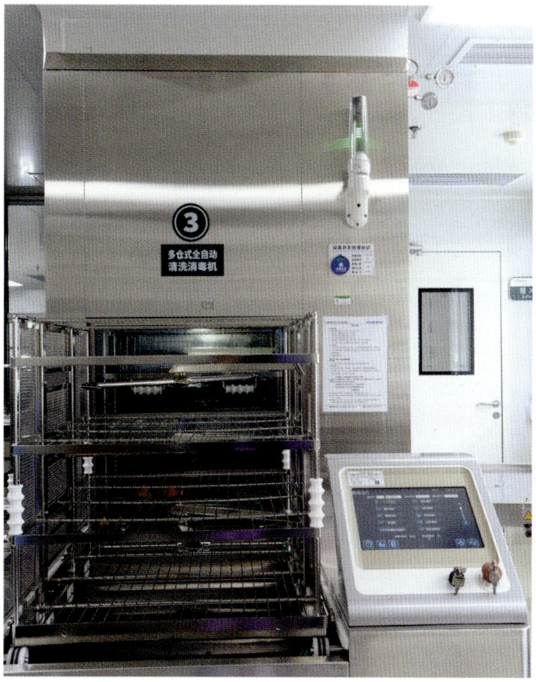

图 5.4.10　清洗消毒器

学习笔记

态。确认水、电处于备用状态，多酶医用清洗剂、医用润滑剂储量充足；舱门开启达到设定位置，密封圈完整；旋转臂转动灵活；喷淋孔无堵塞；清洗架进出轨道无阻碍；设备打印装置良好；设备清洁状况良好（图 5.4.11）。

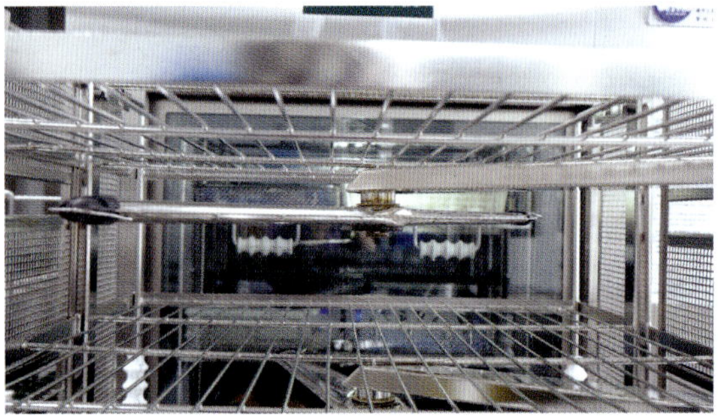

图 5.4.11　清洗前检查设备状态

（3）操作步骤

①操作前遵循清洗操作规程，确认清洗器械与清洗方法的适宜性。器械轴节充分打开，将可拆卸部分拆至最小单位；容器开口朝下或倾斜摆放；精密器械和锐利器械使用保护装置；根据物品的类型使用密闭清洗篮筐、清洗架；同类器械分类放置，将密闭清洗篮筐置于清洗架上，检查多层清洗架上的旋转臂确保其能够正常旋转，不受器械、器具及物品的阻碍；清洗架进出轨道无阻碍；装载量和装载方式符合清洗消毒器所规定的要求（图 5.4.12）。②开启清洗设备舱门，器械装载正确，插件牢固，装载适量；关闭舱门。③选择清洗程序并启动开关，运行指示灯开启（图 5.4.13）。④清洗结束，查看各项物理参数是否合格（图 5.4.14）。⑤开启设备舱门，取出器械，放置 5 分钟后观察器械的干燥程度。

学习笔记

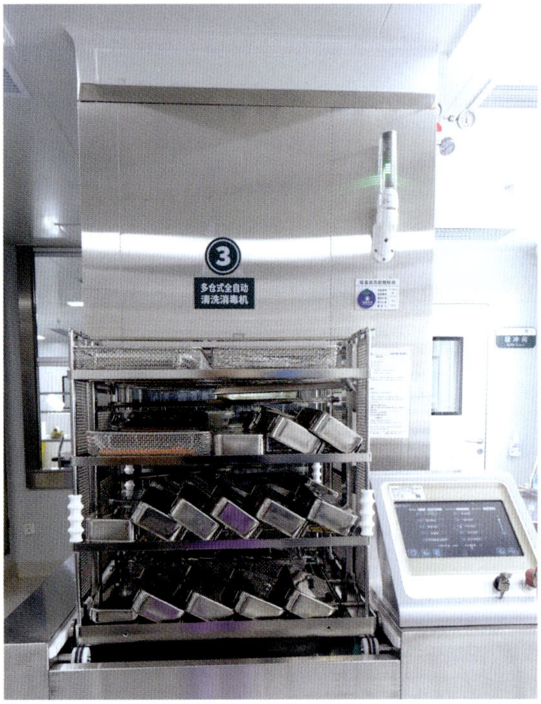

图 5.4.12　器械装载

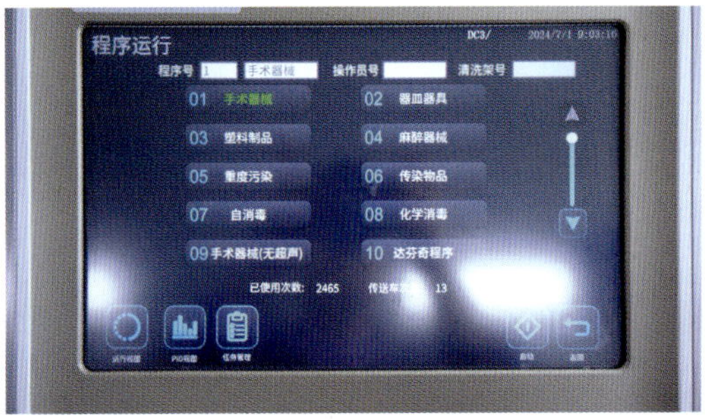

图 5.4.13　选择清洗程序

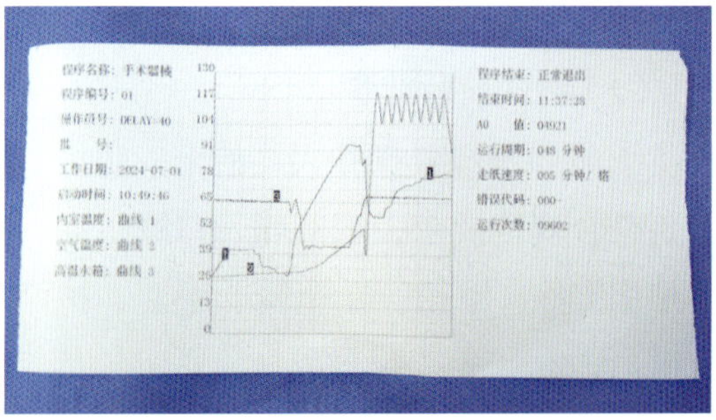

图 5.4.14　查看各项物理参数

（4）注意事项：①遵循厂家提供的使用说明或指导手册及制定的技术操作规程，定期做清洗监测（图 5.4.15）；②定期对清洗消毒设备设施进行维护保养及性能检测。

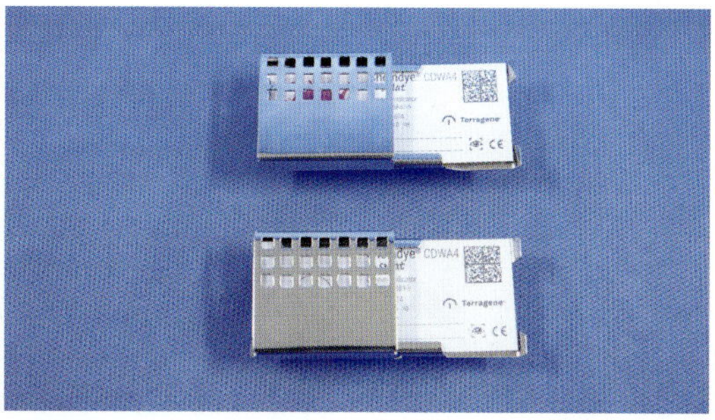

图 5.4.15　清洗监测

第五节　牙科手机的清洗及保养技术

牙科手机保养技术

在对牙科手机进行清洗保养时，应根据内部结构或功能选择适宜的清洗保养方法。对于有特殊用途的牙科手机，应遵循厂家提供的使用说明进行清洗与保养。

学习笔记

一、牙科手机的清洗

1. 预处理

牙科手机使用后在带车针的情况下使用牙科综合治疗台水、气系统冲洗牙科手机内部水路、气路 30 秒。

2. 手工清洗

（1）冲洗：将手机置于流动水下冲洗，初步去除表面污染物（图 5.5.1）。

（2）洗涤：管腔内用压力水枪进行冲洗。

（3）漂洗：带螺纹的牙科手机表面用软毛刷在流动水下清洗（图 5.5.2）。

（4）终末漂洗：用电导率≤ 15 μs/cm（25 ℃）的水进行漂洗。

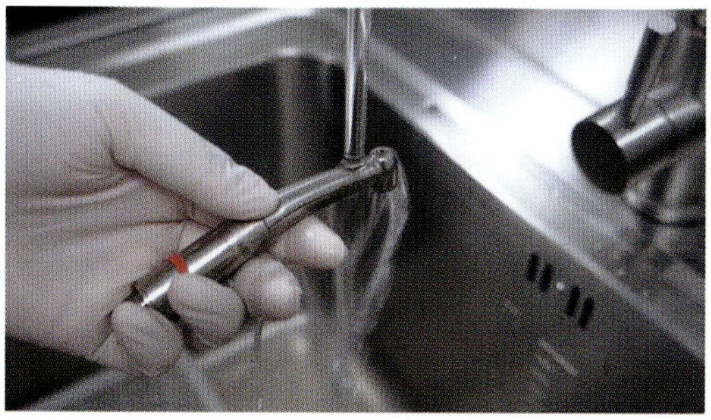

图 5.5.1　冲洗

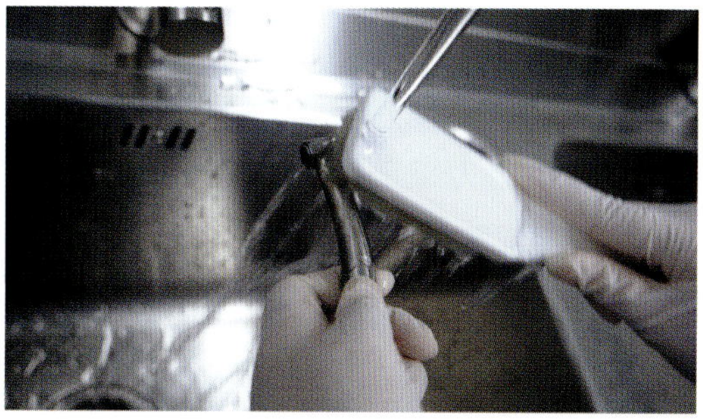

图 5.5.2　漂洗

3. 机械清洗

（1）清洗前确保牙科手机表面清洁，选择牙科手机专用清洗架（图 5.5.3）。

（2）牙科手机放入清洗设备内，固定牙科手机，选择正确的清洗程序（图 5.5.4）。

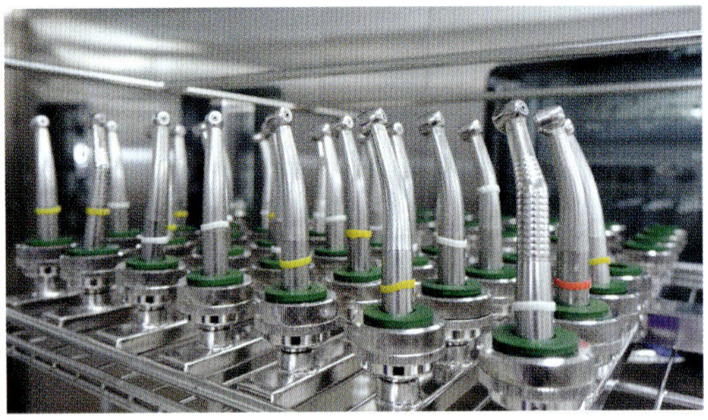

图 5.5.3　牙科手机专用清洗架

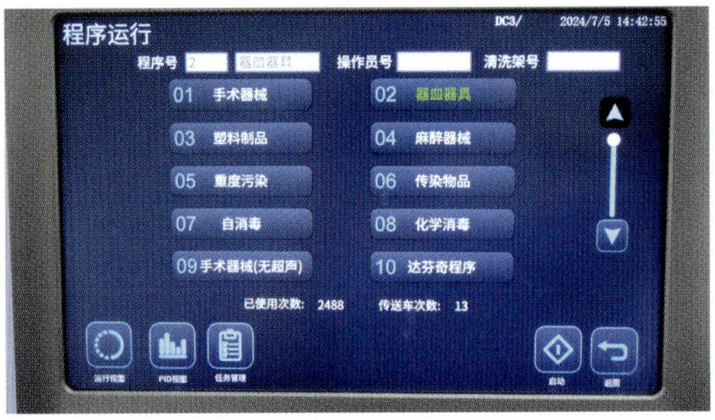

图 5.5.4　选择清洗程序

（3）机械清洗设备内配有牙科手机专用接口，其水流、气流符合牙科手机的内部结构；机械清洗设备选用电导率≤ 15 μs/cm（25 ℃）的水进行漂洗。

4. 注意事项

（1）可拆卸的牙科手机拆开清洗，不可拆卸的牙科手机可选用压力水枪进行内部管路清洗。

（2）使用压力水枪清洗牙科手机后应尽快使用压力气枪进行内部气路的干燥，避免轴承损坏。

（3）压力气枪和压力水枪的压力宜在 200 ~ 250 kpa，不宜超过牙科手机使用说明书标注的压力。

（4）牙科手机不应浸泡在液体溶液中清洗。

（5）电源马达不应使用机械清洗机清洗。

（6）牙科手机不宜选用超声波清洗。

（7）牙科手机不宜与其他口腔器械同时清洗。

二、牙科手机的保养及注意事项

手机注油前应先用压力气枪进行管腔干燥（图 5.5.5）。

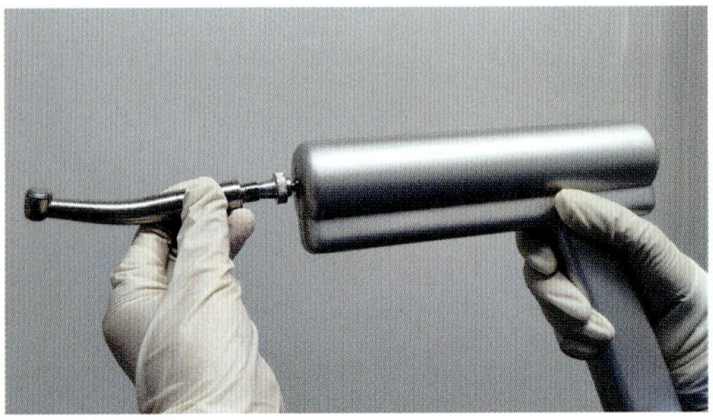

图 5.5.5　压力气枪

1. 手工保养

（1）用压力罐装润滑油连接相匹配的注油适配器或接头，然后对牙科手机注入润滑油（图 5.5.6）。

（2）牙科手机夹持器械的部位（卡盘或三瓣簧）应每日注油。

（3）内油路式牙科手机宜采用油脂笔对卡盘或三瓣簧和轴承进行润滑（图 5.5.7）。

学习笔记

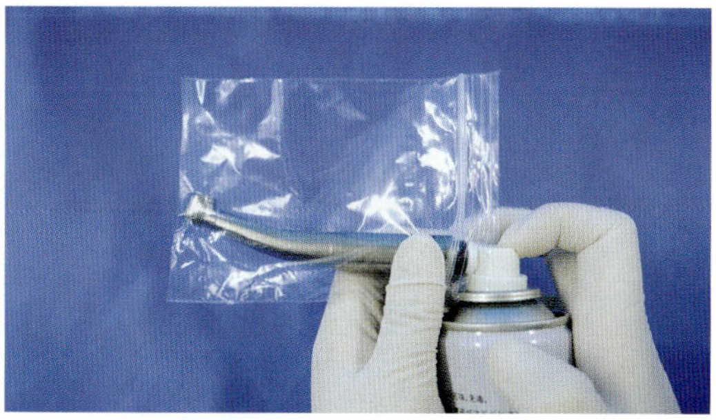

图 5.5.6　注入润滑油

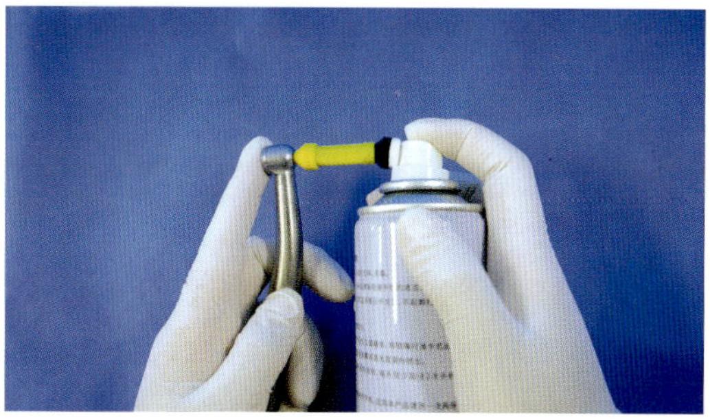

图 5.5.7　采用油脂笔润滑

2. 机械保养

（1）检查注油机的清洁状况及功能（图 5.5.8）。

（2）将牙科手机连接相匹配的注油适配器或接头后插入自动注油养护机内进行注油（图 5.5.9）。

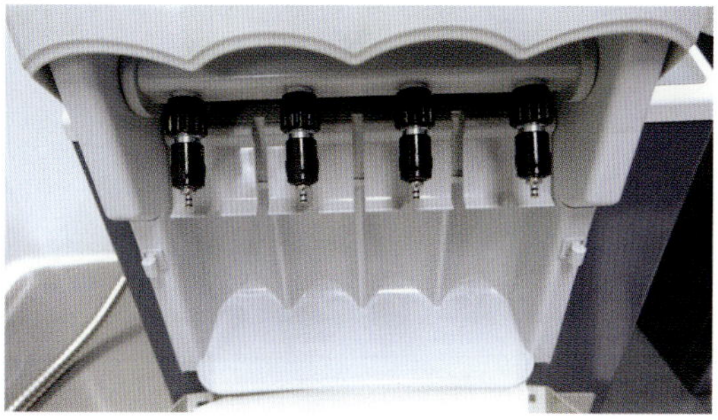

图 5.5.8　检查注油机清洁状况

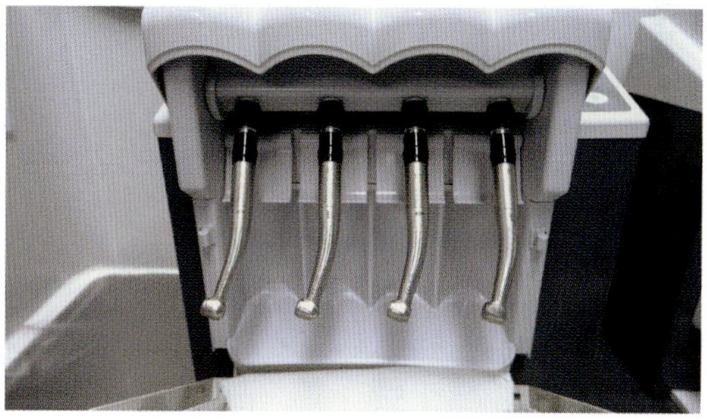

图 5.5.9　连接相匹配的注油适配器

学习笔记

（3）选择适宜的注油程序（图 5.5.10）。

3. 注油后处理

用压力气枪吹干管腔内部，手机倒立 15 分钟，控出多余的润滑油，用低絮棉布擦干（图 5.5.11）。

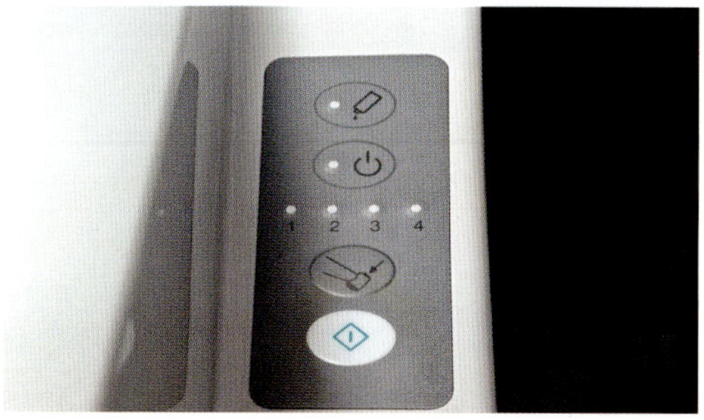

图 5.5.10　选择适宜的注油程序

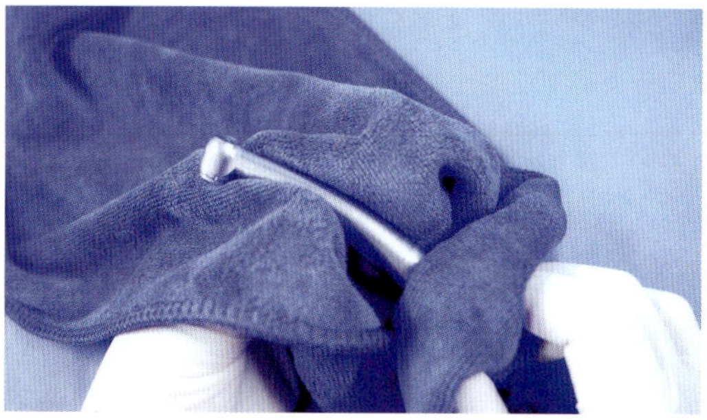

图 5.5.11　用低絮棉布擦拭

4. 注意事项

（1）清洁注油时将注油接头与牙科手机注油部位固定以保证注油效果。

（2）使用罐装清洁润滑油清洁手机内部的过程中，如有污物从机头部位流出，应重复操作直到无污油流出。

（3）使用压力罐装润滑油注油过程中使用透明塑料袋或纸巾包住机头部位，避免油雾播散（图 5.5.12）。

（4）选择压力罐装清洁处理润滑油对牙科手机进行清洁处理的，可以不用再次注入润滑油。

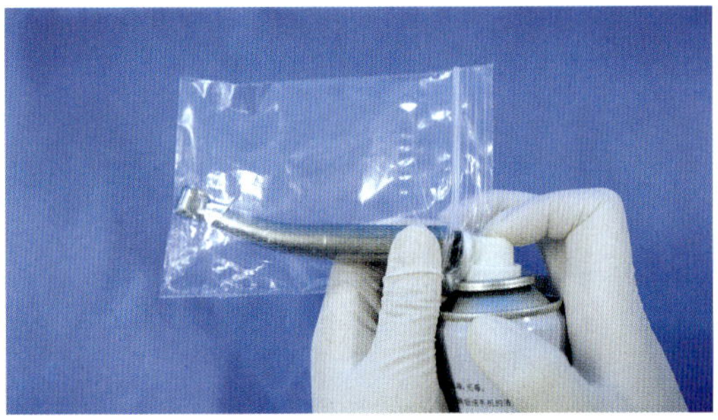

图 5.5.12　包住机头

闭合式包装技术

第六节　口腔器械包装技术

包装是选择适宜的包装材料和包装方式，通过装配、包装、封包、注明标识等步骤进行包装，确保灭菌后无菌屏障功能完好。

一、包装材料

常用的包装材料有纺织材料、医用皱纹纸、无纺布（图 5.6.1）、纸塑复合袋等。

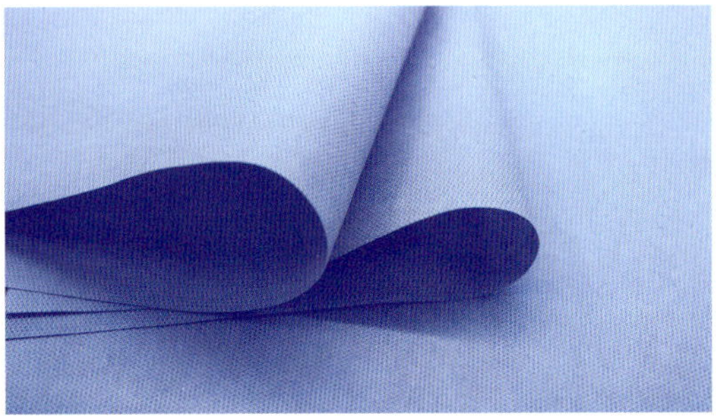

图 5.6.1　无纺布

学习笔记

二、包装仪器设备

医用封口机适用于密封式包装，遵循产品使用说明书进行操作（图 5.6.2）。

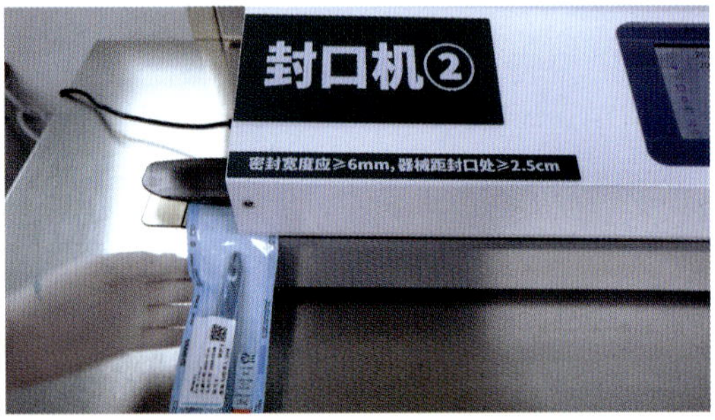

图 5.6.2　使用医用封口机密封

1. 医用封口机操作方法

（1）开启封口机设备，将封口接缝处的温度加热到预先设定的封口温度。

（2）将纸塑包装袋开口端放入封口处，从另一端取出完成封口的纸塑包装袋。

（3）密封完成之后进行密封完好性检查，确保包装材料密封口处平整、紧密、连续。

2. 设备维护

（1）医用封口机使用和维护的相关操作遵循设备使用说明书。

（2）在每日使用前检查参数的准确性，并进行密封测试。

（3）定期清洁热封部件，清除残留的包装材料痕迹。

三、操作流程

包装技术包括装配、包装、封包、注明标识等步骤。

采用目测法或使用带光源的放大镜对干燥后的每件器械进行全面检查。检查的内容包括：清洁度、磨耗情况、功能的完好性等方面。清洗质量不合格的器械应重新处理，功能损坏或锈蚀严重的器械应及时维修或报废。

（一）包装前检查

1. 口腔常规器械的检查

（1）检查轴节类器械的齿牙咬合位置是否适当，确保闭合不错位；在指环上用最小的相对压力时，锁扣顺畅打开（图 5.6.3）。

（2）检查锐利器械功能端，锋利，无卷刃，无缺损（图 5.6.4）。

（3）检查器皿表面及容器边缘的卷边，结构无缺损（图 5.6.5）。

（4）检查管腔器械结构完好，通条贯穿检查其清洁度（图 5.6.6）。

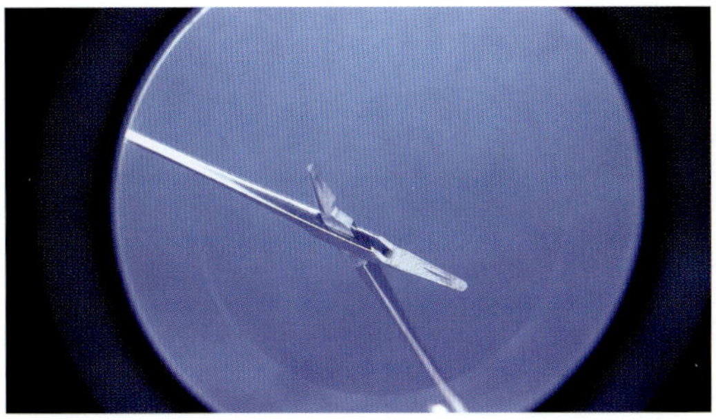

图 5.6.3　检查轴节类器械

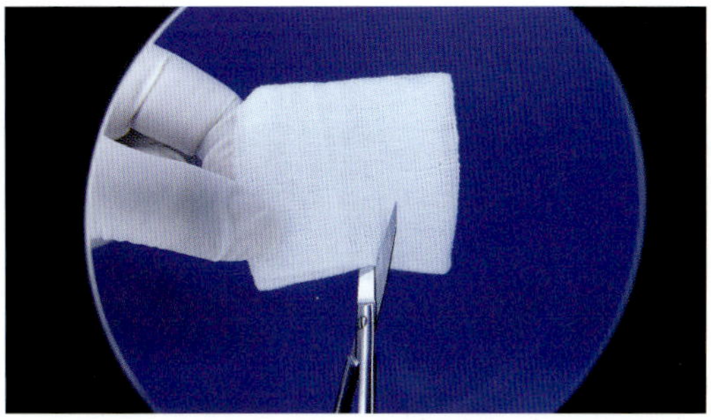

图 5.6.4　检察锐利器械

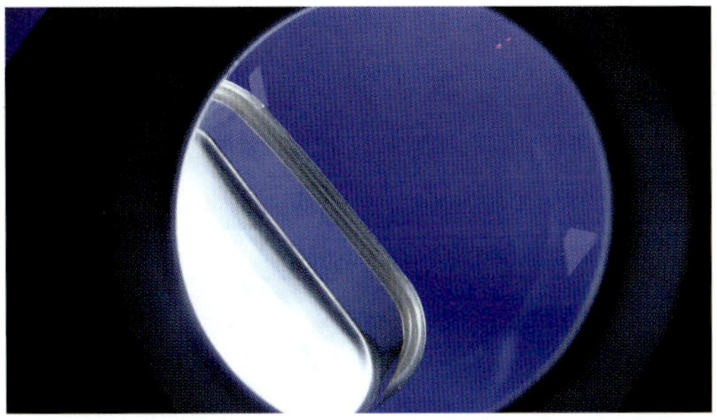

图 5.6.5　检查容器边缘

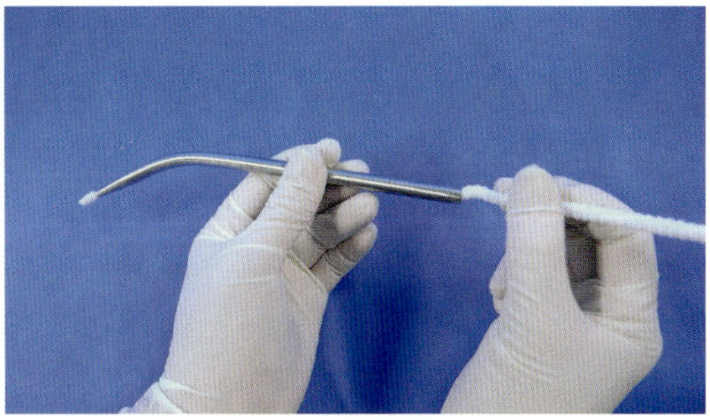

图 5.6.6　检查管腔器械

2. 保养

器械干燥后及时使用润滑剂进行保养，延长其使用寿命。通常采用在器械关节处手工注油或涂油的方法进行保养。保养时禁止选用石蜡油等非水溶性产品作为润滑剂（图 5.6.7）。

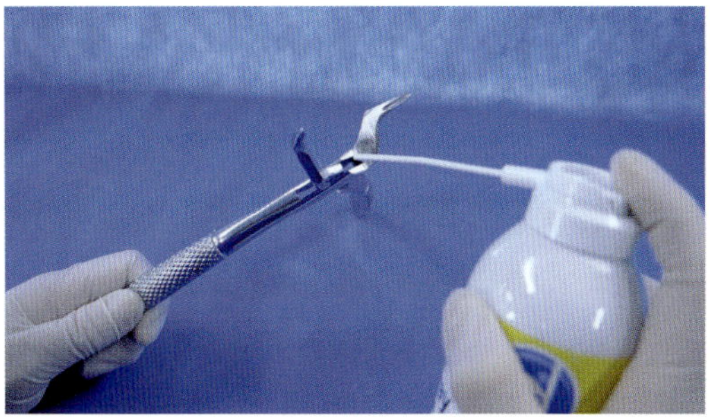

图 5.6.7　使用润滑剂保养器械

（二）装配

1. 待灭菌器械建立包内器械配置单。

2. 器械装配时严格按照器械单配置器械的种类、规格和数量（图 5.6.8）。

3. 已拆卸的器械遵循厂家说明书进行组装，以确保其完整性。

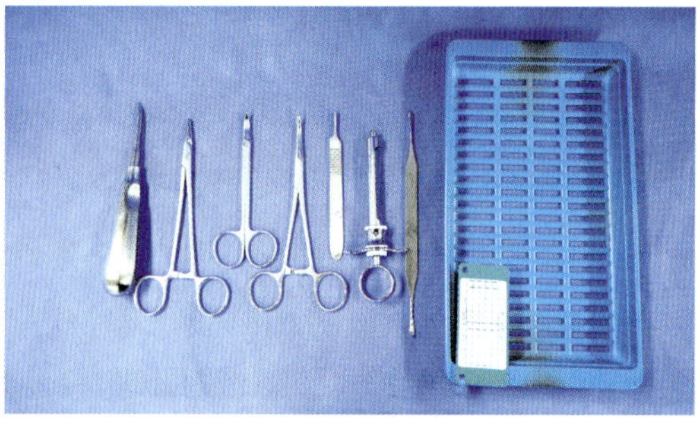

图 5.6.8　器械装配

（三）摆放

1. 手术器械应放置在篮筐或有孔的托盘中进行配套包装，器械的摆放平整有序；通常按照使用的先后顺序摆放（图 5.6.9）。

2. 盘、盆、碗等器皿器械宜单独包装；有盖的器皿开盖；摞放器皿用吸水纸隔开，所有的器皿都应朝同一个方向（图 5.6.10）。

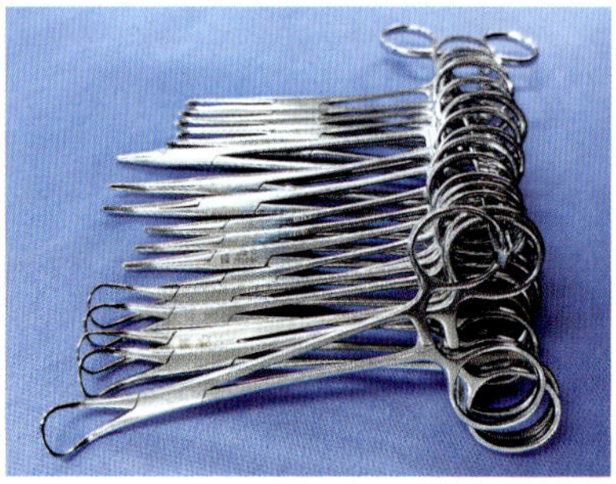

图 5.6.9　器械装配摆放

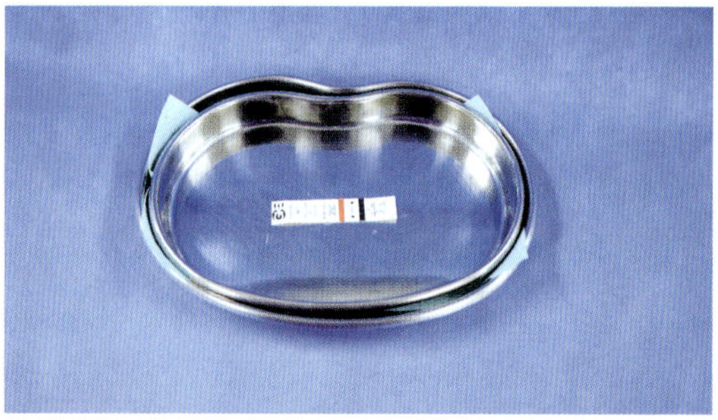

图 5.6.10　使用吸水纸隔开摞放器械

3. 剪刀和血管钳等轴节类器械不宜完全闭合（图 5.6.11）。

4. 管腔类物品应盘绕放置，保持管腔通畅，有利于灭菌介质充分接触器械的所有表面，包括管腔内面（图 5.6.12）。

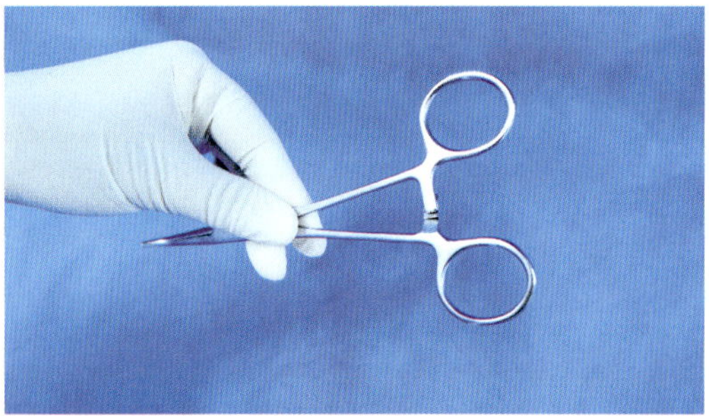

图 5.6.11　轴节类器械不应完全闭合

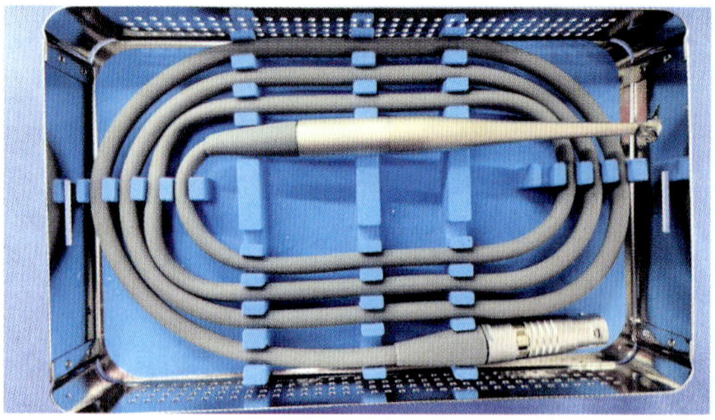

图 5.6.12　管线类盘绕放置

5. 尖锐器械使用保护套，防止损伤器械的尖端或锐利处，从而损坏包装屏障。

6. 精密器械使用有固定架的特殊托盘，避免在灭菌和搬运过程中损坏。

7. 放置包内化学指示卡（图 5.6.13）。

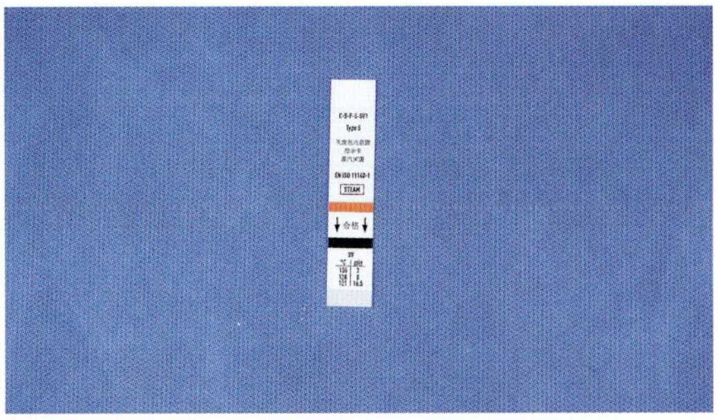

图 5.6.13　包内化学指示卡

（四）重量与体积

灭菌包重量要求：器械包重量不宜超过 7 kg，敷料包重量不宜超过 5 kg。

灭菌包体积要求：下排气压力蒸汽灭菌器不宜超过 30 cm × 30 cm × 25 cm；脉动预真空压力蒸汽灭菌器不宜超过 30 cm × 30 cm × 50 cm（图 5.6.14）。

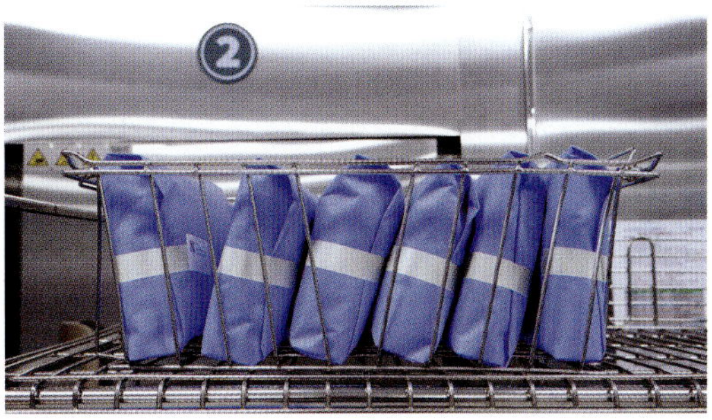

图 5.6.14　包装合格的待灭菌包

（五）核对

双人核对器械配置的正确性与完整性。

（六）包装

1. 包装前准备

（1）环境准备：包装区内保持相对正压，温度 20 ~ 23 ℃，湿度 30% ~ 60%，环境清洁、无尘、光线明亮，工作台面、地面、物品柜、设备等每日在工作前后进行湿式擦拭（图 5.6.15）。

（2）人员准备：操作人员着装符合规范要求，穿工作服、专用鞋，戴圆帽，操作前需进行洗手，符合手卫生要求。

（3）用物准备：器械包装台、医用封口机、清洁物品装载设备、各种型号软垫、各类包装材料、化学指示物、可追溯系统标识等（图 5.6.16）。

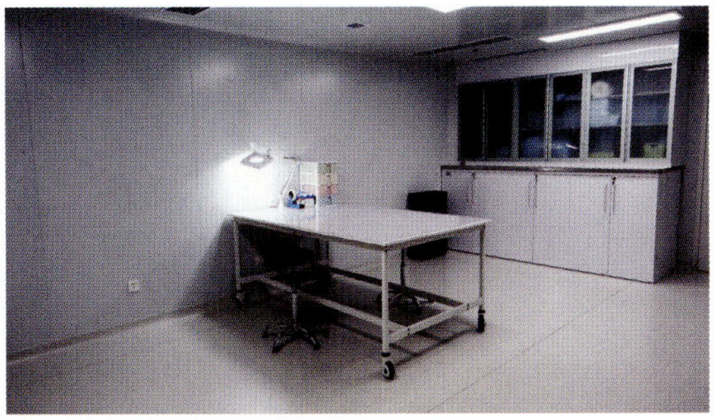

图 5.6.15　环境准备

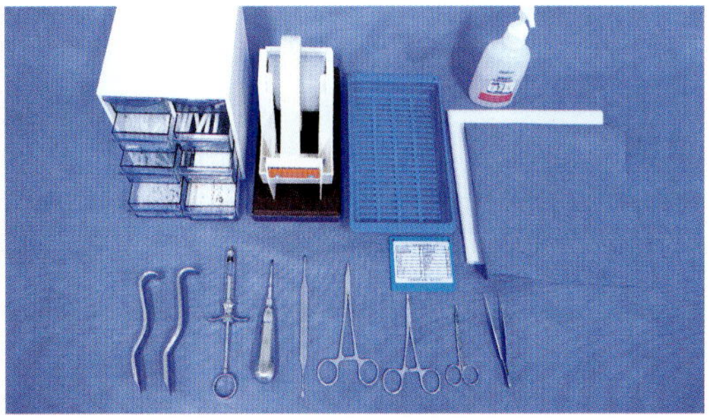

图 5.6.16　用物准备

学习笔记

2. 包装方法

包装方式分为闭合式包装和密封式包装。使用棉布、无纺布、皱纹纸包装材料时采用闭合式包装；使用预成型的纸袋、纸塑复合袋包装材料时采用密封式包装。

（1）信封式包装法

① 将 2 层包装材料呈菱形置于包装台面。待包装的器械、物品置于包装材料中心，且与包装台平行。② 提起内层包装材料下角，完全覆盖内容物，至器械、物品的上缘处折回形成一个折角（便于无菌打开）。③ 将内层包装材料左角向右折叠覆盖内容物，至器械、物品右侧边缘回折形成一个折角。④ 将内层包装材料右角向左折叠覆盖内容物，然后尖端回折再形成一个折角。⑤ 将内层包装材料的上角向下折叠覆盖内容物，并将该角折入左、右两角叠层之下。⑥ 向上提起外层包装材料，向下折叠形成一个折角。⑦ 将外层包装材料左角向右折叠覆盖内容物，至器械、物品右侧边缘回折形成一个折角。⑧ 将外层包装材料右角向左折叠覆盖内容物，然后尖端回折再形成一个折角。⑨ 将外层包装材料的上角向下折叠覆盖内容物，并将该角折入左、右两角叠层之下，采用包外化学指示胶带固定。

（2）方形折叠包装法

① 将 2 层包装材料平行铺置于包装台上，器械、物品平行摆放在包装材料的中间。② 将内层包装材料下缘上折覆盖内容物，至器械、物品上缘折回（折向操作者）形成折边。③ 将内层包装材料上缘下折覆盖内容物，至器械、物品下缘折回形成折边。④ 将内层左边包装材料整理平整，向右折叠覆盖内容物，至器械、物品右缘折回形成折边。⑤ 将内层右边包装材料整理平整，向左折叠覆盖内容物，至器械、物品左缘折回形成折边。⑥ 将外层包装材料下缘上折覆盖内容物，至器械、物品上缘折回形成折边。⑦ 将外层包装材料上缘下折覆盖内容物，至器械、物品下缘折回形成折边。⑧ 将外层左边的包装材料整理平整，向右折叠覆盖内容物，至器械、物品右缘折回形成折边。⑨ 将外层右边包装材料整理平整，向左折叠覆盖内容物，至器械、物品左缘折回形成折边，采用包外化学指示胶带进行固定。

学习笔记

（3）闭合式包装法

① 将外层包装材料呈菱形置于包装台面，内层包装材料平行叠铺于外层包装材料上，器械、物品平行摆放在包装材料的中间。② 将内层包装材料下缘上折覆盖内容物，至器械、物品上缘折回（折向操作者）形成折边。③ 将内层包装材料上缘下折覆盖内容物，至器械、物品下缘折回形成折边。④ 将内层左边包装材料整理平整，向右折叠覆盖内容物，至器械、物品右缘折回形成折边。⑤ 将内层右边包装材料整理平整，向左折叠覆盖内容物，至器械、物品左缘折回形成折边。⑥ 向上提起外层包装材料，向下折叠形成一个折角。⑦ 将外层包装材料左角向右折叠覆盖内容物，至器械、物品右侧边缘回折形成一个折角。⑧ 将外层包装材料右角向左折叠覆盖内容物，然后尖端回折再形成一个折角。⑨ 将外层包装材料的上角向下折叠覆盖内容物，并将该角折入左、右两角叠层之下，采用包外化学指示胶带进行固定（图 5.6.17）。

（4）密封式包装

密封封包法通常采用热封的方法。① 操作前进行医用封口机性能测试，检查参数的准确性和闭合完好性，合格后方可使用。② 选择与灭菌方式及器械体积、重量相适宜的包装袋。③ 将包装袋一端开口进行封口。④ 将器械放入包装袋，器械操作端与包装袋开启方向一致，放入包内化学指示物，排出袋内多余气体。⑤ 将包装袋另一端开口进行封口，纸塑复合袋、纸袋等密封包装其密封宽度≥ 6 mm；包内器械距包装袋封口处≥ 2.5 cm。⑥ 检查两端封口效果。⑦ 将灭菌标识粘贴于包装袋塑面（图 5.6.18）。

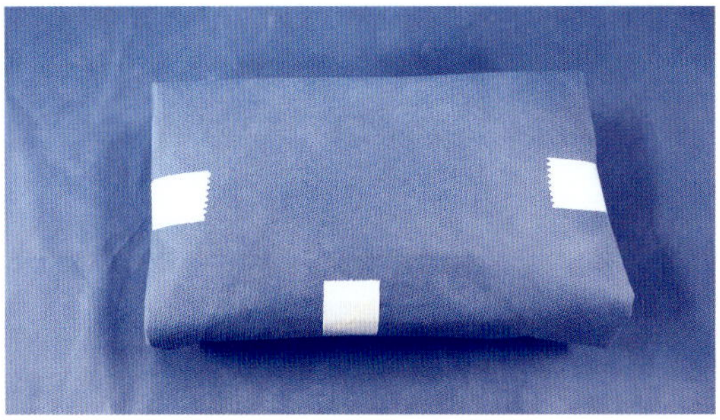

图 5.6.17　闭合式包装

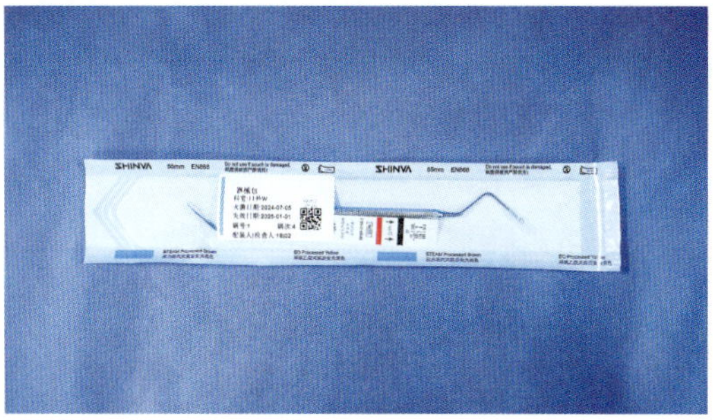

图 5.6.18　密封式包装

学习笔记

3. 包装质量效果评价

（1）包装完成后应在器械包醒目部位贴上包装标识，灭菌物品包装的标识内容应包括物品名称、包装者、灭菌器编号、灭菌批次、灭菌日期、失效日期。标识应具有追溯性。

（2）利于灭菌因子（如蒸汽、环氧乙烷、过氧化氢等）的穿透，以保证达到灭菌效果。

（3）与灭菌过程中参数（如温度、压力等）相适应。

（4）能阻隔细菌等微生物，具有无菌屏障作用。

（5）包装完好无破损，保持物品无菌状态。

（6）保证封口完整性包装紧密无缝隙。

（7）包外应具有灭菌化学指示物；高度危险性物品灭菌包内还应放置包内化学指示物；如果透过包装材料可直接观察包内灭菌化学指示物的颜色变化，则不放置包外灭菌化学指示物。

（七）注意事项

1. 器械与敷料应分室包装。

2. 无纺布、纸塑复合袋是一次性使用的包装材料，不得重复使用。

3. 操作过程中轻拿轻放，精密器械、锐利器械应加强保护措施，防止器械损坏。

第七节　口腔器械灭菌技术

灭菌是指杀灭医疗器械、器具和物品上一切微生物，包括细菌芽孢，以达到无菌状态。灭菌原则为耐湿、耐热的器械、器具和物品应首选压力蒸汽灭菌，管腔器械不应使用下排气压力蒸汽灭菌方式进行灭菌；不耐湿、不耐热的器械、器具和物品采用低温灭菌；不耐热、耐湿的手术器械首选低温灭菌。

压力蒸汽灭菌器操作程序包括灭菌前准备、灭菌物品装载、灭菌操作、无菌物品卸载和灭菌效果的监测等步骤。

一、灭菌前准备

1. 环境准备

环境整洁、宽敞明亮，温度 20 ~ 23 ℃，相对湿度 30% ~ 60%，机械通风，换气次数每小时≥ 10 次。

2. 人员准备

工作人员着装整洁规范，戴圆帽，穿专用鞋，剪指甲，做好手卫生，必要时戴防烫手套。

3. 物品准备

各类灭菌方式的化学指示物、生物指示物、生物阅读器及记录本、灭菌车或灭菌架、灭菌篮筐、物品转运车、卸载架、防烫手套。

二、安全检查

1. 电路检查

打开总电源开关后，检查通电情况，确认灭菌器显示屏幕及相关指示灯处于正常状态。

2. 水路检查

打开与灭菌器连接的水源阀门，检查其压力是否达到 0.15 ~ 0.3 MPa。

3. 压缩空气检查

打开空气压缩器电源以及与灭菌器连接的压缩气源阀门，检查其压力是否达到 0.5 ~ 0.7 MPa。

4. 灭菌器压力表检查

（1）指针处在“0”的位置，无松动或断裂（图 5.7.1）。

（2）表盘刻度清晰，玻璃无破裂。

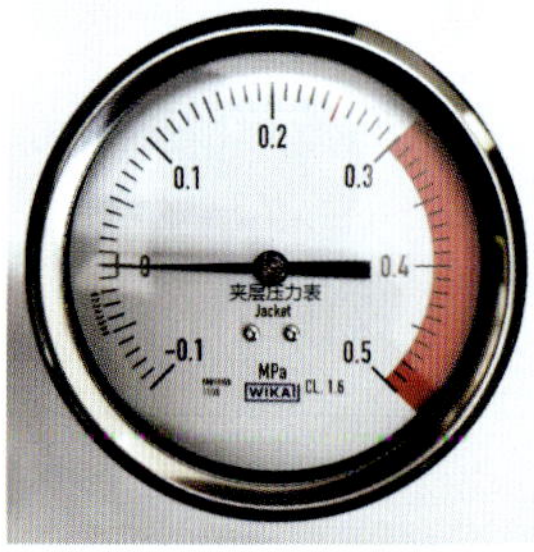

图 5.7.1　压力表零位

5. 柜门密封圈检查

（1）检查密封圈，应清洁、无胶痕、无杂质（图 5.7.2）。

（2）轻压密封圈时，密封圈与门封槽贴合紧密。

（3）密封圈无裂纹、缺口及断裂。

6. 柜门安全锁扣检查

检查方法遵循灭菌器生产厂家说明书（图 5.7.3）。

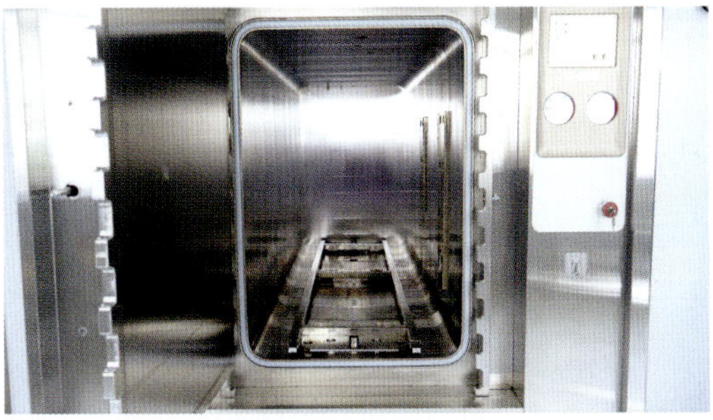

图 5.7.2 检查密封圈

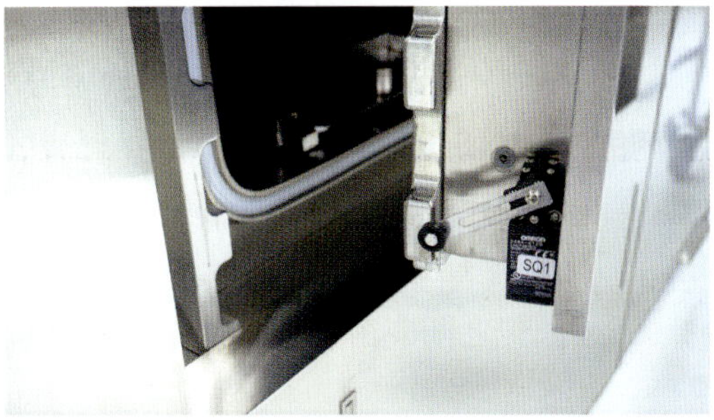

图 5.7.3 检查柜门安全锁扣

7. 检查冷凝水排出口无杂物（图 5.7.4），灭菌器柜内是否清洁（图 5.7.5）。

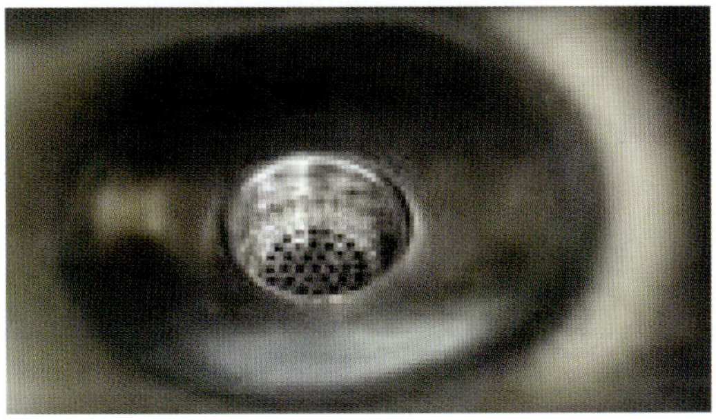

图 5.7.4 检查冷凝水排出口

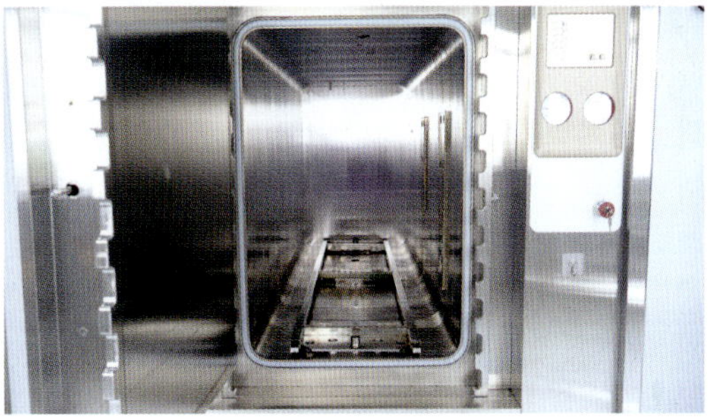

图 5.7.5 灭菌柜内清洁

8. 检查打印装置或电子记录存档系统功能完好，处于备用状态，打印纸充足，打印字迹清晰。（图 5.7.6）。

9. 填写安全检查记录，记录各工作介质的数值。

三、B-D 测试

预真空压力蒸汽灭菌器在每日开始灭菌运行前空载进行 B-D（Bowie-Dick）测试，B-D 测试合格后方可使用该灭菌器（图 5.7.7）。

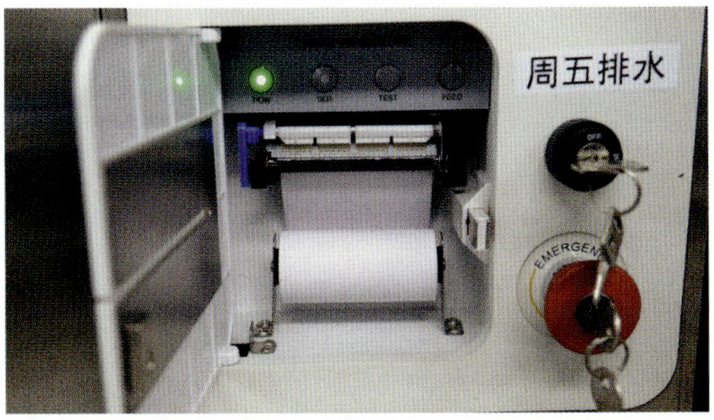

图 5.7.6 检查打印装置

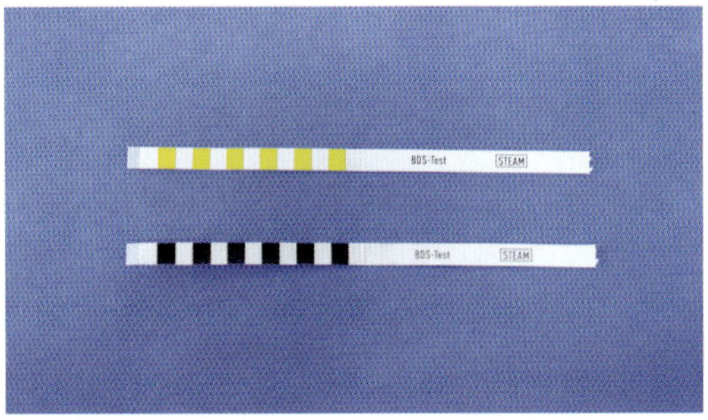

图 5.7.7 B-D 测试卡

学习笔记

四、装载

1. 根据不同的灭菌器要求进行装载灭菌包，放置方法适当，装载时标识应注明：灭菌时间、灭菌器编号、灭菌器批次等，标识具有可追溯性（图 5.7.8）。

2. 使用专门的灭菌架或篮筐装载待灭菌物品（图 5.7.9）。

3. 灭菌包之间应留有间隙（图 5.7.10）。

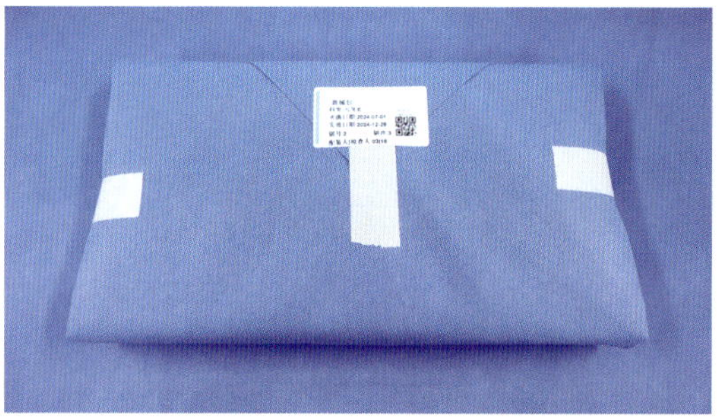

图 5.7.8　灭菌标识

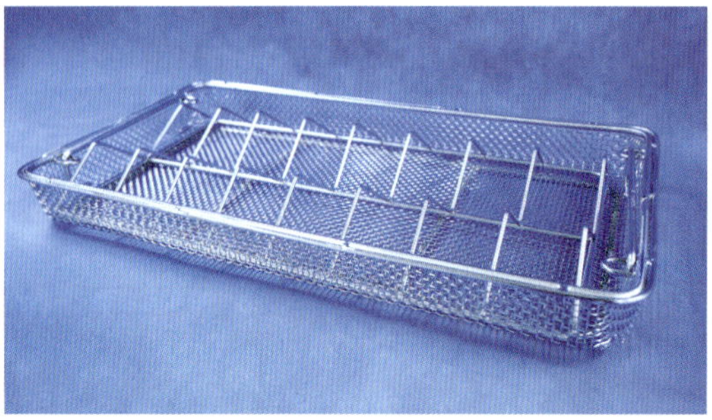

图 5.7.9　灭菌架

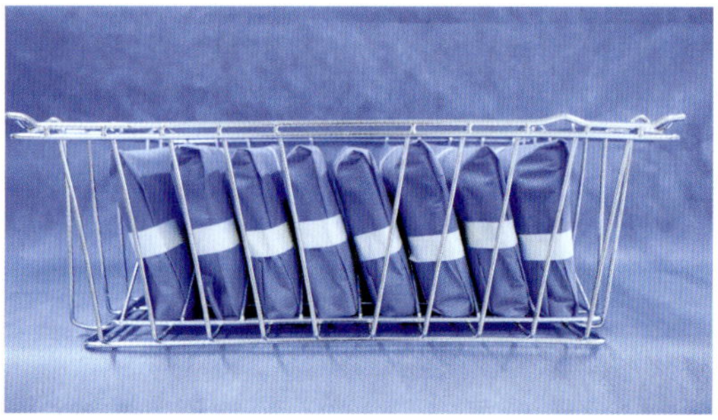

图 5.7.10　灭菌包间留有间隙

学习笔记

4. 纺织类物品应竖放于上层、金属类器械放置于下层（图 5.7.11）。

5. 手术器械包、硬质容器平放（图 5.7.12）。

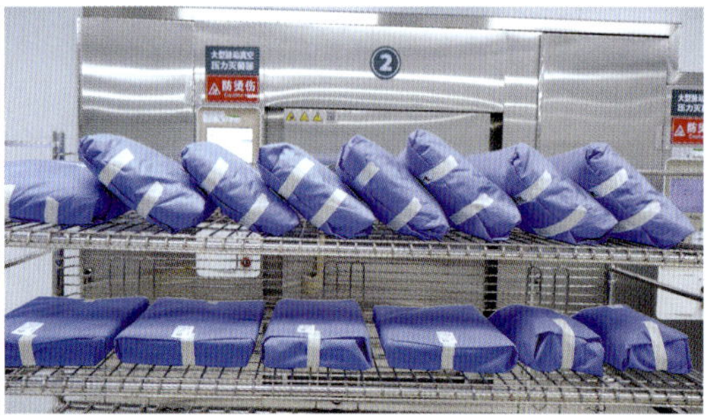

图 5.7.11　金属类放置于下层

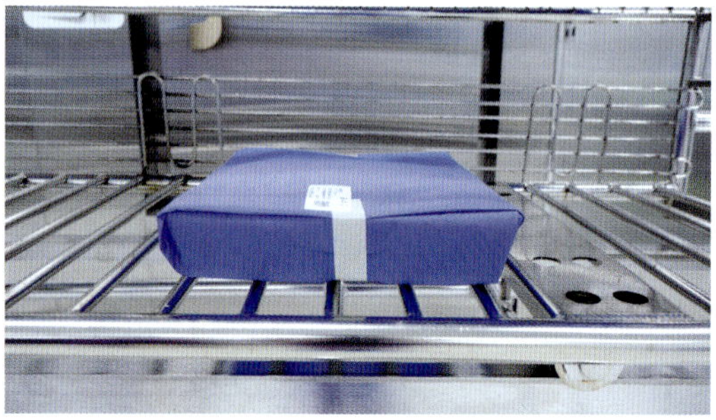

图 5.7.12　手术器械包平放

6. 盆盘碗类物品斜放（图 5.7.13）。

7. 玻璃等底部无孔的器皿、物品倒立或侧放（图 5.7.14）。

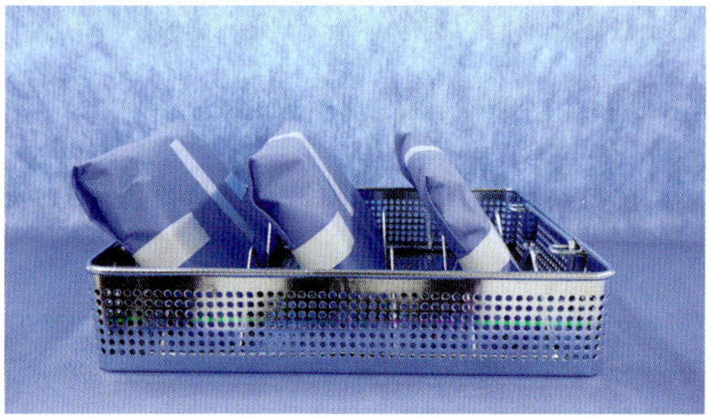

图 5.7.13　盆盘碗类斜放

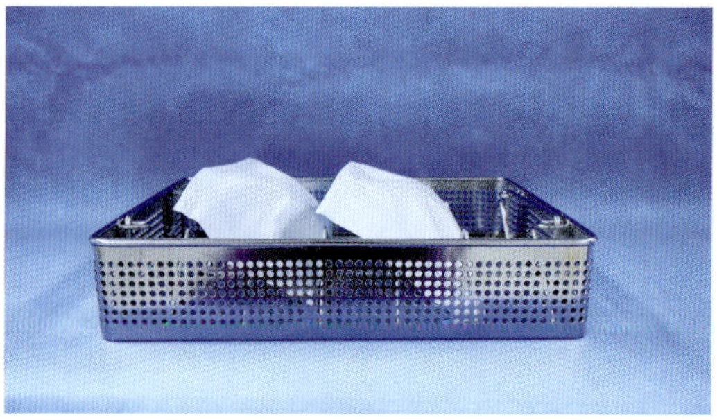

图 5.7.14　底部无孔的器皿倒放或侧放

8. 纸袋、纸塑包装的物品应侧放（图 5.7.15）。

9. 生物监测包放于灭菌介质最难达到的部位（图 5.7.16）。

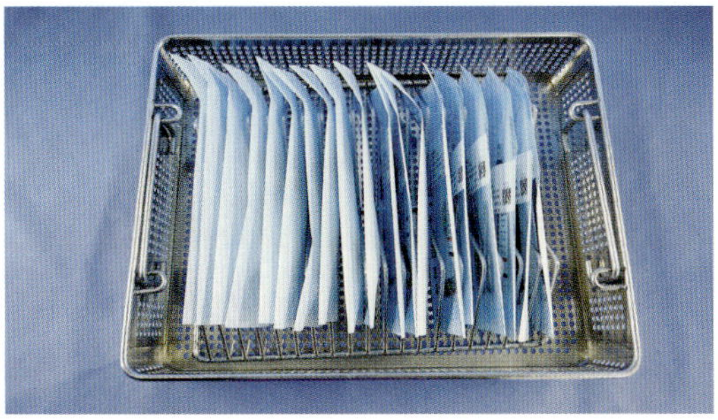

图 5.7.15 纸塑包装物品侧放

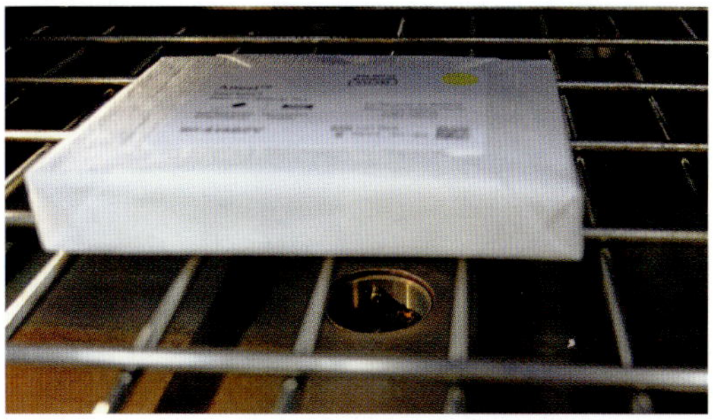

图 5.7.16 生物监测包放置位置

五、灭菌

根据物品的性质选择适宜有效的灭菌方法，耐湿、耐热的器械、器具和物品应首选压力蒸汽灭菌，根据待灭菌物品选择适宜的压力蒸汽灭菌器和灭菌程序（图 5.7.17）。观察并记录灭菌的温度、时间、压力等灭菌参数及设备运行状况（图 5.7.18，表 5.7.1）。

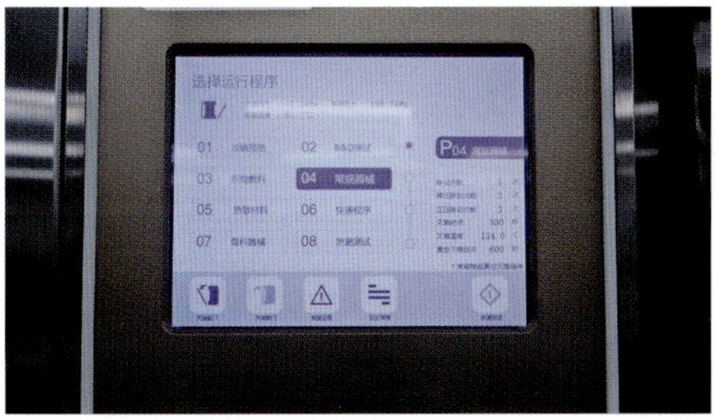

图 5.7.17 选择灭菌程序

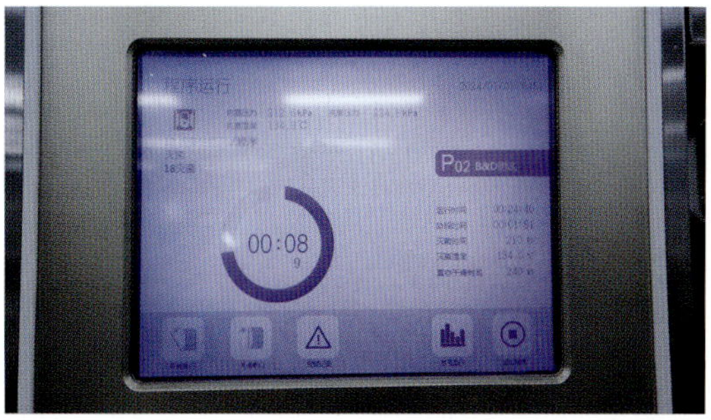

图 5.7.18 观察灭菌参数及设备运行状况

表 5.7.1 压力蒸汽灭菌器灭菌参数

设备类别	物品类别	灭菌设定温度	最短灭菌时间	压力参考范围
下排气式压力蒸汽灭菌器	敷料	121 ℃	30 分钟	102.8 ~ 122.9 kPa
	器械		20 分钟	
预真空式压力蒸汽灭菌器	器械、敷料	132 ℃	4 分钟	184.4 ~ 210.7 kPa
		134 ℃		201.7 ~ 229.3 kPa

六、卸载

1. 灭菌完成后按要求进行卸载，物品冷却后，检查包外化学指示物的变色情况，包装的完整性和有无湿包情况，湿包不应储存与发放，分析原因并改进。

学习笔记

2. 操作者与放行者双人共同确认灭菌的有效性，查看物理监测、化学监测结果。

3. 卸载后应冷却，灭菌包不宜直接放在送风口下方；从灭菌器卸载取出的物品，冷却时间至少 30 分钟（图 5.7.19）。

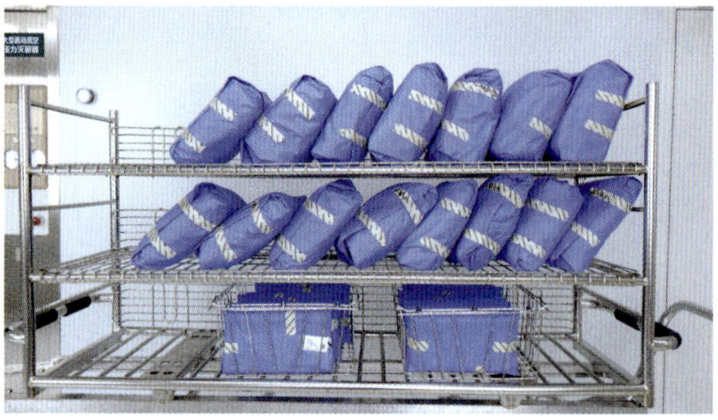

图 5.7.19　卸载后冷却

七、注意事项

1. 个人防护符合要求，必要时戴防烫手套，注意防烫伤。

2. 灭菌包重量及体积要求：器械包重量不宜超过 7 kg，辅料包重量不宜超过 5 kg；下排气压力蒸汽灭菌器灭菌包体积不宜超过 30 cm × 30 cm × 25 cm，预真空型压力灭菌器体积不宜超过 30 cm × 30 cm × 50 cm。

3. 无菌包掉落地上或误放到不洁处应视为被污染，应重新处理。

4. 灭菌装载和卸载操作前做好手卫生。

第八节　清洗消毒灭菌质量监测

学习笔记

一、器械、器具和物品清洗质量监测

（一）日常监测

检查包装时进行目测和（或）借助带光源放大镜检查。清洗后的器械表面及其关节、齿牙应光洁，无血渍、污渍、水渍等残留物质和锈斑。

（二）定期抽查

每月至少随机抽查 3 ~ 5 个待灭菌包内全部物品的清洗质量，检查的内容同日常监测，并记录监测结果。

二、消毒质量监测

湿热消毒：监测记录每次消毒的温度、时间和 A_0 值，确保监测结果符合要求。每年检测清洗消毒器的温度、时间等主要性能参数。消毒后直接使用的诊疗器械、器具和物品温度≥ 90 ℃，时间 ≥ 5 分钟，A_0 值 ≥ 3 000；消毒后继续灭菌处理的诊疗器械、器具和物品温度 ≥ 90 ℃，时间 ≥ 1 分钟，A_0 值 ≥ 600。

消毒效果监测：消毒后直接使用物品应每季度进行监测，每次检测 3 ~ 5 件有代表性的物品。

三、压力蒸汽灭菌质量监测

应对灭菌过程及灭菌效果进行监测，确保灭菌质量合格。对灭菌质量采用物理监测、化学监测、生物监测三种方法。

（一）物理监测

1. 日常监测

每次灭菌应连续监测并记录灭菌时的温度、压力和时间等灭菌参数。灭菌温度波动范围在 +3 ℃内，时间满足最低灭菌时间的要求，同时应记录所有临界点的时间、温度与压力值，结果应符合灭菌的要求。灭菌结束后，核对灭菌参数等物理监测，打印记录单（图 5.8.1）。

2. 定期监测

应每年用校准合格的温度压力检测仪监测温度、压力和时间等参数，检测仪探头放置于最难灭菌部位。

（二）化学监测

化学监测方法包括包内化学指示物、包外化学指示物。每个待灭菌的物品应有包外灭菌化学指示物，高度危险性物品应在最难灭菌的部位放置包内化学指示物。如果透过包装材料可直接观察包内灭菌化学指示物的颜色变化，则不必放置包外灭菌化学指示物（图 5.8.2）。根据化学指示物颜色或形态等变化，判断是否达到灭菌合格要求。

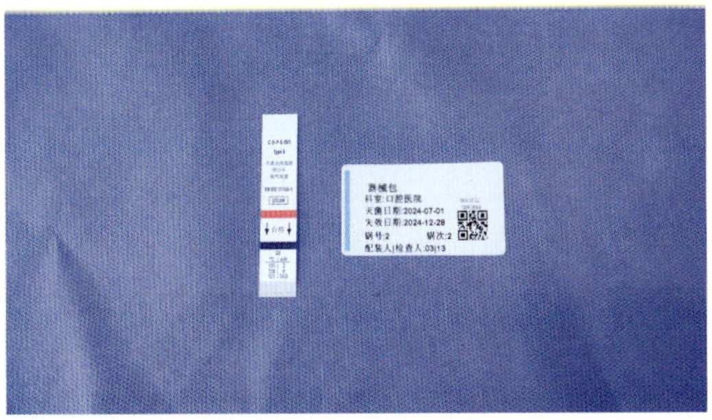

图 5.8.2　包内、包外化学指示物

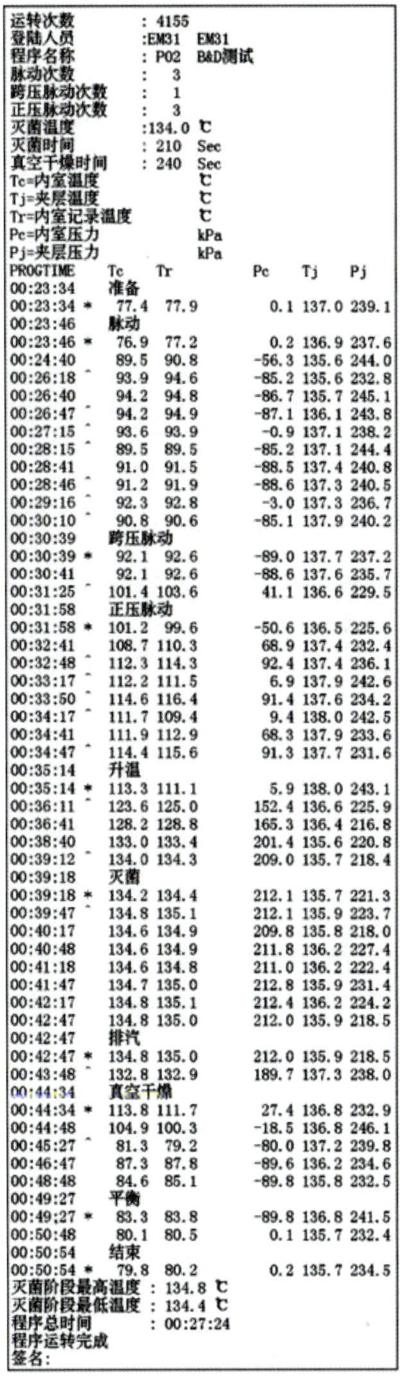

```
运转次数          : 4155
登陆人员          :EM31  EM31
程序名称          : P02  B&D测试
脉动次数          :   3
跨压脉动次数      :   1
正压脉动次数      :   3
灭菌温度          :134.0 ℃
灭菌时间          : 210  Sec
真空干燥时间      : 240  Sec
Tc=内室温度              ℃
Tj=夹层温度              ℃
Tr=内室记录温度          ℃
Pc=内室压力              kPa
Pj=夹层压力              kPa
PROGTIME     Tc     Tr            Pc    Tj    Pj
00:23:34     准备
00:23:34 *   77.4   77.9          0.1 137.0 239.1
00:23:46     脉动
00:23:46 *   76.9   77.2          0.2 136.9 237.6
00:24:40     89.5   90.8        -56.3 135.6 244.0
00:26:18 ^   93.9   94.6        -85.2 135.6 232.8
00:26:40     94.2   94.8        -86.7 135.7 245.1
00:26:47 ^   94.2   94.9        -87.1 136.1 243.8
00:27:15 ^   93.6   93.9         -0.9 137.1 238.2
00:28:15 ^   89.5   89.5        -85.2 137.1 244.4
00:28:41     91.0   91.5        -88.5 137.4 240.8
00:28:46 ^   91.2   91.9        -88.6 137.3 240.5
00:29:16 ^   92.3   92.8         -3.0 137.3 236.7
00:30:10 ^   90.8   90.6        -85.1 137.9 240.2
00:30:39     跨压脉动
00:30:39 *   92.1   92.6        -89.0 137.7 237.2
00:30:41     92.1   92.6        -88.6 137.6 235.7
00:31:25 ^  101.4  103.6         41.1 136.6 229.5
00:31:58     正压脉动
00:31:58 *  101.2   99.6        -50.6 136.5 225.6
00:32:41    108.7  110.3         68.9 137.4 232.4
00:32:48 ^  112.3  114.3         92.4 137.4 236.1
00:33:17 ^  112.2  111.5          6.9 137.9 242.6
00:33:50 ^  114.6  116.4         91.4 137.6 234.2
00:34:17 ^  111.7  109.4          9.4 138.0 242.5
00:34:41    111.9  112.9         68.3 137.9 233.6
00:34:47 ^  114.4  115.6         91.3 137.7 231.6
00:35:14     升温
00:35:14 *  113.3  111.1          5.9 138.0 243.1
00:36:11 ^  123.6  125.0        152.4 136.6 225.9
00:36:41    128.2  128.8        165.3 136.4 216.8
00:38:40    133.0  133.4        201.4 135.6 220.8
00:39:12 ^  134.0  134.3        209.0 135.7 218.4
00:39:18     灭菌
00:39:18 *  134.2  134.4        212.1 135.7 221.3
00:39:47 ^  134.8  135.1        212.1 135.9 223.7
00:40:17    134.6  134.9        209.8 135.8 218.0
00:40:48    134.6  134.9        211.8 136.2 227.4
00:41:18    134.6  134.8        211.0 136.2 222.4
00:41:47    134.7  135.0        212.8 135.9 231.4
00:42:17    134.8  135.1        212.4 136.2 224.2
00:42:47    134.8  135.0        212.0 135.9 218.5
00:42:47     排汽
00:42:47 *  134.8  135.0        212.0 135.9 218.5
00:43:48 ^  132.8  132.9        189.7 137.3 238.0
00:44:34     真空干燥
00:44:34 *  113.8  111.7         27.4 136.8 232.9
00:44:48    104.9  100.3        -18.5 136.8 246.1
00:45:27 ^   81.3   79.2        -80.0 137.2 239.8
00:46:47     87.3   87.8        -89.6 136.2 234.6
00:48:48     84.6   85.1        -89.8 135.8 232.5
00:49:27     平衡
00:49;27 *   83.3   83.8        -89.8 136.8 241.5
00:50:48     80.1   80.5          0.1 135.7 232.4
00:50:54     结束
00:50:54 *   79.8   80.2          0.2 135.7 234.5
灭菌阶段最高温度 : 134.8 ℃
灭菌阶段最低温度 : 134.4 ℃
程序总时间       : 00:27:24
程序运转完成
签名:
```

图 5.8.1　物理监测参数

（三）生物监测

1. 压力蒸汽灭菌应至少每周监测一次，宜在监测日的第一锅进行。

2. 植入物应对每批次进行生物监测；紧急情况灭菌植入物时，使用含第 5 类化学指示物的生物挑战装置（process challenge device，PCD）进行监测，化学指示物合格可提前放行。生物监测的结果合格后应及时通报使用科室（图 5.8.3）。

3. 小型压力蒸汽灭菌器因一般无标准生物监测包，应选择灭菌器常用的、有代表性的灭菌物品制作生物监测包或生物 PCD，置于灭菌器最难灭菌的部位，且灭菌器应处于满载状态。生物监测包（图 5.8.4）或生物 PCD 应侧放，体积大时可平放。

4. 采用快速灭菌程序时，应直接将一支生物指示物置于空载的灭菌器内，经一个灭菌周期后取出，规定条件下培养，观察结果。

5. 采用新的包装材料和方法进行灭菌时应进行生物监测。

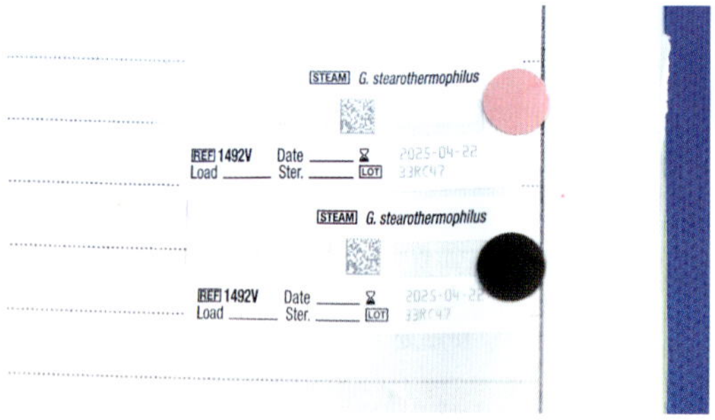

图 5.8.3　生物监测结果

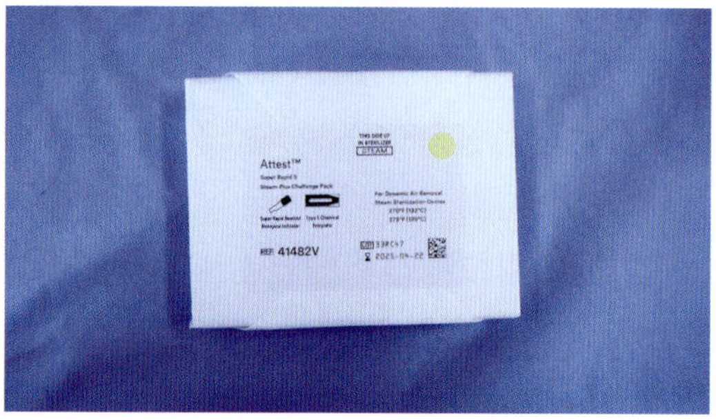

图 5.8.4　生物监测包

（四）B-D 测试

学习笔记

预真空（包括脉动真空）压力蒸汽灭菌器每日开始灭菌运行前空载进行B-D测试，B-D测试合格后，灭菌器方可使用。灭菌器测试失败，及时查找原因进行改进，监测合格后，灭菌器方可使用。

测试方法：预热灭菌器后，在空载状态下将 B-D 测试包水平放在灭菌器排气口的上方；或放置在生产厂家建设的灭菌器最难灭菌的位置。

（五）灭菌器新安装、移位和大修后

应进行物理监测、化学监测和生物监测。物理监测、化学监测通过后，生物监测应空载连续监测三次，合格后灭菌器方可使用。

对于小型压力蒸汽灭菌器，生物监测应满载连续监测三次，合格后灭菌器方可使用。预真空（包括脉动真空）压力蒸汽灭菌器应进行 B-D 测试并重复三次，连续监测合格后，灭菌器方可使用。

注意事项

1. 小型灭菌器每使用满 12 个月或大修后应同时进行物理监测、化学监测和生物监测，合格后灭菌器方可使用。

2. 小型灭菌器新安装或更换主要部件时应进行灭菌性能确认，验证方法应符合国家相关要求。

第六章 口腔诊疗中常见突发医疗事件及处置措施

第一节 中毒反应

一、定义

中毒反应是指单位时间内进入血液循环的局麻药量超过分解速度，血内浓度过高时出现的中毒症状，中毒反应的轻重取决于总的用药剂量以及单位时间内注入药物的浓度、注射速度以及是否直接快速注入血管内。

二、病因

1. 注射麻醉药物的总量过大。
2. 注射速度过快或药物快速注入血管。
3. 年老体弱和长期慢性病衰弱患者，对麻醉药物耐受力降低。

三、临床表现

临床表现可分为兴奋型和抑制型两种类型。

兴奋型表现：较常见，患者可表现为烦躁不安、言语增多、颤抖、恶心、呕吐、气急、多汗、心率增快、血压升高，严重者全身抽搐、缺氧、发绀。

抑制型表现：较少见，患者可表现为神志不清、嗜睡、脉搏细弱、血压下降，最后出现呼吸和心跳停止。

四、急救处理

1. 立即停止注射。
2. 调整患者体位，使患者平卧、松开衣领，保持呼吸道通畅，吸氧。
3. 遵医嘱给予补液、用药。

学习笔记

五、急救流程

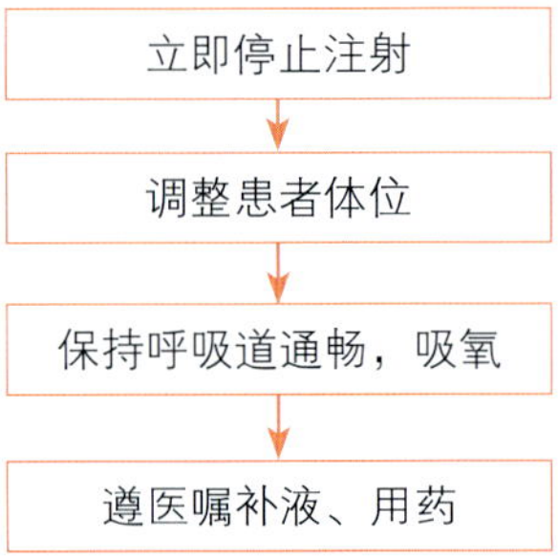

第二节　晕厥

一、定义

晕厥指由于脑灌注不足引起的短暂意识丧失，其特征为发生迅速、持续时间短且能自行完全恢复。在口腔门诊诊疗工作中发生的晕厥一般是反射性晕厥，患者的意识在脑血流灌溉量恢复到正常水平时得以恢复。

二、病因

患者的精神与心理因素：紧张、恐惧、焦虑以及引起患者不适的身心体验，如操作中因局麻效果欠佳出现的疼痛等。

非精神因素：诊室声音以及环境的刺激，如诊疗过程中牙科高速手机转动的声音，就诊环境的嘈杂拥挤；患者诊疗时体位不当或突然改变；晨起空腹或是未进食时间过长，引起的低血糖；过度劳累，诊前熬夜等。

三、临床表现

1. 先兆症状

乏力、头晕、恶心、呕吐、面色苍白、出冷汗、心慌、眼前发黑、站立不稳等。

2. 晕厥期

意识丧失并伴有血压下降、脉弱及瞳孔散大，心动过速转为心动过缓，有时伴有尿失禁。

3. 恢复期

晕厥患者得到及时处理后很快恢复，可留有头晕、头痛、恶心、面色苍白及乏力的症状。经休息后即可完全恢复。

四、急救处理

1. 发现患者晕厥，立即停止相关操作，有条件的通知院内急救小组。
2. 调整牙椅或使患者就地平卧，采取头低脚高位（图 6.2.1）。
3. 松解衣领，保持呼吸通畅（图 6.2.2）。

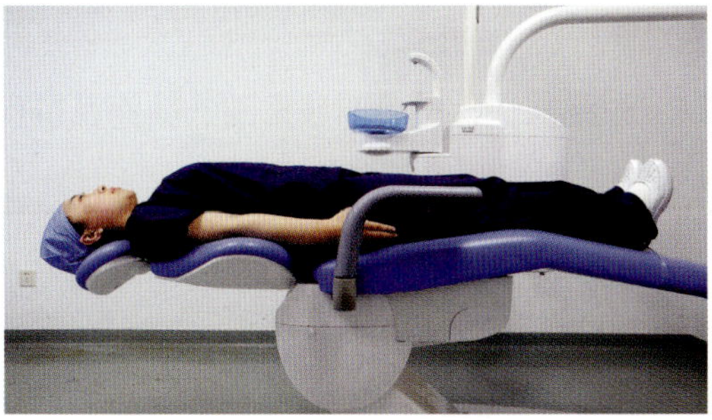

图 6.2.1　调整椅位

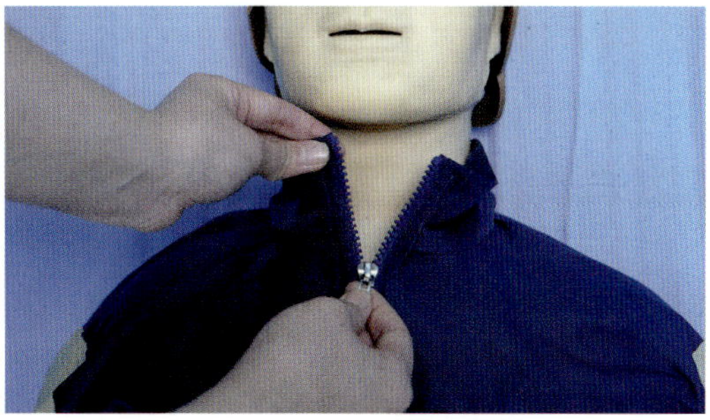

图 6.2.2　松开衣领

4. 判断患者意识。
5. 给予氧气吸入，测量脉搏、血压、呼吸等。
6. 建立静脉通路，遵医嘱进行补液。
7. 密切观察患者生命体征变化，必要时采取进一步急救措施。

五、急救流程

发现患者晕厥，立即停止相关操作
↓
调整牙椅及患者卧位
↓
松解衣领，判断患者意识
↓
给予氧气吸入，监测生命体征
↓
建立静脉通路，遵医嘱补液
↓
密切观察患者生命体征变化，必要时采取进一步急救

第三节　过度通气综合征

一、定义

过度通气综合征指由焦虑或应激反应等因素诱发的，通气过度超过生理代谢所需而引起的以呼吸急促、呼吸困难为主要表现的综合征。

二、病因

过度通气综合征在口腔门诊常因情绪激动引发。

三、临床表现

呼吸困难、窒息感、胸闷、头晕、视物模糊、心跳加快，自感四肢末端、颜面及口周等部位麻木或感觉异常，严重者出现手足痉挛、搐搦，偶有意识模糊及晕厥等。

四、急救处理

1. 患者发生过度通气综合征，立即停止口腔治疗操作，调整椅位使患者半卧位。

2. 安抚患者情绪，密切监测患者生命体征。

3. 可用较大的纸袋罩在患者口鼻上（图 6.3.1），或者指导患者用双手呈杯状捂住口鼻（图 6.3.2），再进行呼吸（注意观察患者口鼻是否有分泌物或呕吐物）。

4. 对重度焦虑、烦躁的患者，建议遵医嘱肌内注射地西泮 10 mg。

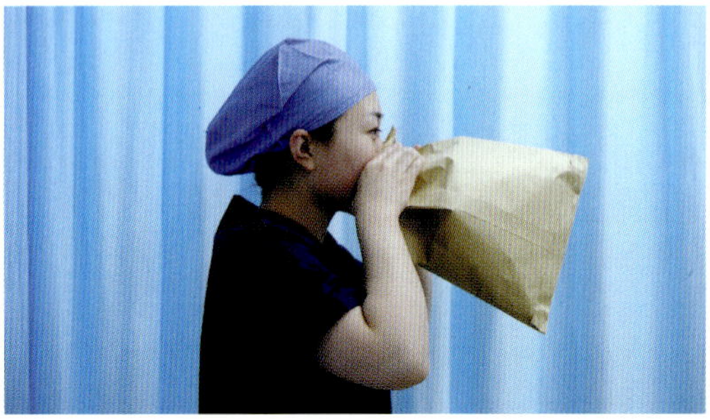
图 6.3.1　纸袋罩口鼻

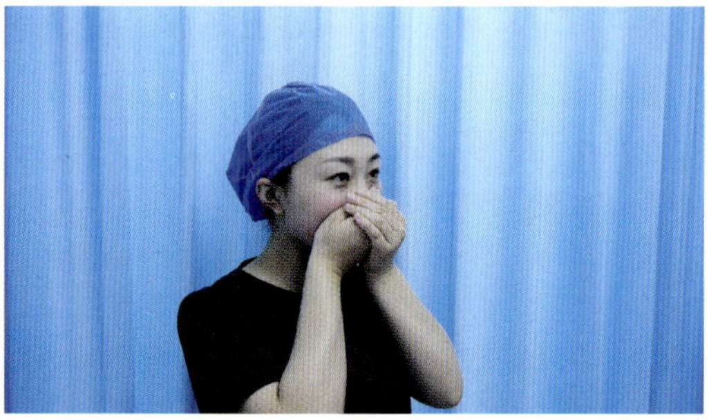
图 6.3.2　双手捂口鼻

五、急救流程

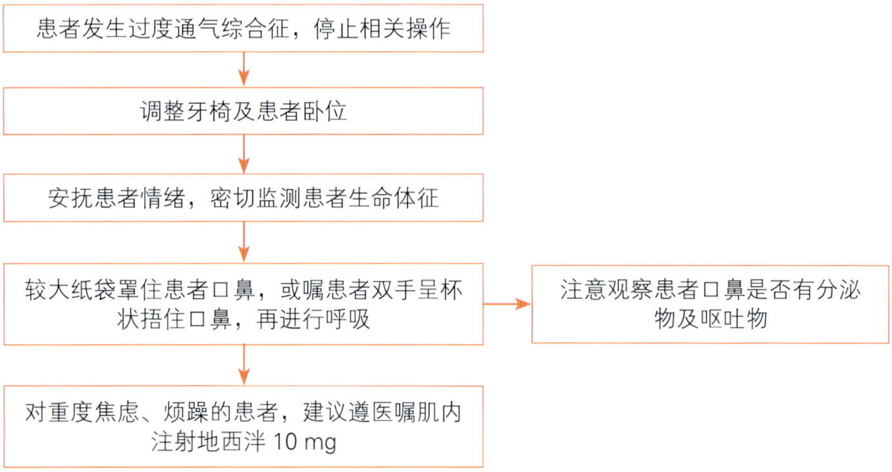

第四节　过敏反应

一、定义

过敏反应是指机体的免疫系统在接触某些物质后产生的过度反应，这些物质可能是外来的，也可能是身体自身的。过敏反应可能会出现皮肤红肿、瘙痒、呼吸困难，以及休克等症状，严重时甚至会导致死亡。

根据反应速度和涉及的免疫细胞类型，过敏反应可分为速发型变态反应和迟发型变态反应。速发型变态反应通常在接触过敏原数秒到数分钟内发生，而迟发型变态反应则在接触过敏原后 24 ~ 48 小时发生。

二、病因

口腔门诊常见过敏源包括：各种治疗和操作时使用的材料或装置、治疗相关麻醉剂或与口腔黏膜直接接触的药物及冲洗剂等。具体而言，麻醉剂引起的过敏主要是由于在使用药物之后，身体免疫系统将麻醉药物视为抗原产生免疫反应。局麻药液中有很多种成分，例如局部麻醉剂、血管收缩剂和防腐剂，会导致人体产生过敏反应。酯类局麻药的过敏反应比较常见，酰胺类局麻药引起的过敏反应较罕见。

学习笔记

三、临床表现

1. 呼吸道阻塞症状

由喉头水肿、气管和支气管痉挛及肺水肿引起。表现为胸闷、心悸、喉头有堵塞感、呼吸困难及脸色涨红等，伴有濒危感、口干、头昏、面部及四肢麻木。

2. 微循环障碍症状

由微血管广泛扩张所致。表现为面色苍白、烦躁不安、畏寒、冷汗、脉搏微弱及血压下降等。

3. 中枢神经系统症状

由脑部缺氧所致。表现为意识丧失、昏迷、抽搐及大小便失禁等。

4. 皮肤过敏反应

表现为瘙痒、荨麻疹以及其他各种皮疹等。

四、急救处理

1. 急救措施

如出现过敏症状，应立即停止操作，或清除引起过敏反应的物质。放平患者椅位，取平卧位或头低脚高位，并给予患者氧气吸入。

2. 遵医嘱给予脱敏药物如异丙嗪、可的松类激素肌内注射或静脉注射（建议给予异丙嗪 25 mg 肌内注射，地塞米松 5 ~ 10 mg 静脉注射），必要时协助患者前往综合医院急诊科就诊。

3. 过敏性休克

（1）呼救其他医务人员协助抢救并遵医嘱立即给予 0.1% 肾上腺素 0.3～0.5 mL 肌内注射（儿童 0.02～0.025 mL/kg），必要时 15～20 分钟重复一次。

（2）连接心电监护，保持呼吸道通畅，给予吸氧，氧浓度为每分钟 4～6 L，若出现呼吸心脏骤停，立即行心肺复苏。

（3）建立两条静脉通路，扩充血容量是（0.5～1 h 内静脉滴注晶体液 750～1 500 mL），若血压仍低，遵医嘱给予多巴胺 20 mg 加入 5% 葡萄糖溶液 250 mL 静脉滴注，另一通路给予地塞米松 5～10 mg 加入 5% 葡萄糖溶液静脉滴注或琥珀酸钠氢化可的松 200～400 mg 加入 5% 葡萄糖溶液静脉滴注作为维持治疗。

（4）若患者出现抽搐或惊厥，立即遵医嘱使用镇静类药物。

（5）必要时应用脱水剂，防止脑水肿发生。

（6）出现喉头水肿及严重气道阻塞时应协助医生行气管插管或切开术。

（7）建议尽早寻求专业治疗，在专业急救人员到达后，尽快与其交接好抢救工作，由专业人员给予患者高级生命支持。

五、急救流程

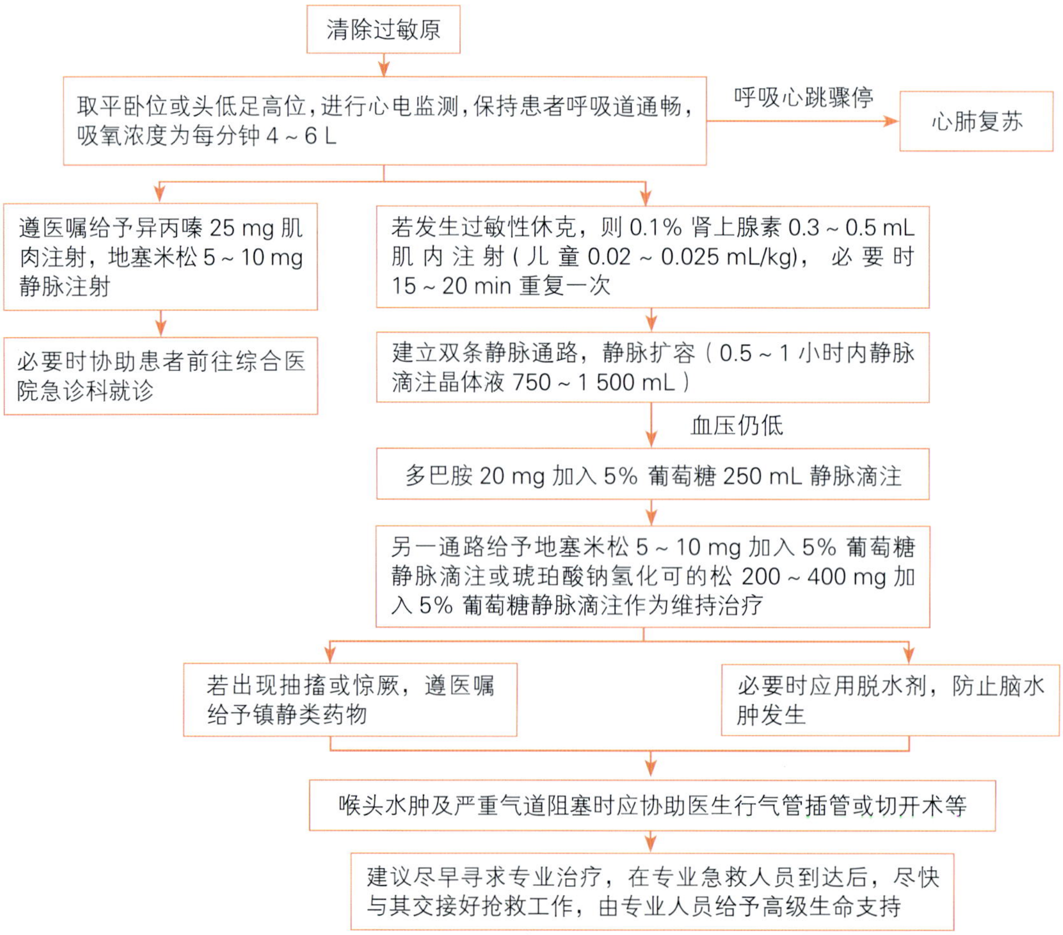

海姆立克急救技术

第五节　气道异物梗阻

一、定义

气道异物梗阻是指异物经口腔落入咽部及消化道或吸入气管支气管内，如牙科小器械、义齿、拔除的牙或牙根、脱落牙片等，其症状轻重视异物大小、形状、性质及停留位置和时间等而定。

二、病因

治疗过程中由于患者不配合或因疼痛导致头部突然摆动，儿童或老人因防御机能的不健全或机能减退，以及操作等原因均可导致异物误吞或误吸。

三、临床表现

根据气管解剖形态，气管异物常见部位依次为气管、右支气管、左支气管，声门裂及喉腔的异物较少见。一旦出现气管异物，患者可出现不能讲话、咳嗽，并有窒息等症状，表现为呼吸困难，嘴唇紫绀，双手交叉于颈部，呈典型的“V”字形（图6.5.1）。具体分期及表现如下。

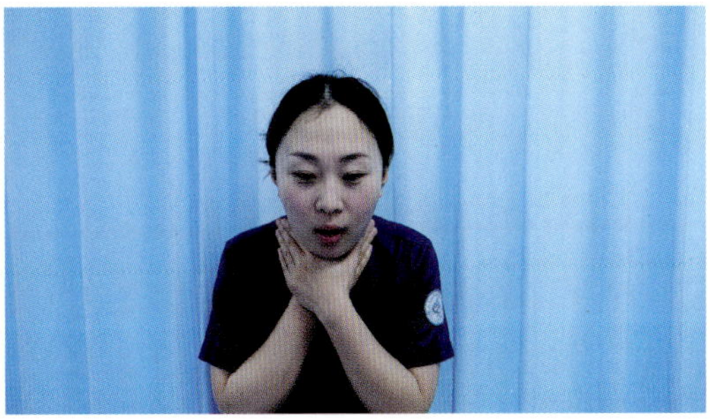

图 6.5.1　“V”字形表现示意图

学习笔记

1. 异物进入期

异物经过声门进入气管、支气管时即引起剧烈咳嗽及憋气窒息、随异物深入症状可缓解。

2. 安静期

异物停留在气管或支气管内，一段时间可无症状或仅有轻微咳嗽及喘鸣，特别是异物较小停留在小支气管内时，可无任何症状。

3. 刺激与炎症期

异物刺激局部黏膜产生炎症反应并可合并细菌感染引起咳嗽、咳痰等症状。

4. 并发症期

有支气管炎和肺炎、肺脓肿时，表现为发烧、咳嗽及咳脓痰、呼吸困难等。异物阻塞气道影响通气时，由于缺氧使肺循环的阻力增加，心脏负担加重可并发心力衰竭，表现为呼吸困难加重，烦躁不安，面色苍白或紫绀，心率加快，肝增大等。此外，可引起肺不张、肺气肿等，阻塞性肺气肿明显或剧烈咳嗽时，可使细支气管近端或肺浅表组织破裂，发生气胸、纵隔气肿或皮下气肿。

学习笔记

四、急救处理

（一）总体原则

当发生异物误吸时，医务人员应沉着、冷静，守护在患者椅旁，安抚患者，询问患者是否有梗塞感。

1. 若患者呈卧位或半卧位，切勿让患者坐起，可嘱患者大张口，如直视下可发现口内异物，则使用卵圆钳或止血钳夹取异物，动作应准确、轻柔，切勿使用常规检查镊子、尖锐器械、弱吸引器或手指探查。如无法在直视下看到异物，嘱患者保持平卧，并尽快寻求专科救治。

2. 如异物梗阻时患者呈直立体位，且患者清醒、尚能有效通气，鼓励其用力咳嗽，并观察是否有异物咳出。

（二）气道完全性阻塞不能讲话者

推荐立即采用海姆立克腹部冲击法（图 6.5.2）：抢救者须站在患者背后，两臂环绕至患者的腰部，令患者弯腰，头前倾，一手握拳，拳眼顶住患者腹部正中线，脐上两横指处，应远离剑突。用另一手握住此拳，快速向上向内冲击 4 ~ 5 次，患者应配合医务人员，低头张口，以便异物排出。

（三）孕妇或过于肥胖患者

需采用胸部快速冲击法（图 6.5.3）：抢救者须站在患者背后，两臂从患者腋下环绕其胸部，令患者弯腰，头前倾，一手握拳将拳眼置于患者胸骨中部，应避开肋骨缘及剑突，另一手握住此拳，向上、向内有节奏的冲击，反复操作数次后检查异物是否排出。

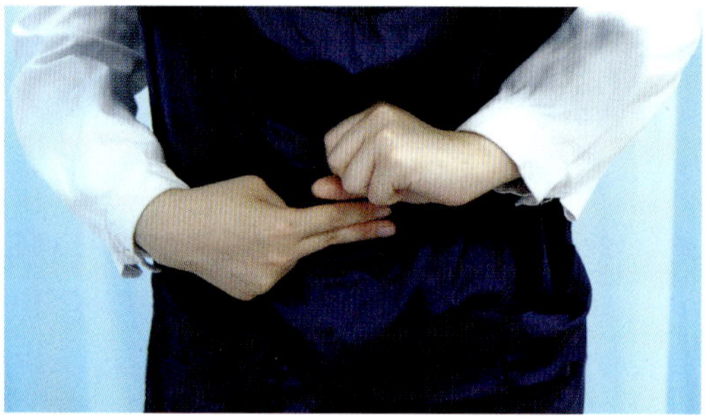

图 6.5.2　腹部冲击法

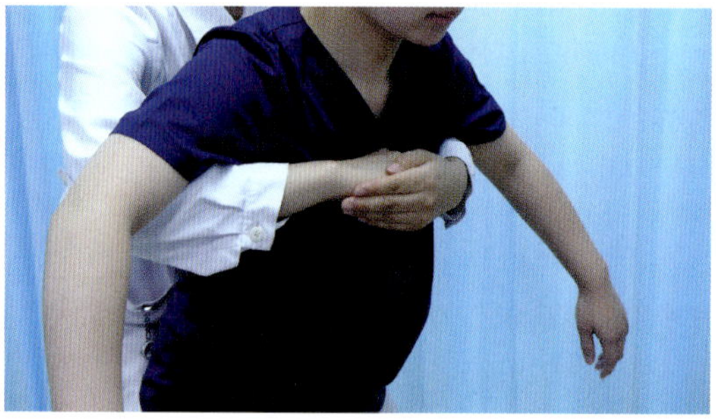

图 6.5.3　胸部冲击法

（四）昏迷的气道异物阻塞患者

立即实施心肺复苏术，如有条件，建议可行环甲膜穿刺或气管切开，注意在通气时检查口腔内有无异物，如有可小心移除。如果上述方法无效，建议立即尽早寻求专业治疗。请求专科医生及早进行手术治疗。

五、急救流程

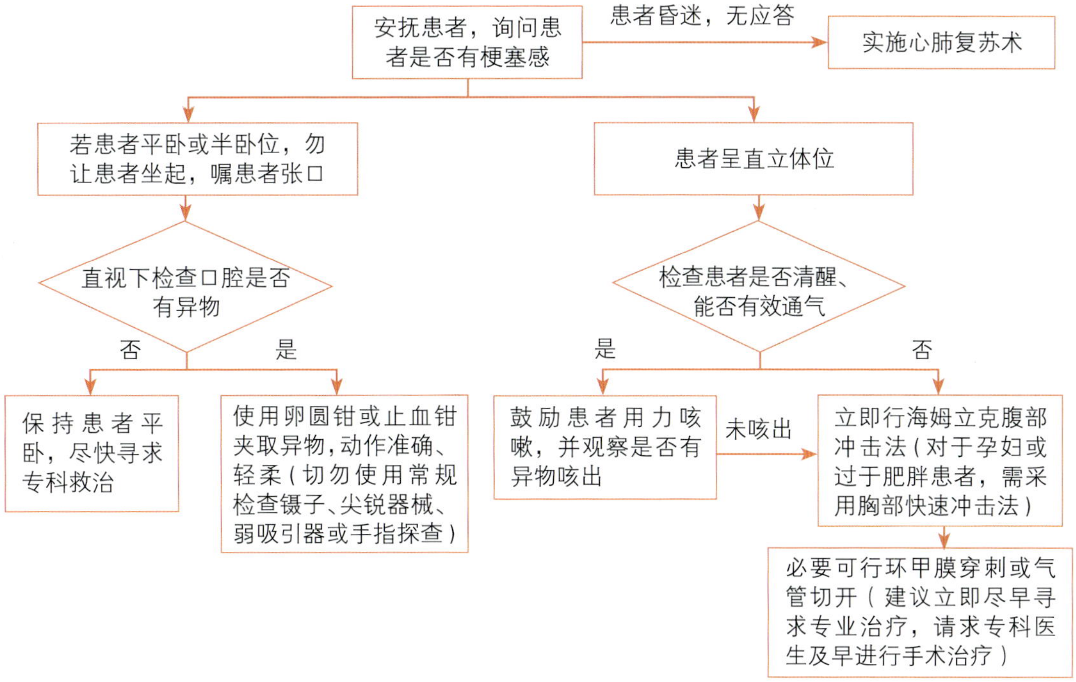

第六节 心搏骤停

学习笔记

单人成人心肺复苏术

团队急救操作

一、定义

心搏骤停是指心脏射血功能突然终止，全身器官得不到供血，从而可能导致器官功能障碍，若未及时纠正，最终会导致死亡的凶险急症，如不能立刻得到有效救治，常在短时间内死亡。

二、病因

意外事件如电击、溺水等；器质性心脏病；神经系统病变；麻醉及手术意外；水电解质及酸碱平衡紊乱；药物中毒或过敏。

三、临床表现

突然意识丧失、呼吸停止、大动脉搏动消失、面色苍白或发绀、瞳孔散大等。

四、急救处理

立即实施心肺复苏术及各种抢救措施。

（一）心肺复苏术

1. 操作方法

（1）确认现场安全。

（2）评估患者并启动急救系统。①意识：呼叫患者无反应；②呼吸：无呼吸或喘息样呼吸；③立即启动急救系统；④脉搏：颈动脉搏动消失（图 6.6.1）。

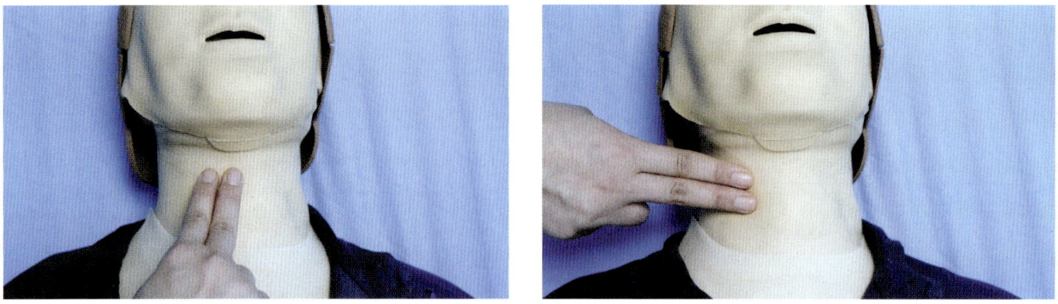

图 6.6.1　评估颈动脉

（3）立即给予心肺复苏术。依次为胸外心脏按压、开放气道、人工呼吸。

①胸外心脏按压

患者体位：将患者仰卧位，放在坚硬的平面上，解开衣扣、裤带，暴露胸部。

按压部位及手法：胸骨中央（胸骨下半部分可以两乳头连线中点为按压点）；定位手掌根部接触患者胸部皮肤，另一手搭在定位手手背上，双手重叠，十字交叉相扣，定位手的 5 个手指翘起（图 6.6.2）。

按压方法：双肘关节伸直，依靠操作者的体重、肘及臂力，有节律地垂直施加压力；每次按压后迅速放松，放松时手掌根部不离开胸壁，注意胸廓充分回弹。

按压深度：成人 5 ~ 6 cm，儿童和婴儿至少胸部前后径的 1/3，儿童约 5 cm，婴儿约 4 cm。

按压频率：每分钟 100 ~ 120 次。

②开放气道：清除口腔内可视异物，如口腔内分泌物、义齿等。常采用仰头提颏法、仰头抬颈法，有颈椎损伤时，采用双下颌上提法（图 6.6.3）。

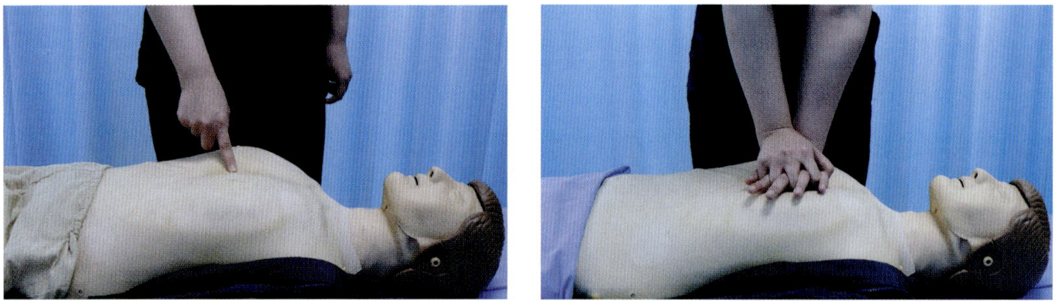

图 6.6.2　胸外按压

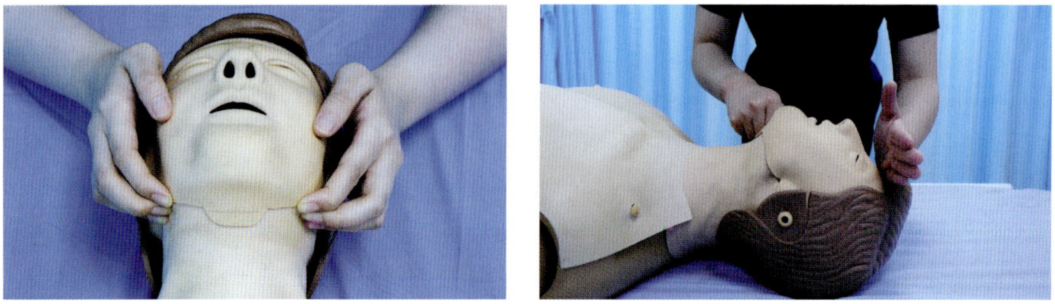

图 6.6.3　开放气道

学习笔记

③人工呼吸：实施口对口人工呼吸时，必要时在患者口鼻处盖一层纱布或隔离膜，保持气道开放，捏住患者鼻孔，双唇包住患者口部，吹气使胸廓扩张，吹气毕，松开患者鼻孔，注意观察胸部复原情况（图 6.6.4）。呼吸频率成人为每分钟 10 ~ 12 次，儿童为每分钟 12 ~ 20 次，婴儿为每分钟 20 次。按压与人工呼吸的比为 30 : 2。

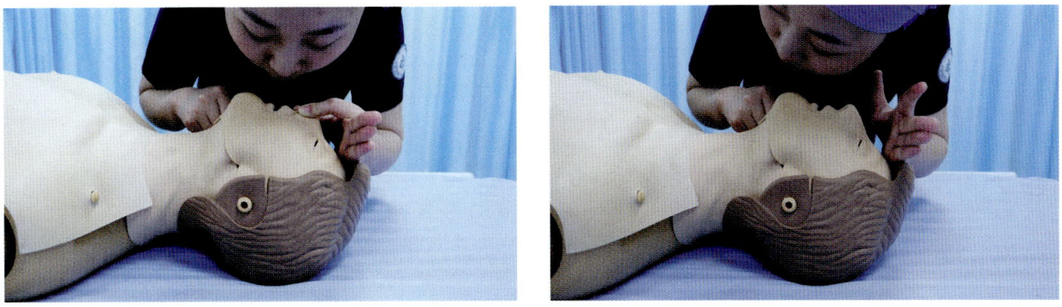

图 6.6.4　人工呼吸

使用简易呼吸器时，连接氧源，调节氧流量为每分钟 8 ~ 10 L。确保气道开放，用"EC"手法固定面罩（图 6.6.5），挤压呼吸气囊（吸呼比 1 : 1.5 ~ 2，频率为 10 ~ 12 次 / 分，送气量 400 ~ 600 mL）。

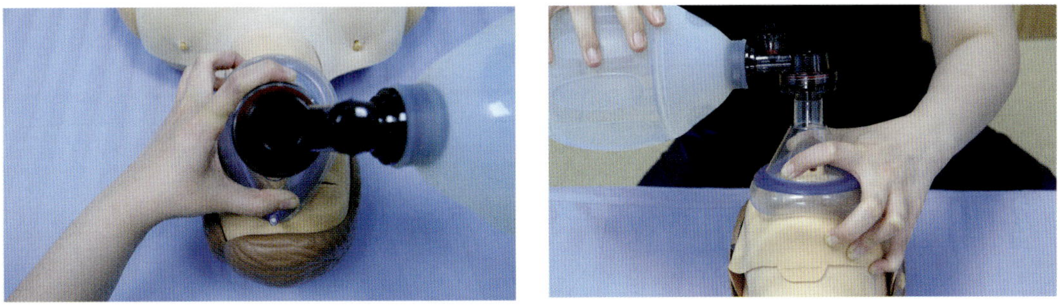

图 6.6.5　EC 手法

学习笔记

（二）除颤技术

1. 除颤部位

（1）前 - 侧位：一个电极板放在胸骨右缘锁骨下或 2 ~ 3 肋间，另一电极板放在左乳头外下方或左腋前线第 5 肋间的心尖部（图 6.6.6）。

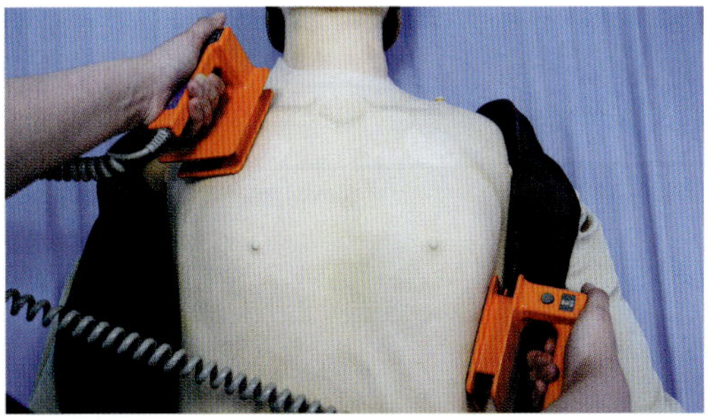

图 6.6.6　除颤定位

（2）前 - 后位：一个电极板在左侧心前区标准位置，另一个电极板置于左 / 右背部肩胛下区。无论采用何种方法应当能够使电极板的最大电流通过心肌，且需要较少电能以减少潜在的并发症。

2. 除颤能量

根据不同除颤仪选择合适的能量，双向波除颤仪为 120 ~ 200 J（或参照厂商推荐的电能量），单向波除颤仪为 360 J。儿童体重 2 J/kg，第二次可增加至 4 J/kg。

（三）注意事项

1. 在发现无呼吸或不正常呼吸（喘息样呼吸）的心搏骤停的成人，应立即启动紧急救护系统，立即进行心肺复苏术。

2. 按压部位要准确，用力合适，防止胸骨肋骨压折。

3. 除颤前要识别心电图类型，以正确选择除颤方式。

4. 除颤电极板放置部位要准确，确保局部皮肤无潮湿、无敷料。如带有植入性起搏器应避开起搏器部位至少 10 cm。

5. 电极板与患者皮肤密切接触，两电极板之间的距离应超过 10 cm。

6. 放电前确保任何人不得接触患者、病床及与患者接触的物品，以免触电。

五、急救流程

基础生命支持流程

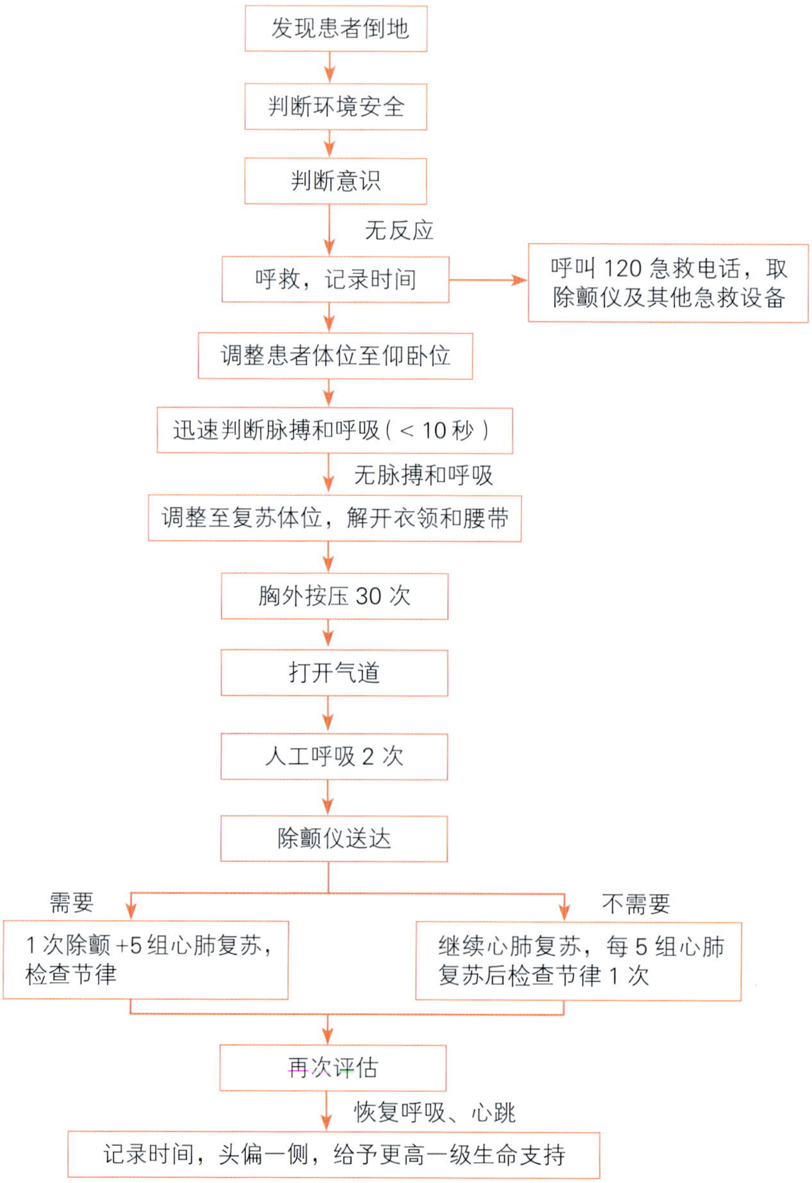

团队急救流程图

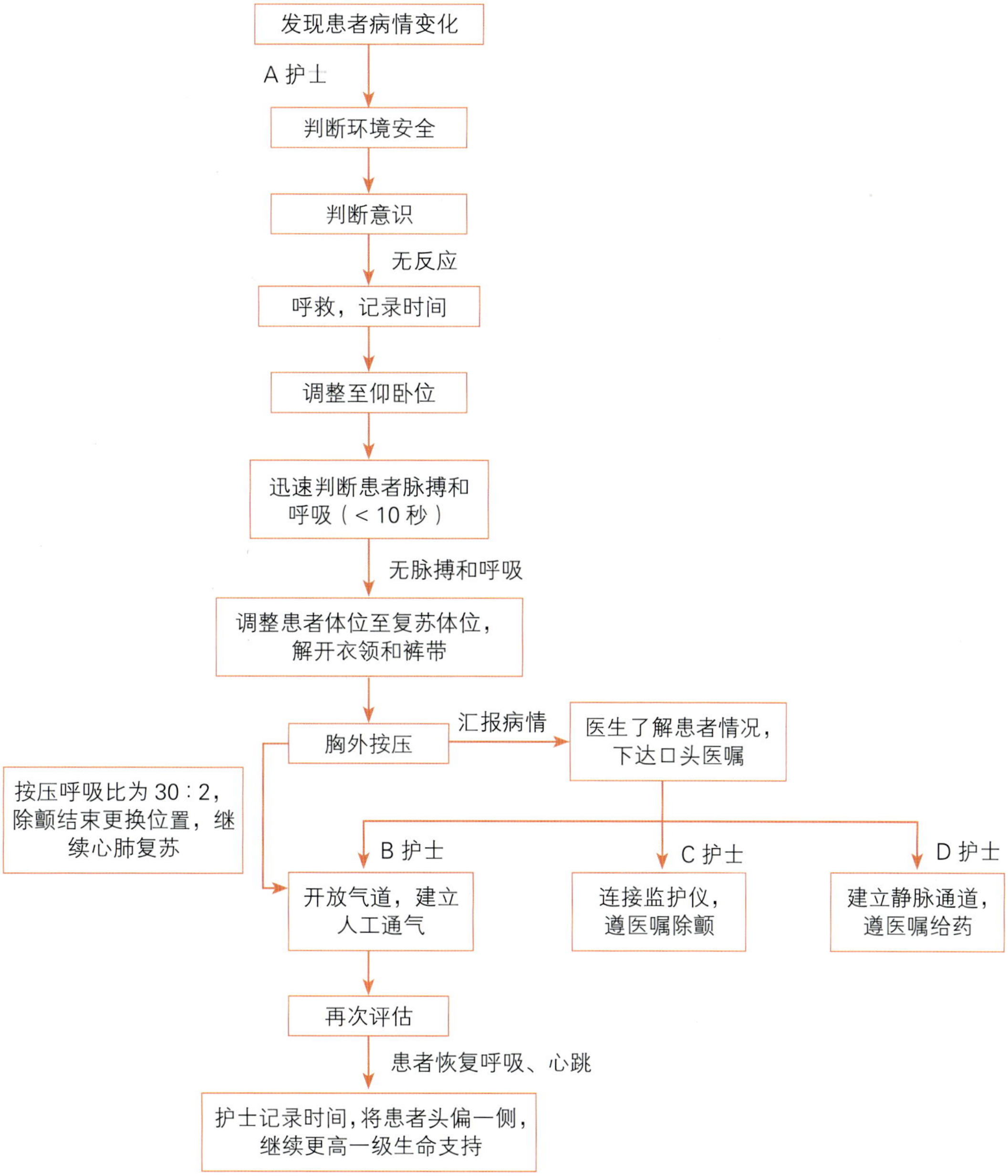

学习笔记

下篇

四手操作技术

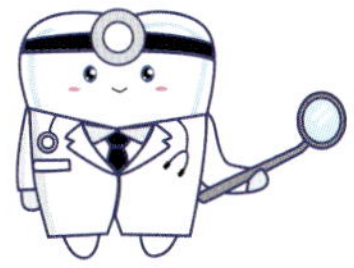

第七章　口腔护理操作技术

第一节　玻璃离子水门汀调拌技术

玻璃离子水门汀
调拌技术

学习笔记

玻璃离子水门汀由粉剂和液剂组成，主要用于粘接、充填和洞衬垫底。本节以充填用玻璃离子水门汀调拌技术为例。

一、评估

（一）环境

评估诊室环境，诊室环境应宽敞整洁，温度、湿度适宜，操作台面清洁有序。

（二）患者

评估患者全身及患牙情况。

（三）材料

评估材料颜色及性状无异常，使用时参照产品说明书。

二、操作前准备

（一）护士准备

1. 护士仪表端庄，衣帽整洁。
2. 洗手、戴口罩。

（二）用物准备

玻璃离子水门汀粉剂、玻璃离子水门汀液剂、调拌板、调拌刀、量勺、75% 酒精棉球、无菌纱布块、无菌持物筒、一次性治疗巾、医用棉签、凡士林（图 7.1.1）。

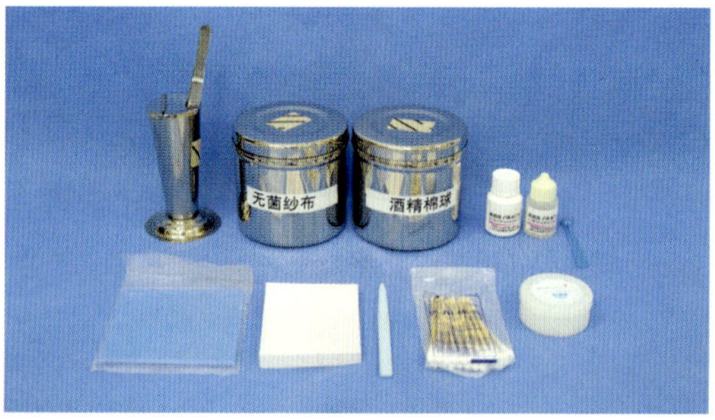

图 7.1.1　调拌用物

三、操作步骤

1. 检查用物，核对材料名称及有效期。
2. 铺一次性治疗巾。
3. 取粉液

护士根据窝洞大小，取玻璃离子水门汀粉、液（比例参考产品说明书），分别放置在调拌板上，粉液距离 1 ~ 2 cm（图 7.1.2）；垂直滴液，瓶口高度距调拌板 2 ~ 4 cm（图 7.1.3），材料取用后及时盖好瓶盖。

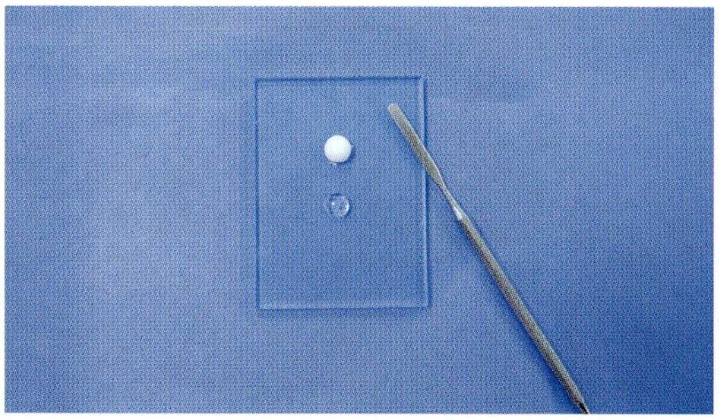

图 7.1.2　粉液距离

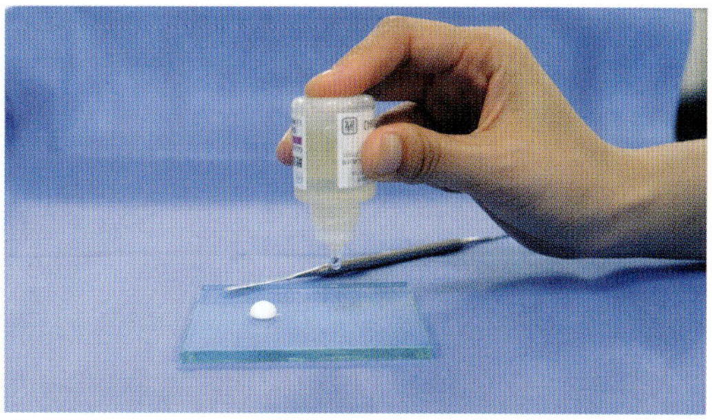

图 7.1.3　瓶口高度

4. 调拌

根据说明书要求将粉剂分成 2 ~ 3 等份，逐次加入，粉液混合均匀，调拌刀前端 1/2 紧贴调拌板，角度不能大于 5°（图 7.1.4），以旋转推拉的研磨手法进行调拌（图 7.1.5），调拌时间为 30 ~ 60 秒，调拌后的材料呈面团状，无气泡、无颗粒，收集后传递给医生。

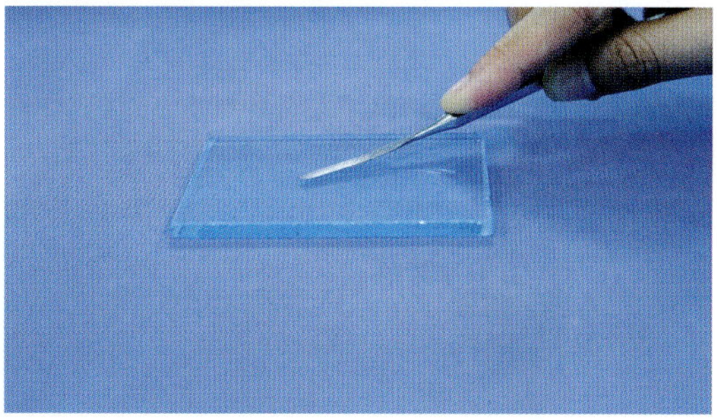

图 7.1.4　角度

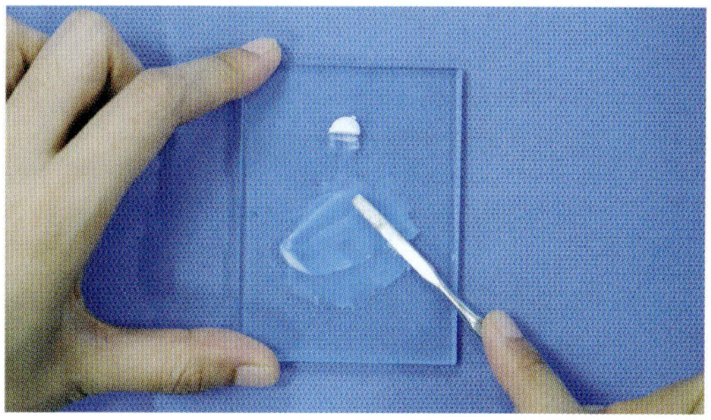

图 7.1.5　旋转推拉研磨

学习笔记

四、操作后整理

1. 整理用物，分类处置，清洗，消毒。
2. 洗手，摘口罩。

五、注意事项

1. 取用材料后及时盖好瓶盖，防止受潮或挥发。
2. 调拌材料时机应恰当，粉液比例合适，调拌时间 30 ~ 60 秒。
3. 充填时做好隔湿。
4. 向患者说明充填后的注意事项。
5. 若调拌后的材料性状不符合要求，则应重新调拌。

藻酸盐印模材
调拌技术

第二节　藻酸盐类印模材调拌技术

藻酸盐印模材是一种弹性水胶体印模材料，具有良好的弹性、流动性和可塑性。适用于活动性义齿修复及研究模型印模的制取。

一、评估

（一）环境

评估诊室环境，诊室环境应宽敞整洁，温度、湿度适宜，操作台面清洁有序。

（二）患者

评估患者全身及口腔情况。

（三）材料

评估材料颜色及性状无异常，使用时参照产品说明书。

二、操作前准备

（一）护士准备

学习笔记

1. 护士仪表端庄，衣帽整洁。
2. 洗手，戴口罩。

（二）用物准备

藻酸盐类印模材料、专用量勺、量杯、橡皮碗、调拌刀、托盘（图 7.2.1）。

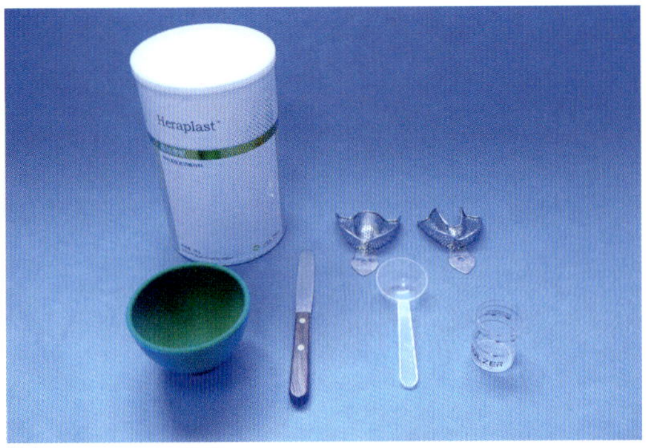

图 7.2.1 调拌用物

三、操作步骤

1. 检查用物，核对材料名称及有效期。
2. 根据患者牙弓大小，选择合适的托盘。
3. 根据材料使用要求，以水、粉体积比 1∶1 的比例（图 7.2.2），先加入清水后再加入粉剂。
4. 以执笔式握住调拌刀，将调拌刀垂直于碗底，旋转调拌刀，将水、粉初步混匀（图 7.2.3）。

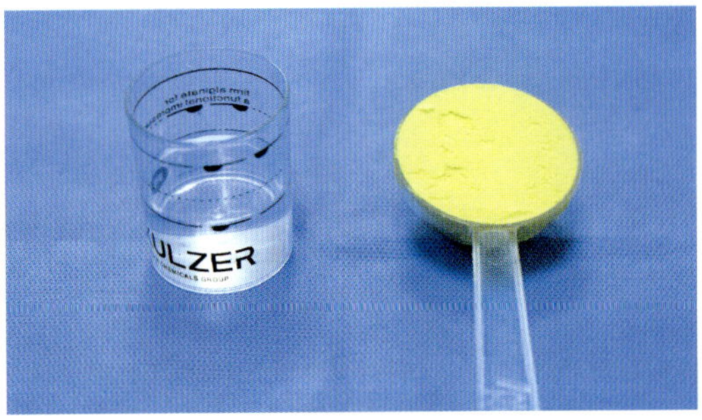

图 7.2.2　水、粉体积比 1∶1

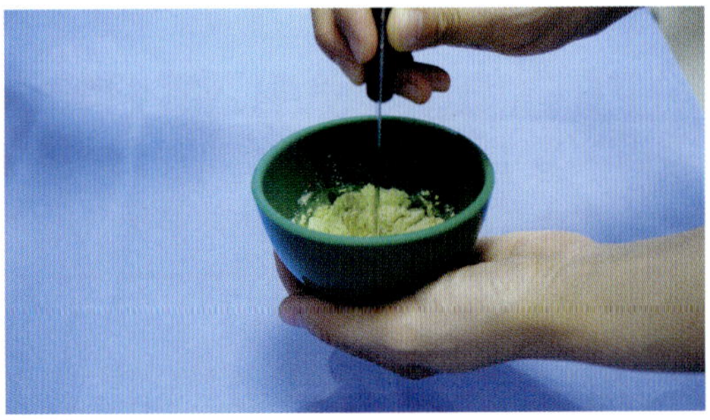

图 7.2.3　初步混合

5. 将橡皮碗握于一手手掌的大小鱼际之间，另一手持调拌刀，使其平面和橡皮碗壁贴合（图 7.2.4），用手腕部的力量沿同一方向旋转加压研磨（图 7.2.5），调拌好的材料应均匀细腻，呈奶油状。

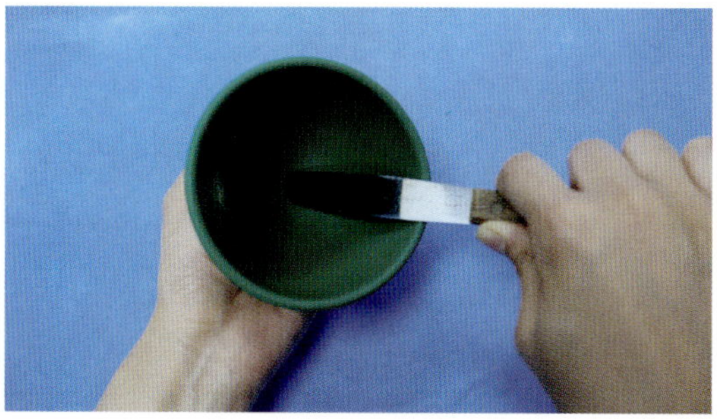

图 7.2.4　握持方法

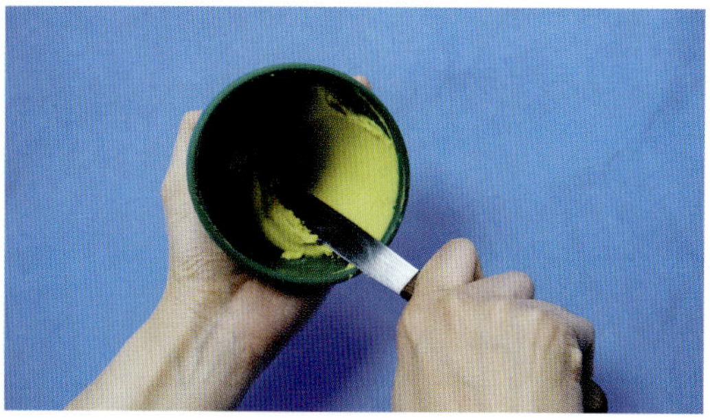

图 7.2.5　加压研磨

6. 收集调拌好的印模材料，一手转动橡皮碗，一手用调拌刀的刀刃部将材料刮于碗的一侧，并用调拌刀反复挤压排气。

7. 将印模材料放入上颌托盘时，护士一手掌心握橡皮碗，拇指与示指捏住托盘柄部，另一手用调拌刀将印模材料从托盘远中放入（图 7.2.6），向托盘唇颊侧推平（图 7.2.7），以免形成气泡（详见操作视频）。

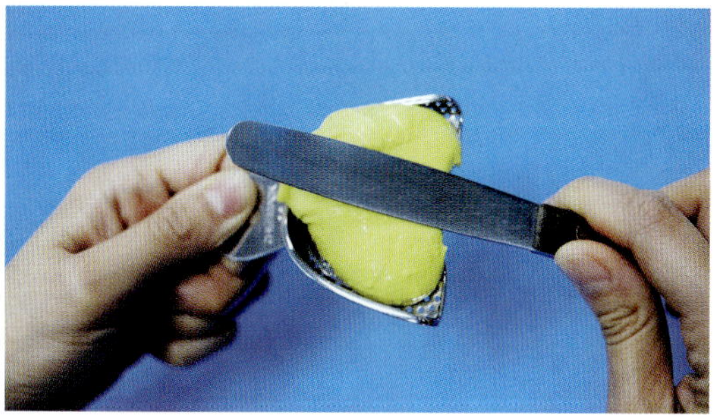

图 7.2.6　上颌托盘远中放入

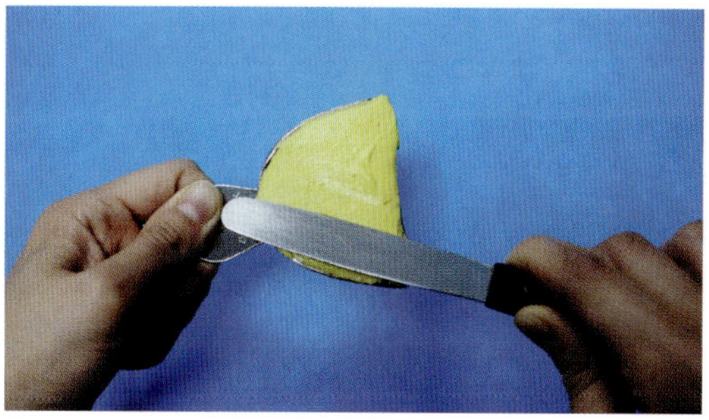

图 7.2.7　向托盘唇颊侧推平

8. 印模材料放入下颌托盘时，将材料收集成条状置于调拌刀上，从托盘的一端向另一端旋转放入（图 7.2.8）。堆放在托盘上的材料应表面光滑，均匀适量。橡皮碗中的剩余量应小于 5 g（详见操作视频）。

9. 将盛有印模材料的托盘及时传递给医生，留出托盘柄部以便于医生握持。

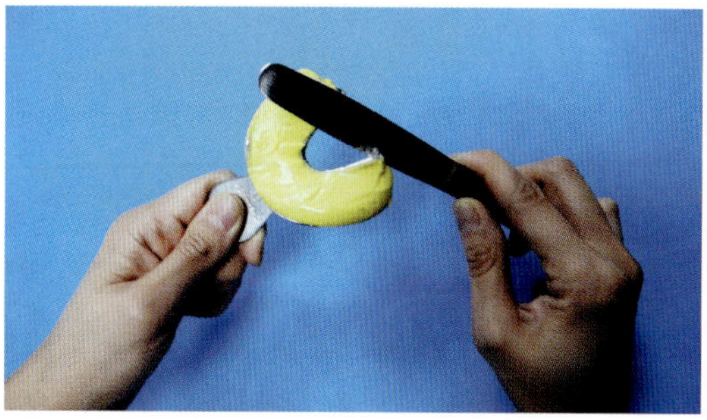

图 7.2.8　下颌托盘上印模材

四、操作后整理

1. 将操作后的用物分类整理，清洗、消毒。
2. 协助患者漱口，整理面容。
3. 洗手，摘口罩。

学习笔记

五、注意事项

1. 藻酸盐类印模材料取用后及时加盖保存，防止潮解。
2. 水温升高或降低会相应地缩短或延长材料的凝固时间。
3. 使用方法严格参照产品说明书。
4. 调拌用具应清洁干燥，调拌好的印模材料应细腻光滑。
5. 印模制取后应在 10 分钟内及时灌注石膏模型，防止脱水变形。如果不能马上灌注模型，需要用湿纸巾包裹或放入密闭的容器中。
6. 印模从患者口腔内取出后用流动水冲洗 10 秒，并进行消毒处理。

硅橡胶印模材调拌技术

第三节　硅橡胶类印模材调拌技术

硅橡胶类印模材用于对修复体精确度要求高的印模制取，如烤瓷冠桥、精密附着体、可摘局部义齿的整铸支架、种植义齿的整铸支架等。

一、评估

（一）环境

评估诊室环境，诊室环境应宽敞整洁，温度、湿度适宜，操作台面清洁有序。

学习笔记

（二）患者

评估患者全身及口腔情况。

（三）材料

评估材料颜色及性状无异常，使用时参照产品说明书。

二、操作前准备

（一）护士准备

1. 护士仪表端庄，衣帽整洁。
2. 洗手，戴口罩。

（二）用物准备

加成型硅橡胶初印模材料（基质和催化剂）、专用量勺、加成型硅橡胶终印模材料、专用注射枪、混合输送头、托盘、硅橡胶修整刀（图 7.3.1）。

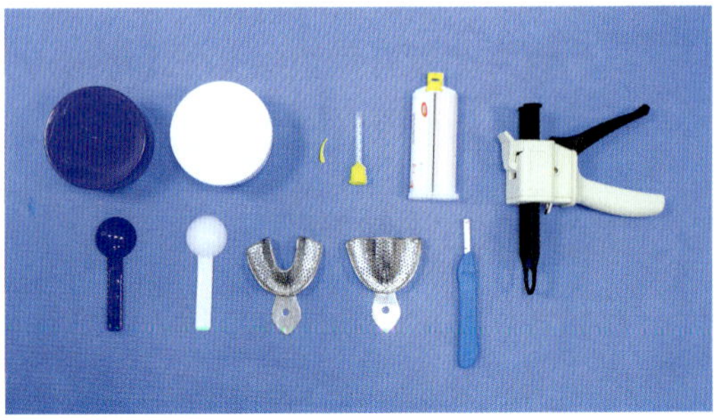

图 7.3.1　调拌用物

三、操作步骤

1. 检查用物，核对材料名称及有效期。

2. 根据患者牙弓大小等具体情况，使用专用硅橡胶基质量勺，量取初印模基质材料。使用催化剂量勺，取等量的初印模催化剂材料（图 7.3.2）。

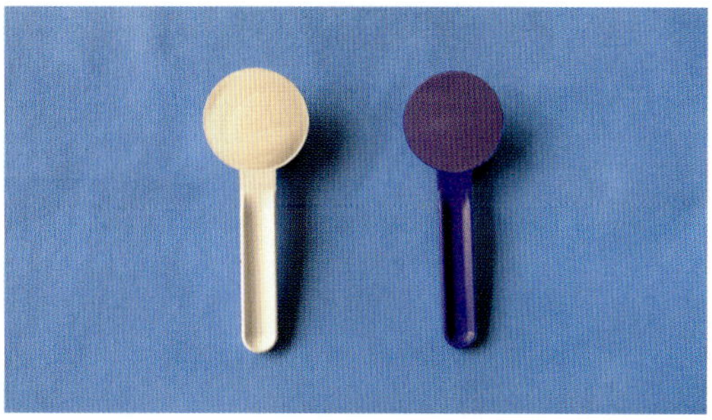

图 7.3.2 取基质与催化剂比例 1∶1

3. 按材料要求的比例将初印模材料的基质和催化剂用双手指尖反复揉捏，至少 30 秒，颜色均匀一致。

4. 印模制取分两种方法，一步法制取印模技术和两步法制取印模技术。

（1）一步法制取印模技术：将混合好的硅橡胶初印模材料放入托盘，将硅橡胶终印模材料安装在注射枪内，安装混合输送头递给医生。医生将终印模材料注入牙体预备体周围，护士将盛有初印模的托盘递给医生，医生将其就位制取印模或将硅橡胶终印模材料同时注入托盘、牙体预备体周围，将托盘就位制取印模。

（2）两步法制取印模技术

①将混合好的硅橡胶初印模材料放入托盘（图 7.3.3），用手指轻压，使材料表面形成牙槽嵴形状的凹形（图 7.3.4），传递给医生制取初印模。

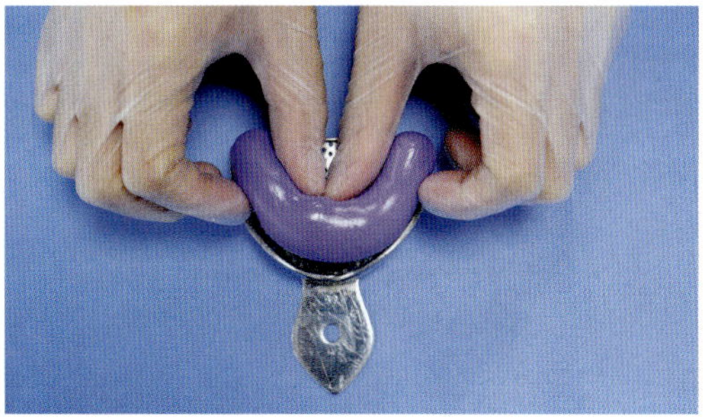

图 7.3.3 放置初印模

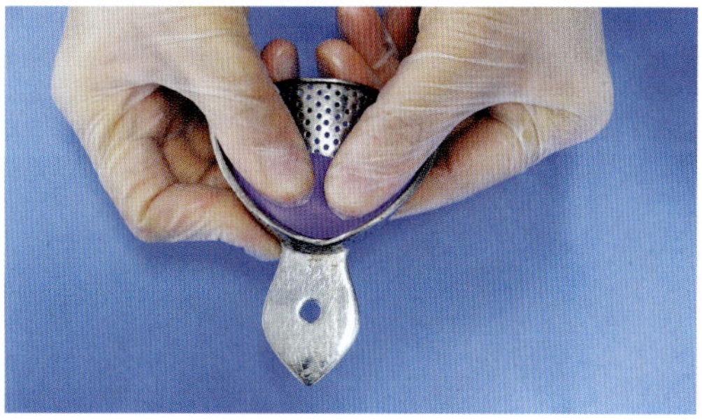

图 7.3.4 塑形

②取出初印模后，传递硅橡胶修整刀给医生，在制取好的硅橡胶初印模上，刮除邻间隙、龈缘等处的印模材料，制取排溢道（图 7.3.5）。

③将硅橡胶终印模材料安装在注射枪内，安装混合输送头递给医生，医生注入牙体预备体周围，护士快速将材料注满初印模的牙列内（图 7.3.6）。

④将托盘传递给医生制取终印模。

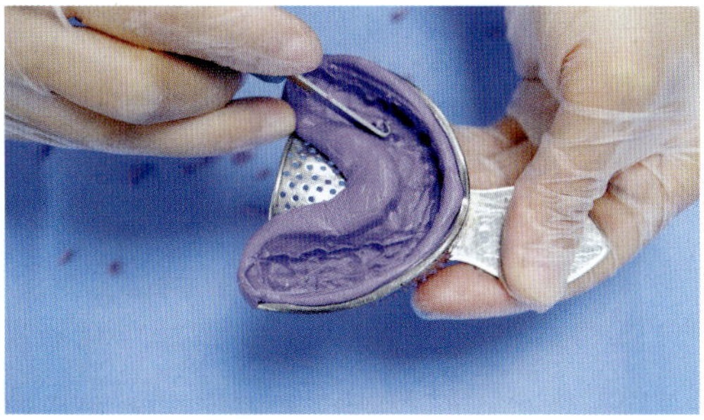

图 7.3.5 制取排溢道

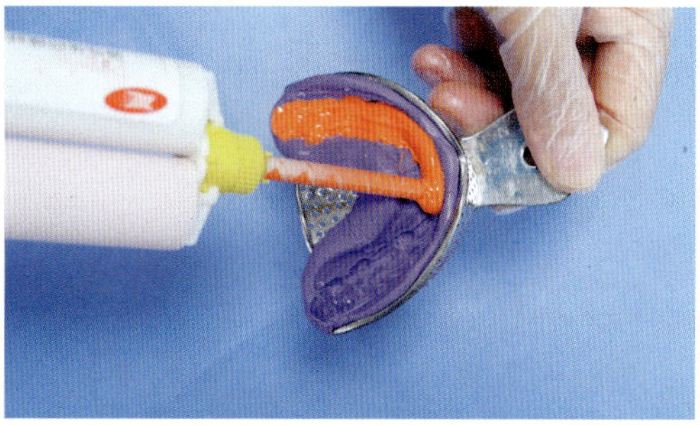

图 7.3.6 注射终印模

学习笔记

四、操作后整理

1. 用物分类整理，清洗，消毒。
2. 协助患者漱口，整理面容。
3. 洗手，摘口罩。

五、注意事项

1. 硅橡胶材料使用前须仔细阅读产品说明书，严格按照标准进行操作。

2. 用手混合加成型硅橡胶材料时，建议使用一次性聚乙烯点塑薄膜手套，勿使用天然橡胶或乳胶手套，以免发生材料的阻凝。

3. 取用材料时注意专勺专用，以免造成基质和催化剂的污染。

4. 材料取用后立即旋紧盒盖，不可互换盒盖。

5. 混合硅橡胶初印模材料时，应使用手指尖部揉捏，避免使用掌心，防止体温传导，加速印模材料的凝固。

聚醚橡胶印模材调拌技术

学习笔记

第四节　聚醚橡胶印模材调拌技术

聚醚橡胶印模材由本剂和催化剂组成，适用于嵌体、高嵌体、冠和桥体预备的取模，功能性取模，固定修复体取模，种植体取模等精细印模的制取。

一、评估

（一）环境

评估诊室环境，诊室环境应宽敞整洁，温度、湿度适宜，操作台面清洁有序。

（二）患者

评估患者全身及口腔情况。

（三）材料

评估材料颜色及性状无异常，使用时参照产品说明书。

二、操作前准备

（一）护士准备

1. 护士仪表端庄，衣帽整洁。
2. 洗手，戴口罩。

（二）用物准备

聚醚印模材料一套、一次性搅拌头、专用注射枪、托盘、聚醚混合机（图 7.4.1）。

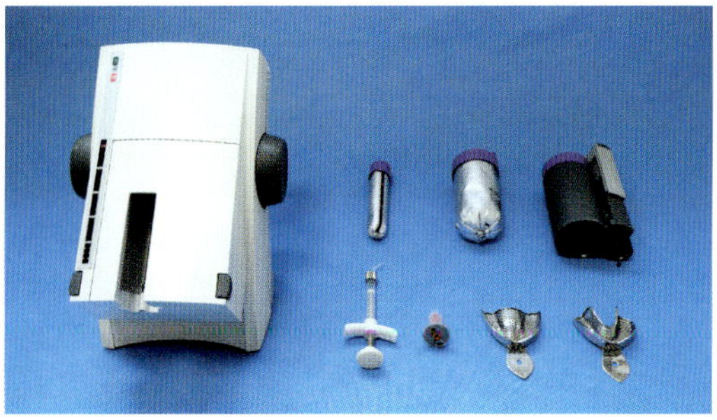

图 7.4.1　调拌用物

三、操作步骤

1. 检查用物，核对材料名称及有效期。

2. 使用前，护士按照顺时针方向旋转机器侧方的装卸钮，将双筒式聚醚材料安装到机器凹槽内（图 7.4.2）。

3. 材料安装就位后，滑动双筒外侧的制动装置开关，将一次性搅拌头对准材料的流出孔，安装就位（图 7.4.3）。

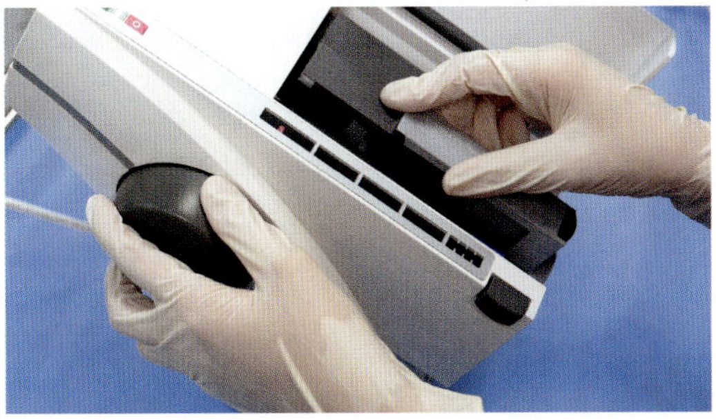
图 7.4.2 安装材料

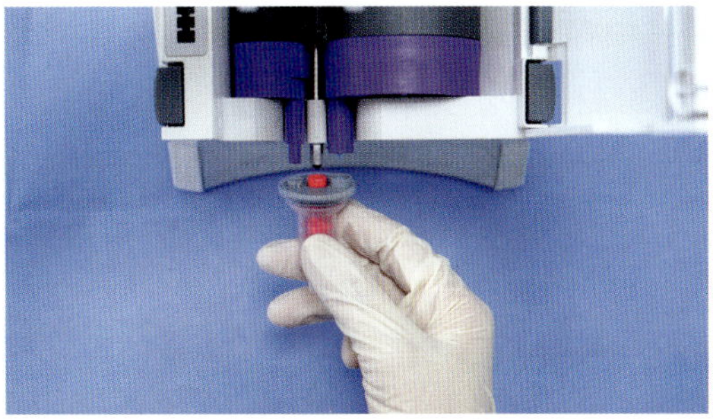
图 7.4.3 安装一次性搅拌头

4. 护士一手按启动开关，另一手握住托盘手柄置于搅拌头下方，托盘底部要贴近搅拌头，从托盘的非工作端向工作端缓慢注入聚醚材料，材料的量基本与托盘边缘的高度平齐（图 7.4.4）。

5. 注满托盘后，护士快速将材料注入专用注射枪（图 7.4.5），计时 4 分钟。注入材料的量以具体的患牙数量为准。

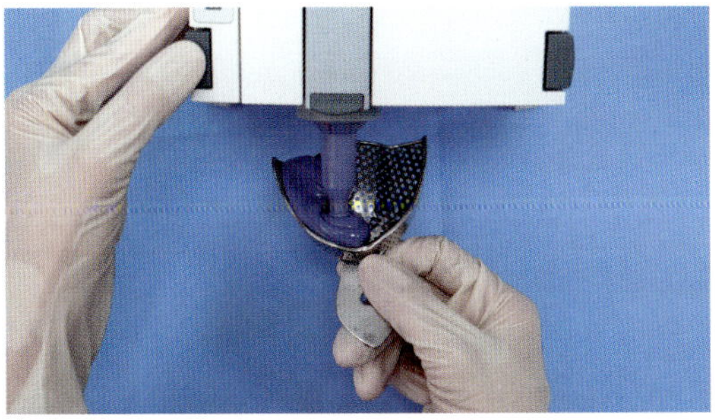
图 7.4.4 注入聚醚材料

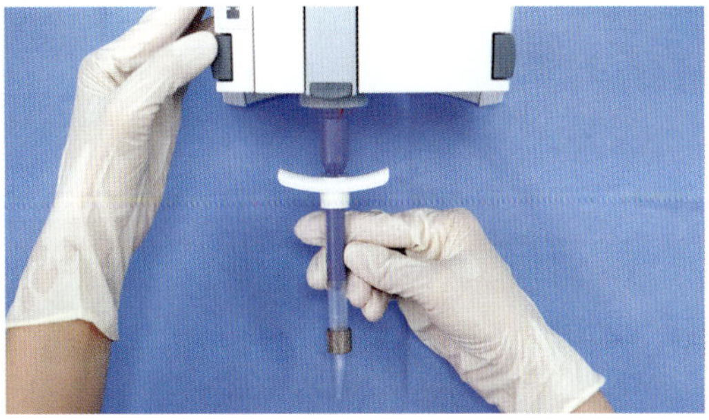
图 7.4.5 注入注射枪

6. 传递时护士手持注射枪的工作端并朝向患牙，将手柄朝向医生以便于其方便握持。医生用注射枪在患牙预备体边缘及周围组织注满聚醚材料。

7. 注射完毕，护士接过注射枪，同时传递托盘给医生。

8. 医生将托盘放入患者口内就位，制取印模。

四、操作后整理

1. 按照要求进行消毒处理，灌注石膏模型。

2. 将操作后的用物分类整理，清洗消毒。

3. 协助患者漱口，整理面容。

学习笔记

4. 洗手，摘口罩。

五、注意事项

1. 调拌前仔细阅读材料使用说明书，严格按照标准程序进行操作。

2. 注入聚醚材料时要注意顺序，先注入托盘，后注入注射枪。注入托盘时，先非工作端，后工作端。

3. 托盘底部要贴近混合头，并埋入材料中，避免产生气泡。

4. 消毒过程中，注射枪内可能会残留水分，使用前需将前端的少量材料推出丢弃。

5. 材料注射完成后，及时拆分注射器，以免凝固后无法拆分。

6. 制取完成的聚醚橡胶印模等待放置 30 分钟后再灌注石膏模型，以利于材料的弹性恢复。

石膏模型灌注技术

第五节　石膏模型灌注技术

临床中常用的石膏模型材料包括熟石膏、普通人造石膏和高强度人造石膏。熟石膏适用于对强度要求不高的全口义齿初工作模型以及工作模型上颌架时所需的连接石膏；普通石膏主要用于全口义齿或可摘局部义齿等对表面硬度和强度要求较高的工作模型；高强度人造石膏主要用于制作全冠、嵌体及固定义齿的工作模型。

学习笔记

一、评估

（一）环境

评估诊室环境，诊室环境应宽敞整洁，操作台面清洁有序。

（二）材料

评估材料颜色及性状无异常，使用时参照产品说明书。

二、操作前准备

（一）护士准备

1. 护士仪表端庄，衣帽整洁。

2. 洗手，戴口罩、手套。

（二）用物准备

石膏模型材料、调拌刀、橡皮碗、量杯、量勺、水、待灌印模、振荡器、玻璃板、石膏剪（图 7.5.1）。

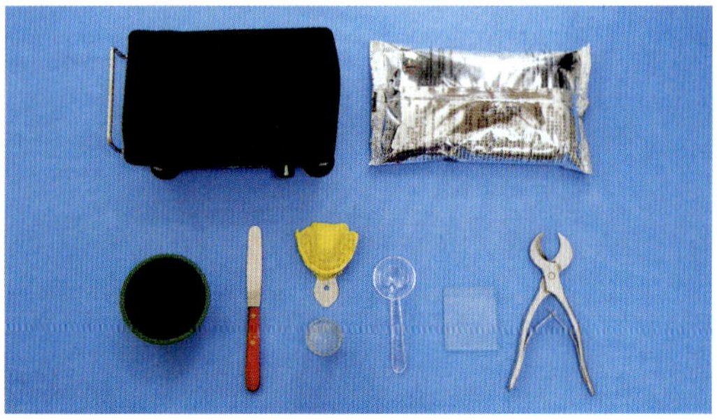

图 7.5.1　调拌用物

三、操作步骤

1. 检查用物，核对材料名称及有效期。

2. 灌注模型前，检查并修整印模上的气泡、缺损、凹陷，去除上颌腭后部过长的印模材料，以保证印模的完整性和精确性。

3. 灌注前用流动水冲洗模型 10 秒左右，去除印模上残留的唾液、血液及食物残渣，消毒处理，流动水冲洗干净，气枪吹干。

4. 石膏的调拌与灌注

（1）参照材料说明的水粉比例，用量杯量取适量的水加入橡皮碗，用量勺取适量的石膏粉放入水中，护士一手握住橡皮碗，另一手持调拌刀顺一个方向进行调拌，调拌刀应紧贴碗壁，速度不易过快，以免产生结块或气泡，调拌直至光滑、均质、无气泡且流动性良好（图 7.5.2）。

（2）将调拌好的石膏放置在振荡器上，振荡 10 秒，排出气泡（图 7.5.3）。

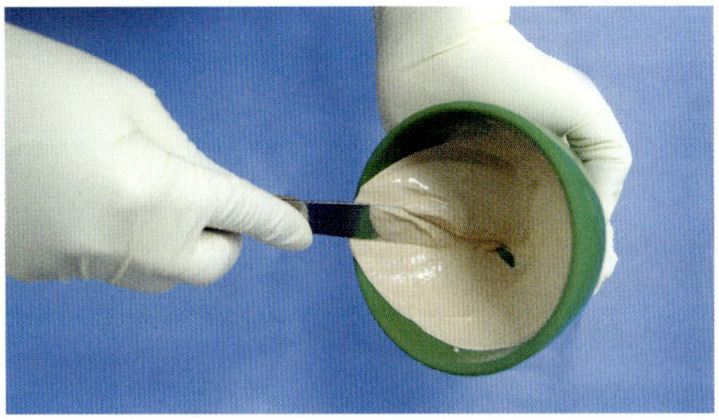

图 7.5.2 调拌石膏

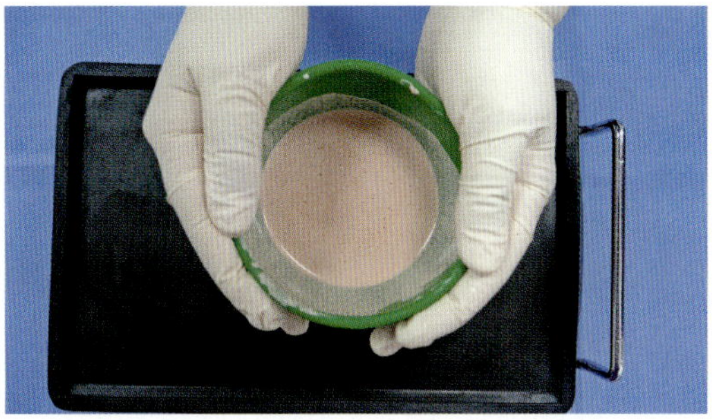

图 7.5.3 振荡排气

（3）护士一手持托盘柄部将其放置在振荡器上，另一手用调拌刀取少量石膏放于印模较高部（上颌腭顶部、下颌舌侧壁稍高处），通过振动使石膏从高处缓慢流向低处牙冠部分，避免产生气泡，逐渐添加石膏直至充满印模，石膏厚度不少于 10 mm（图 7.5.4）。对于单颗或薄弱牙，在灌注石膏时应插入棉签棒辅助支撑。

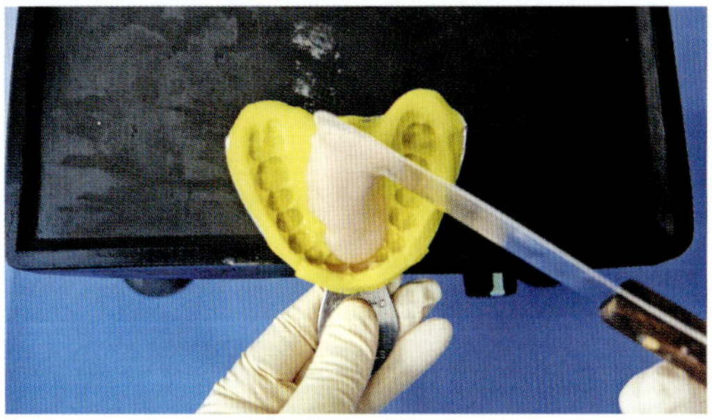

图 7.5.4 灌注上颌托盘

（4）灌注好的模型倒扣在玻璃板上，用调拌刀去除多余的石膏。

5. 灌注结束 1 ~ 2 小时后进行脱模，使用石膏剪去除托盘外多余的石膏，轻轻晃动石膏底座，顺着牙体长轴方向将石膏和印模分离。不要强行分离，以免折断石膏牙。

6. 将石膏模型标注好患者信息，以免混淆。

四、操作后整理

1. 用物分类整理，清洗消毒。

2. 摘手套，洗手，摘口罩。

五、注意事项

1. 检查印模时，若发现印模与托盘分离应重新制取。

学习笔记

2. 调拌时应先加水后加石膏粉，并沉淀 30 秒左右，可使气泡的混入量减少。

3. 石膏水粉比例适宜，避免过稠或过稀。调和后发现水粉比例不合适，应重新调拌，切勿加入水或粉继续搅拌。

4. 调拌时调拌刀应顺着一个方向匀速调和，速度不宜过快，以免结块和气泡的形成。

5. 模型灌注前应吹干印模表面残留水分，以免影响水粉比例。

6. 模型灌注时应通过振荡将石膏缓慢流入牙列，不能直接堆砌，致使气泡无法排出影响模型的准确性。

7. 石膏模型应有一定的厚度，保证模型的坚固性，尤其是记存模型和工作模型。

8. 灌注后的石膏模型应倒扣在玻璃板上，避免过度加压使模型变形。

9. 待石膏完全凝固后即可脱模，凝固时间不宜过长，防止水分重吸收，导致脱模困难。

10. 石膏模型材料易受潮，应密封保存。

第六节　口腔隔离操作技术

橡皮障隔离技术－翼法

牙线打结法

学习笔记

口腔隔离操作技术是在口腔疾病的诊疗活动中，为了保持术野的清晰，防止血液、唾液、水、碎屑等污染术野，影响诊疗效果而采用的隔离操作技术。临床中常用三种隔离方法：棉卷隔离法、吸引器隔离法、橡皮障隔离法。

一、棉卷隔离法

（一）优点

1. 操作简单、快速安全。

2. 棉卷柔软，易塑形。

（二）放置位置

1. 上颌牙

治疗上颌前牙时棉卷放在唇侧（图 7.6.1），治疗上颌后牙时棉卷放在颊侧的黏膜皱襞上（图 7.6.2）。

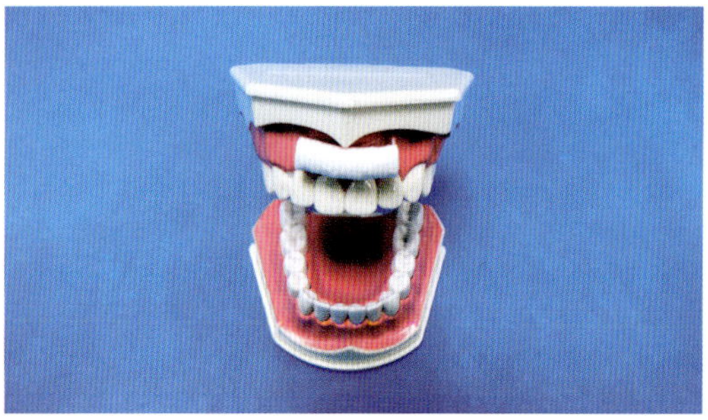

图 7.6.1　治疗上颌前牙时棉卷位置

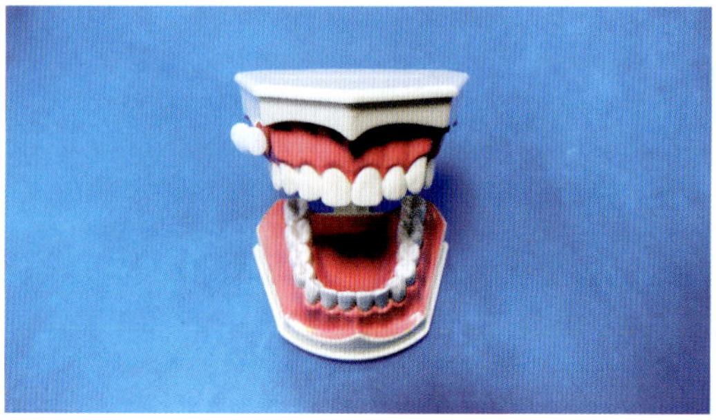

图 7.6.2　治疗上颌后牙棉卷位置

2. 下颌牙

治疗下颌前牙时棉卷分别放置于患牙的舌侧和唇侧（图 7.6.3），同时使用吸唾管；治疗下颌后牙时棉卷分别放置于颊黏膜皱襞上和舌侧口底（图 7.6.4）。

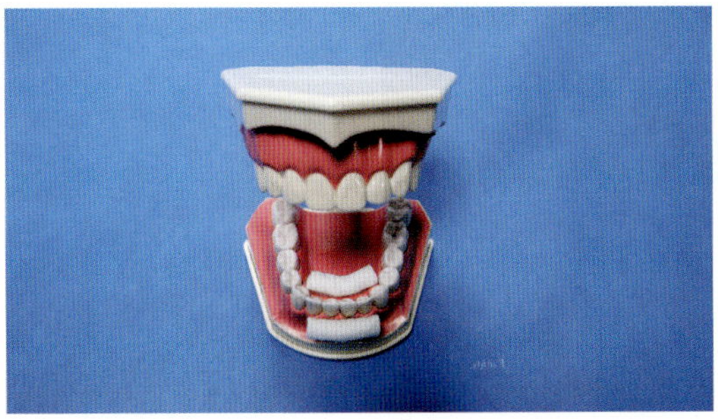

图 7.6.3　治疗下颌前牙时棉卷位置

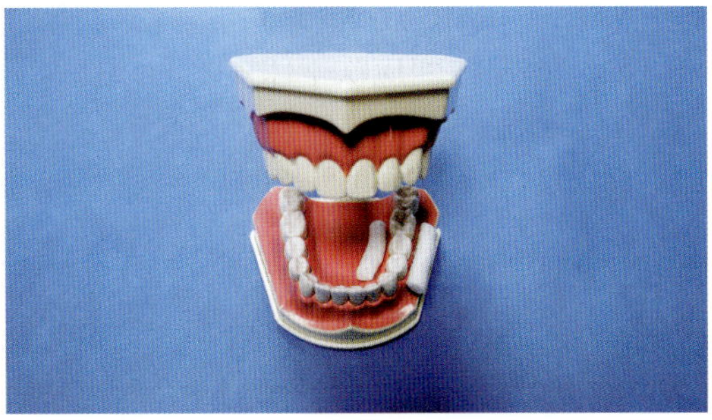

图 7.6.4　治疗下颌后牙时棉卷位置

（三）注意事项

1. 放置棉卷时动作应轻柔，以免引起恶心、疼痛。
2. 治疗过程中棉卷饱和时应及时更换。
3. 取棉卷时注意保护黏膜。
4. 使用过程中注意防止患者误吞、误吸。

二、吸引器隔离法

（一）目的

1. 及时吸除治疗过程中产生的粉尘、唾液、血液、冷却水。
2. 保护颊黏膜、口唇及舌体，防止损伤。
3. 除去治疗过程中产生的异味，如电刀切割组织、烫断牙胶尖等。
4. 牵拉口角、颊黏膜、舌体等软组织扩大视野。

（二）种类

弱吸引、强力吸引。

（三）握持方法

执笔式（图 7.6.5）、掌式握持法（图 7.6.6）、掌－拇式握持法（图 7.6.7）。

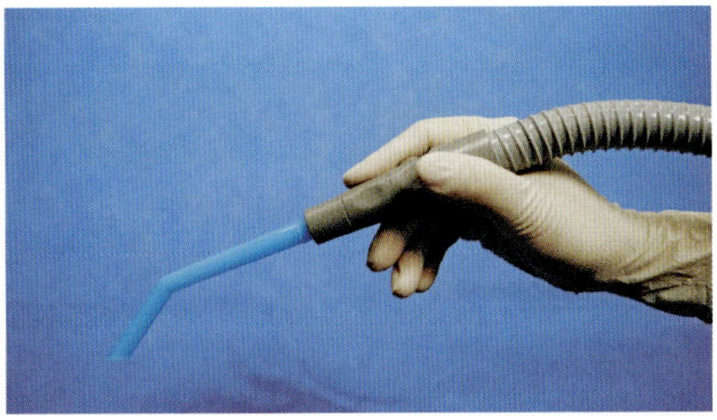

图 7.6.5　执笔式

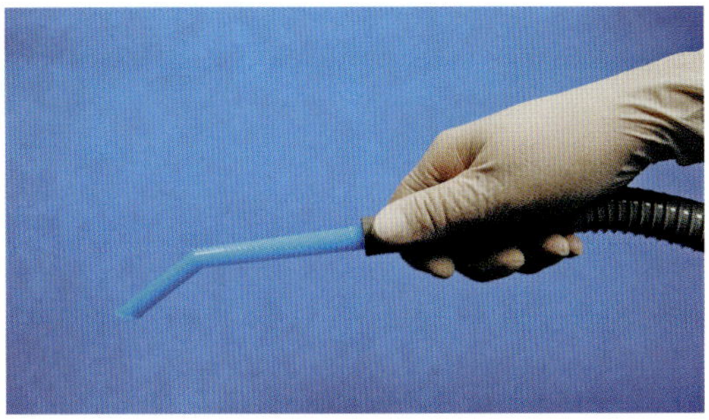

图 7.6.6　掌式握持法

学习笔记

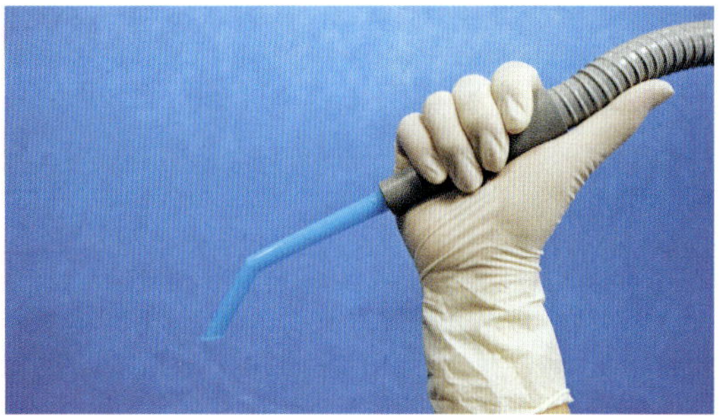

图 7.6.7　掌 – 拇式握持法

（四）放置位置

1. 左侧上下颌磨牙区

治疗左侧上下颌磨牙区宜放在颊侧，开口平行于牙面，必要时可协助医生牵拉口角（图 7.6.8、图 7.6.9）。

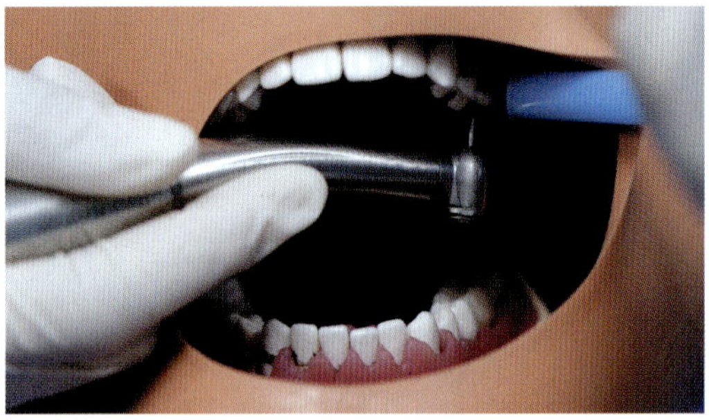

图 7.6.8　左侧上颌磨牙区

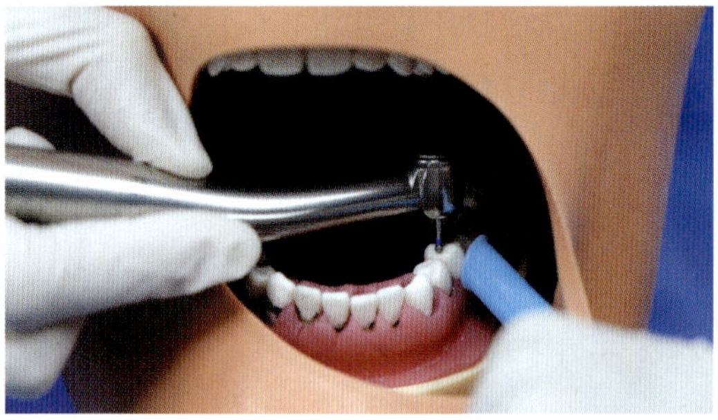

图 7.6.9　左侧下颌磨牙区

2. 右侧上下颌磨牙区

治疗右上磨牙时应放在患牙的腭侧（图 7.6.10），治疗右侧下颌磨牙时应放在患牙的舌侧，开口平行于牙面，必要时可辅助阻挡舌体（图 7.6.11）。

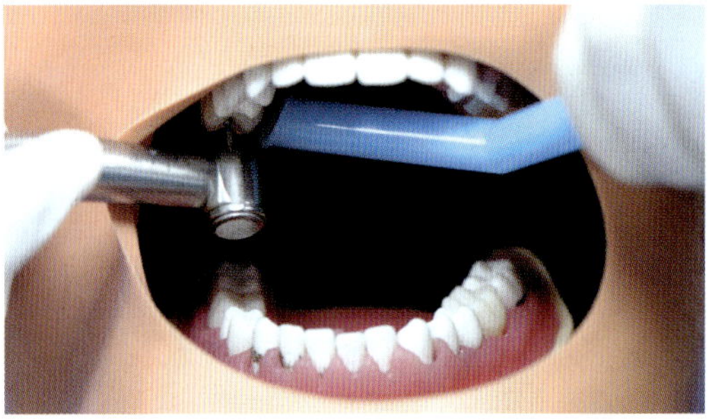

图 7.6.10　右侧上颌磨牙区

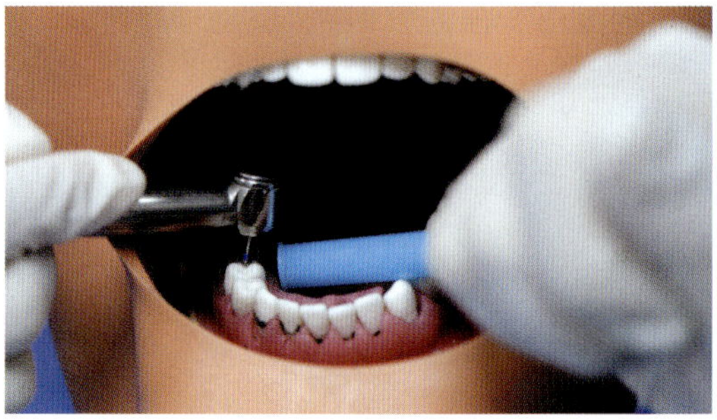

图 7.6.11　右侧下颌磨牙区

3. 上下颌前牙区

治疗上前牙区宜放在患牙的切端（图 7.6.12）；治疗下前牙区宜放在患牙的根部（图 7.6.13）。

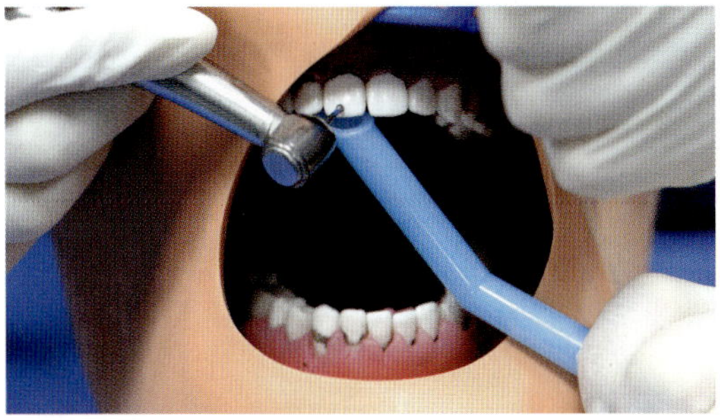

图 7.6.12　上颌前牙区

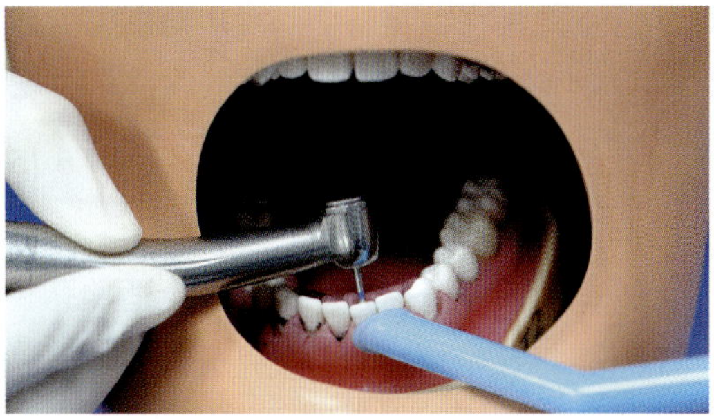

图 7.6.13　下颌前牙区

（五）注意事项

1. 使用吸引器管牵拉患者口角时动作应轻柔，吸引器前端勿紧贴黏膜，避免引起患者不适或黏膜血肿。

2. 吸引器管斜面“应与牙列平行”，以达到最大吸引效果。

3. 吸引器管与冷却水保持一定距离，避免冷却水被吸走。

4. 吸引器管不宜放入患者软腭、咽部等敏感区域，以免导致患者恶心。

5. 不应让患者闭嘴包住吸引器，以免造成吸引器内污水反流入口内。

三、橡皮障隔离法

学习笔记

橡皮障隔离法是利用橡皮布的弹性，打孔后套在牙颈部作为屏障，使接受治疗的牙冠与口腔隔离的一种隔湿方法。

（一）优点

1. 有效地隔离牙体，降低被感染的风险。

2. 获得清晰的操作视野。

3. 避免误吞误吸。

4. 有效的隔湿。

5. 提高工作效率。

（二）用物准备

橡皮障夹、橡皮障夹钳、橡皮障布、橡皮障支架、打孔器、橡皮障定位打孔模板、橡皮障楔线、牙线、封闭剂、水门汀充填器（图 7.6.14）。

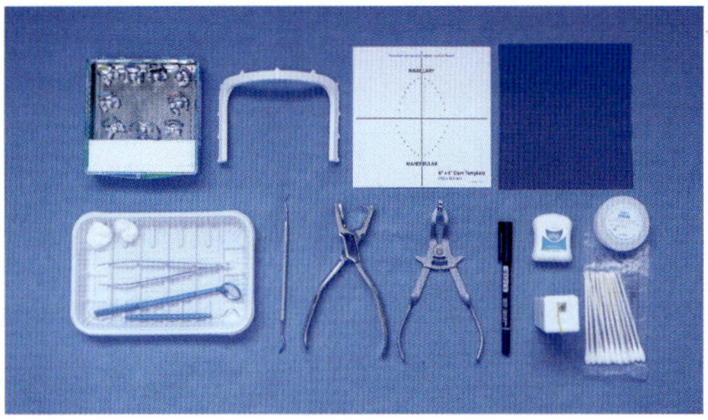

图 7.6.14　橡皮障隔离用物

（三）操作步骤

1. 选择合适大小的橡皮布（橡皮布哑光面朝上），橡皮布的面积大小要能完全盖住口唇，上缘不要盖住鼻孔，下缘达颏下部。

2. 根据患牙选择合适的橡皮障夹，并在患牙上试戴。

3. 打定位孔

在橡皮布的左上角打定位孔（图 7.6.15）。

4. 打牙位孔

根据所需隔离的患牙，选择合适的孔径，确定打孔的位置。

（1）打孔范围：根据定位板确定打孔位置，做好标记（图 7.6.16）。上颌牙约在橡皮布上缘以下 2.5 cm，由正中按牙位向下向外略成弧形。下颌牙约在橡皮布下缘以上 5 cm，由正中按牙位向上向外略成弧形。

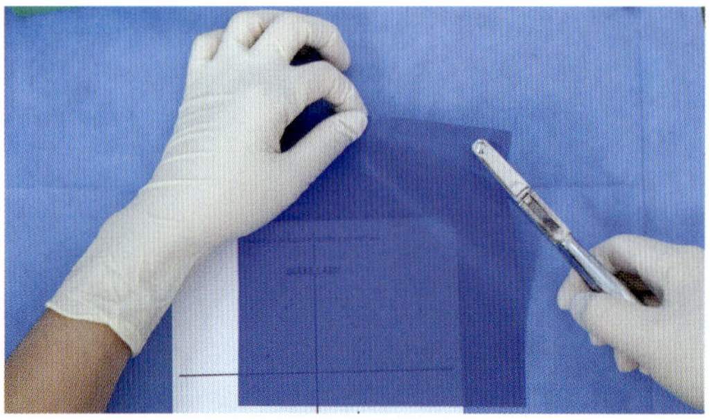

图 7.6.15　打定位孔

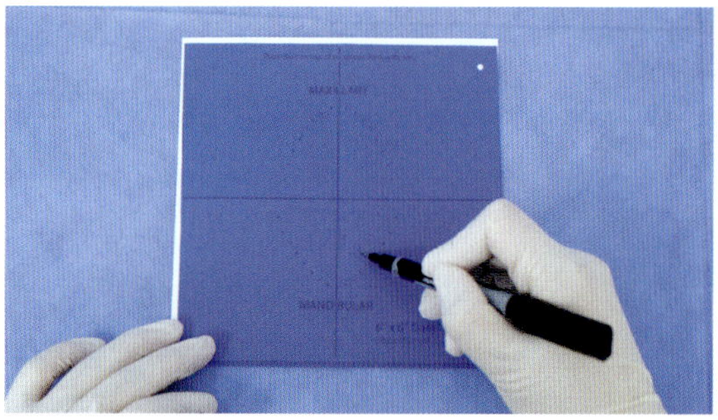

图 7.6.16　标记牙位孔

学习笔记

（2）选择孔径：打孔器工作端转盘上的孔直径为 0.5 ~ 2 mm 不等，应按牙齿大小选择孔径的大小（图 7.6.17）。

（3）孔间距离：取决于牙间隙的距离，一般间隔约 2 ~ 3 mm 为宜。

（4）打孔方法：一手持打孔器对应橡皮布上的牙位孔果断施力，另一手将橡皮障布向上提拉。多牙打孔时下颌牙从后往前打孔，上颌牙从前往后打孔。

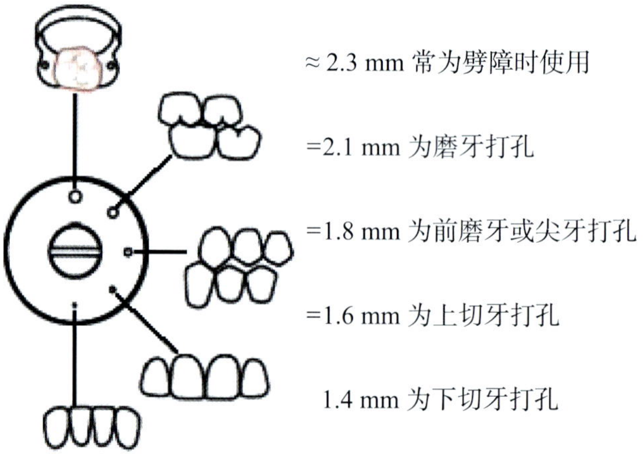

图 7.6.17　孔径选择表

（5）打孔数目：按治疗需要决定打孔的数目。

5. 涂润滑剂

必要时将橡皮布对着牙齿的一面在打孔区周围涂一层润滑剂，利于就位。

6. 安装方法

（1）翼法：将橡皮障夹的翼穿过已打好孔的橡皮布，露出橡皮障夹体部（图 7.6.18），并用橡皮障夹钳撑开后传递给医生，协助医生将橡皮障夹和橡皮布一同安放至治疗牙位的颈部，橡皮障夹弓指向牙齿的远中位，传递水门汀充填器予医生将两翼上方的橡皮布翻下套入牙颈部（图 7.6.19）。此方法仅适用于有翼的橡皮障夹。

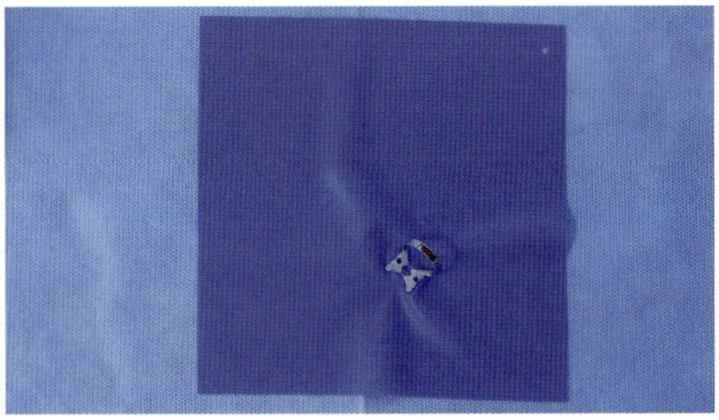
图 7.6.18　翼法

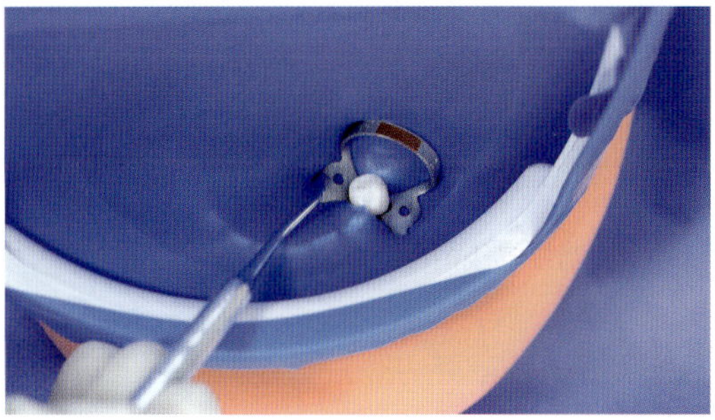
图 7.6.19　翼法安装

（2）橡皮布优先法：双手撑开橡皮布，按打孔部位套入牙齿并推向牙颈部，用牙线、橡皮障楔线逐个固定，注意不要伤及牙龈，该法常用于多颗前牙（图 7.6.20）。

（3）弓法：橡皮布套入夹的弓部，翻转橡皮布，露出橡皮障夹（图 7.6.21），用橡皮障夹钳撑开，直视下固定在隔离牙的颈部，用水门汀充填器将橡皮布拉下套入隔离牙的颈部（图 7.6.22），该法适用于橡皮障夹较难安装的情况。

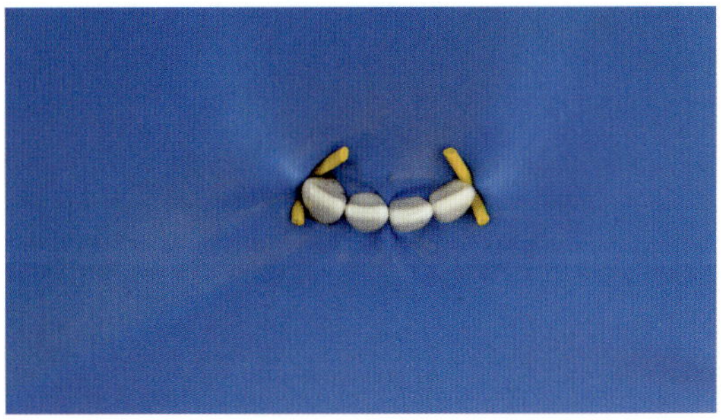
图 7.6.20　橡皮布优先法

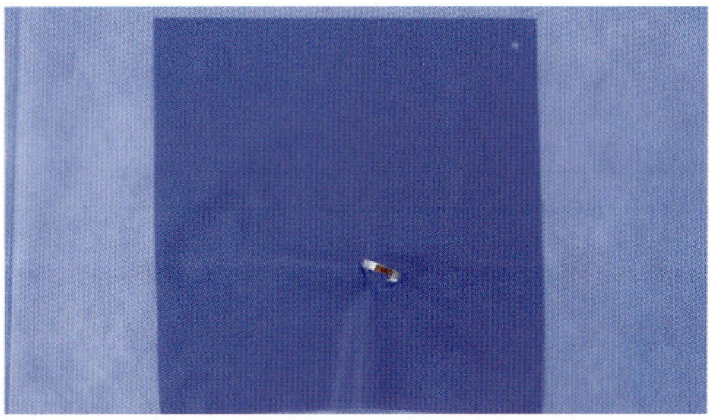
图 7.6.21　弓法

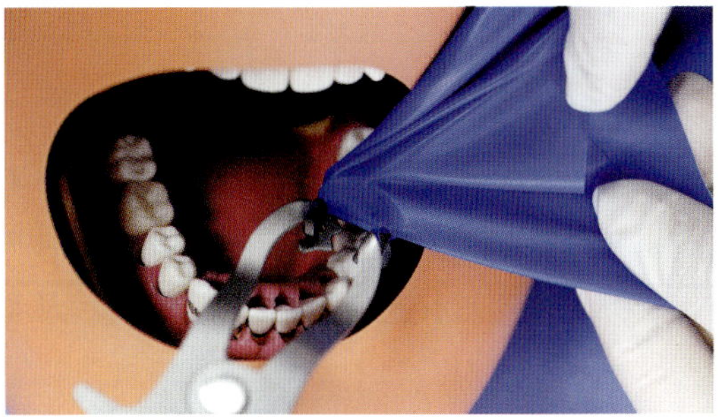
图 7.6.22　弓法安装

（4）橡皮障夹优先法：用橡皮障夹钳撑开橡皮障夹，将其固定在牙颈部（图 7.6.23a），将打好的橡皮布撑开，从橡皮障夹的弓部套入（图 7.6.23b），用水门汀充填器将橡皮布翻下，使之紧贴于牙颈部，邻面用牙线帮助橡皮布通过接触点，该法适用于牙体缺损较大或牙齿形态异常的情况。

学习笔记

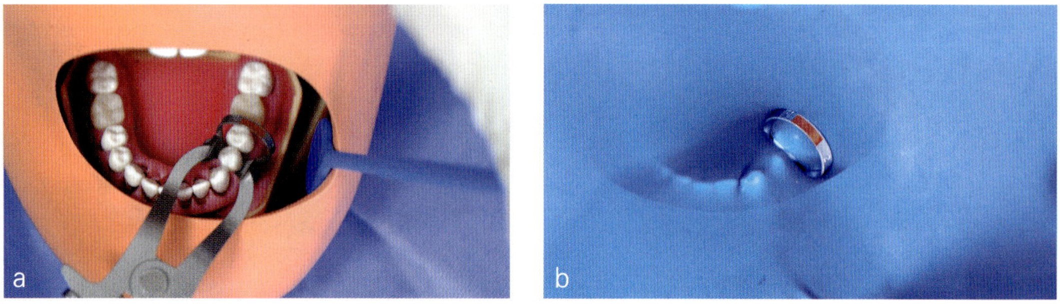

图 7.6.23　橡皮障夹优先法

7. 安装橡皮障支架

撑开橡皮障布将其固定在橡皮障支架边缘，注意上缘不要遮挡患者鼻部。

8. 拆卸橡皮障

治疗完毕后，如果是单个牙齿，则先用橡皮障夹钳取下橡皮障夹，然后将橡皮障支架和橡皮布一并取出即可。如果是多个牙齿或邻面洞，则需用剪刀剪除牙间的橡皮布，再除去橡皮障夹，将支架和橡皮布一并取出。

（四）注意事项

学习笔记

1. 橡皮障夹需系牙线，防止误吞误吸。
2. 必要时使用封闭剂。
3. 上橡皮障夹时避免损伤牙龈。
4. 安装橡皮障应注意不要遮挡患者鼻部。
5. 对于橡胶过敏的患者，尽量避免使用橡皮障隔湿，或对橡皮障可接触的皮肤和黏膜进行保护隔离。

第七节　四手操作技术

四手操作技术是在口腔诊疗过程中，医护人员采取舒适的坐位，患者采取放松的仰卧位。医护人员的双手同时为患者进行操作，护士平稳而迅速地传递诊疗器械及材料，从而提高工作效率，保证工作质量的操作技术。

一、优点

1. 默契流畅的医护配合，提高诊疗效率。
2. 提高患者的舒适度。
3. 保障诊疗安全。
4. 减轻医护人员的压力和疲劳。

二、医、护、患体位及灯光调节

（一）医生体位

医生体位可根据具体操作调整。宜采用平衡舒适坐位。紧靠椅背就座，座椅椅背支持下背部脚平放在地面上，大腿与地面平行或膝盖稍低于臀部。两腿自然分开；身体长轴及上臂垂直，双肘部贴近肋部，双手保持在心脏水平；两瞳孔连线呈水平位，眼与患者口腔距离为 30 ~ 35 cm（图 7.7.1）。

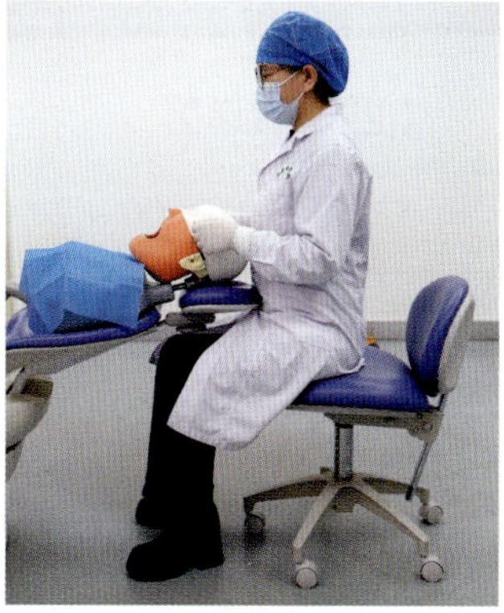

图 7.7.1　医生体位

（二）护士体位

护士腰部贴近靠背，左肘部可放置于弯形靠背上；腿部宜与牙椅平行，尽可能靠近牙科椅；大腿与地面平行，双脚放置于座椅脚踏上（图 7.7.2）。视线应高于医生视线 10 ~ 15 cm（图 7.7.3）。

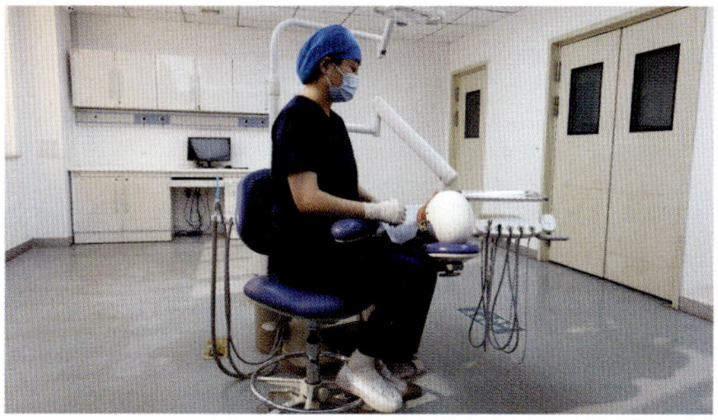

图 7.7.2　护士体位

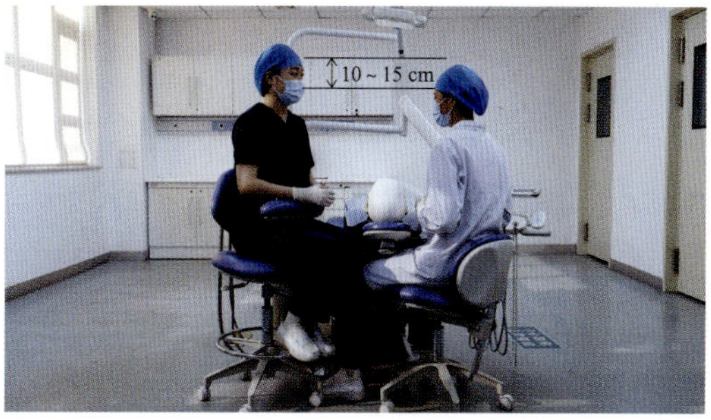

图 7.7.3　护士视线应高于医生 10 ~ 15 cm

学习笔记

（三）患者体位

患者体位可根据具体操作适当调整。宜采取平卧位，诊疗椅背呈水平或抬高 7° ~ 15°，脊柱放松，头顶部与口腔综合治疗台头托顶部相平。患者上颌的咬合面与地面垂直。头部左右可转动 45°。

三、四手操作中医、护、患的位置关系

以患者面部为中心将操作区假想为一个时钟面，患者的头顶部朝向 12 点钟位置，将操作区分割为 4 个时区（图 7.7.4）。

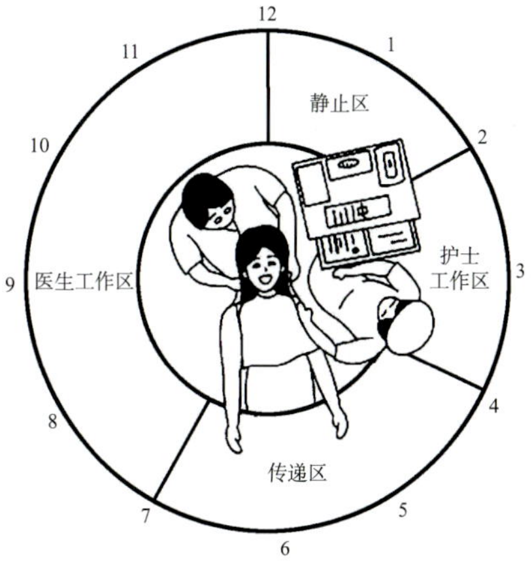

图 7.7.4　四手操作中医、护、患的位置关系

（一）医生工作区

位于时钟 7：00 ~ 12：00 位。上颌操作多选 12：00 位，左侧下颌操作多选 10：00 ~ 11：00位，右侧下颌操作多选7：00 ~ 9：00位。

（二）静止区

位于时钟 12：00 ~ 2：00 位。此区应放

置护士器械台（车）。

（三）护士工作区

位于时钟 2：00 ~ 4：00 位。

（四）传递区

位于时钟 4：00 ~ 7：00 位。

四、器械的传递与交换

（一）基本原则

1. 所需物品宜按照操作顺序依次摆放与传递。
2. 宜左手传递或根据需要双手传递，右手吸唾及准备下一步治疗材料和器械。
3. 应避开医生握持部位并施加一定的力进行传递。
4. 应将传递的用物工作端朝向操作的牙面或牙弓。
5. 交换时宜遵循先接后递的原则。

（二）口腔器械的传递与交换

1. 器械的传递

（1）器械的传递方法

①握笔式直接传递法：是最常用的传递方法。护士以左手的拇指、示指、中指握持器械的非工作端传递器械，医生以拇指和示指以握笔式方式接过器械（图 7.7.5）。

②掌 – 拇握式传递法：此方法常用于无菌操作时传递器械使用（图 7.7.6）。

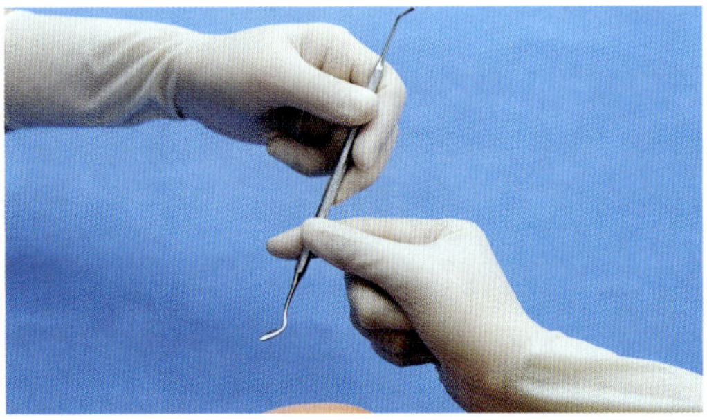

图 7.7.5　握笔式直接传递法

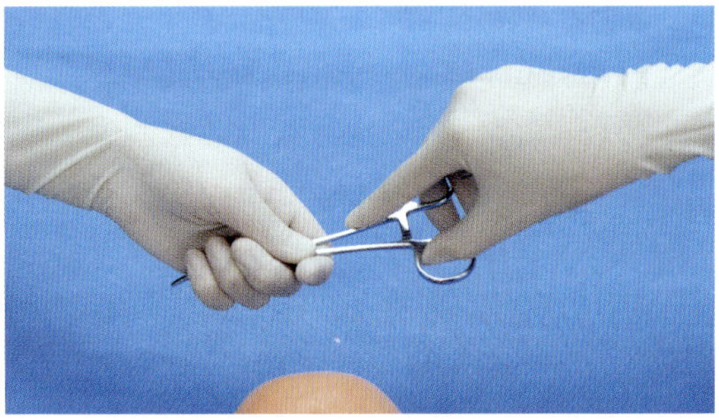

图 7.7.6　掌 – 拇握式传递法

（2）常用器械的传递方法

① 口镜和探针：护士左手握持探针非工作端，右手握持口镜柄部中上 1/3 处，可采用平行法或八字法传递给医生（图 7.7.7）。

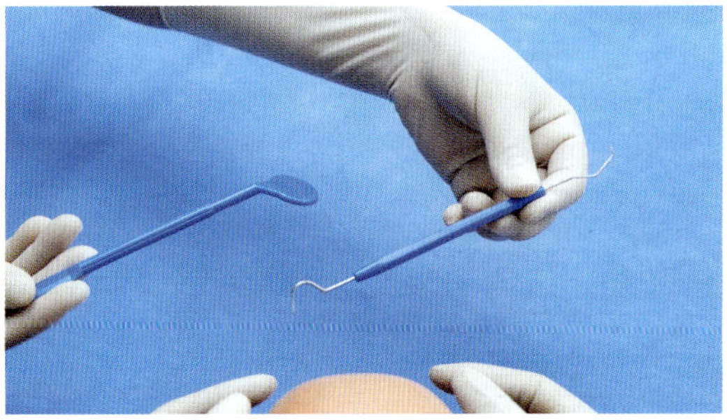

图 7.7.7　传递口镜和探针

② 镊子：传递锁镊或传递未加持物品的镊子时，护士左手持镊子远端，工作

学习笔记

尖朝向患牙，传递给医生（图 7.7.8）。普通镊子加持物品时，护士应稍用力握持镊子的近工作端进行传递（图 7.7.9）。

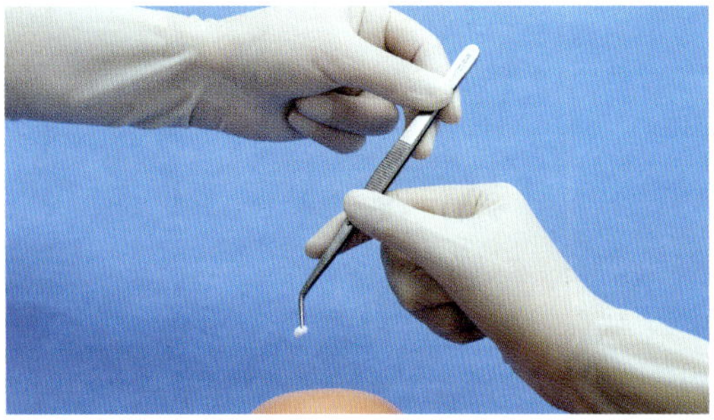
图 7.7.8　传递锁镊

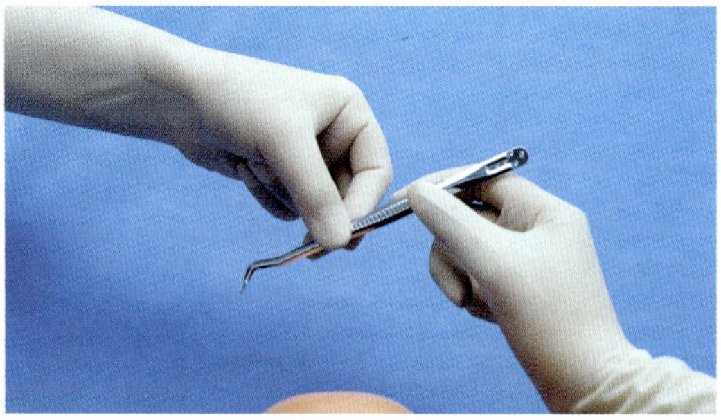
图 7.7.9　传递普通镊子

③ 卡局式注射器：护士左手拇指和中指握住针筒，示指固定翼部，右手拇指、示指和中指握住针筒前端，针尖朝向护士（图 7.7.10），医生接稳后，护士左手下移握住针筒，右手取下针帽，并将针帽放在牙椅操作台面上，医生注射完毕单手回套针帽（图 7.7.11）。

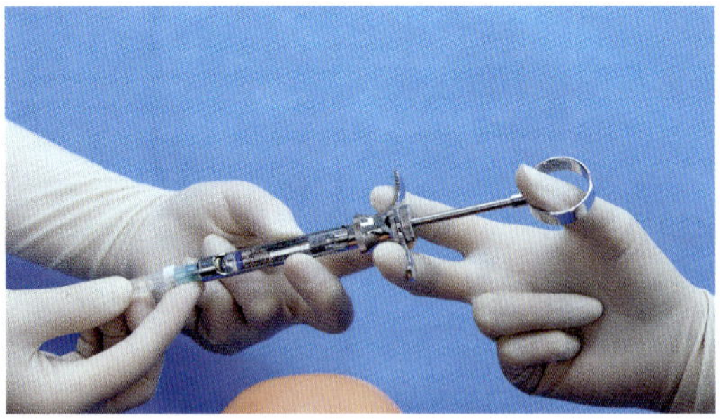
图 7.7.10　传递卡局式注射器

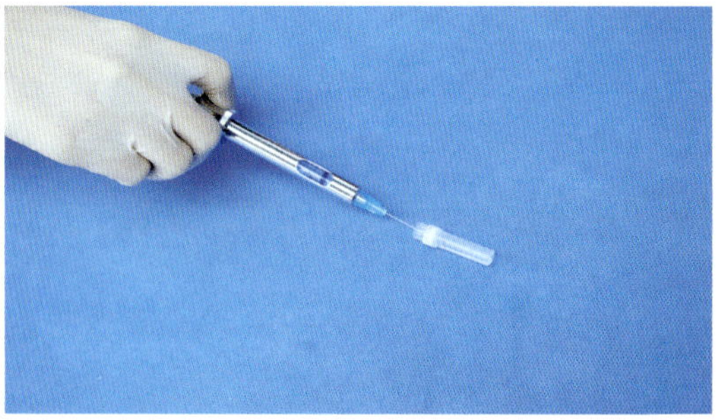
图 7.7.11　单手回套针帽

学习笔记

④ 刀柄：护士将刀柄盛放于无菌器械盘内，一同传递给医生，待医生从器械盘中拿取所需器械后，护士将器械盘收回（图 7.7.12）。

（3）带有关节的器械：传递时需将关节处打开，护士手持近工作端、接近关节的柄部，注意不要污染工作端，传递给医生（图 7.7.13）。

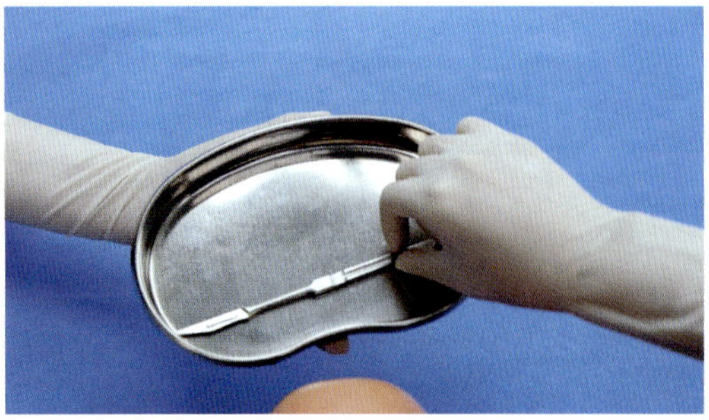
图 7.7.12　传递刀柄

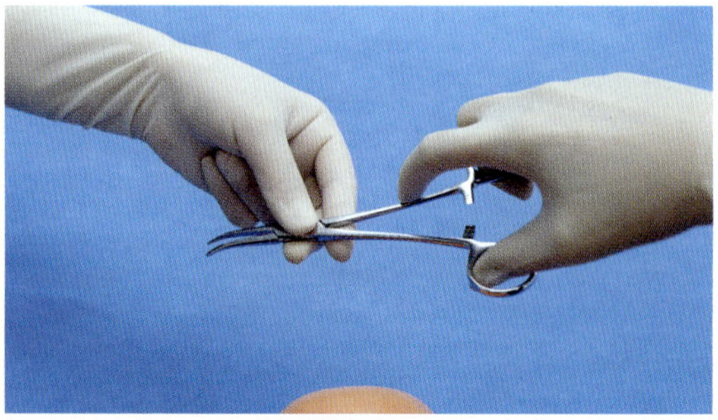
图 7.7.13　传递止血钳

（4）单工作端器械：对于单工作端器械，通常情况下护士可直接握持器械非工作端递给医生。当传递牙铤时，护士应握持近工作端柄部，将牙铤手柄递给医生（图 7.7.14）。

（5）双工作端器械：传递双工作端器械时，护士需明确医生将要使用的工作端，手持非工作端递给医生（图 7.7.15）。

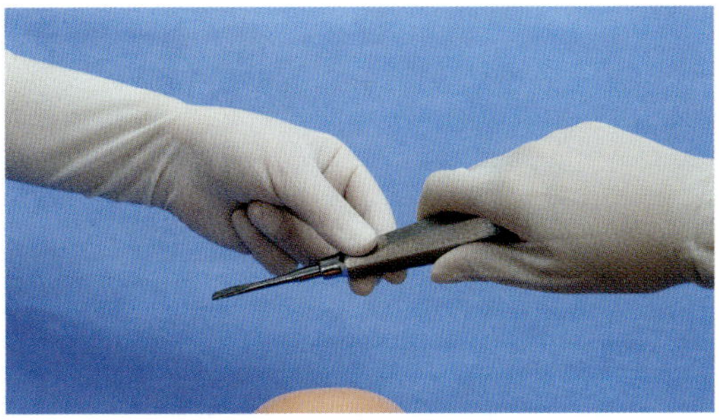

图 7.7.14　传递牙铤

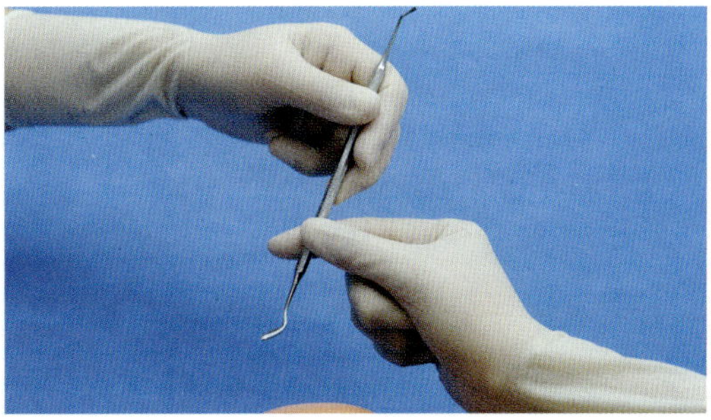

图 7.7.15　传递充填器

（6）小器械：例如根管扩大锉一类的小器械，护士可将其按使用先后顺序插在清洁台上传递给医生（图 7.7.16）。

（7）粘接剂：使用粘接剂时，可用涂药棒蘸取后传递给医生（图 7.7.17）。

（8）管状材料：传递带有注射头的管状材料时，护士手持近工作端，将材料柄部递给医生手中，使医生拇指置于推杆顶端，示指和中指握住翼部（图 7.7.18）。

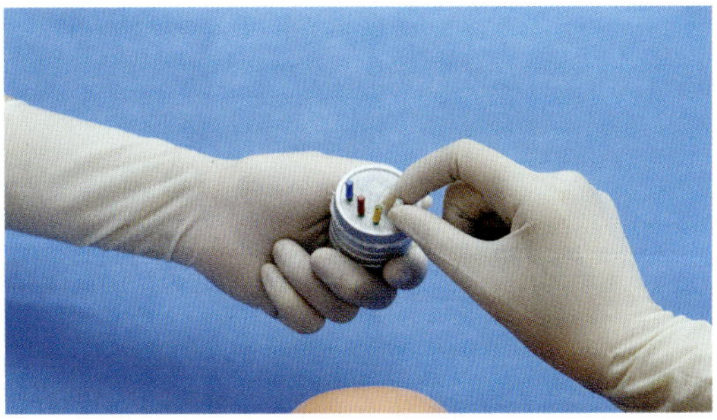

图 7.7.16　传递根管扩大锉

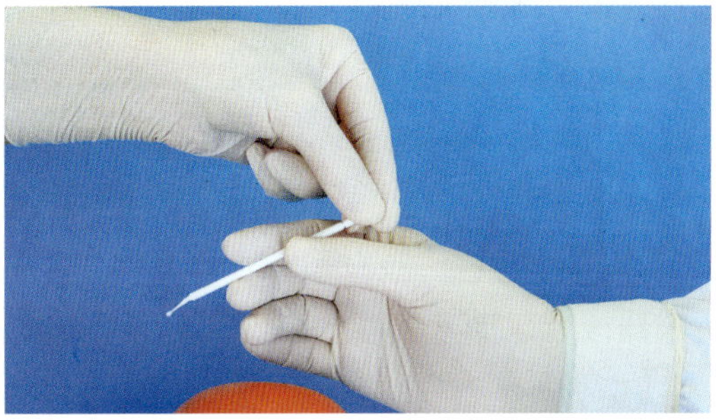

图 7.7.17　传递涂药棒

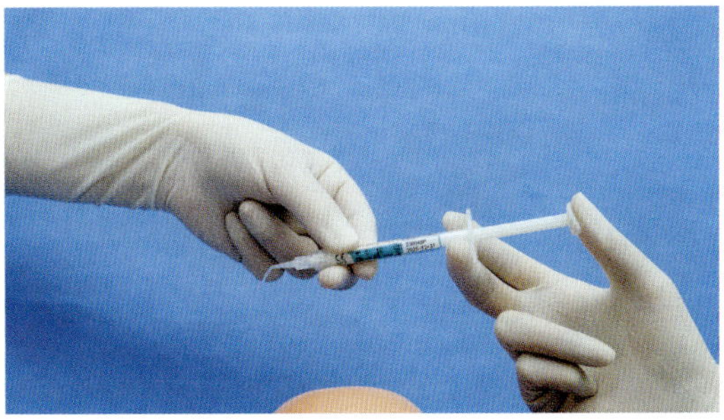

图 7.7.18　传递管状材料

学习笔记

（9）托盘：护士手持托盘远端两侧牙弓处，将柄部留给医生（图 7.7.19、图 7.7.20）。

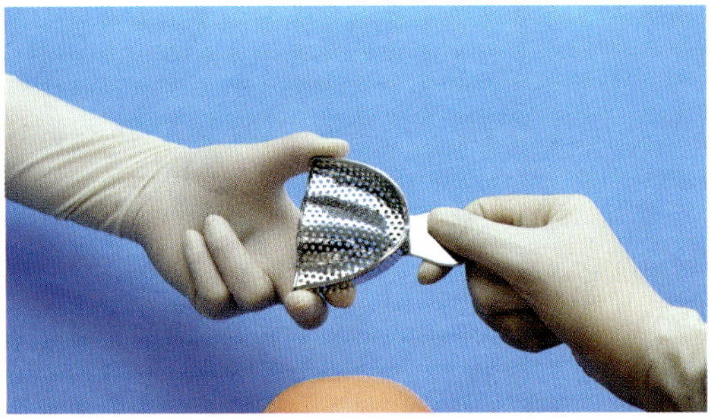

图 7.7.19　传递上颌托盘

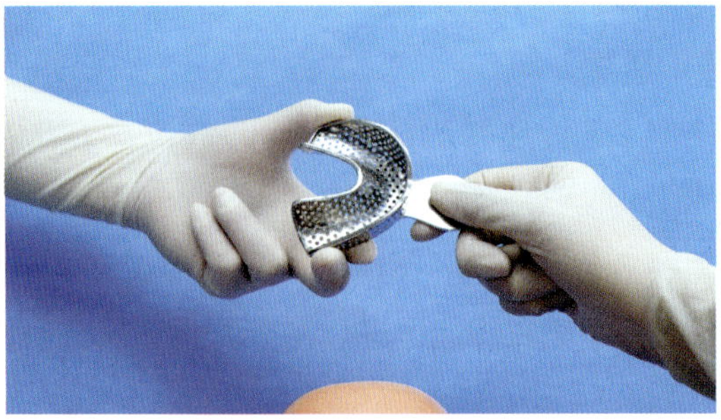

图 7.7.20　传递下颌托盘

（10）修复体：传递上颌修复体时，将组织面朝上，护士手心向下，用拇指、示指握持近远中面。医生手心朝上，拇指、示指握持修复体颊舌面（图 7.7.21）；传递下颌修复体时，将组织面朝下，置于掌心，医生自行拿取后就位（图 7.7.22）。

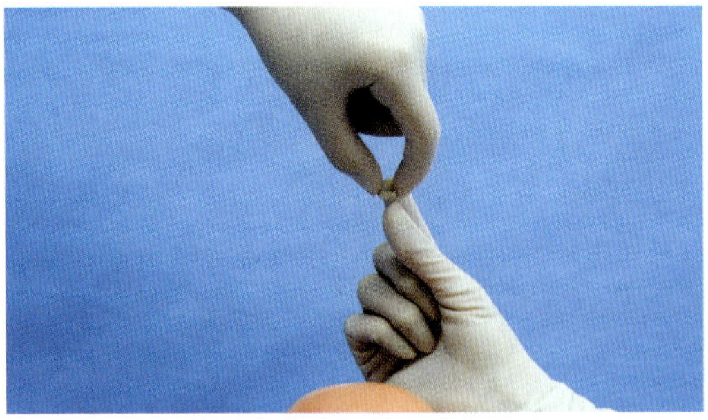

图 7.7.21　上颌牙修复体

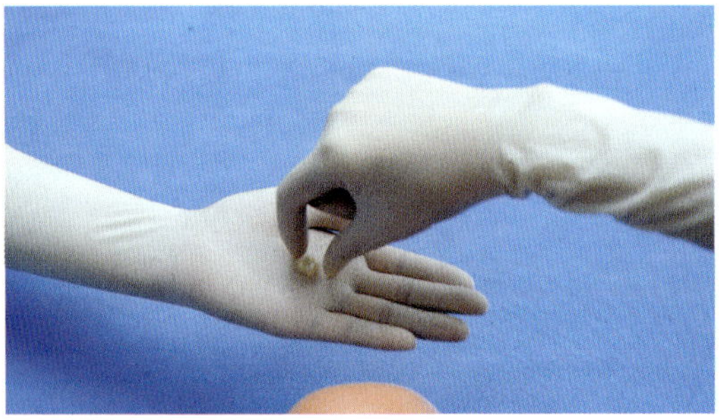

图 7.7.22　下颌牙修复体

2. 器械的交换

（1）单手交换法：护士先以左手无名指和小指接过使用后的器械，再以拇指、示指及中指传递要使用的器械（图 7.7.23）。

（2）双手交换法：护士一手先接回使用后的器械，另一手再传递将要使用的器械（图 7.7.24）。

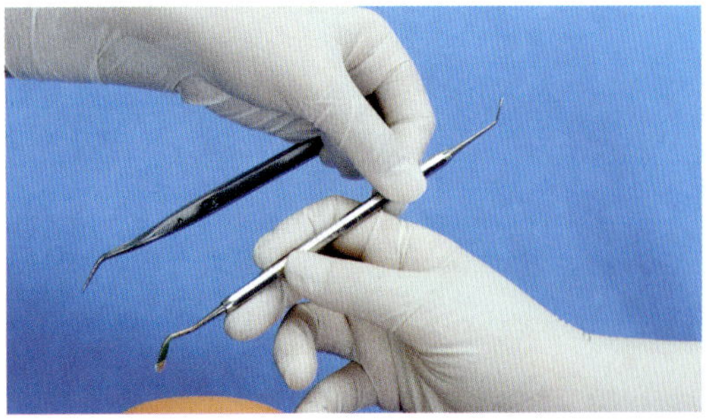

图 7.7.23　单手交换法

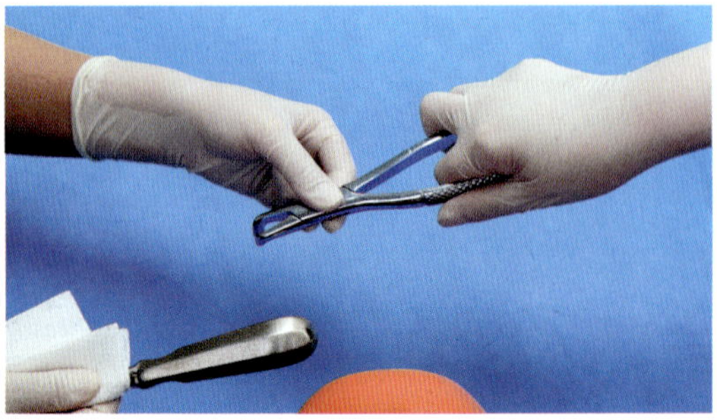

图 7.7.24　双手文换法

学习笔记

3. 器械传递与交换的注意事项

（1）护士应预先知晓治疗过程，提前备好医生下一步所需治疗用物以便及时、准确传递给医生。

（2）传递时应注意握持的部位及方法，不要污染工作端，并给医生留有足够的握持部位。

（3）传递锐利器械时，注意勿被尖端或针头等部位划伤。

（4）应在传递区进行器械的传递或交换，注意避开患者头面部，防止划伤患者或引起患者恐惧。

（5）单手器械交换一般用于较轻或单根的器械，对于较大器械如拔牙钳、注射器等应使用双手器械交换法。

（6）单手器械交换时应避免器械之间的接触，污染工作端。

（7）医生、护士在治疗过程中尽量只涉及第一级及第二级别的动作，提高治疗效率，减轻肌肉损伤。

学习笔记

第八章　牙体牙髓专业四手操作技术

第一节　复合树脂直接粘接修复术的四手操作

树脂充填四手操作技术

复合树脂直接粘接修复术是借助牙体表面处理技术和粘接技术使复合树脂与牙体硬组织牢固结合，修复牙体缺损的一种临床常用技术。

一、适应证

1. I ~ VI 类窝洞的修复。

2. 冠底部和核的构建。

3. 窝沟封闭或预防性修复。

4. 美容性修复，如贴面、牙外形修整、牙间隙封闭。

5. 间接修复体的粘接。

6. 暂时性修复体。

7. 牙周夹板。

学习笔记

二、治疗步骤与护理配合

（一）治疗前准备

1. 医生准备

（1）洗手、戴口罩，查看病情、询问相关病史，向患者交代病情及治疗计划，告知其签署知情同意书。

（2）调节椅位，做好标准预防。

2. 护士准备

（1）洗手、戴口罩，做好标准预防。

（2）核对患者信息，引导至椅位，协助其放置随身物品，推开并抬高医生操作台，协助患者就坐。

（3）根据疾病治疗方案备齐用物，合理放置，牙科综合治疗台把手、按键，仪器按键等高频接触部位贴防污膜。

（4）告知患者诊疗中注意事项，做好患者的心理护理。

3. 患者准备

系胸巾、漱口，戴护目镜，取舒适放松体位，仰卧于牙椅。

4. 用物准备

（1）常规用物：一次性口腔器械盘（口镜、探针、镊子）、吸引器管、三用枪头、防污膜、护目镜、口杯、医用棉球、凡士林、医用棉签（图 8.1.1）。

（2）局部麻醉用物：卡局式注射器、卡局芯式麻醉剂、口腔用一次性注射针、碘伏棉签（图 8.1.2）。

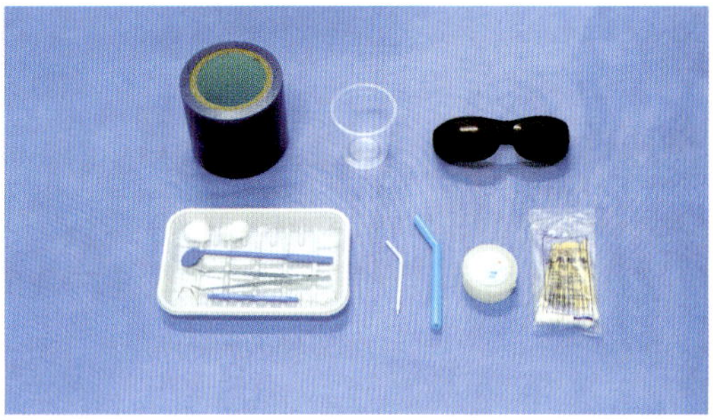

图 8.1.1　常规用物

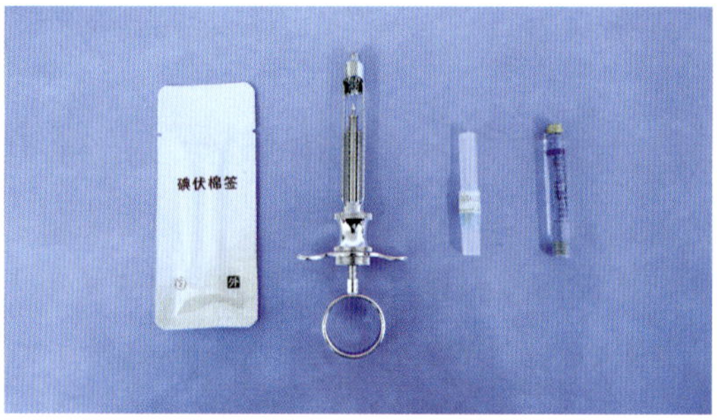

图 8.1.2　局部麻醉用物

（3）窝洞制备用物：高速手机、低速弯机、匹配车针、挖匙（图 8.1.3）。

（4）比色用物：比色板、镜子、拉钩（图 8.1.4）。

学习笔记

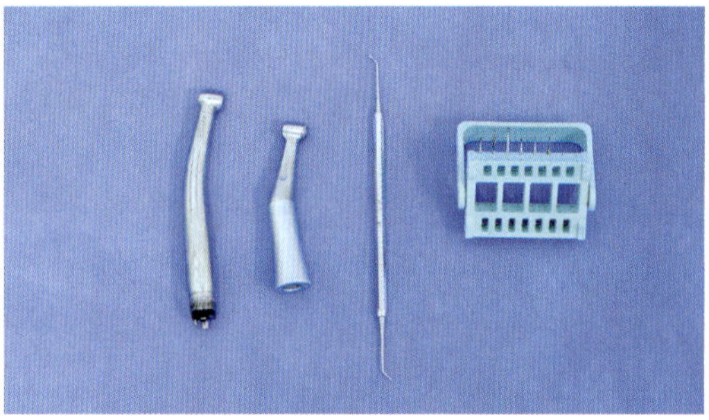

图 8.1.3　窝洞制备用物

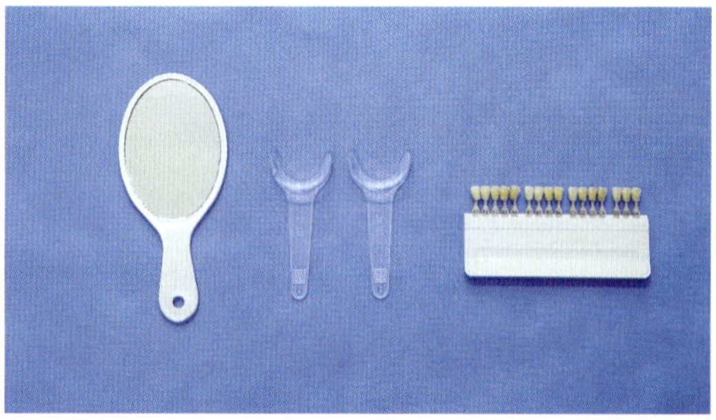

图 8.1.4　比色用物

（5）橡皮障隔湿用物：橡皮障夹、橡皮障夹钳、橡皮障布、橡皮障支架、打孔器、橡皮障定位打孔模板、橡皮障楔线、牙线、封闭剂、水门汀充填器（图 8.1.5）。

（6）成形用物：成形片、环、护板、楔子、钳子、镊子（图 8.1.6）。

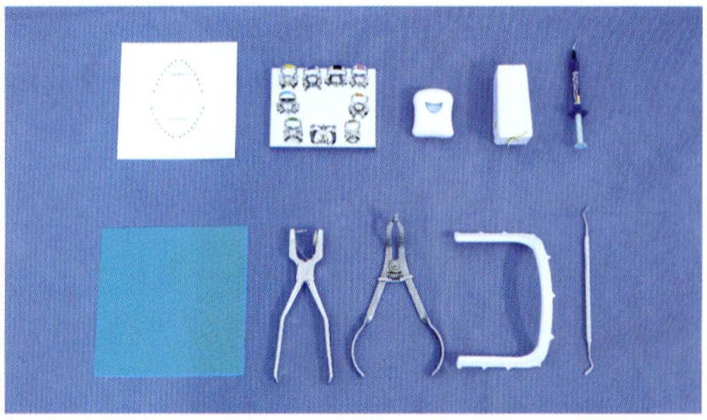

图 0.1.5　橡皮障隔湿用物

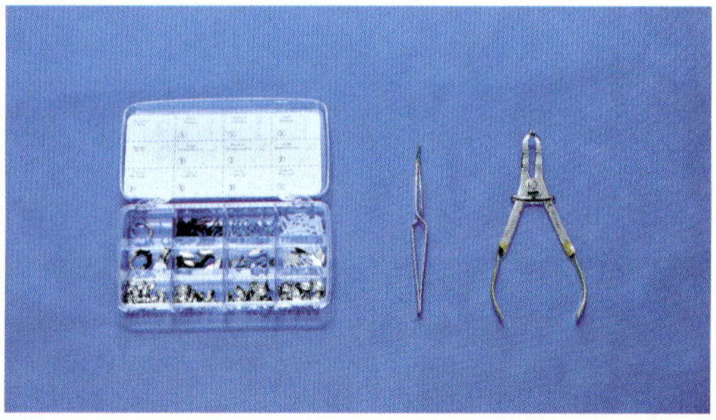

图 8.1.6　成形用物

（7）盖髓及充填用物：磷酸酸蚀剂、粘接剂、一次性涂药棒、树脂遮光盒、光固化灯、盖髓剂、复合树脂（图 8.1.7）。

（8）调𬌗抛光用物：充填器械、咬合纸、锁镊或咬合纸镊、抛光车针、抛光膏、邻面抛光条（图 8.1.8）。

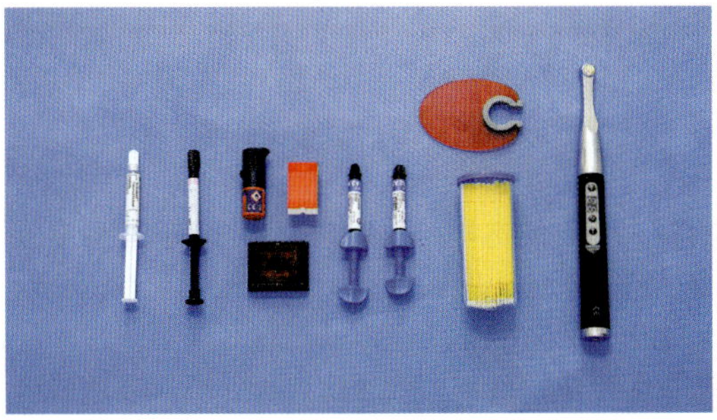

图 8.1.7　盖髓及充填用物

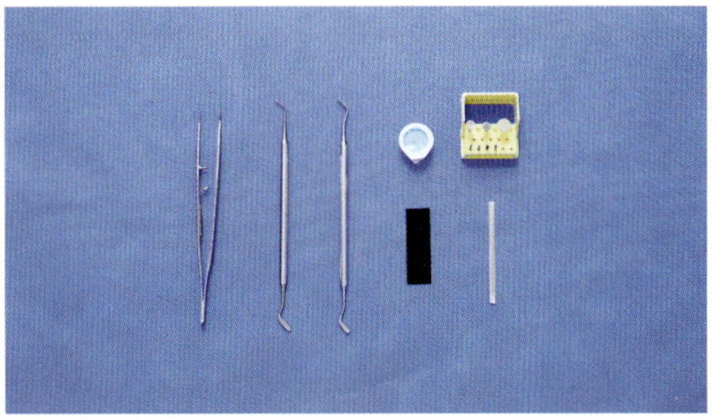

图 8.1.8　调𬌗抛光用物

（二）医护配合流程

医护配合流程见表 8.1.1。

表 8.1.1　复合树脂充填术医护配合流程

医生操作流程	护士配合流程
1. 与护士共同核对患者身份，询问患者相关病史，核对牙位，拍摄 X 线片，向患者交代病情及治疗计划，告知其签署知情同意书	与医生共同核对患者身份及牙位，引导患者拍摄 X 线片，嘱患者漱口，涂凡士林润滑口角，戴护目镜，调整椅位和灯光。做好患者的心理护理，嘱治疗中如有不适举左手示意
2. 比色 在自然光线下，根据邻牙的颜色，选择色号合适的复合树脂	引导患者至自然光线下，协助医生进行比色
3. 局部麻醉 根据患者耐受情况选择是否麻醉，与护士核对药物及牙位	与医生核对药物、牙位，检查注射器性能是否完好，传递碘伏棉签，遵医嘱安装麻醉剂并传递（图 8.1.9）
4. 安装橡皮障（图 8.1.10）	传递橡皮障（图 8.1.11），协助医生安装橡皮障，安装前告知患者，做好患者的心理护理及术中的指导
5. 牙体预备 去除龋坏、有缺陷组织或材料以及脆弱的牙体结构	安装高速手机、低速弯机，传递匹配车针，牙体预备过程中及时吸唾并用三用枪冲洗口镜，保持术野清晰
6. 牙髓保护 盖髓（图 8.1.12）、光照固化（图 8.1.13）	安装一次性注射头，传递盖髓剂（图 8.1.14），传递光固化灯予医生，协助其固化（图 8.1.15）
7. 粘接 根据不同深度的窝洞，选择全酸蚀粘接剂或自酸蚀粘接剂	

学习笔记

（续表）

医生操作流程	护士配合流程
（1）全酸蚀粘接剂	
①酸蚀：将磷酸酸蚀剂均匀涂布于窝洞洞壁，停留 30 秒（图 8.1.16）	安装酸蚀剂注射头，将磷酸酸蚀剂传递予医生（图 8.1.17），准确计时及吸唾（图 8.1.18）
②冲洗：冲洗磷酸酸蚀剂，吹干牙面	
③粘接剂：将粘接剂涂布于处理好的窝洞内，吹匀，光固化灯照射 10 秒	根据洞型大小选择一次性涂药棒，蘸取适量粘接剂传递予医生（图 8.1.19），传递光固化灯，协助固化
（2）自酸蚀粘接剂	
涂布粘接剂：将自酸蚀粘接剂涂布于处理好的窝洞内，作用 20 秒，吹匀，光固化灯照射 10 秒	根据洞型大小选择一次性涂药棒，蘸取适量粘接剂传递予医生
8. 复合树脂充填	
（1）成形：使用成形片、环和楔子，恢复牙齿外形，保持邻接关系紧密（图 8.1.20）	根据窝洞位置及洞形，依次传递成形片、环予医生（图 8.1.21）
（2）树脂充填：分层充填，逐层固化，每层照射 20 秒	调节牙椅灯光模式，避免强光照射于材料，导致提前固化。根据窝洞大小，取适量的复合树脂材料放于树脂遮光盒中，使用充填器分次传递予医生（图 8.1.22），做好预处理
（3）固化：光固化灯照射	传递光固化灯，协助固化
9. 卸除橡皮障	传递橡皮障夹钳，协助医生卸除橡皮障
10. 调𬌗、抛光 修整外形，调整咬合，抛光牙面（图 8.1.23）	夹取咬合纸传递予医生（图 8.1.24）；传递调𬌗、抛光车针，及时吸唾

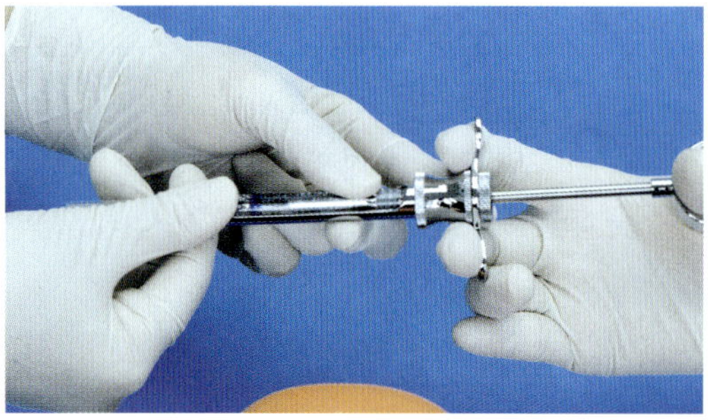

图 8.1.9　传递注射器

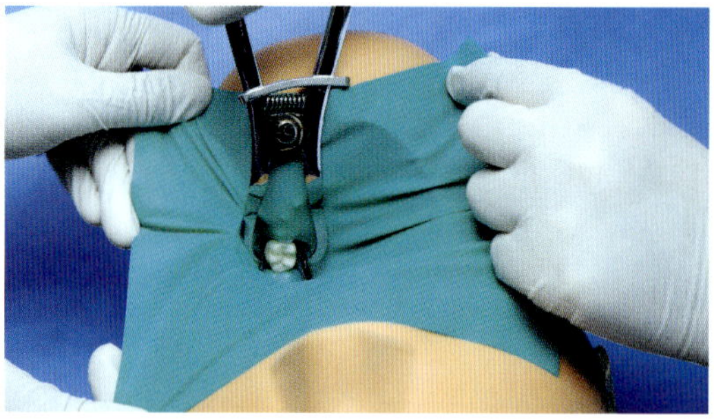

图 8.1.10　安装橡皮障

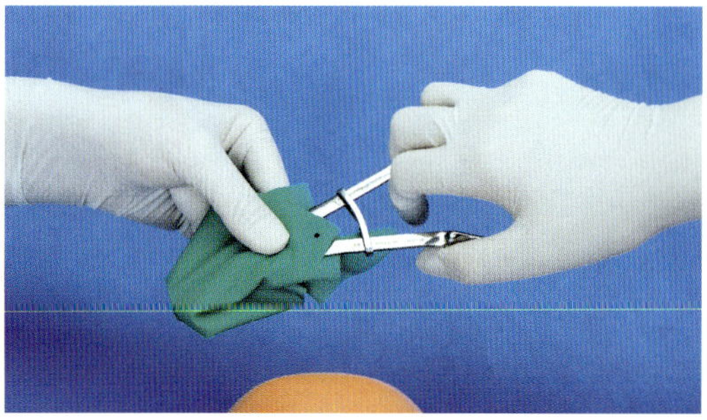

图 8.1.11　传递橡皮障

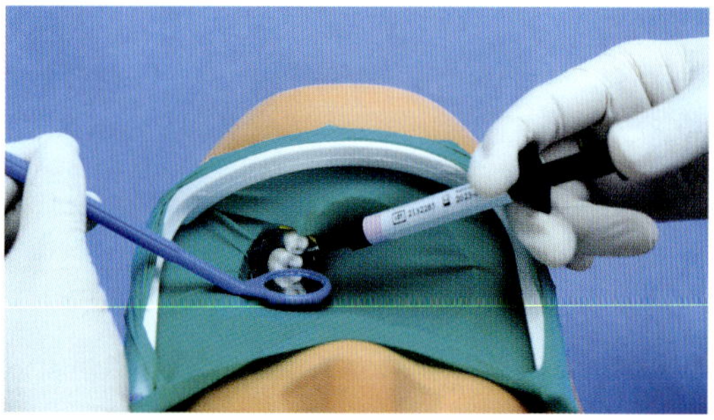

图 8.1.12　盖髓

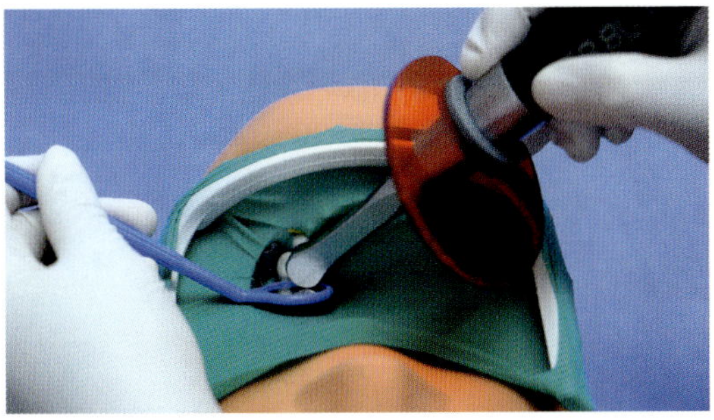
图 8.1.13 光照固化

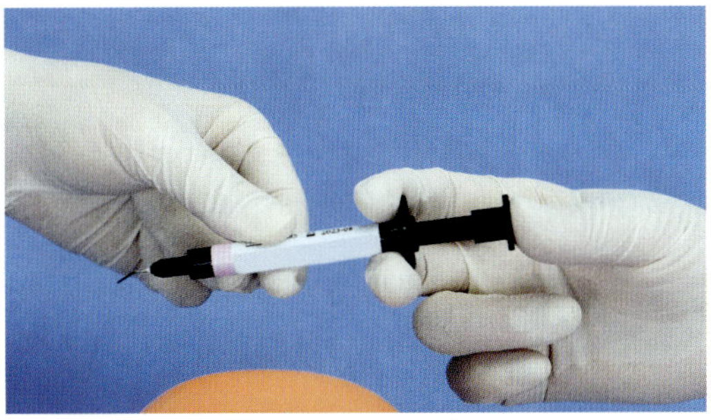
图 8.1.14 传递盖髓剂

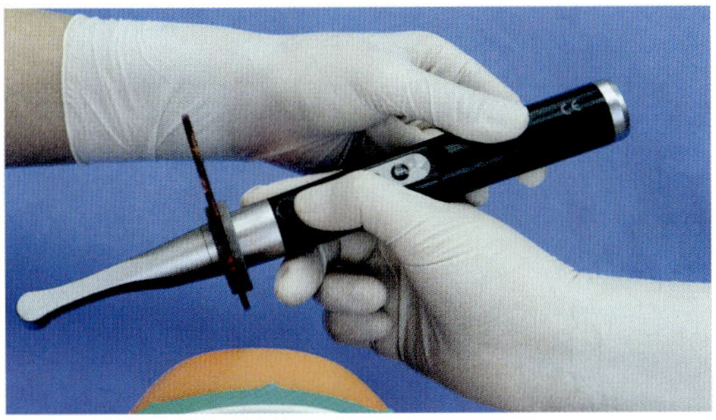
图 8.1.15 传递光固化灯

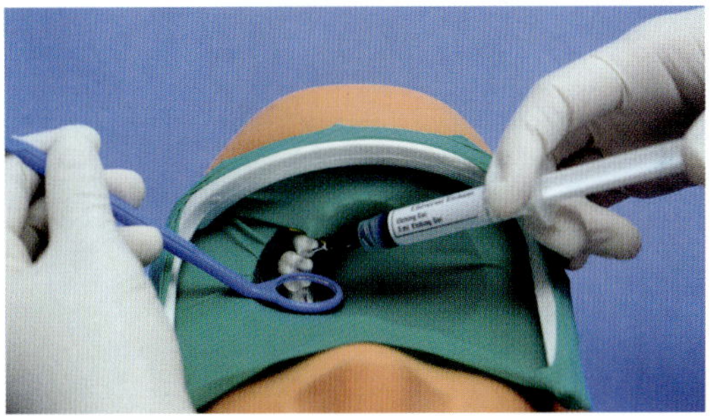
图 8.1.16 涂布磷酸酸蚀剂

学习笔记

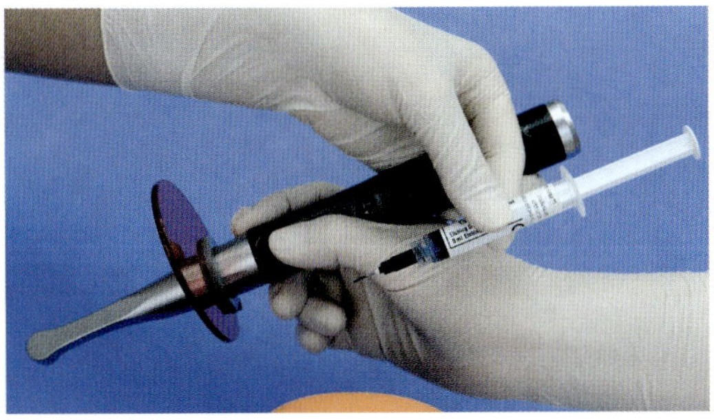
图 8.1.17 传递磷酸酸蚀剂

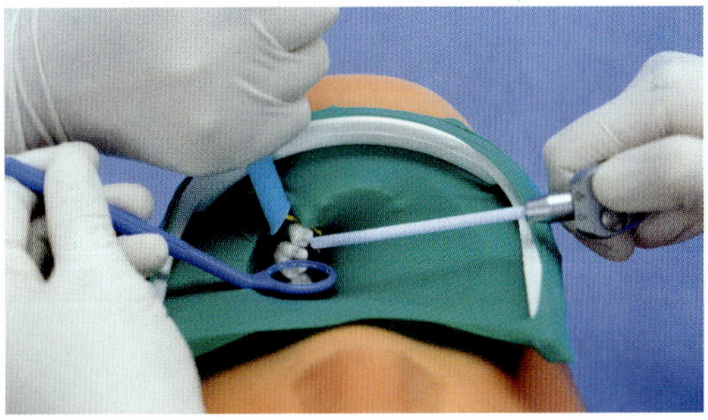
图 8.1.18 吸唾

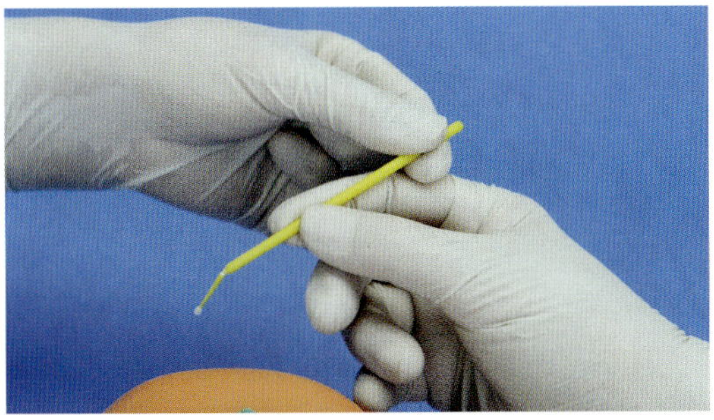
图 8.1.19 传递一次性涂药棒

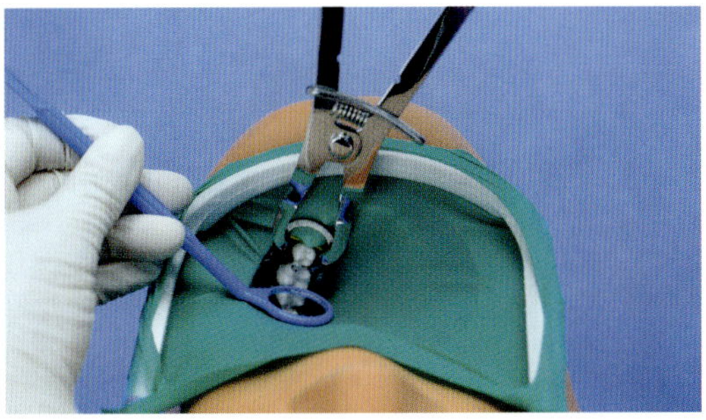
图 8.1.20 安装成形器械

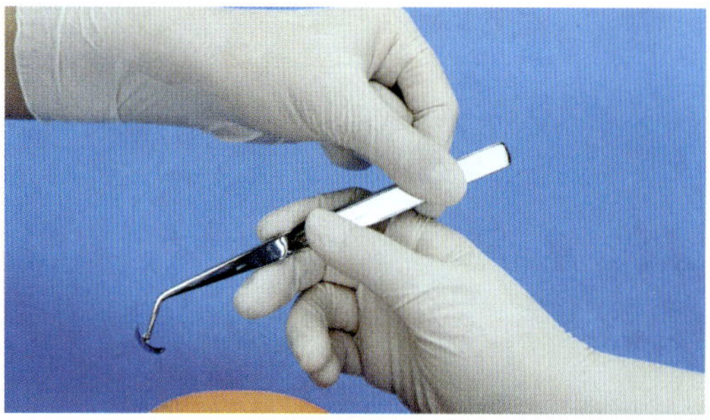

图 8.1.21　传递成形片

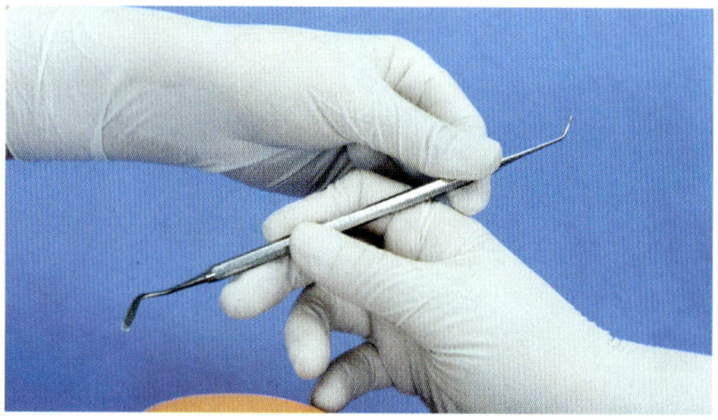

图 8.1.22　传递复合树脂

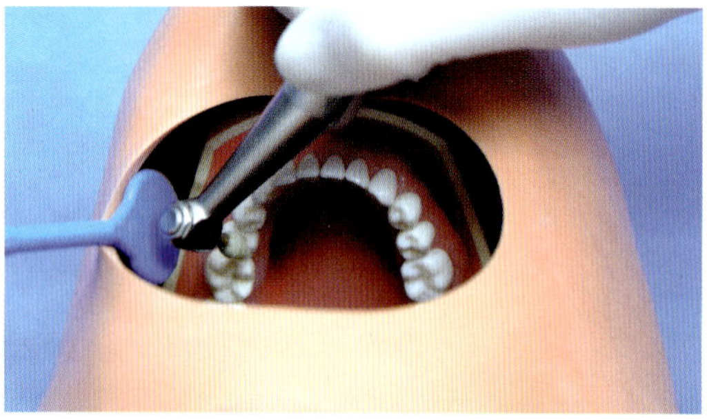

图 8.1.23　牙面抛光

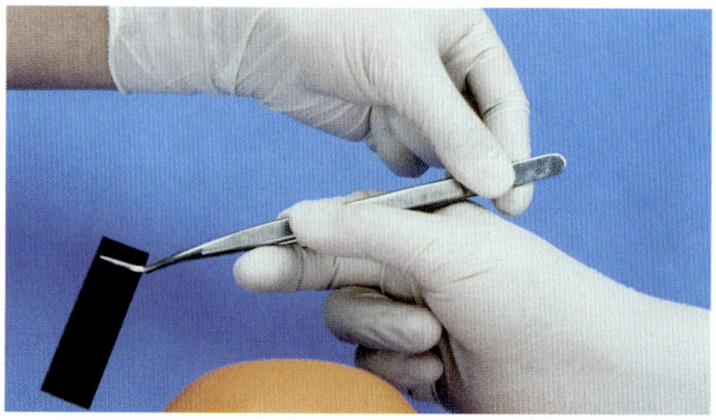

图 8.1.24　传递咬合纸

（三）治疗后护理

学习笔记

1. 患者护理

关闭治疗灯，取下护目镜，推开治疗台，调整牙椅，协助患者漱口、清洁面部、撤胸巾。

2. 整理用物

冲洗手机管路 20 ~ 30 秒，撤防污膜、三用枪头、吸引器管、口杯，冲洗痰盂及牙椅排水管路，用物分类处置。

3. 牙椅清洁消毒

按照从洁到污的原则擦拭牙椅。

4. 使用速干手消毒液进行手消毒，摘防护面罩，摘手套，洗手。

三、护理要点

1. 复合树脂应放入遮光盒内分次取用，避免直接从管内取用，造成材料污染。

2. 使用光固化灯照射时，避免直视灯光以免对眼睛造成伤害。

3. 传递器械、材料时，工作端应朝向治疗牙位。

四、健康宣教

1. 向患者说明治疗后出现牙齿轻度不适，一般 2 ~ 3 天消失，如出现明显不适或充填物脱落，应及时就诊。

2. 避免食用过硬过粘的食物，并减少进食着色食物。

3. 保持口腔卫生，指导患者正确刷牙，常规使用牙线。

学习笔记

第二节　玻璃离子充填术的四手操作

传统的玻璃离子水门汀与复合树脂相比有其优点，玻璃离子生物相容性好，对牙髓刺激性小；可释放氟离子，具有防龋能力；与牙齿有内在的粘接性，无须使用额外的粘接剂；固化后性能稳定，不溶于唾液。

一、适应证

可以用于小的、不承受咬合压力窝洞的充填修复；窝沟封闭；间接修复体和外伤牙、牙周夹板、正畸托槽的粘接。

二、治疗步骤与护理配合

（一）治疗前准备

1. 医生准备

（1）洗手、戴口罩，查看病情、询问相关病史，向患者交代病情及治疗计划，告知其签署知情同意书。

（2）调节椅位，做好标准预防。

2. 护士准备

（1）洗手、戴口罩，做好标准预防。

（2）核对患者信息，引导至椅位，协助放置随身物品，推开并抬高医生操作台，协助患者就坐。

（3）根据疾病治疗方案备齐用物，合理放置，牙科综合治疗台把手、按键、仪器按键等高频接触部位贴防污膜。

（4）告知患者诊疗中注意事项，做好心理护理。

3. 患者准备

系胸巾、漱口、戴护目镜，取舒适放松体位仰卧于牙椅。

4. 用物准备

（1）常规用物：一次性口腔器械盘（口镜、探针、镊子）、吸引器管、三用枪头、防污膜、护目镜、口杯、医用棉球、凡士林、医用棉签（图 8.2.1）。

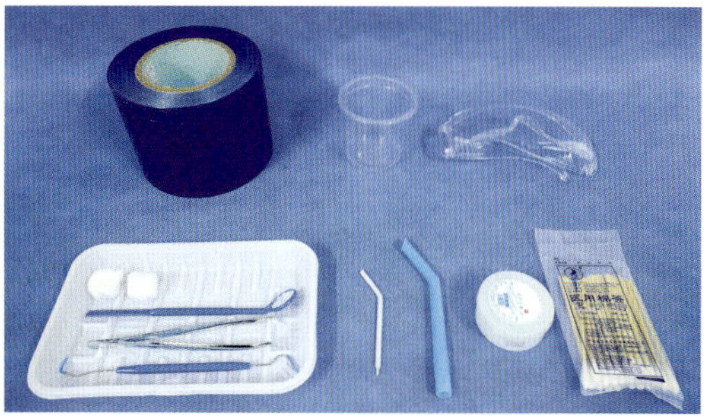

图 8.2.1　常规用物

（2）局部麻醉用物：卡局式注射器、卡局芯式麻醉剂、口腔用一次性注射针、碘伏棉签（图 8.2.2）。

（3）窝洞制备用物：高速手机、低速弯机、匹配车针、挖匙（图 8.2.3）。

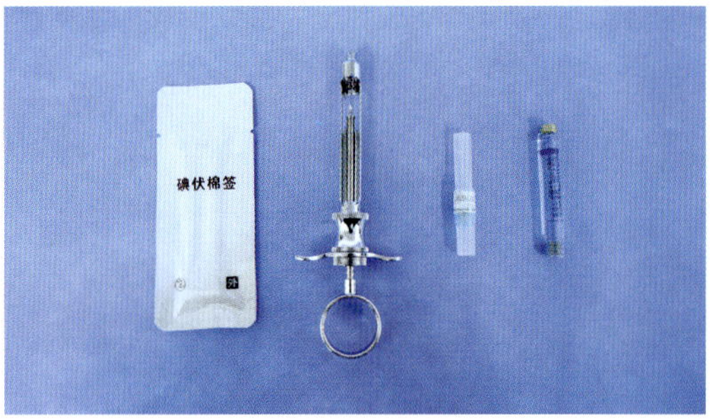

图 8.2.2　局部麻醉用物

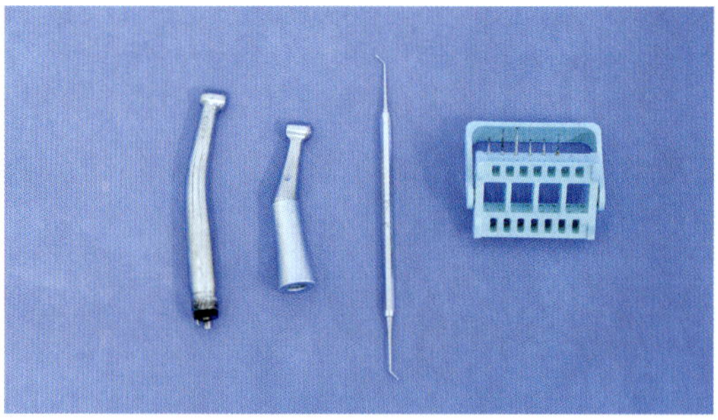

图 8.2.3　窝洞制备用物

（4）橡皮障隔湿用物：橡皮障夹、橡皮障夹钳、橡皮障布、橡皮障支架、打孔器、橡皮障定位打孔模板、橡皮障楔线、牙线、封闭剂、水门汀充填器（图 8.2.4）。

（5）成形用物：成形片、环、护板、楔子、钳子、镊子（图 8.2.5）。

学习笔记

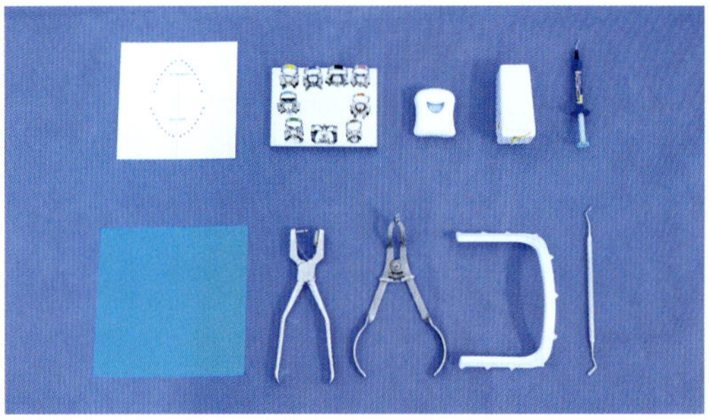

图 8.2.4　橡皮障隔湿用物

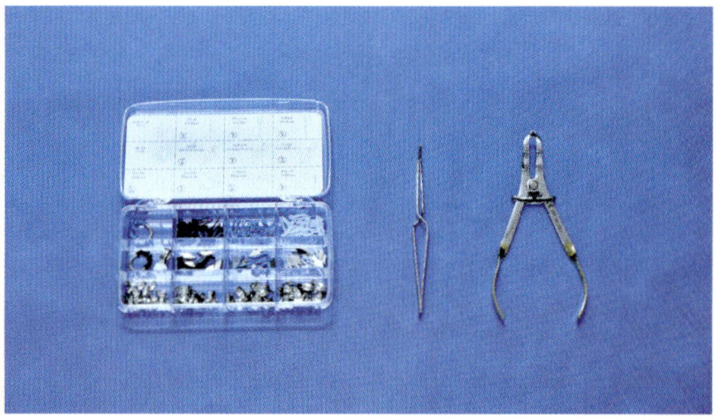

图 8.2.5　成形用物

（6）玻璃离子用物：玻璃离子粉剂、玻璃离子液剂、调拌刀、调拌板、量勺（图 8.2.6）。

（7）调𬌗抛光用物：充填器、锁镊或咬合纸镊、咬合纸、抛光车针、抛光膏、邻面抛光条（图 8.2.7）。

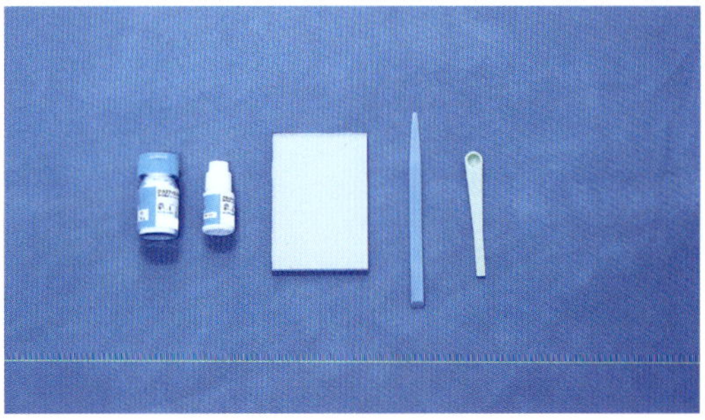

图 8.2.6　玻璃离子用物

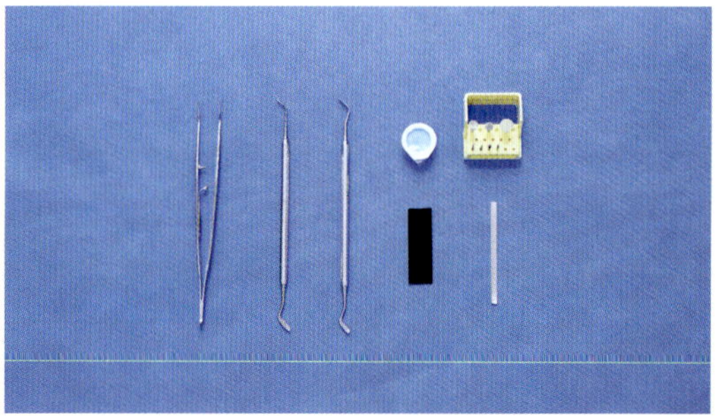

图 8.2.7　调𬌗抛光用物

（二）医护配合流程

医护配合流程见表 8.2.1。

表 8.2.1　玻璃离子充填术医护配合流程

医生操作流程	护士操作流程
1. 与护士共同核对患者身份，询问患者相关病史，核对牙位，拍摄 X 线片，向患者交代病情及治疗计划，告知其签署知情同意书	与医生共同核对患者身份及牙位，引导患者拍摄 X 线片，嘱患者漱口，涂凡士林润滑口角，戴护目镜，调整椅位和灯光。做好患者的心理护理，嘱其在治疗中如有不适举左手示意
2. 局部麻醉：根据患者耐受情况选择是否麻醉，与护士核对药物及牙位	与医生核对药物、牙位，检查注射器性能是否完好，传递碘伏棉签，遵医嘱安装麻醉剂并传递
3. 安装橡皮障	传递橡皮障，协助医生安装橡皮障，安装前告知患者，做好心理护理及术中的指导
4. 牙体预备：去除龋坏、有缺陷组织或材料以及脆弱的牙体结构	安装高速手机、低速弯机，传递匹配车针，牙体预备过程中及时吸唾并用三用枪冲洗口镜，保持术野清晰
5. 玻璃离子充填 （1）成形：使用成形片、环和楔子，恢复牙齿外形，保持邻接关系紧密 （2）玻璃离子充填	 遵医嘱准备成形器械，根据窝洞位置及洞形，正确安装并传递 正确调拌材料（图 8.2.8），传递充填器，做好椅旁预处理，蘸取凡士林棉签递予医生
6. 卸除橡皮障	传递橡皮障夹钳，协助医生卸除橡皮障
7. 调𬌗、抛光 修整外形，调整咬合，抛光牙面（图 8.2.9）	安装修形用车针，及时吸唾 夹取咬合纸传递予医生（图 8.2.10），将矽离子等抛光车针安装于低速弯机上

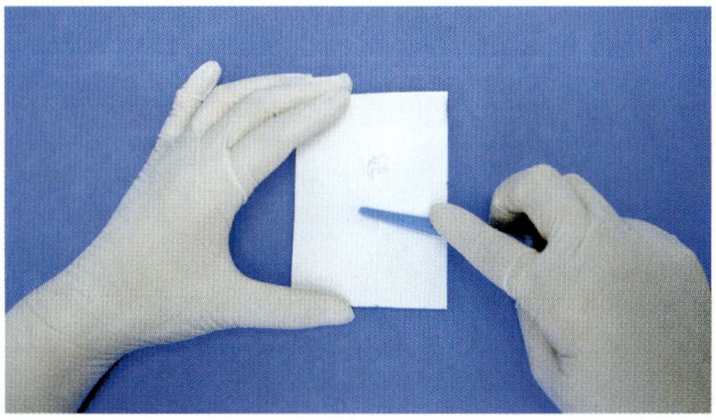

图 8.2.8　调拌材料

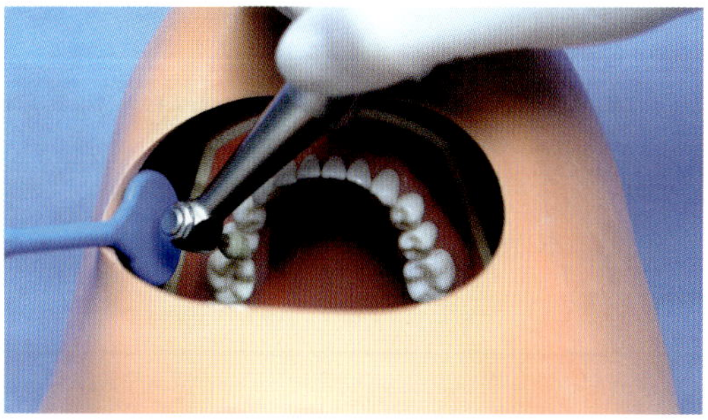

图 8.2.9　调𬌗、抛光

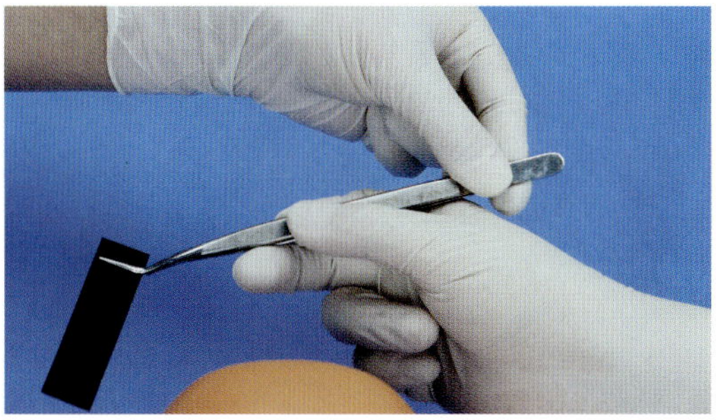

图 8.2.10　传递咬合纸

学习笔记

（三）治疗后护理

1. 患者护理

关闭治疗灯，取下护目镜，推开治疗台，调整牙椅，协助患者漱口、清洁面部、撤胸巾。

2. 整理用物

冲洗手机管路 20 ~ 30 秒，撤防污膜、三用枪头、吸引器管、口杯，冲洗痰盂及牙椅排水管路，用物分类处置。

3. 牙椅清洁消毒

按照从洁到污的原则擦拭牙椅。

4. 使用速干手消毒液进行手消毒，摘防护面罩，摘手套，洗手。

三、护理要点

1. 玻璃离子调拌时机选择恰当，避免影响充填效果。
2. 根据窝洞大小调拌适量材料，性能符合充填要求。
3. 粉液比例合适，调拌时间参照材料使用说明书。

四、健康宣教

1. 告知患者 24 小时内勿用患侧咀嚼食物，若有不适及时复诊。
2. 如充填物脱落，及时复诊。

学习笔记

第三节　深龋盖髓术的四手操作

盖髓术是一种保存活髓的方法，即在接近牙髓的牙本质表面或已暴露的牙髓创面上，覆盖能使牙髓组织恢复的制剂，以保护牙髓，消除病变。盖髓术又分为直接盖髓术和间接盖髓术。本章节主要介绍间接盖髓术。

一、适应证

（一）间接盖髓术

1. 深龋、外伤等造成近髓的患牙。
2. 深龋引起的可复性牙髓炎，牙髓活力正常，X 线片显示根尖周组织正常的恒牙。
3. 无明显自发痛，去净腐质未见穿髓却难以判断是慢性牙髓炎或可复性牙髓炎时，可采用间接盖髓术作为诊断性治疗。

（二）直接盖髓术

1. 根尖孔尚未发育完全，因机械性或外伤性露髓的年轻恒牙。

2. 根尖已发育完全，机械性或外伤性露髓，穿髓孔直径不超过 0.5 mm 的恒牙。

3. 露髓位置无出血或仅有少量出血。

二、治疗步骤与护理配合

（一）治疗前准备

1. 医生准备

（1）洗手、戴口罩，查看病情、询问相关病史，向患者交代病情及治疗计划，告知其签署知情同意书。

（2）调节椅位，做好标准预防。

2. 护士准备

（1）洗手、戴口罩，做好标准预防。

（2）核对患者信息，引导至椅位，协助放置随身物品，推开并抬高医生操作台，协助患者就坐。

（3）根据疾病治疗方案备齐用物，合理放置，牙科综合治疗台把手、按键，仪器按键等高频接触部位贴防污膜。

（4）告知患者诊疗中注意事项，做好心理护理。

3. 患者准备

系胸巾、漱口，戴护目镜，取舒适放松体位仰卧于牙椅。

4. 用物准备

（1）常规用物：一次性口腔器械盘（口镜、探针、镊子）、吸引器管、三用枪头、防污膜、护目镜、口杯、医用棉球、凡士林、医用棉签（图 8.3.1）。

（2）窝洞制备用物：高速手机、低速弯机、匹配车针、挖匙、龋齿凝胶（图 8.3.2）。

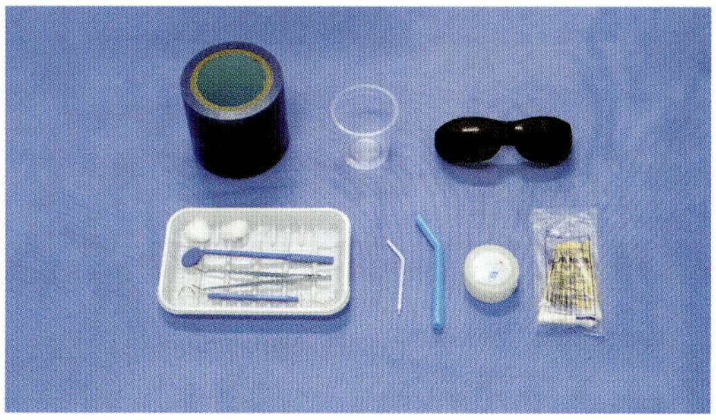

图 8.3.1　常规用物

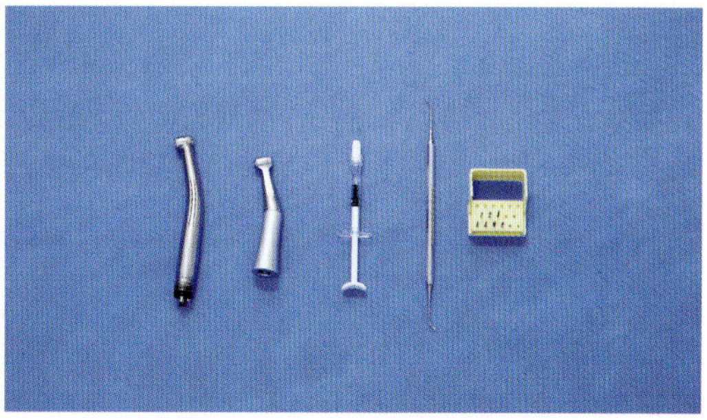

图 8.3.2　窝洞制备用物

（3）局部麻醉用物：卡局式注射器、卡局芯式麻醉剂、口腔用一次性注射针、碘伏棉签（图 8.3.3）。

（4）橡皮障隔湿用物：橡皮障夹、橡皮障夹钳、橡皮障布、橡皮障支架、打孔器、橡皮障定位打孔模板、橡皮障楔线、牙线、封闭剂、水门汀充填器（图 8.3.4）。

学习笔记

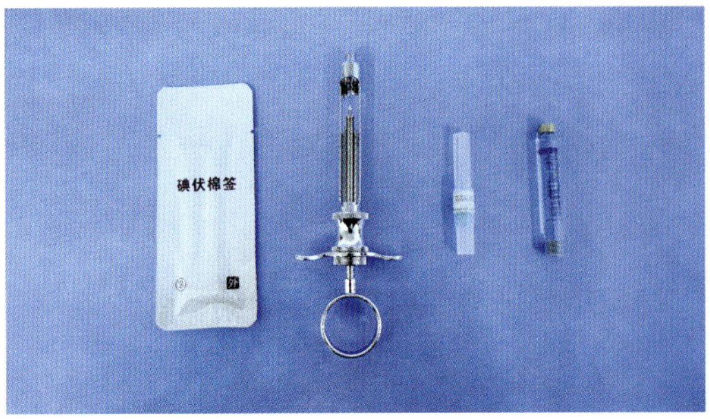

图 8.3.3　局部麻醉用物

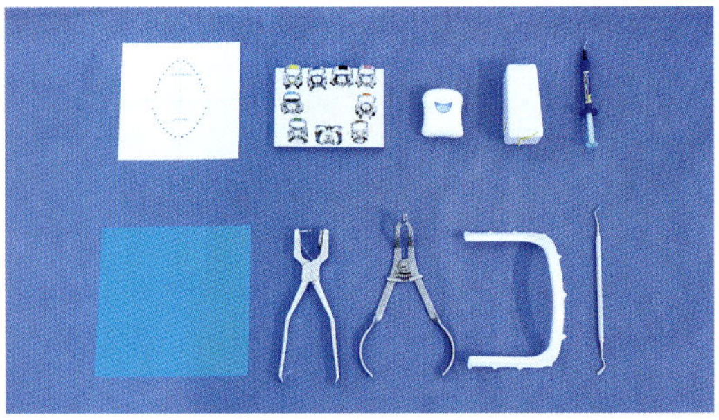

图 8.3.4　橡皮障隔湿用物

（5）牙髓温度测验用物：冷冻喷雾剂、酒精灯、打火机、牙胶棒、咬合纸、锁镊或咬合纸镊（图 8.3.5）。

（6）间接盖髓用物：盖髓剂、光固化灯、暂封材料、水门汀充填器（图 8.3.6）。

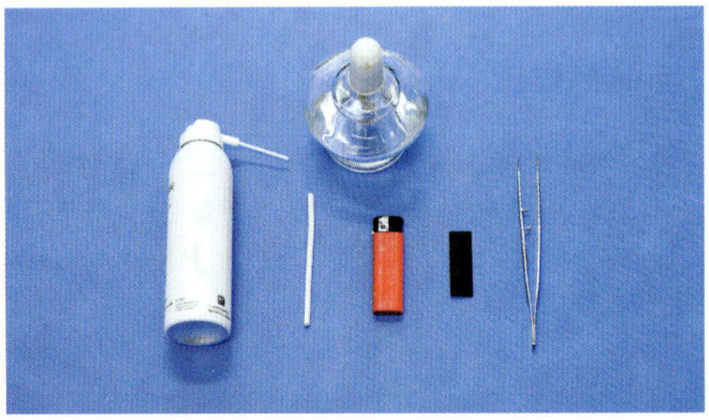

图 8.3.5　牙髓温度测验用物

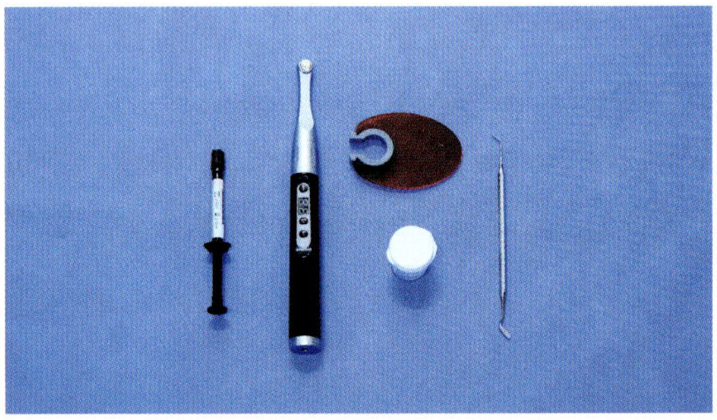

图 8.3.6　间接盖髓用物

学习笔记

（二）医护配合流程

医护配合流程见表 8.3.1。

表 8.3.1　间接盖髓术医护配合流程

医生操作流程	护士操作流程
1. 与护士共同核对患者身份，询问患者相关病史，核对牙位，拍摄 X 线片，向患者交代病情及治疗计划，告知其签署知情同意书	与医生共同核对患者身份及牙位，引导患者拍摄 X 线片，嘱患者漱口，涂凡士林润滑口角，戴护目镜，调整椅位和灯光。做好心理护理，嘱患者在治疗中如有不适举左手示意
2. 口腔检查：检查患牙牙髓活力状况	
（1）探诊探查：牙体缺损程度，敏感程度	将探针、口镜传递予医生。协助医生检查，及时用三用枪吹干口镜上的雾气，保持良好的视野，做好预处理
（2）叩诊、松动度检查：检查患牙对叩诊是否有疼痛反应，是否有松动	传递叩诊器械（平头金属器械）
（3）咬合检查：检查牙齿的咬合关系	接回叩诊器械，将夹持咬合纸的锁镊传递予医生，接回锁镊，传递酒精棉球擦净牙面
（4）温度检查：检查患牙对温度的敏感度	遵医嘱，根据患牙情况，传递冷冻喷雾剂；点燃酒精灯，传递牙胶棒

（续表）

医生操作流程	护士操作流程
3. 局部麻醉 根据患者耐受情况选择是否麻醉，与护士核对药物及牙位	与医生核对药物、牙位，检查注射器性能是否完好，传递碘伏棉签，遵医嘱安装麻醉剂并传递
4. 安装橡皮障	传递橡皮障，协助医生安装橡皮障，安装前告知患者，做好患者的心理护理及术中的指导
5. 牙体预备 （1）去除龋坏、有缺陷组织或材料以及脆弱的牙体结构	安装高速手机、低速弯机，传递匹配车针，牙体预备过程中及时吸唾并用三用枪冲洗口镜，保持术野清晰
（2）使用龋齿凝胶和挖匙去除近髓的龋坏组织（图 8.3.8）	安装一次性注射头，传递龋齿凝胶予医生（图 8.3.7） 接回龋齿凝胶，传递挖匙（图 8.3.9）
6. 盖髓（图 8.3.10）	安装一次性注射头，传递盖髓剂（图 8.3.11），传递光固化灯予医生
7. 暂封	接回光固化灯，依次传递小棉球、暂封材料予医生（图 8.3.12）

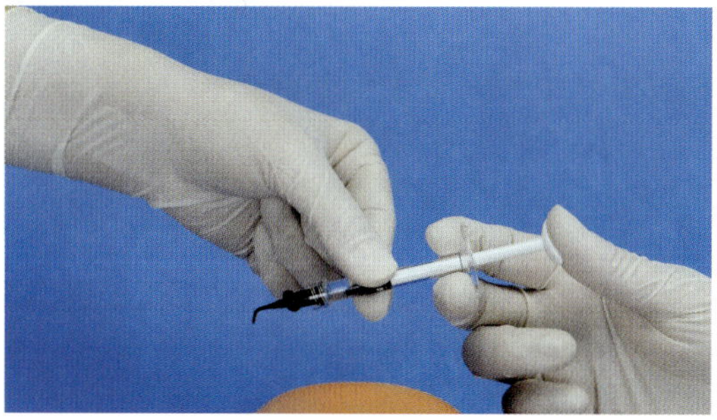

图 8.3.7　传递龋齿凝胶

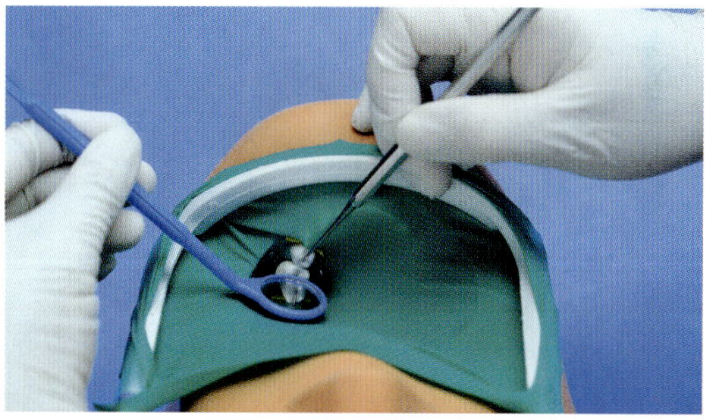

图 8.3.8　挖匙去腐

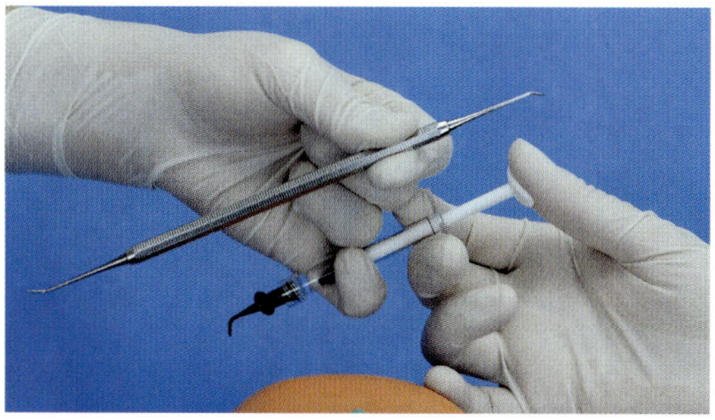

图 8.3.9　传递挖匙

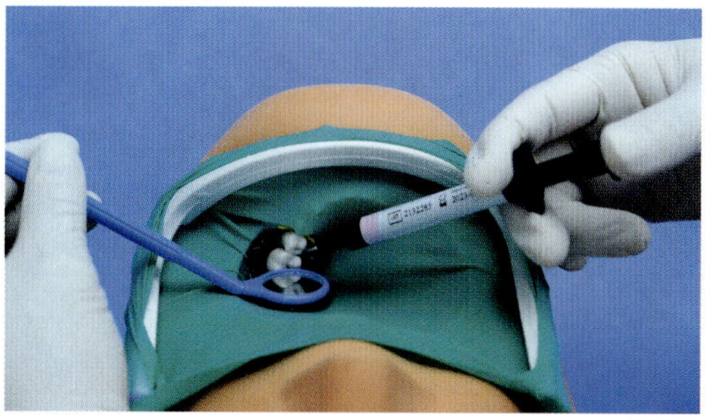

图 8.3.10　盖髓

学习笔记

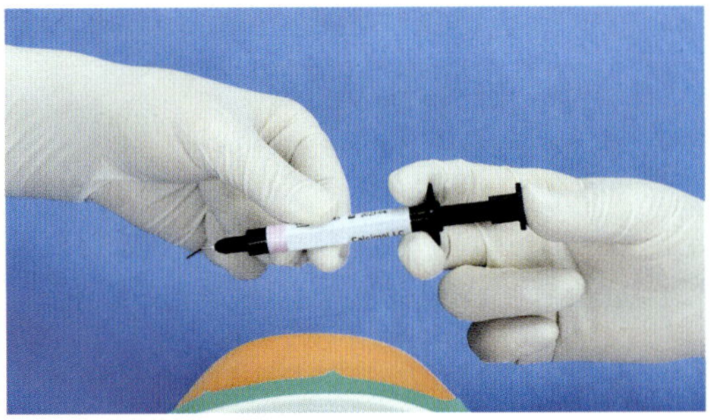

图 8.3.11　传递盖髓剂

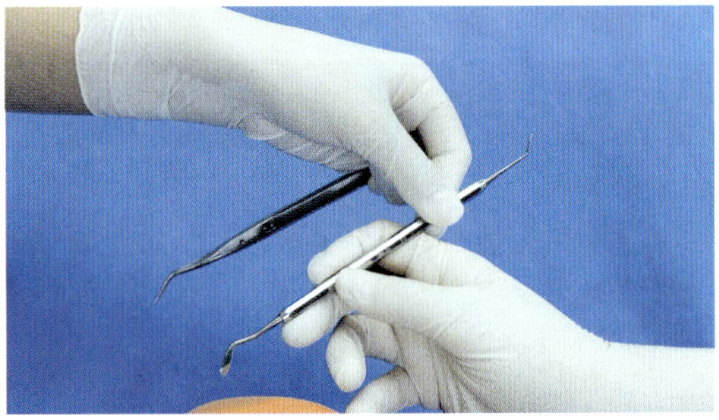

图 8.3.12　传递暂封材料

（三）治疗后护理

1. 患者护理

关闭治疗灯，取下护目镜，推开治疗台，调整牙椅，协助患者漱口、清洁面部、撤胸巾。

2. 整理用物

冲洗手机管路 20 ~ 30 秒，撤防污膜、三用枪头、吸引器管、口杯，冲洗痰盂及牙椅排水管路，用物分类处置。

3. 牙椅清洁消毒

按照从洁到污的原则擦拭牙椅。

4. 使用速干手消毒液进行手消毒，摘防护面罩，摘手套，洗手。

学习笔记

三、护理要点

1. 注射麻醉剂前严格执行查对制度，注射麻醉剂后应严密观察患者用药后反应。

2. 使用酒精灯时注意安全。

四、健康宣教

1. 盖髓术后嘱患者勿用患侧咀嚼，观察期间如有暂封材料的少量脱落可不予处理，如有大量脱落，应及时就诊。

2. 嘱患者术后几天患牙会有冷热敏感不适，属于正常现象，避免冷热刺激。若患牙出现自发痛、夜间痛等症状，应及时就诊。

3. 治疗期间如无任何症状且牙髓活力正常者，则去除暂封材料，做永久性充填。

根管预备四手操作技术

冷牙胶侧方加压根管充填四手操作技术

热牙胶垂直加压根管充填四手操作技术

第四节　显微根管治疗术的四手操作

根管治疗术（root canal therapy，RCT）是目前治疗牙髓病和根尖周病的最有效、最常用的方法。它采用专用的器械和方法对根管进行清理、成形（根管预备），采用有效的药物对根管进行消毒灭菌（根管消毒），最后严密填塞根管（根管充填），并行冠方修复，以控制感染、修复缺损，促进根尖周病变的愈合或防止根尖周病变发生。

显微根管治疗（microendodontics）是利用手术显微镜（surgical operatingmicroscop）和显微器械进行根管治疗的方法。与传统根管治疗最大的不同点在于手术显微镜能提供充足的光源进入根管，并可以将根管系统放大，使术者能看清根管内部结构，确认治疗部位，在可视下进行治疗，并检查治疗质量。手术显微镜和显微器械的应用可以减少治疗的不确定性，提高牙髓病和根尖周病治疗的成功率。

一、适应证

1. 不可复性牙髓炎。
2. 牙髓坏死。
3. 牙内吸收。
4. 根尖周炎。
5. 外伤牙、移植牙、再植牙。
6. 某些非龋性牙体硬组织疾病。
7. 因其他口腔治疗需要摘除牙髓的患牙。

二、治疗步骤与护理配合

（一）治疗前准备

1. 医生准备

（1）洗手、戴口罩，查看病情、询问相关病史，向患者交代病情及治疗计划，告知其签署知情同意书。

（2）调节椅位，做好标准预防。

2. 护士准备

（1）洗手、戴口罩，做好标准预防。

（2）核对患者信息，引导至椅位，协助放置随身物品，推开并抬高医生操作台，协助患者就坐。

（3）根据疾病治疗方案备齐用物，合理放置；牙科综合治疗台把手、按键，仪器按键等高频接触部位贴防污膜。

（4）告知患者诊疗中注意事项，做好患者的心理护理。

3. 患者准备

系胸巾、漱口、戴护目镜，取舒适放松体位仰卧于牙椅。

4. 用物准备

（1）常规用物：一次性口腔器械盘（口镜、探针、镊子）、吸引器管、三用枪头、防污膜、护目镜、口杯、医用棉球、凡士林、医用棉签（图 8.4.1）。

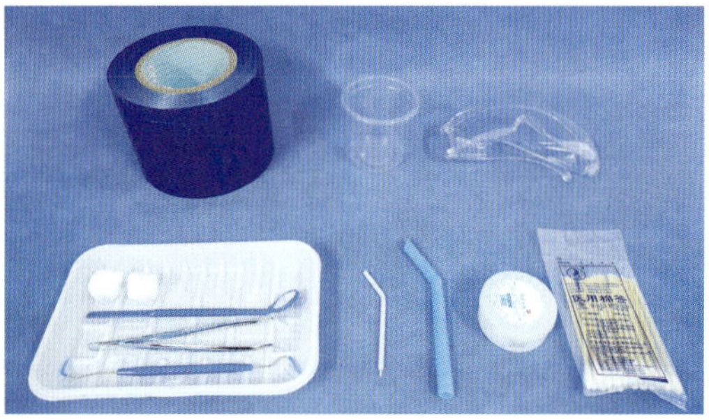

图 8.4.1　常规用物

学习笔记

（2）局部麻醉用物：卡局式注射器、卡局芯式麻醉剂、口腔用一次性注射针、碘伏棉签（图 8.4.2）。

（3）橡皮障隔湿用物：橡皮障夹、橡皮障夹钳、橡皮障布、橡皮障支架、打孔器、橡皮障定位打孔模板、橡皮障楔线、牙线、封闭剂、水门汀充填器（图 8.4.3）。

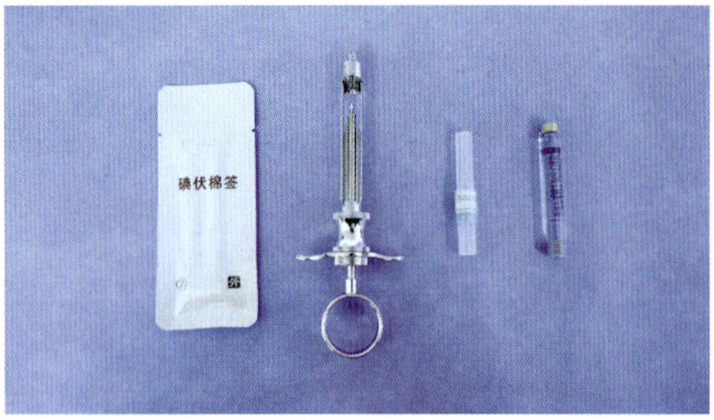

图 8.4.2　局部麻醉用物

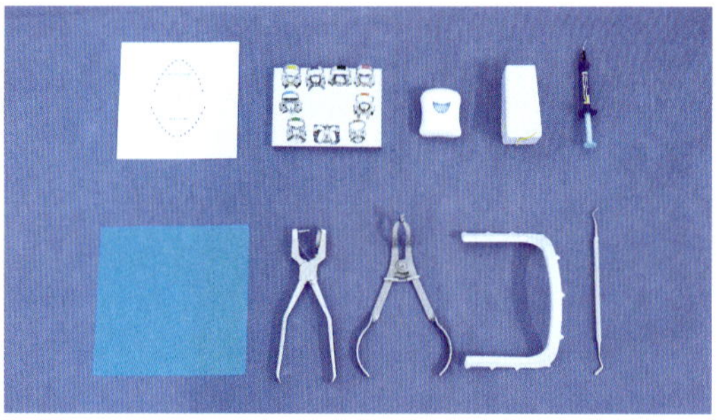
图 8.4.3　橡皮障隔湿用物

（4）窝洞制备用物：高速手机、低速弯机、匹配车针、挖匙（图 8.4.4）。

（5）根管预备用物：显微口镜、DG16 根管口探针、根管润滑剂（EDTA）、拔髓针、锁镊、根管锉、清洁台、镍钛锉、镍钛根管治疗仪、根管长度测量仪、唇勾及夹持器、测量尺、超声波治疗仪、超声手柄及工作尖、根管冲洗液（次氯酸钠冲洗液、17%EDTA 冲洗液）、无菌冲洗器、吸潮纸尖、根管消毒剂（氢氧化钙糊剂）、水门汀充填器、暂封材料、调拌板（图 8.4.5）。

学习笔记

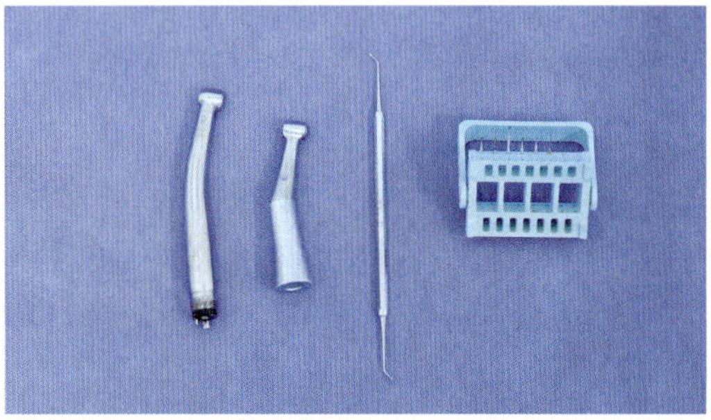
图 8.4.4　窝洞制备用物

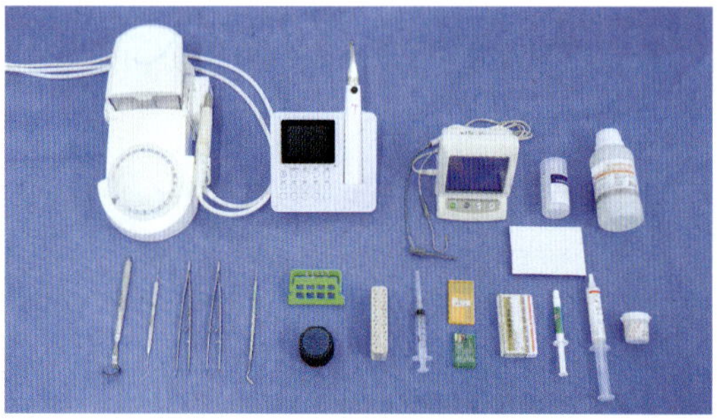
图 8.4.5　根管预备用物

（6）冷牙胶侧方加压根管充填用物：显微口镜、根管封闭剂、牙胶尖、锁镊、根管锉、清洁台、根管长度测量仪、唇勾及夹持器、测量尺、牙胶尖修正器、超声波治疗仪、超声手柄及工作尖、根管冲洗液（次氯酸钠冲洗液）、无菌冲洗器、吸潮纸尖、携热器、垂直加压器、侧方加压器、水门汀充填器、暂封材料、调拌板、眼科剪（图 8.4.6）。

（7）热牙胶垂直加压根管充填用物：显微口镜、根管封闭剂、大锥度牙胶尖、锁镊、根管锉、清洁台、根管长度测量仪、唇勾及夹持器、测量尺、牙胶尖修正器、超声波治疗仪、超声手柄及工作尖、根管冲洗液（次氯酸钠冲洗液）、无菌冲洗器、吸潮纸尖、垂直加压器、热牙胶充填系统、水门汀充填器、暂封材料、调拌板、眼科剪（图 8.4.7）。

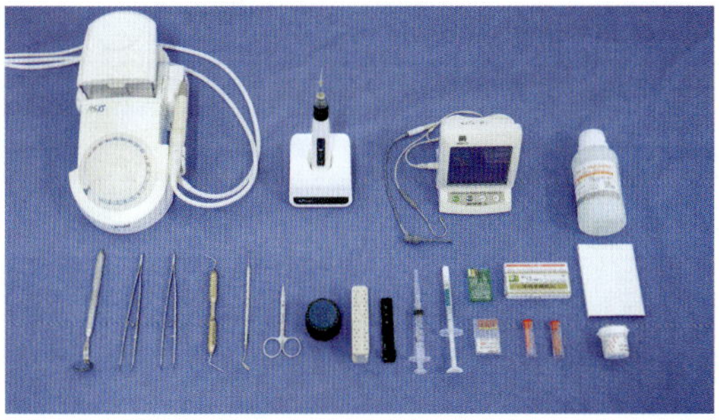

图 8.4.6　冷牙胶侧方加压根管充填用物

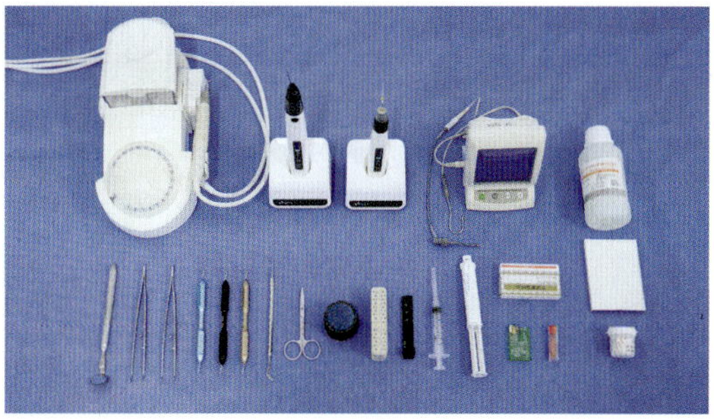

图 8.4.7　热牙胶垂直加压根管充填用物

（二）医护配合流程

医护配合流程见表 8.4.1 ~ 表 8.4.3。

表 8.4.1　根管预备医护配合流程

医生操作流程	护士配合流程
1. 与护士共同核对患者身份，询问患者相关病史，核对牙位，拍摄 X 线片，向患者交代病情及治疗计划，告知其签署知情同意书	与医生共同核对患者身份及牙位，引导患者拍摄 X 线片，嘱患者漱口，涂凡士林润滑口角，戴护目镜，调整椅位和灯光。做好心理护理，嘱患者在治疗中如有不适举左手示意
2. 局部麻醉 根据患者耐受情况选择是否麻醉，与护士核对牙位	与医生核对药物、牙位，检查注射器性能是否完好，传递碘伏棉签，遵医嘱安装麻醉剂并传递
3. 安装橡皮障	传递橡皮障，协助医生安装橡皮障，安装前告知患者，做好心理护理及术中的指导
4. 显微镜准备 将显微镜固定好位置，调整瞳距、焦距	打开显微镜，协助医生调整位置。显微镜的物镜距口腔距离 200 ~ 450 mm，将光源对准患者口腔
5. 髓腔通路预备 显微镜下使用高速手机开髓、揭髓室顶	安装高速手机、低速弯机，根据治疗需要传递所需车针，在显微镜下用三用枪水雾间断地快速冲净显微口镜，并及时吸净冷却水和碎屑，保持术野清晰
6. 吹干髓腔，定位根管口	传递根管口探针 DG16 予医生（图 8.4.8）
7. 牙髓摘除 用拔髓针拔髓，进行冲洗	用锁镊夹持拔髓针传递予医生（图 8.4.9） 清除残留在拔髓针上的牙髓组织 拔髓后传递次氯酸钠冲洗液予医生（图 8.4.10）
8. 通畅根管 使用小号根管锉疏通根管	用清洁台传递小号根管锉予医生（图 8.4.11），将 EDTA 放置在纸板上，协助医生蘸取
9. 测量根管长度 使用根管长度测量仪、根管锉和测量尺测量根管长度（图 8.4.12），进行冲洗	连接唇勾挂于患牙对侧口角，依次传递夹持器（图 8.4.13）、测量尺予医生，并记录根管工作长度 传递次氯酸钠冲洗液并及时吸净

学习笔记

（续表）

医生操作流程	护士配合流程
10. 根管预备 使用镍钛根管治疗仪进行根管预备并冲洗	将镍钛锉标记工作长度，按照使用顺序依次传递予医生（图 8.4.14），并协助蘸取 EDTA，每根锉取出后，将冲洗液传递予医生并及时吸净，做好器械预处理（图 8.4.15）
11. 超声冲洗根管 使用超声波治疗仪进行根管冲洗	安装合适的超声工作尖，调节功率，传递超声手柄予医生（图 8.4.16）
12. 干燥根管 吸潮纸尖干燥根管	用锁镊夹取吸潮纸尖传递予医生（图 8.4.17），反复交换传递（图 8.4.18），直至根管干燥
13. 根管内封消毒剂 将氢氧化钙糊剂注入根管内	传递氢氧化钙糊剂
14. 冠部暂时封闭 用暂封材料封闭窝洞	传递小棉球予医生（图 8.4.19），根据患牙缺损大小，用水门汀充填器取适量暂封材料传递予医生（图 8.4.20）
15. 治疗结束，卸除橡皮障	传递橡皮障夹钳予医生，协助卸除橡皮障并吸净唾液 向患者交代注意事项，预约复诊时间

学习笔记

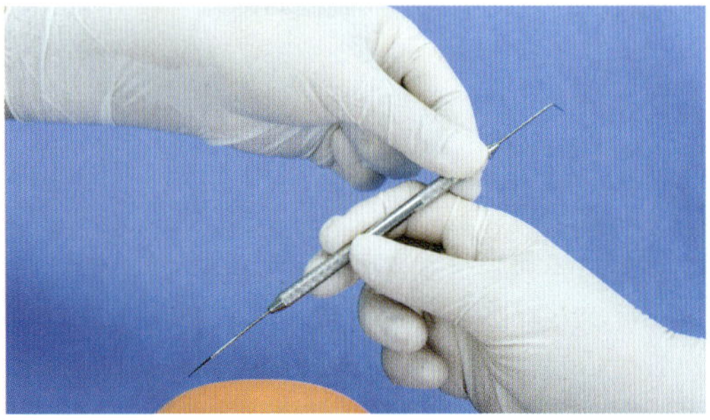
图 8.4.8　传递根管口探针 DG16

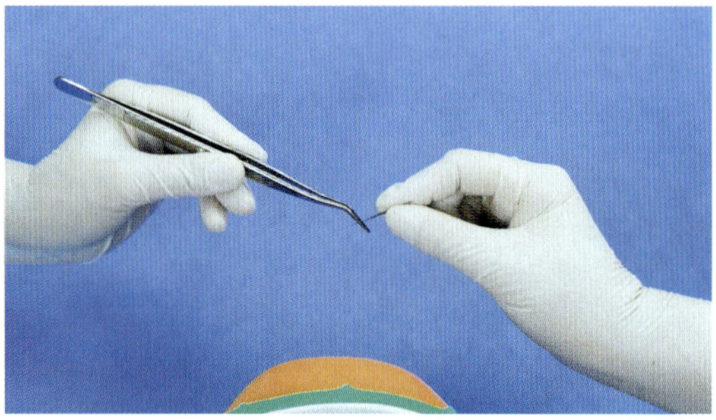
图 8.4.9　传递拔髓针

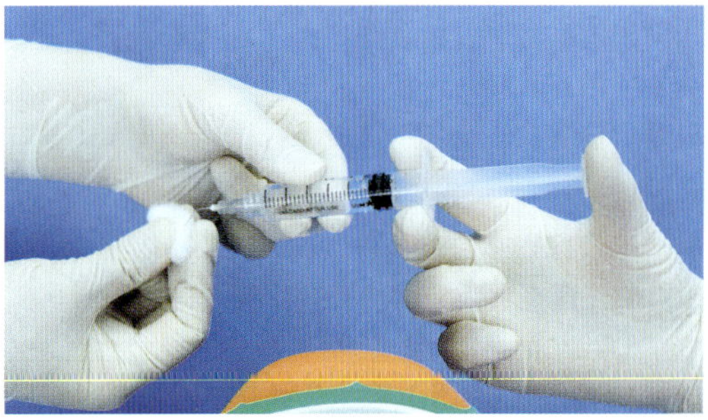
图 8.4.10　传递冲洗液

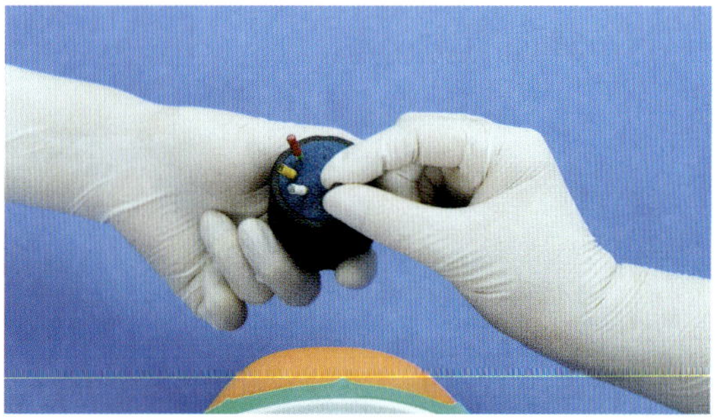
图 8.4.11　传递根管锉

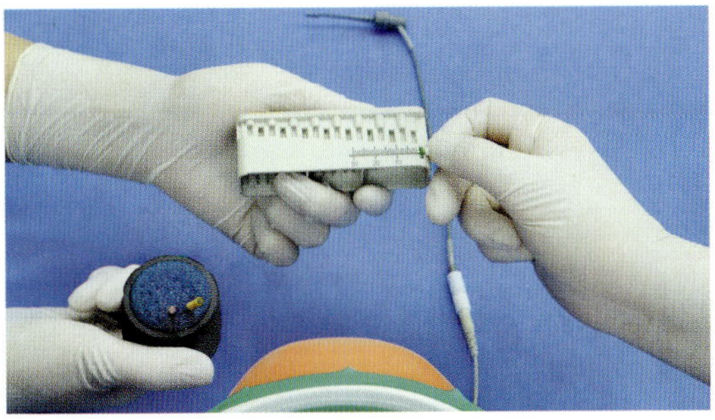

图 8.4.12　测量根管长度

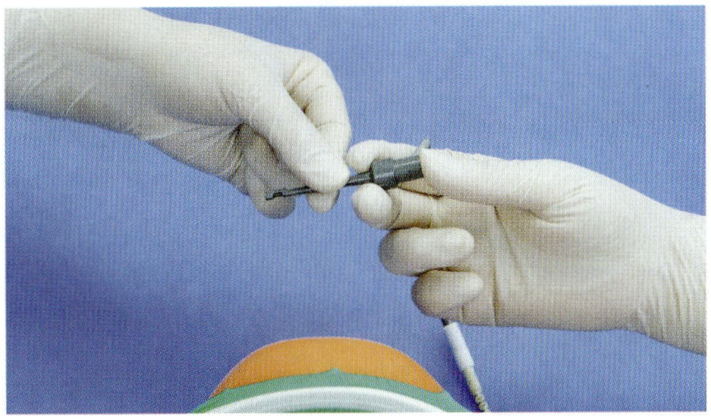

图 8.4.13　传递夹持器

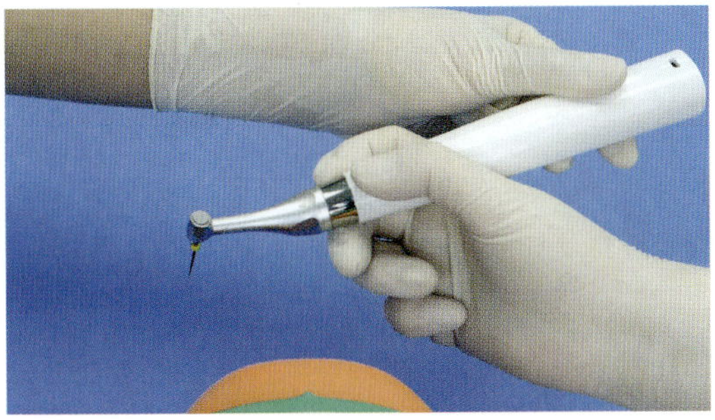

图 8.4.14　传递镍钛锉

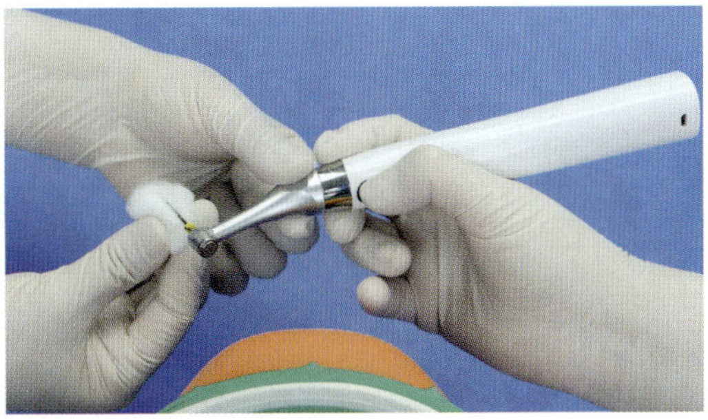

图 8.4.15　酒精棉球擦净镍钛锉

学习笔记

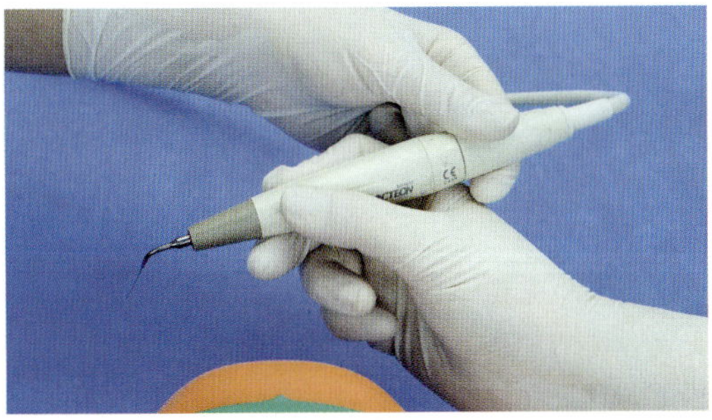

图 8.4.16　传递超声手柄

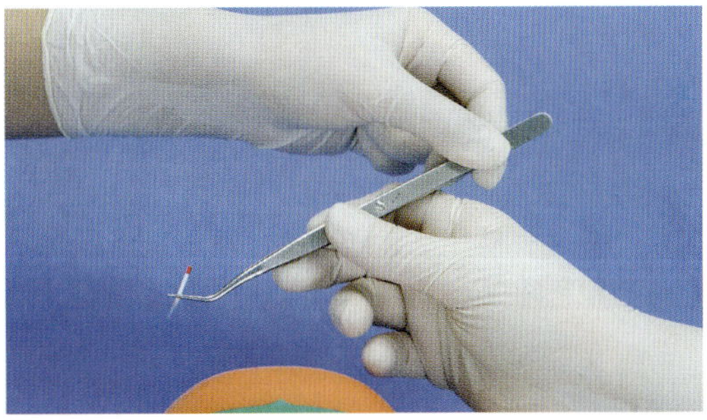

图 8.4.17　传递吸潮纸尖

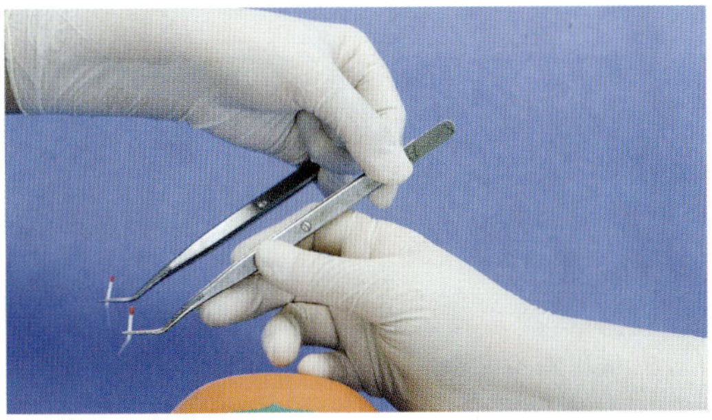

图 8.4.18　交换传递吸潮纸尖

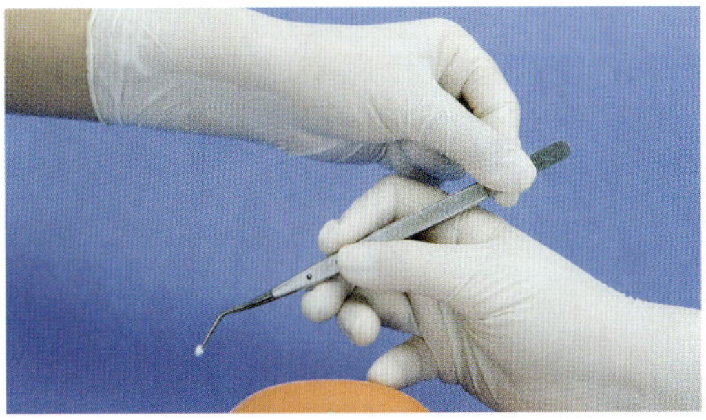

图 8.4.19　传递小棉球

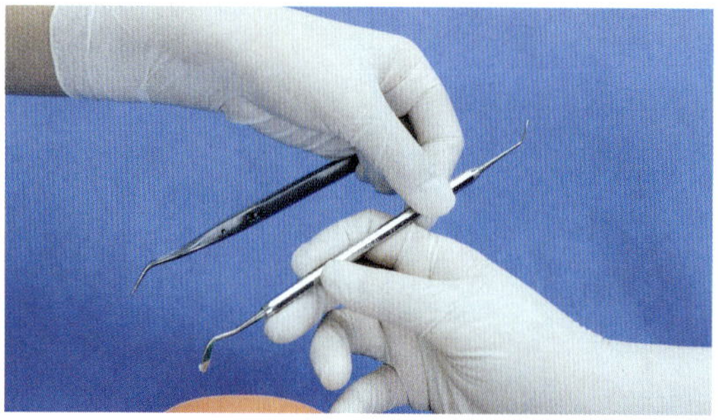

图 8.4.20　传递暂封材料

表 8.4.2　冷牙胶侧方加压术根管充填医护配合流程

医生操作流程	护士配合流程
1. 查看患者病历及 X 线片，与护士共同核对牙位	打开患者病历及 X 线片，与医生核对患者牙位
2. 安装橡皮障	传递橡皮障，协助医生安装橡皮障，安装前告知患者，做好心理护理及术中的指导
3. 显微镜准备 将显微镜固定好位置，调整瞳距、焦距	打开显微镜，协助医生调整位置。显微镜的物镜距口腔距离 200 ~ 450 mm，将光源对准患者口腔
4. 去除暂封材料 显微镜下使用高速手机去除暂封材料	安装高速手机、低速弯机，根据治疗需要传递所需车针，配合过程中用三用枪水雾间断地快速冲净显微口镜，并及时吸净冷却水和碎屑，保持术野清晰
5. 去除根管内消毒剂 取出小棉球，使用次氯酸钠冲洗液、超声波治疗仪进行根管冲洗	传递锁镊取出小棉球。传递次氯酸钠冲洗液，并及时吸净冲洗液 安装合适的超声工作尖，调节功率，传递超声手柄予医生
6. 干燥根管 吸潮纸尖干燥根管	用锁镊夹取吸潮纸尖传递予医生，反复交换传递，直至根管干燥
7. 选择主牙胶尖，拍摄 X 线片 根据根管预备时主尖锉的大小选择合适的主牙胶尖	根据医生要求用牙胶尖修正器修剪牙胶尖尖端直径（图 8.4.21） 用测量尺将牙胶尖测量为根管工作长度或短 0.5 mm（图 8.4.22） 用眼科剪剪掉多余牙胶尖，将主、副牙胶尖置于 2.5% ~ 5% 次氯酸钠溶液中浸泡消毒，干燥，副尖备用，用锁镊夹主牙胶尖传递予医生（图 8.4.23） 协助卸除橡皮障支架，吸引器管吸净唾液 引导患者拍摄 X 线片

（续表）

医生操作流程	护士配合流程
8. 患者拍片完成，安装橡皮障支架	协助医生安装橡皮障支架
9. 放置根管封闭剂 取出主牙胶尖后将根管封闭剂涂布于根管内	传递锁镊取出主牙胶尖 依次传递根管封闭剂（图 8.4.24）、螺旋充填器予医生
10. 放置主牙胶尖 将已选好的主牙胶尖蘸少许根管封闭剂插入根管	用锁镊夹主牙胶尖蘸少许根管封闭剂传递予医生
11. 加压主牙胶尖 将侧方加压器插入根管内加压	选择与主尖锉匹配的侧方加压器，用止动片标识工作长度 接回锁镊，用清洁台传递侧压器予医生
12. 放置副尖 选择与侧方加压器大小一致或小一号的副尖	用锁镊夹取副尖，在其尖端蘸少许根管封闭剂予医生 交替传递副尖及侧方加压器直至根管填满
13. 烫断根管口多余牙胶尖，再用垂直加压器压实冠方牙胶	将携热器传递予医生（图 8.4.25） 交换传递垂直加压器（图 8.4.26）
14. 髓室处理 用酒精小棉球清除髓室内残留的封闭剂和牙胶	用锁镊夹取酒精小棉球传递予医生（图 8.4.27）
15. 冠部暂时封闭 用暂封材料封闭窝洞	根据患牙缺损大小，用水门汀充填器取适量暂封材料传递予医生
16. 治疗结束 卸除橡皮障，拍摄 X 线片评价根管充填效果	传递橡皮障夹钳予医生，协助卸除橡皮障并吸净唾液 引导患者拍摄 X 线片

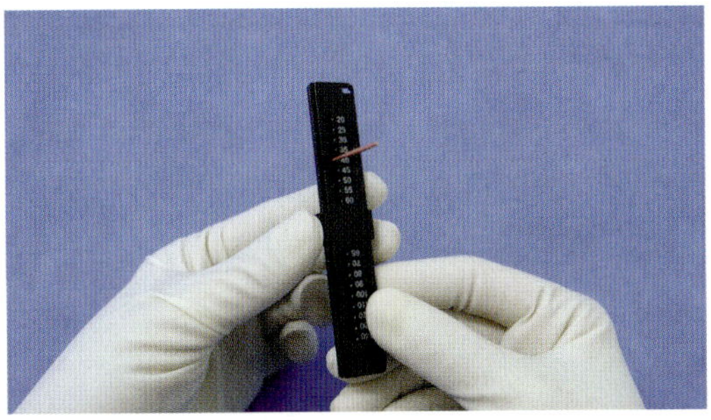
图 8.4.21　用牙胶尖修正器修剪牙胶尖尖端

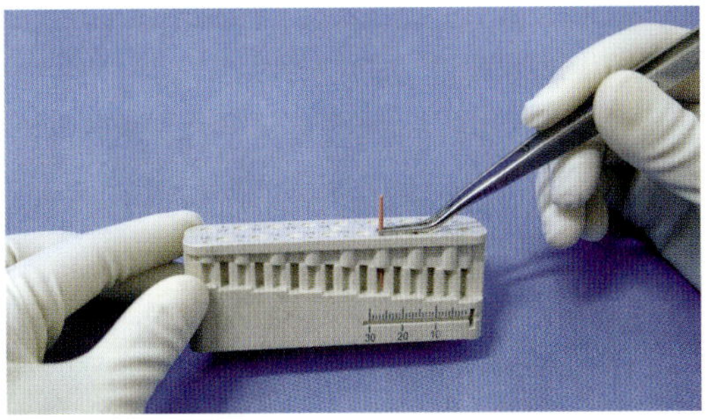
图 8.4.22　标记牙胶尖长度

学习笔记

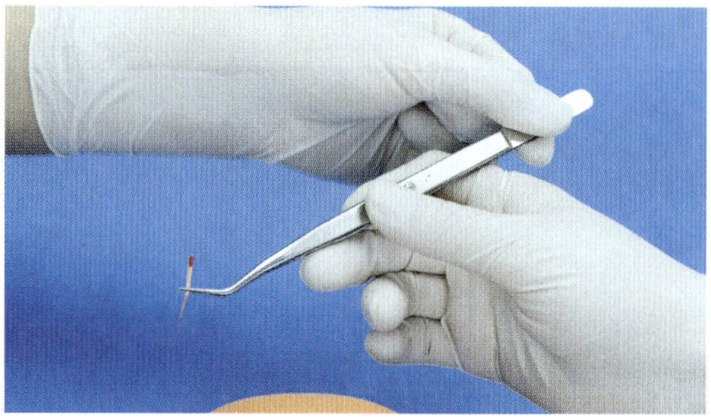

图 8.4.23　传递牙胶尖

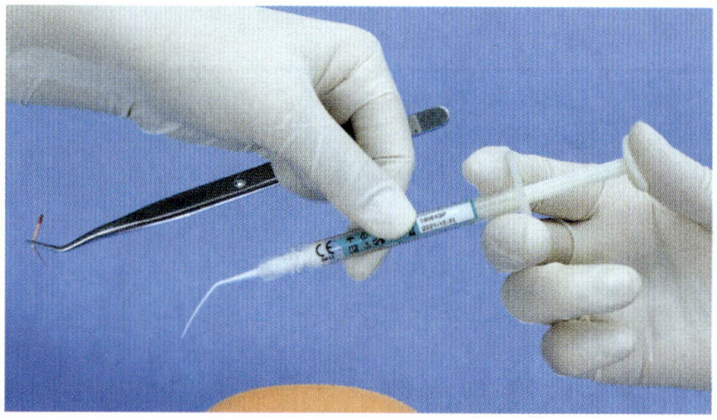

图 8.4.24　传递根管封闭剂

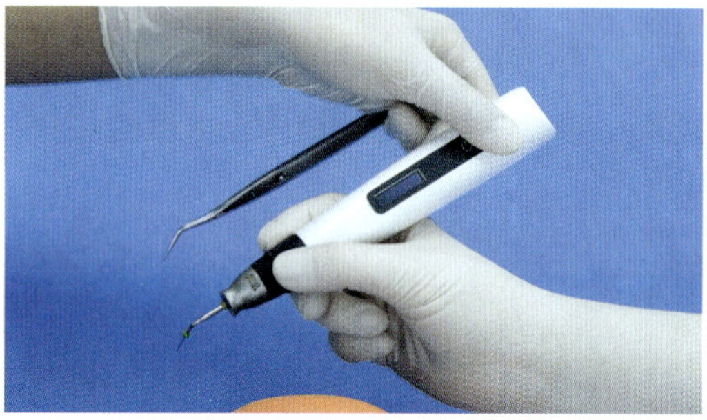

图 8.4.25　传递携热器

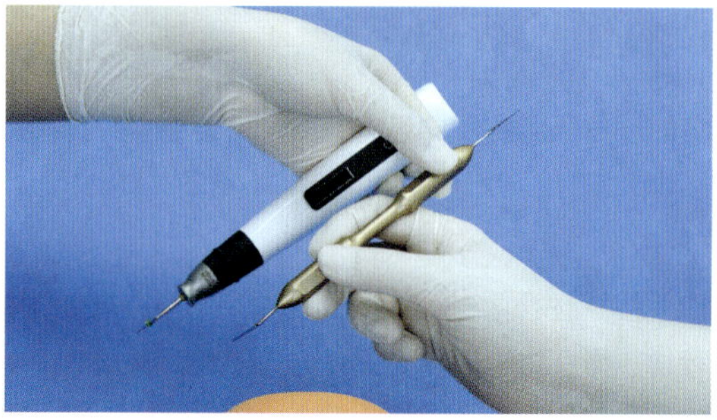

图 8.4.26　传递垂直加压器

学习笔记

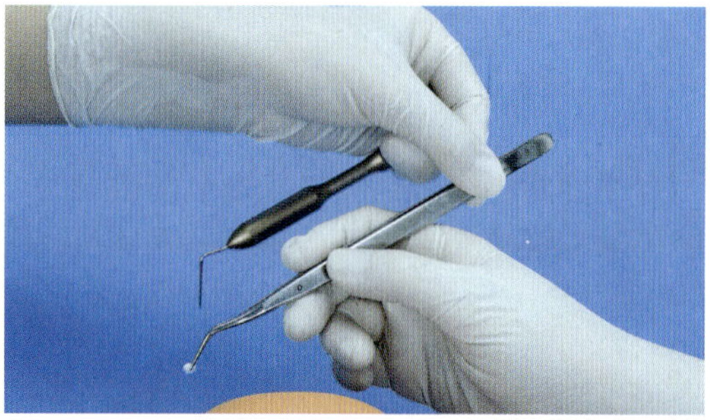

图 8.4.27　传递酒精小棉球

表 8.4.3　热牙胶垂直加压术根管充填医护配合流程

医生操作流程	护士配合流程
1 ~ 8 步同冷牙胶侧方加压术根管充填	1 ~ 8 步同冷牙胶侧方加压术根管充填
9. 放置主牙胶尖 将已选好的主牙胶尖蘸少许根管封闭剂插入根管	用锁镊夹取主牙胶尖蘸一薄层根管封闭剂，使之裹满尖端 5 ~ 6 mm，传递予医生
10. 垂直加压充填 （1）用携热器去除根管口外的多余牙胶尖	选择合适的携热器工作尖，打开电源，提前预热，传递携热器予医生
（2）用大号垂直加压器向根尖方向加压	传递适用于根管口直径的大号垂直加压器予医生，接回携热器
（3）用携热器去除根管中上段牙胶	接回大号垂直加压器

（续表）

医生操作流程	护士配合流程
	将携热器工作尖量至距根尖 4 ~ 5 mm，用止动片标记（图 8.4.28），传递携热器 将小号垂直加压器量至距根尖 4 ~ 5 mm，用止动片标记（图 8.4.29） 接回携热器，交换小号垂直加压器，用酒精棉球擦净携热器工作尖上的牙胶
（4）回填牙胶，充填根管中上段 采用分段充填，每次注入根管内的长度为 3 ~ 5 mm，直至根管致密充填，用大号垂直加压器压实冠方牙胶	安装牙胶，测量热牙胶注射仪注射头的工作长度比根管工作长度短 5 mm，止动片做好标记，按升温键升温，接回小号垂直加压器，传递热牙胶注射仪 选择适用于根管中部直径的中号垂直加压器交换热牙胶注射仪（图 8.4.30） 按上述方法反复交换传递热牙胶注射仪和垂直加压器 传递大号垂直加压器压实冠方牙胶
11. 髓室处理 用酒精小棉球清除髓室内残留的封闭剂和牙胶	用锁镊夹取酒精小棉球传递予医生
12. 冠部暂时封闭 用暂封材料封闭窝洞	根据患牙缺损大小，用水门汀充填器取适量暂封材料传递予医生
13. 治疗结束 卸除橡皮障，拍摄 X 线片评价根管充填效果	传递橡皮障夹钳予医生，协助卸除橡皮障并吸净唾液 引导患者拍摄 X 线片

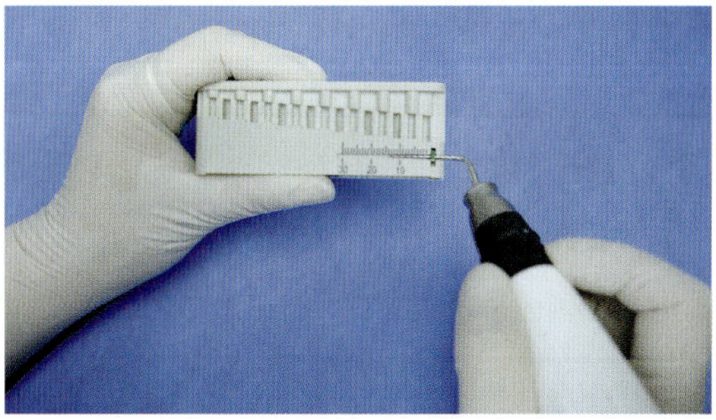

图 8.4.28　标记携热器工作长度

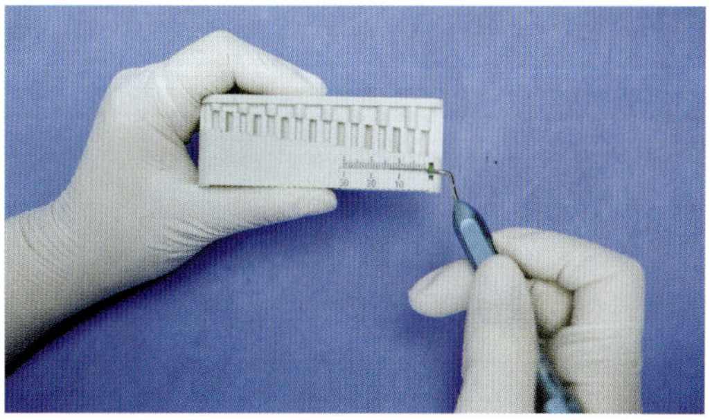

图 8.4.29　标记垂直加压器工作长度

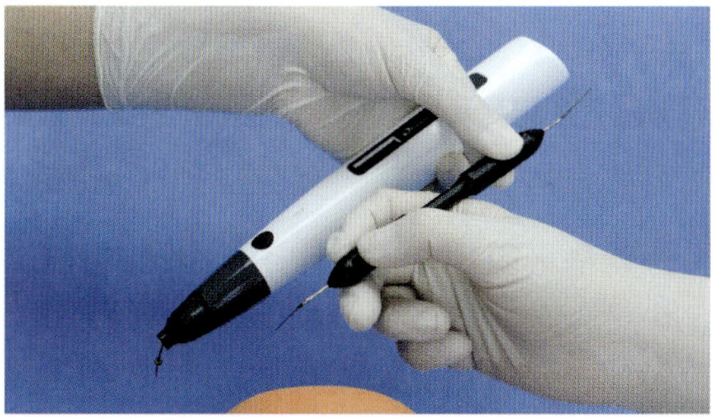

图 8.4.30　交换热牙胶注射仪

学习笔记

（三）治疗后护理

1. 患者护理

关闭治疗灯，取下护目镜，推开治疗台，调整牙椅，协助患者漱口、清洁面部、撤胸巾。

2. 整理用物

冲洗手机管路 20 ~ 30 秒，撤防污膜、三用枪头、吸引器管、口杯，冲洗痰盂及牙椅排水管路，用物分类处置。

3. 牙椅清洁消毒

按照从洁到污的原则擦拭牙椅。

4. 使用速干手消毒液进行手消毒，摘防护面罩，摘手套，洗手。

三、护理要点

1. 传递冲洗器时检查针头是否安装紧密，防止针头脱落。

2. 根管冲洗时，吸引器管不要离根管口太近，以免冲洗液被吸走，达不到冲洗根管的目的。

3. 如有根管锉变形、解螺旋等情况应及时丢弃，防止器械分离。

4. 热牙胶充填时，护士应准备至少 3 种直径的垂直加压器，即小号、中号、大号。

5. 使用热牙胶充填系统时，注意保护患者口角及口内组织，避免烫伤。

6. 热牙胶注射仪加热时机选择恰当，以免影响使用。

学习笔记

四、健康宣教

1. 根管治疗后可有不同程度的根尖反应，如没有明显肿痛，轻度不适会在治疗后 2 ~ 3 天消失。若出现明显肿胀及疼痛，应及时复诊，遵医嘱必要时服用抗生素、镇痛药。

2. 嘱患者治疗期间避免使用患侧牙齿咀嚼、咬硬物，以防暂封材料脱落。如发现暂封材料脱落，及时就诊。

3. 根管治疗后牙体组织变脆，为防止牙体组织崩裂，建议治疗结束 1 ~ 2 周后行冠修复。

第五节　根尖屏障术的四手操作

根尖屏障术（apical barrier technique）是将钙硅基水门汀如 MTA、Biodentine、iRoot BP Plus 等置入根尖部位，待其硬固后形成根尖止点，达到根尖封闭效果的一种技术（图 8.5.1）。

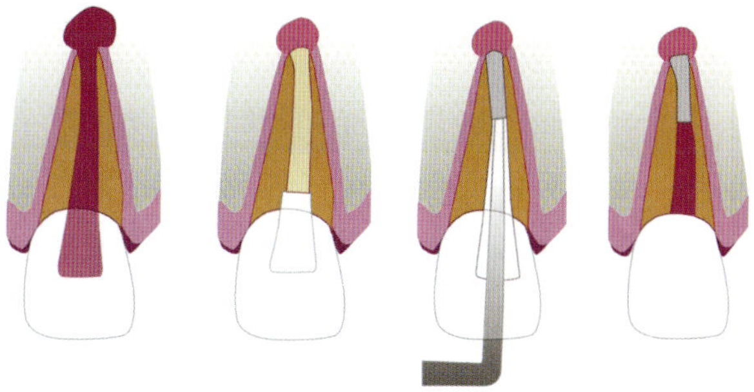

A. 根尖周病变、根尖孔发育不完全的恒牙; B. 根管预备药物消毒; C. 根尖屏障制备; D. 根管充填与修复患牙。

图 8.5.1　根尖屏障术示意图

一、适应证

牙髓坏死或伴有根尖周炎且根尖孔未发育完全的恒牙，以及进行过长期的根尖诱导但未能形成根尖屏障的恒牙。

二、治疗步骤与护理配合

（一）治疗前准备

1. 医生准备

（1）洗手、戴口罩，查看患者病情、询问其相关病史，向患者交代病情及治疗计划，告知其签署知情同意书。

（2）调节椅位，做好标准预防。

2. 护士准备

（1）洗手、戴口罩，做好标准预防。

（2）核对患者信息，引导至椅位，协助放置随身物品，推开并抬高医生操作台，协助患者就坐。

（3）根据疾病治疗方案备齐用物，合理放置，牙科综合治疗台把手、按键，仪器按键等高频接触部位贴防污膜。

（4）告知患者诊疗中的注意事项，做好心理护理。

3. 患者准备

系胸巾、漱口、戴护目镜，取舒适放松体位仰卧于牙椅。

4. 用物准备

（1）常规用物：一次性口腔器械盘（口镜、探针、镊子）、吸引器管、三用枪头、防污膜、护目镜、口杯、医用棉球、凡士林、医用棉签（图 8.5.2）。

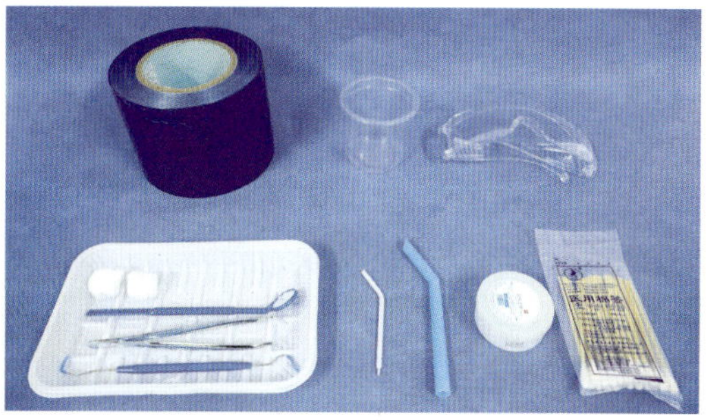

图 8.5.2　常规用物

学习笔记

（2）橡皮障隔湿用物：橡皮障夹、橡皮障夹钳、橡皮障布、橡皮障支架、打孔器、橡皮障定位打孔模板、橡皮障楔线、牙线、封闭剂、水门汀充填器（图 8.5.3）。

（3）根管预备、热牙胶垂直加压术根管充填用物同本章第四节（图 8.4.7）。

（4）根尖屏障术用物：高速手机、匹配车针、显微口镜、锁镊、测量尺、超声波治疗仪、超声手柄及工作尖、吸潮纸尖、根管冲洗液（次氯酸钠冲洗液）、无菌冲洗器、MTA 或 iRoot BP（本节以 iRoot BP 为例）、垂直加压器、调拌板、调拌刀、水门汀充填器、一次性涂药棒、暂封材料（图 8.5.4）。

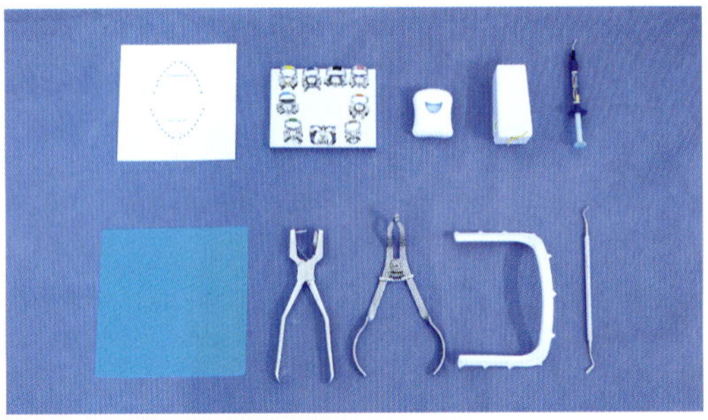

图 8.5.3　橡皮障隔湿用物

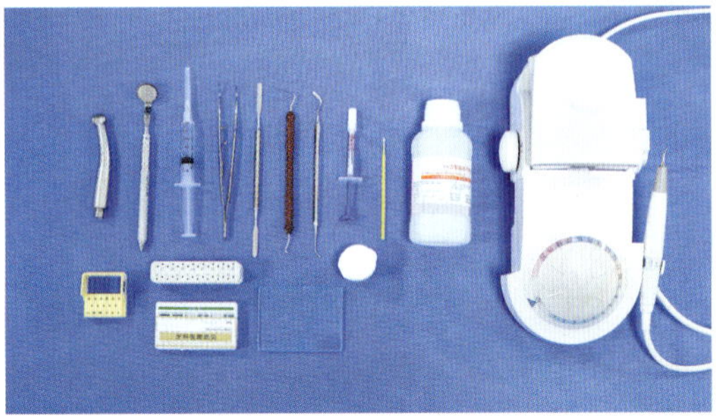

图 8.5.4　根尖屏障术用物

（二）医护配合流程

医护配合流程见表 8.5.1。

表 8.5.1　根尖屏障术医护配合流程

医生操作流程	护士配合流程
1. 与护士共同核对患者身份，询问患者相关病史，核对牙位，拍摄 X 线片，向患者交代病情及治疗计划，告知其签署知情同意书	与医生共同核对患者身份及牙位，引导患者拍摄 X 线片，嘱患者漱口，涂凡士林润滑口角，戴护目镜，调整椅位和灯光。做好心理护理，嘱治疗中如有不适举左手示意
2. 安装橡皮障	传递橡皮障，协助医生安装橡皮障，安装前告知患者，做好心理护理及术中的指导
3. 显微镜准备 将显微镜固定好位置，调整瞳距、焦距	打开显微镜，协助医生调整位置，显微镜的物镜距口腔距离 200 ~ 450 mm，将光源对准患者口腔
4. 根管预备	同本章第四节根管预备的护理配合
5. 根管消毒 用氢氧化钙糊剂或抗生素糊剂等对根管进行消毒，暂封，直至根尖周炎症控制为止	依次传递氢氧化钙糊剂、小棉球、暂封材料
6. 根尖屏障制备 （1）去除暂封材料	安装高速手机，传递匹配车针

（续表）

医生操作流程	护士配合流程
（2）根管冲洗	
用冲洗液冲洗根管，再使用超声冲洗去除根管内的消毒药物（图 8.5.5、图 8.5.6）	检查冲洗器接头，传递根管冲洗液予医生进行根管冲洗，用吸引器及时吸净冲洗液（图 8.5.7） 安装超声工作尖，调节功率，传递超声手柄予医生（图 8.5.8），用三用枪水雾间断地快速冲净显微口镜，并及时吸净冲洗液，保持术野清晰
（3）干燥根管	
吸潮纸尖干燥根管（图 8.5.9）	用锁镊夹取吸潮纸尖传递予医生（图 8.5.10），反复交替传递，直至根管干燥
（4）充填材料	
在显微镜下用垂直加压器将 iRoot BP 置于根尖部，适当加压，直至将根尖段 4 ~ 5 mm 填充密实（图 8.5.11）	用调拌刀取适量 iRoot BP 置于调拌板上，修整成条状 将垂直加压器做好长度标记，用尖端分次取用，传递予医生（图 8.5.12）
（5）根管壁处理	
用一次性涂药棒清理根管壁中上段多余的材料（图 8.5.13）	将一次性涂药棒传递予医生清理根管壁（图 8.5.14）
（6）放置湿棉球	
将湿棉球放于根管中上段，勿将其与材料接触（图 8.5.15）	准备合适大小的湿棉球，用锁镊夹取传递予医生放于根管中上段（图 8.5.16）
（7）暂时封闭冠部	
用水门汀充填器将封闭材料放于患牙缺损处封闭根管（图 8.5.17）	根据患牙缺损大小，用水门汀充填器取适量暂封材料传递予医生（图 8.5.18）
（8）治疗结束	
卸除橡皮障。拍摄 X 线片确认屏障材料在根尖区的位置及充填质量	传递橡皮障夹钳予医生，协助卸除橡皮障并吸净唾液；引导患者拍摄 X 线片
7. 复诊	
根据患牙根尖恢复情况，行热牙胶垂直加压术根管充填	同本章第四节热牙胶垂直加压术根管充填护理配合

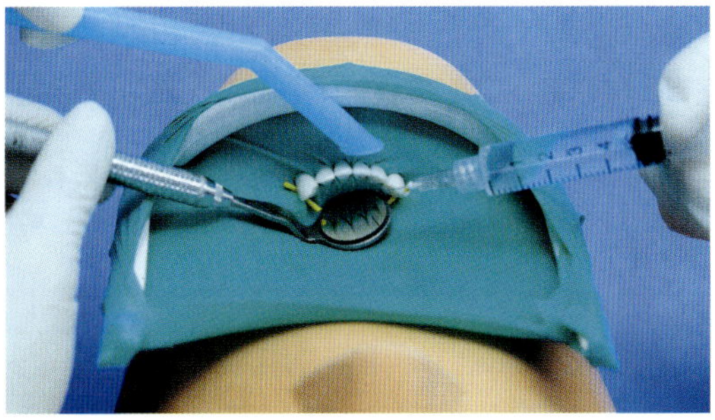

图 8.5.5　根管冲洗

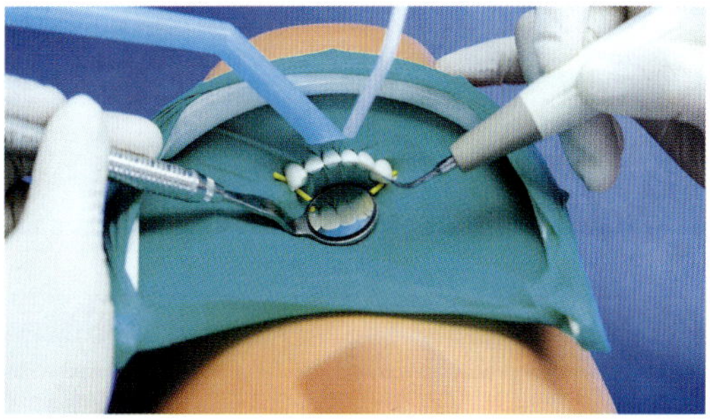

图 8.5.6　超声冲洗根管

学习笔记

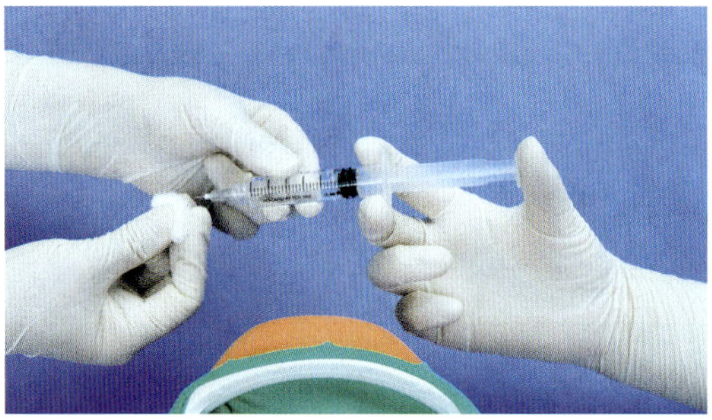
图 8.5.7　传递冲洗液

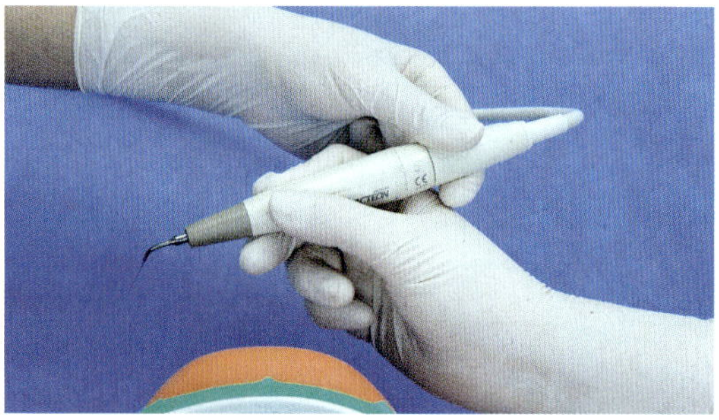
图 8.5.8　传递超声手柄

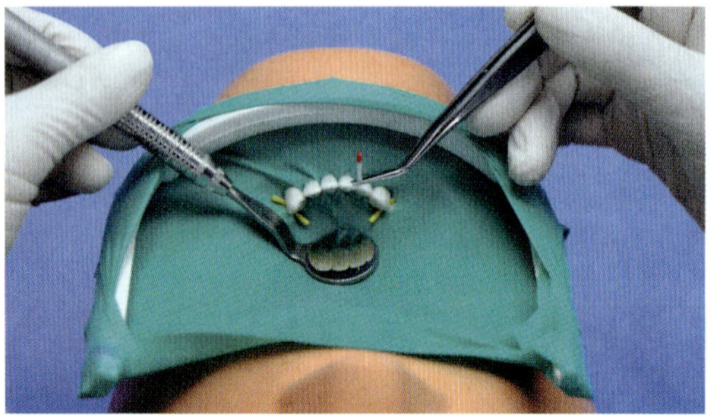
图 8.5.9　干燥根管

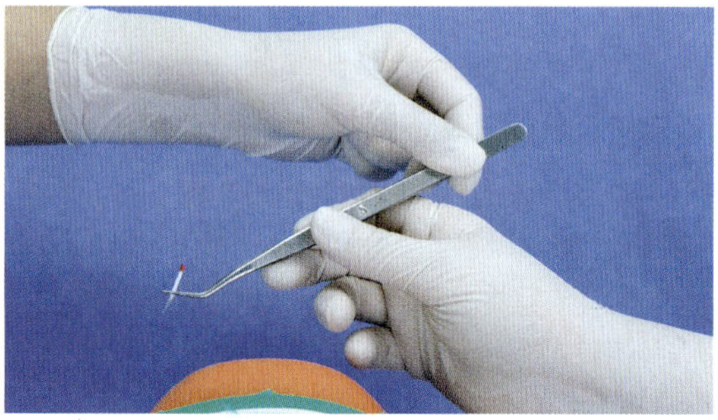
图 8.5.10　传递吸潮纸尖

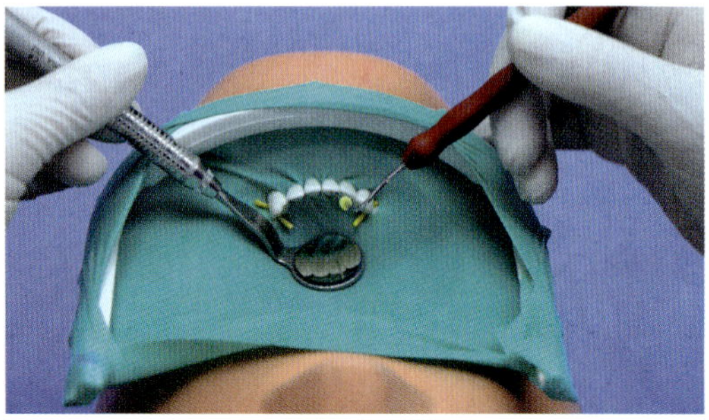
图 8.5.11　充填材料

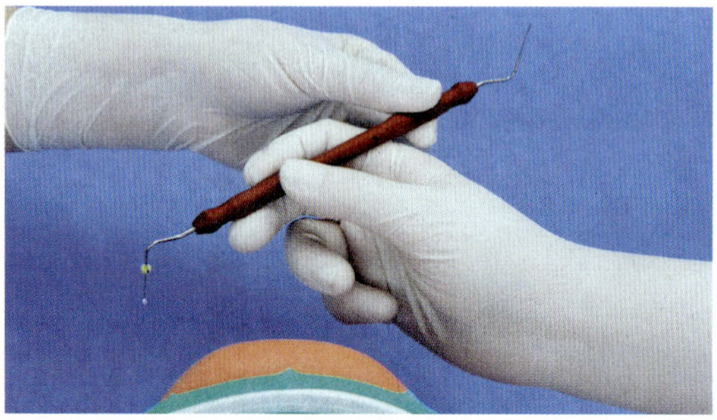
图 8.5.12　传递垂直加压器

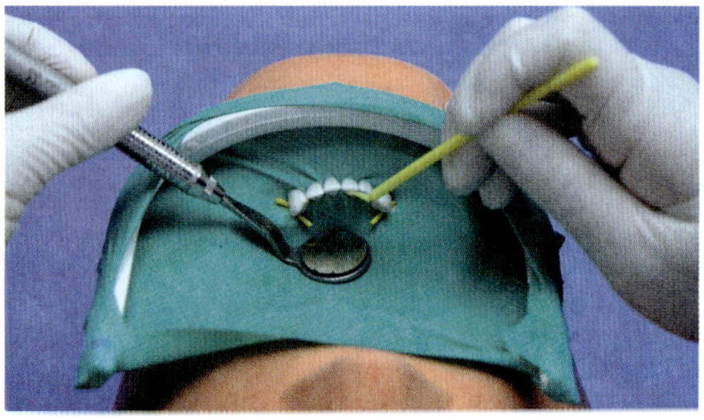
图 8.5.13　根管壁处理

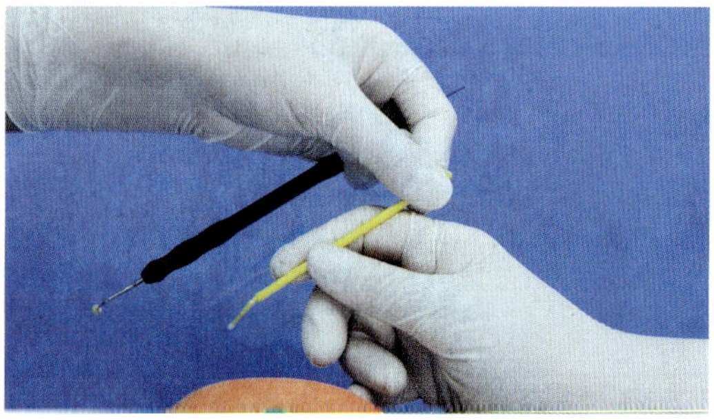
图 8.5.14　传递一次性涂药棒

学习笔记

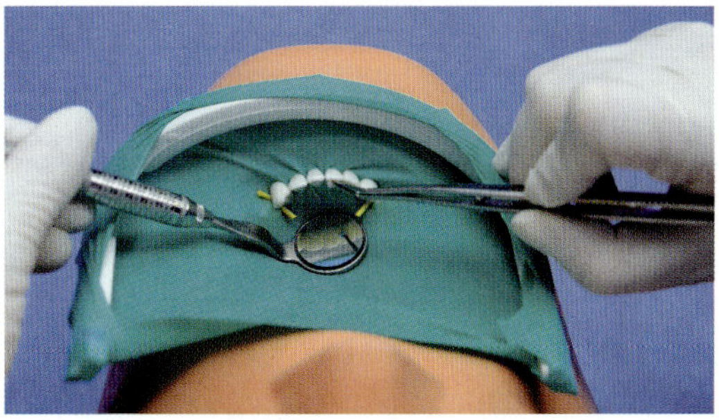

图 8.5.15　放置湿棉球

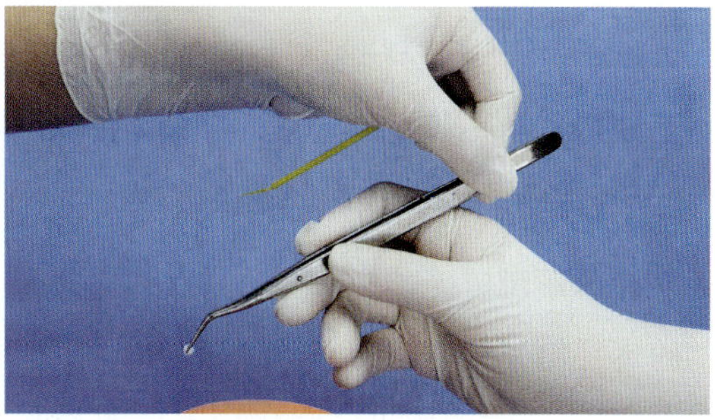

图 8.5.16　传递湿棉球

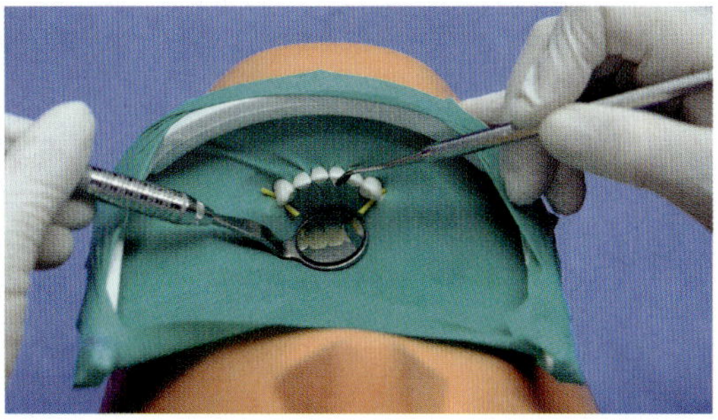

图 8.5.17　暂时封闭根管

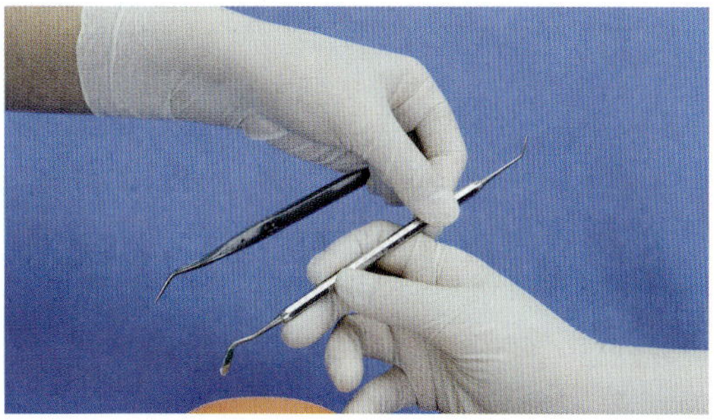

图 8.5.18　传递暂封材料

（三）治疗后护理

1. 患者护理

关闭治疗灯，取下护目镜，推开治疗台，调整牙椅，协助患者漱口、清洁面部、撤胸巾。

2. 整理用物

冲洗手机管路 20 ~ 30 秒，撤防污膜、三用枪头、吸引器管、口杯，冲洗痰盂及牙椅排水管路，用物分类处置。

3. 牙椅清洁消毒

按照从洁到污的原则擦拭牙椅。

4. 使用速干手消毒液进行手消毒，摘防护面罩，摘手套，洗手。

三、护理要点

1. 治疗过程中遵守无菌操作。
2. 取用材料适量，避免浪费，使用后及时旋紧盖子，防止干燥。
3. 如用 MTA 充填时，调拌后注意保湿。

四、健康宣教

1. 定期随访，嘱患者治疗后每 3 ~ 6 个月复查。
2. 告知患者术后患牙出现轻微疼痛或不适属于正常反应，如有剧烈疼痛及时就诊。
3. 嘱患者在治疗期间避免使用患侧咀嚼，如有材料脱落及时就诊。
4. 嘱患者注意口腔卫生，正确使用牙线。

学习笔记

学习笔记

第六节　牙本质脱敏术的四手操作

牙本质敏感症（dentinal hypersensitivity，DH）是指牙齿受外界刺激，出现的短暂、尖锐的疼痛或不适的现象。刺激的类型有机械（摩擦或咬硬物）、温度（冷、热）、化学（酸、甜）、渗透压等。症状特点是随着刺激的来临和离去而迅速出现和消失。牙本质敏感症是一种症状，而不是一种独立的疾病。

有牙本质暴露者可采用药物脱敏、激光以及充填修复等方法进行处理。本章主要介绍药物脱敏。

一、适应证

牙本质过敏症、因牙体预备而引起的牙本质过敏。

二、治疗步骤与护理配合

（一）治疗前准备

1. 医生准备

（1）洗手、戴口罩，查看病情、询问相关病史，向患者交代病情及治疗计划，告知其签署知情同意书。

（2）调节椅位，做好标准预防。

2. 护士准备

（1）洗手、戴口罩，做好标准预防。

（2）核对患者信息，引导至椅位，协助放置随身物品，推开并抬高医生操作台，协助患者就坐。

（3）根据疾病治疗方案备齐用物，合理放置，牙科综合治疗台把手、按键，仪器按键等高频接触部位贴防污膜。

（4）告知患者诊疗中注意事项，做好患者的心理护理。

3. 患者准备

系胸巾、漱口、戴护目镜，取舒适放松体位仰卧于牙椅。

4. 用物准备

（1）常规用物：一次性口腔器械盘（口镜、探针、镊子）、三用枪头、吸引器管、防污膜、护目镜、口杯、凡士林、医用棉签、医用棉球等。

（2）橡皮障隔湿用物：橡皮障夹、橡皮障夹钳、橡皮障布、橡皮障支架、打孔器、橡皮障定位打孔模板、橡皮障楔线、牙线、封闭剂、水门汀充填器。

（3）治疗用物：低速弯机、抛光杯、脱敏剂、一次性涂药棒、专用药碟。

（二）医护配合流程

医护配合流程见表 8.6.1。

表 8.6.1　牙本质脱敏术医护配合流程

医生操作流程	护士操作流程
1. 与护士共同核对患者身份，询问患者相关病史，核对牙位，向患者交代病情及治疗计划，告知其签署知情同意书	与医生共同核对患者身份及牙位，嘱患者漱口，涂凡士林润滑口角，戴护目镜，调整椅位和灯光。做好患者的心理护理，嘱其在治疗中如有不适举左手示意
2. 口腔检查 探查敏感点	 将探针与口镜传递予医生，协助探查
3. 清洁牙齿 使用低速弯机去除牙齿上的软垢及着色，必要时行局部麻醉	 安装抛光杯于低速弯机上，传递予医生，牵拉软组织，充分暴露治疗区域。冲洗时及时吸唾，保持术野清晰
4. 安装橡皮障	传递橡皮障，协助医生安装橡皮障，安装前告知患者，做好心理护理及术中的指导
5. 涂布脱敏剂 将最少量的脱敏剂涂布在有过敏症状的牙齿表面，保持 30～60 秒	 将脱敏剂滴入专用药碟内，用一次性涂药棒少量蘸取传递予医生 协助计时
6. 用三用枪轻吹牙齿表面，使液体薄膜消失，牙齿表面不再发亮，用水冲洗	冲洗时及时吸唾，保持术野清晰
7. 治疗结束卸除橡皮障	协助医生卸除橡皮障

（三）治疗后护理

1. 患者护理

关闭治疗灯，取下护目镜，推开治疗台，调整牙椅，清洁面部、撤胸巾。

2. 整理用物

冲洗手机管路 20～30 秒，撤防污膜、三用枪头、吸引器管、口杯，冲洗痰盂及牙椅排水管路，用物分类处置。

3. 牙椅清洁消毒

按照从洁到污的原则擦拭牙椅。

4. 使用速干手消毒液进行手消毒，摘防护面罩，摘手套，洗手。

三、护理要点

1. 告知患者探查敏感点时可能有酸、痛等不适感，嘱患者放松，做好心理护理。

2. 脱敏剂在传递过程中避免滴落，术中佩戴护目镜保护患者眼睛。

学习笔记

四、健康宣教

1. 嘱患者改变饮食习惯，避免冷热刺激，少食酸、甜、硬等食物。
2. 治疗结束后，观察疗效，询问患者有无夜磨牙史，必要时做颌垫进行保护。
3. 在日常口腔保健中，可选用脱敏牙膏刷牙并掌握正确的刷牙方法，达到脱敏目的。
4. 嘱患者定期复查。

第七节　渗透树脂充填术的四手操作

渗透树脂治疗是一种阻止早期龋发展的新技术，为龋病光滑面和邻面的非洞病损提供了微创的治疗方法。高渗透性、低黏度、高表面张力的光固化渗透树脂材料通过毛细虹吸作用浸润到脱矿牙釉质的多孔隙结构中，封闭酸性物质入侵和矿物质溶解流失的通道，在病损内部形成屏障，最终起到再矿化和治疗早期龋的作用。

一、适应证

牙光滑面或邻面早期未成洞的牙釉质白垩斑病损。

学习笔记

二、治疗步骤与护理配合

（一）治疗前准备

1. 医生准备

（1）洗手、戴口罩，查看病情、询问相关病史，向患者交代病情及治疗计划，告知其签署知情同意书。

（2）调节椅位，做好标准预防。

2. 护士准备

（1）洗手、戴口罩，做好标准预防。

（2）核对患者信息，引导至椅位，协助放置随身物品，推开并抬高医生操作台，协助患者就坐。

（3）根据疾病治疗方案备齐用物，合理放置；牙科综合治疗台把手、按键，仪器按键等高频接触部位贴防污膜。

（4）告知患者诊疗中注意事项，做好患者的心理护理。

3. 患者准备

系胸巾、漱口、戴护目镜，取舒适放松体位仰卧于牙椅。

4. 用物准备

（1）常规用物：一次性口腔器械盘（口镜、探针、镊子）、吸引器管、三用枪头、防污膜、护目镜、口杯、医用棉球、凡士林、医用棉签。

（2）橡皮障隔湿用物：橡皮障夹、橡皮障夹钳、橡皮障布、橡皮障支架、打孔器、橡皮障定位打孔模板、橡皮障固定楔线、牙线、封闭剂、眼科剪、水门汀充填器（图 8.7.1）。

（3）渗透树脂充填用物：酸蚀剂、干燥剂、渗透树脂、光固化灯、低速弯机、抛光杯、抛光膏、邻面抛光条（图 8.7.2）。

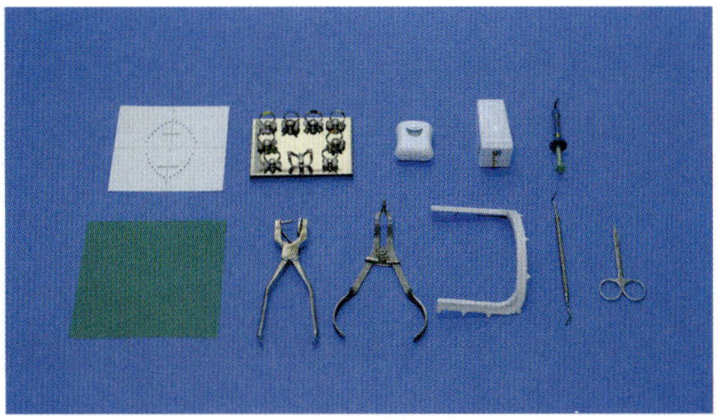

图 8.7.1　橡皮障隔湿用物

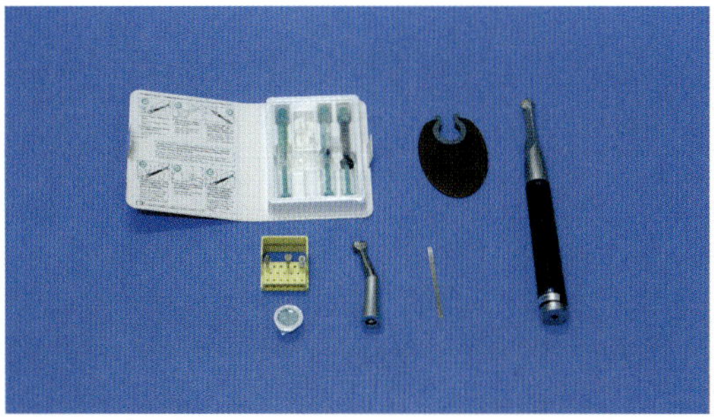

图 8.7.2　渗透树脂充填用物

（二）医护配合流程

医护配合流程见表 8.7.1。

表 8.7.1　渗透树脂充填术医护配合流程

医生操作流程	护士操作流程
1. 与护士共同核对患者身份，询问患者相关病史，核对牙位，向患者交代病情及治疗计划，告知其签署知情同意书	与医生共同核对患者身份及牙位，嘱患者漱口，涂凡士林润滑口角，戴护目镜，调整椅位和灯光。做好心理护理，嘱治疗中如有不适举左手示意
2. 清洁牙面 使用抛光杯去除牙齿上的软垢及着色	将抛光杯安装于低速弯机上，传递予医生
3. 安装橡皮障（图 8.7.3）	传递橡皮障，协助医生安装橡皮障（图 8.7.4），安装前告知患者，做好患者心理护理及术中的指导
4. 酸蚀牙面 旋转注射器柄部，将足量材料涂布于病变区域上（图 8.7.5），等待 2 分钟，并用医用棉签去除多余材料，酸蚀范围至病变外 2 mm 处	将配套的注射头旋紧于酸蚀剂的注射器上传递予医生（图 8.7.6），并计时 传递医用棉签予医生去除多余酸蚀剂
5. 冲洗牙面 30 秒（图 8.7.7），吹干	将吸引器管口靠近治疗牙齿吸净冲洗液
6. 干燥牙面 旋转注射器柄部，将干燥剂涂布于酸蚀好的牙面上（图 8.7.8），等待 30 秒，吹干	将配套注射头旋紧于干燥剂的注射器上传递予医生（图 8.7.9），并计时
7. 充填 旋转注射器柄部，将足量材料涂布于牙面上（图 8.7.10），保持牙面湿润，等待 3 分钟，并用牙线去除多余材料，光照 40 秒	将配套的注射头旋紧于渗透树脂的注射器上传递予医生（图 8.7.11），并计时 调节牙椅灯光模式，避免强光照射于材料，导致提前固化 依次传递牙线、光固化灯予医生

学习笔记

（续表）

医生操作流程	护士操作流程
8. 再次将渗透树脂涂布于病变区域上，等待 1 分钟，牙线去除多余的材料，光照 40 秒	更换新的注射器头旋紧于渗透树脂的注射器上传递予医生，并计时 依次传递牙线、光固化灯予医生
9. 卸除橡皮障（图 8.7.12）	依次传递眼科剪、橡皮障夹钳予医生（图 8.7.13），协助卸除橡皮障
10. 牙面抛光	依次传递抛光杯、邻面抛光条予医生抛光牙面，及时吸唾

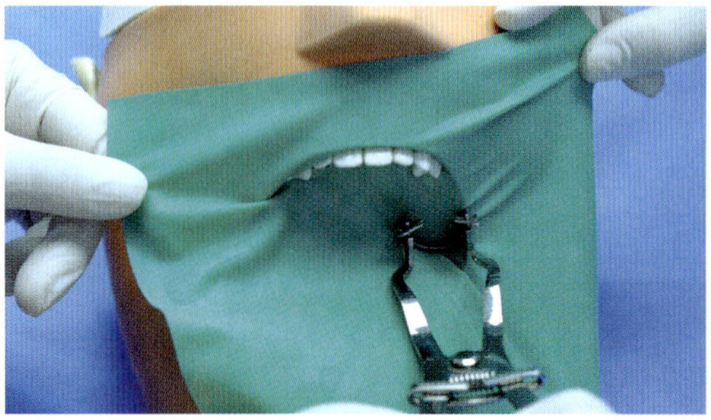

图 8.7.3　安装橡皮障

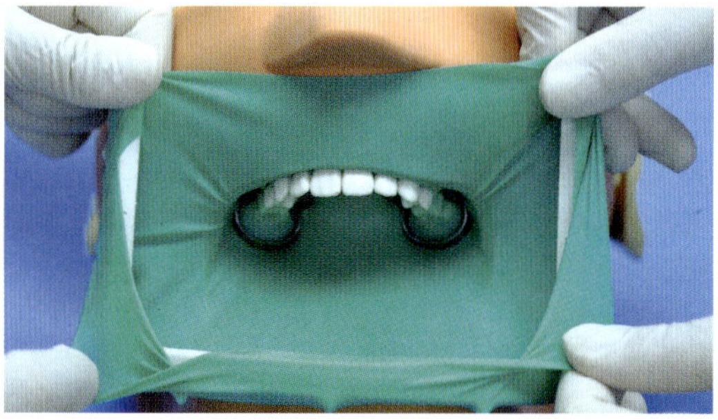

图 8.7.4　协助安装橡皮障

学习笔记

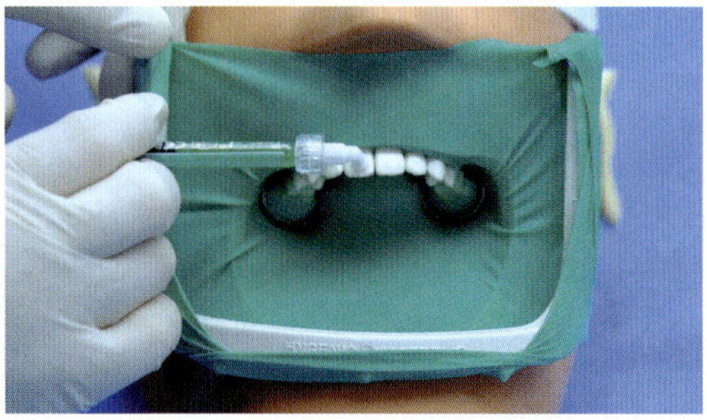

图 8.7.5　酸蚀

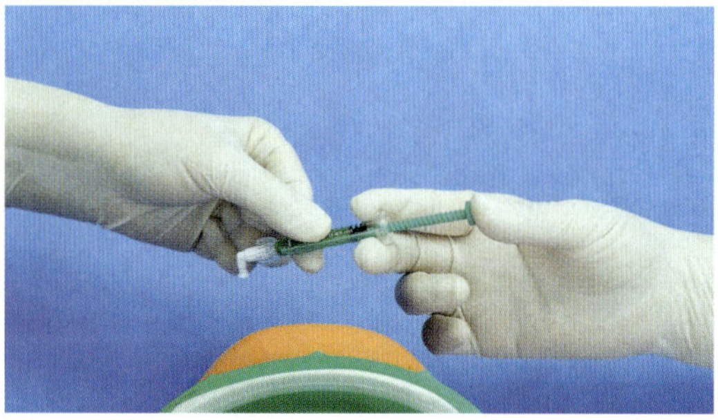

图 8.7.6　传递酸蚀剂

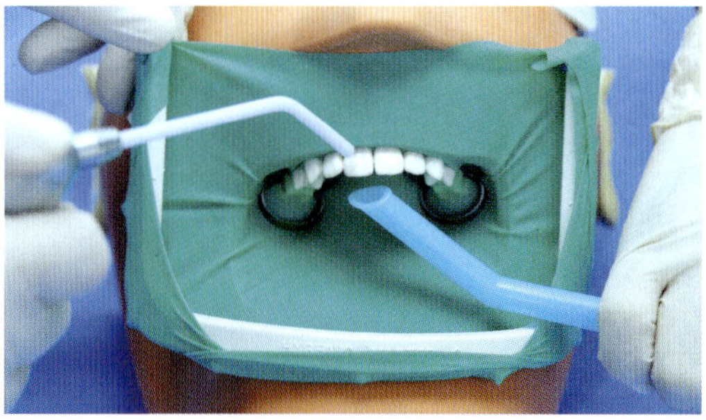

图 8.7.7　冲洗牙面

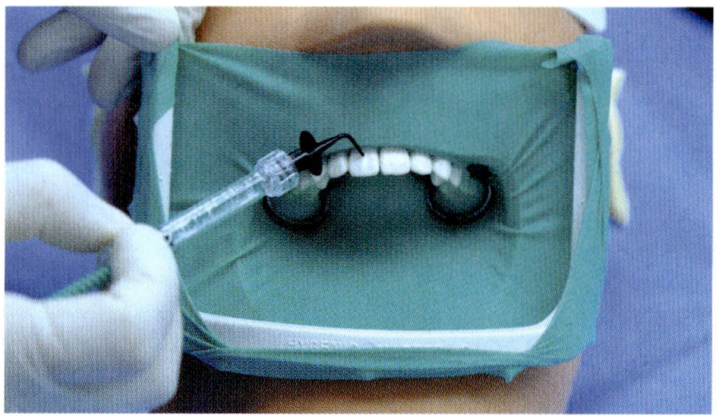

图 8.7.8　干燥牙面

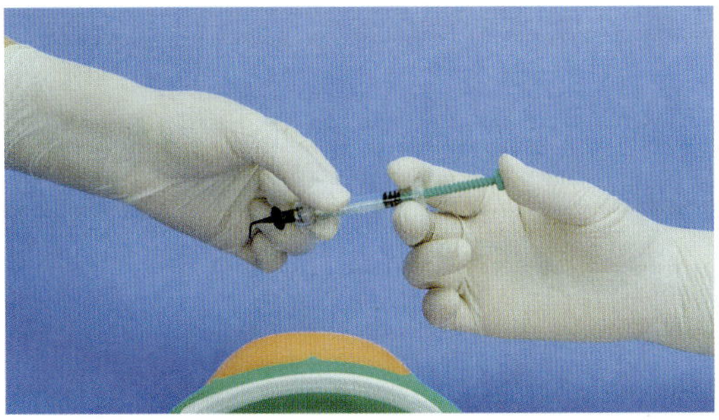

图 8.7.9　传递干燥剂

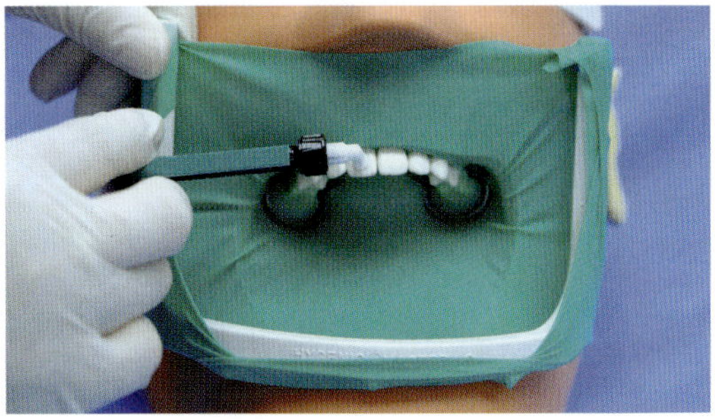

图 8.7.10　充填

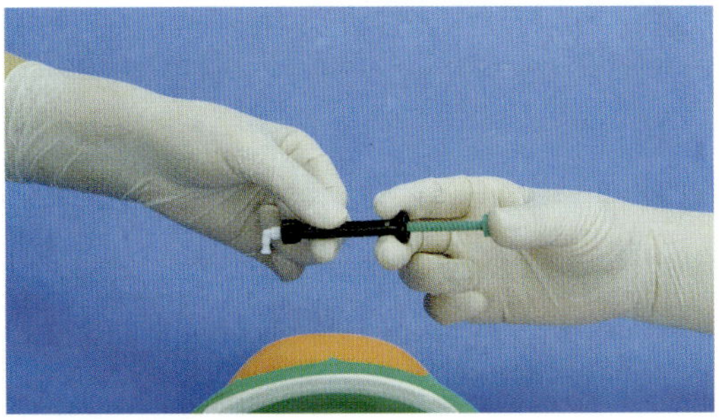

图 8.7.11　传递渗透树脂

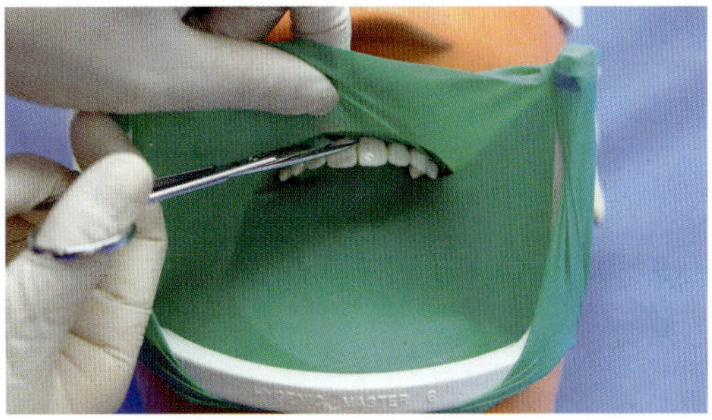

图 8.7.12　卸除橡皮障

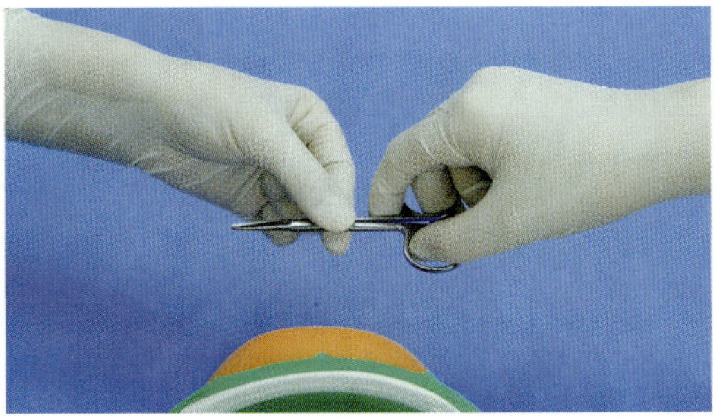

图 8.7.13　传递眼科剪

（三）治疗后护理

1. 患者护理

关闭治疗灯，取下护目镜，推开治疗台，调整牙椅，协助患者漱口、清洁面部、撤胸巾。

2. 整理用物

冲洗手机管路 20 ~ 30 秒，撤防污膜、三用枪头、吸引器管、口杯，冲洗痰盂及牙椅排水管路，用物分类处置。

3. 牙椅清洁消毒

按照从洁到污的原则擦拭牙椅。

4. 使用速干手消毒液进行手消毒，摘防护面罩，摘手套，洗手。

三、护理要点

1. 使用橡皮障时做好边缘封闭，避免酸蚀时损伤邻牙及软组织。

学习笔记

2. 医生涂布渗透树脂时，勿强光直接照射牙面，以免材料提前固化。

3. 治疗过程中注意准确计时。

四、健康宣教

1. 告知患者若出现口腔黏膜变白情况，不必紧张，几天后会逐渐消失。

2. 注意口腔卫生，如有不适及时就诊。

第八节　牙齿漂白术的四手操作

牙齿漂白术是临床改善牙色最微创的手段，通过漂白剂的作用改变由疾病（氟斑牙、四环素牙等）、年龄增长、食物和饮料染色以及烟草等原因导致的牙齿结构着色的技术。牙齿漂白术分为诊室漂白和家庭漂白两种方式。本章节主要介绍诊室漂白术。

一、适应证

1. 内源性着色（四环素牙、氟斑牙）。

2. 外源性着色（茶叶、咖啡、巧克力、烟渍等）。

3. 先天性色泽不均。

学习笔记

二、治疗步骤与护理配合

（一）治疗前准备

1. 医生准备

（1）洗手、戴口罩，查看病情、询问相关病史，向患者交代病情及治疗计划，告知其签署知情同意书。

（2）调节椅位，做好标准预防。

2. 护士准备

（1）洗手、戴口罩，做好标准预防。

（2）核对患者信息，引导至椅位，协助放置随身物品，推开并抬高医生操作台，协助患者就坐。

（3）根据疾病治疗方案备齐用物，合理放置；牙科综合治疗台把手、按键，仪器按键等高频接触部位贴防污膜。

（4）告知患者诊疗中注意事项，做好心理护理。

3. 患者准备

系胸巾、漱口、戴护目镜，取舒适放松体位仰卧于牙椅。

4. 用物准备

（1）常规用物：一次性口腔器械盘（口镜、探针、镊子）、吸引器管、三用枪头、防污膜、护目镜、口杯、医用棉球、凡士林、医用棉签、无菌纱布块。

（2）橡皮障隔湿用物：橡皮障夹、橡皮障夹钳、橡皮障布、橡皮障支架、打孔器、橡皮障定位打孔模板、橡皮障固定楔线、牙线、封闭剂、眼科剪、水门汀充填器。

（3）漂白用物：微研磨剂、牙齿美白胶、低速弯机、抛光杯、光固化灯（图 8.8.1）。

（4）比色用物：比色板、数码相机、照相拉钩、反光板、黑背板、镜子（图 8.8.2）。

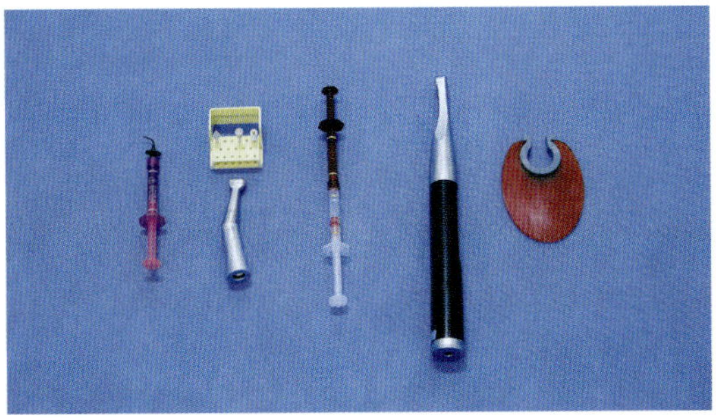

图 8.8.1　漂白用物

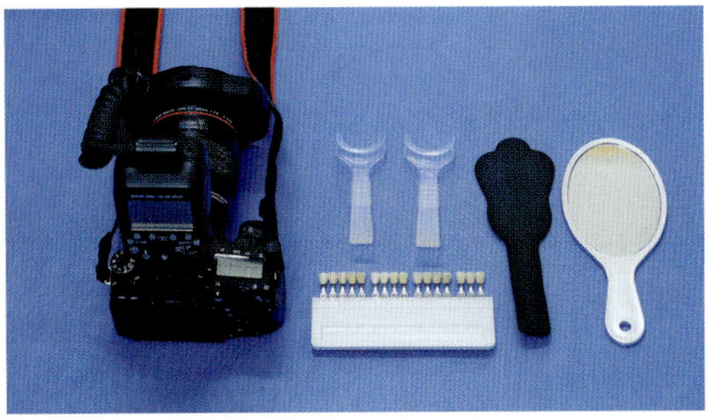

图 8.8.2　比色用物

（二）医护配合流程

医护配合流程见表 8.8.1。

表 8.8.1　牙齿漂白术医护配合流程

医生操作流程	护士操作流程
1. 与护士共同核对患者身份，询问患者相关病史，核对牙位，向患者交代病情及治疗计划，告知其签署知情同意书	与医生共同核对患者身份及牙位，嘱患者漱口，涂凡士林润滑口角，戴护目镜，调整椅位和灯光。做好患者的心理护理，嘱治疗中如有不适举左手示意
2. 术前比色 清洁患牙及邻牙，自然光线下进行比色，确定患者美白前牙齿的颜色并拍照记录	传递比色板予医生，引导患者至自然光线下比色，拍摄术前照片
3. 安装橡皮障进行有效隔湿及保护牙龈	协助医生安装橡皮障，必要时使用封闭剂封闭边缘
4. 牙面抛光 将微研磨剂涂布于着色牙面，使用抛光杯进行牙面抛光，每颗牙 2 ~ 3 次，每次 1 分钟	将抛光杯安装于低速弯机上，传递微研磨剂予医生并计时（图 8.8.3）
5. 清洁牙面 冲洗去除牙齿表面微研磨剂，并吹干	及时吸净冲洗液，协助吹干
6. 涂布美白剂 将美白剂均匀涂抹于牙面上，厚度约 0.5 ~ 1 mm，时间 20 分钟（图 8.8.4）	将美白剂两支接口旋紧后左右各推 25 次，共 50 次，混合均匀，最后将凝胶留在红色针管内，安装输送头，推出少量材料于无菌纱布块，检查其流动性，传递予医生（图 8.8.5） 注意观察患者有无敏感、疼痛等不适，并计时
7. 去除牙齿表面美白剂，观察漂白效果	使用吸引器吸除牙齿上的美白剂

学习笔记

（续表）

医生操作流程	护士操作流程
8. 再次涂布美白剂 将美白剂再次均匀涂抹于牙面上，厚度约 0.5 ~ 1 mm，时间 20 分钟	传递美白剂予医生并计时
9. 清洁牙面 去除牙齿表面美白剂，再用三用枪反复冲洗牙面	将吸引器管口靠近治疗牙齿，先吸除美白剂再吸净冲洗液
10. 卸除橡皮障	依次传递眼科剪、橡皮障夹钳予医生，协助卸除橡皮障
11. 术后比色，观察治疗效果	传递比色板、镜子 拍摄术后照片

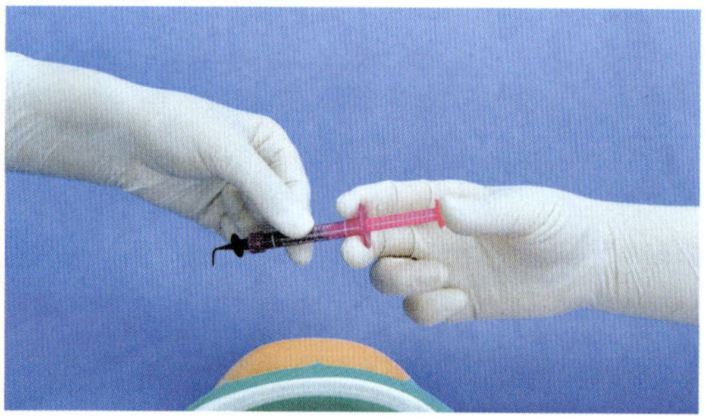

图 8.8.3　传递微研磨剂

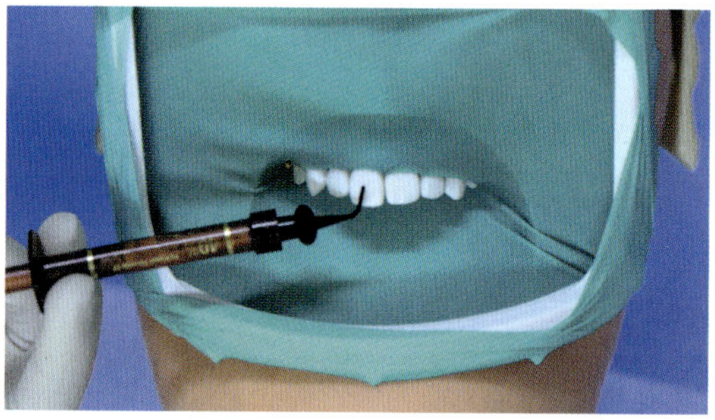

图 8.8.4　涂布美白剂

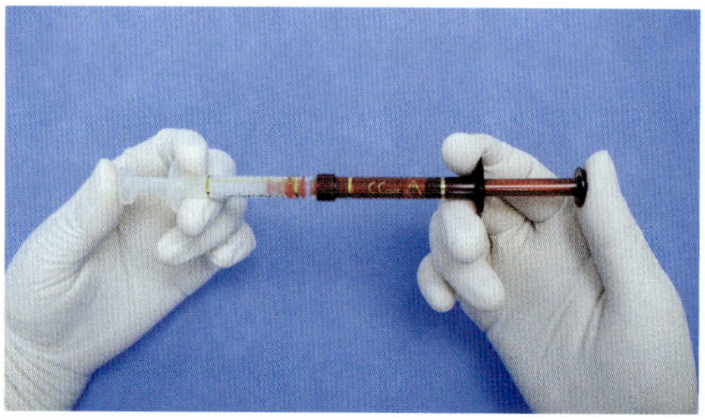

图 8.8.5　混合美白剂

学习笔记

（三）治疗后护理

1. 患者护理

关闭治疗灯，取下护目镜，推开治疗台，调整牙椅，协助患者漱口、清洁面部、撤胸巾。

2. 整理用物

冲洗手机管路 20 ~ 30 秒，撤防污膜、三用枪头、吸引器管、口杯，冲洗痰盂及牙椅排水管路，用物分类处置。

3. 牙椅清洁消毒

按照从洁到污的原则擦拭牙椅。

4. 使用速干手消毒液进行手消毒，摘防护面罩，摘手套，洗手。

三、护理要点

1. 医生去除美白剂时，护士应及时吸净，防止渗漏。
2. 治疗过程中注意准确计时。
3. 术中注意观察患者有无敏感或不适反应，如果牙齿持续敏感，及时告知医生。
4. 混合及使用美白剂时，医、护、患须佩戴防护眼罩。

四、健康宣教

1. 告知患者术后避免食用咖啡、茶等有色饮料或食品，避免进食过凉、过热、过酸的食物。
2. 告知患者漂白后会有轻微的敏感，可使用脱敏牙膏。若敏感症状严重，及时就诊。
3. 术后遵医嘱配合使用美白牙膏。
4. 根据治疗效果遵医嘱可配合使用居家漂白。

学习笔记

第九章　牙周专业四手操作技术

第一节　龈上洁治术的四手操作

龈上洁治术指用洁治器械去除龈上牙石、菌斑和色渍，并磨光牙面，以延迟菌斑和牙石再沉积的一种临床常用技术。

一、适应证

龈炎、牙周炎；预防性治疗；口腔内其他治疗前的准备。

二、治疗步骤与护理配合

（一）治疗前准备

学习笔记

1. 医生准备

（1）洗手、戴口罩，查看病情、询问相关病史，向患者交代病情及治疗计划，告知其签署知情同意书。

（2）调节椅位，做好标准预防。

2. 护士准备

（1）洗手、戴口罩，做好标准预防。

（2）核对患者信息，引导至椅位，协助其放置随身物品，推开并抬高医生操作台，协助患者就坐。

（3）根据疾病治疗方案备齐用物，合理放置；牙科综合治疗台把手、按键，仪器按键等高频接触部位贴防污膜。

（4）告知患者诊疗中注意事项，做好心理护理。

3. 患者准备

系胸巾、漱口、戴护目镜，取舒适放松体位仰卧于牙椅。

4. 用物准备

（1）常规用物：一次性口腔器械盘（口镜、探针、镊子）、吸引器管、三用枪头、防污膜、护目镜、口杯、凡士林、医用棉签、医用棉球、无菌冲洗器、3% 过氧化氢溶液（图 9.1.1）。

（2）龈上洁治用物：超声波洁牙机、洁牙手柄、超声波龈上工作尖（图 9.1.2）。

（3）抛光用物：低速直机、抛光杯、抛光膏（图 9.1.3）。

（4）喷砂用物：喷砂手柄、喷砂粉（图 9.1.4）。

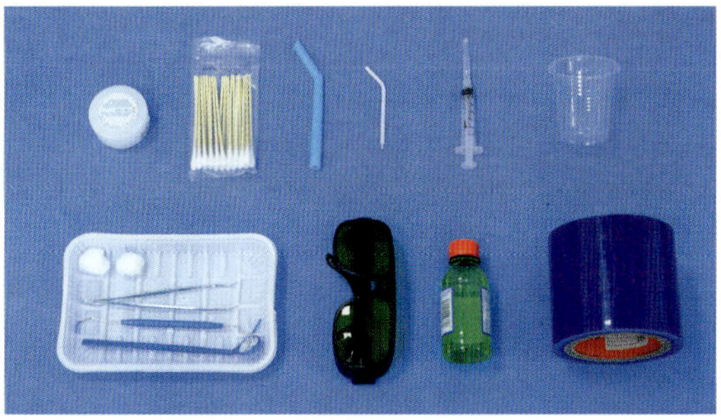

图 9.1.1　常规用物

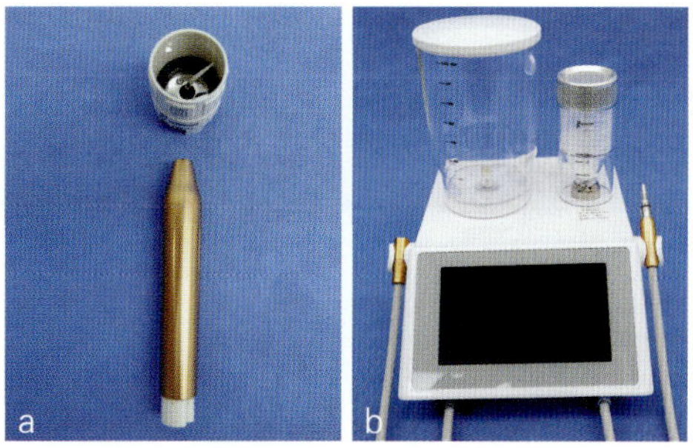

图 9.1.2　龈上洁治用物

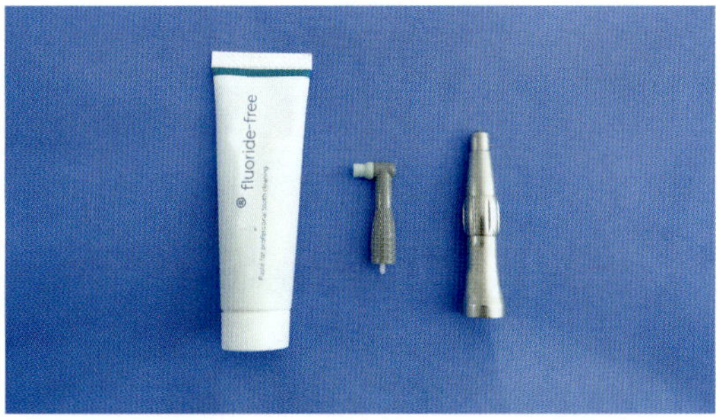

图 9.1.3　抛光用物

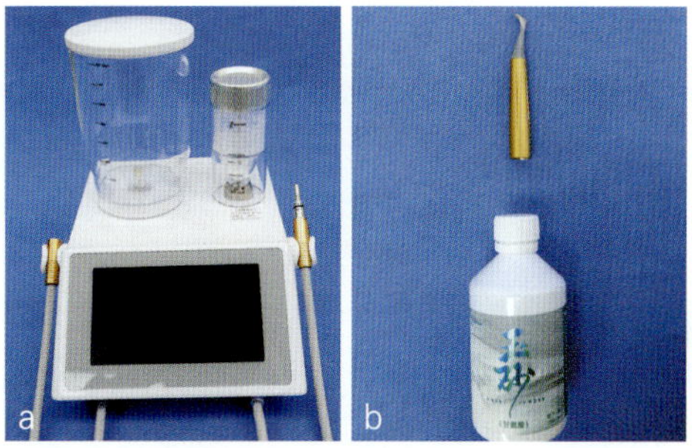

图 9.1.4　喷砂用物

（二）医护配合流程

医护配合流程见表 9.1.1。

表 9.1.1　龈上洁治术医护配合流程

医生操作流程	护士操作流程
1. 询问患者病史，查看病历，与护士共同核对患者信息，向患者交代治疗计划、步骤，告知其签署知情同意书	与医生共同核对患者信息，嘱患者用 3% 过氧化氢溶液鼓漱 1 分钟，用凡士林棉签润滑口角，做好心理护理，嘱患者治疗中如有不适举左手示意
2. 龈上洁治 用龈上工作尖去除龈上牙石、菌斑	 连接超声洁牙机手柄及龈上工作尖 根据治疗区域调节灯光 及时吸唾，保持术野清晰
3. 冲洗 用 3% 过氧化氢溶液冲洗龈缘或牙周袋处	 传递 3% 过氧化氢冲洗液予医生（图 9.1.5） 及时用三用枪冲洗治疗区域，保持操作区域术野清晰（图 9.1.6） 及时吸唾
4. 抛光 / 喷砂 （1）抛光 （2）喷砂	 将抛光杯安装于低速直机，传递抛光膏（图 9.1.7），协助医生抛光 检查喷砂粉无潮解、变色，将储粉罐装入适量喷砂粉，安装并传递喷砂手柄 使用强力吸引器管吸取粉尘，并及时吸唾保持术野清晰（图 9.1.8）

学习笔记

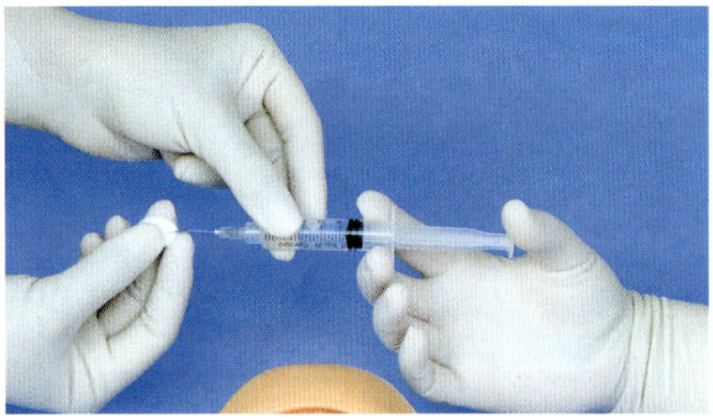

图 9.1.5　传递冲洗液

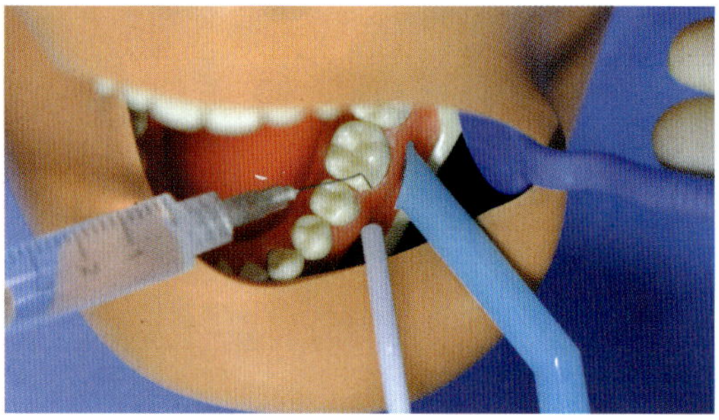

图 9.1.6　冲洗治疗区域

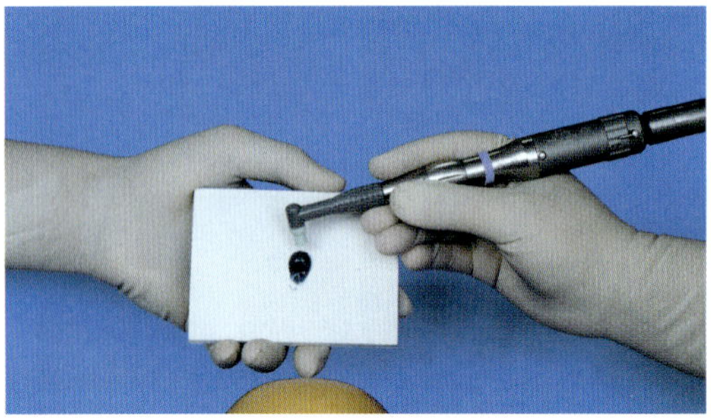

图 9.1.7　传递抛光膏

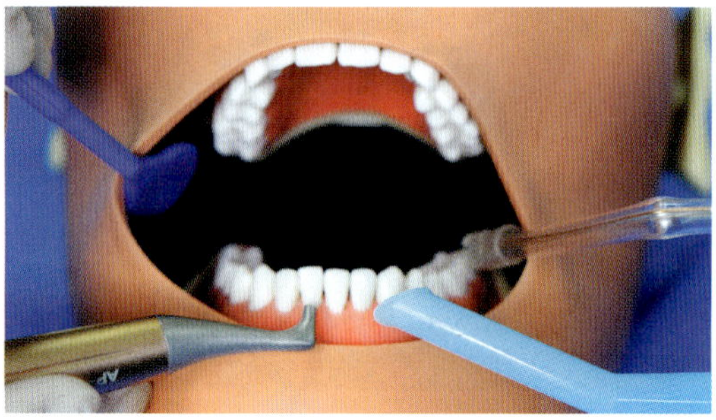

图 9.1.8　吸除粉尘

学习笔记

（三）治疗后护理

1. 患者护理

关闭治疗灯，取下护目镜，推开治疗台，调整牙椅，协助患者漱口、清洁面部、撤胸巾。

2. 整理用物

撤防污膜、三用枪头、吸引器管、口杯，冲洗痰盂及牙椅排水管路，用物分类处置。

3. 牙椅清洁消毒

按照从洁到污的原则擦拭牙椅。

4. 使用速干手消毒液进行手消毒，摘防护面罩，摘手套，洗手。

三、护理要点

1. 治疗前嘱患者术中避免用口呼吸，以免呛咳。
2. 治疗过程中，根据治疗区域的不同及时调节灯光，避免直射患者的眼睛。
3. 吸唾过程中应采用间断吸唾的方法，避免长时间在同一部位吸唾造成黏膜损伤。
4. 治疗过程中及时擦拭喷溅于患者面部的水雾。
5. 冲洗器针头应安装严密，防止冲洗时针头脱落造成误吞或冲洗液喷溅。

四、健康宣教

1. 指导患者自我控制菌斑的方法，建立正确的刷牙方法和习惯，使用牙线、牙间隙刷等辅助工具保持口腔卫生。

2. 告知患者洁治后牙齿可能会出现酸软症状，避免进食过冷、过热食物，一周后症状会减轻。

3. 嘱患者术后 24 小时内有少量渗血属正常现象。

4. 建议患者每半年或一年洁治一次。

第二节 龈下刮治及根面平整术的四手操作

龈下刮治四手操作技术

龈下刮治术（subgingival scaling）是用比较精细的龈下刮治器刮除位于牙周袋内根面上的牙石和菌斑的一项技术。在做龈下刮治时，必须同时刮除牙根表面感染的病变牙骨质，并使部分嵌入牙骨质内的牙石和毒素也能得以清除，使刮治后的根面光滑而平整，该技术称为根面平整术。

一、适应证

各型牙周炎及牙周炎的伴发病变；伴有全身疾病的牙周炎；在各种口腔治疗前用于控制牙周炎症。

二、治疗步骤与护理配合

学习笔记

（一）治疗前准备

1. 医生准备

（1）洗手、戴口罩，查看病情、询问相关病史，向患者交代病情及治疗计划，告知其签署知情同意书。

（2）调节椅位，做好标准预防。

2. 护士准备

（1）洗手、戴口罩，做好标准预防。

（2）核对患者信息，引导至椅位，协助放置随身物品，推开并抬高医生操作台，协助患者就坐。

（3）根据疾病治疗方案备齐用物，合理放置；牙科综合治疗台把手、按键，仪器按键等高频接触部位贴防污膜。

（4）告知患者诊疗中注意事项，做好心理护理。

3. 患者准备

系胸巾、漱口、戴护目镜，取舒适放松体位仰卧于牙椅。

4. 用物准备

（1）常规用物：一次性器械盘（口镜、探针、镊子）、医用棉球、三用枪头、吸引器管、防污膜、护目镜、口杯、凡士林、医用棉签、无菌冲洗器、3% 过氧化氢溶液、无菌纱布块（图 9.2.1）。

（2）局部麻醉用物：卡局式注射器、卡局芯式麻醉剂、口腔用一次性注射针、碘伏棉签（图 9.2.2）。

（3）超声龈下刮治用物：超声波洁牙机、洁牙手柄、超声波龈下工作尖、牙周探针（图 9.2.3）。

（4）手工龈下刮治用物：龈下刮治器一套（5/6、7/8、11/12、13/14）（图 9.2.4）。

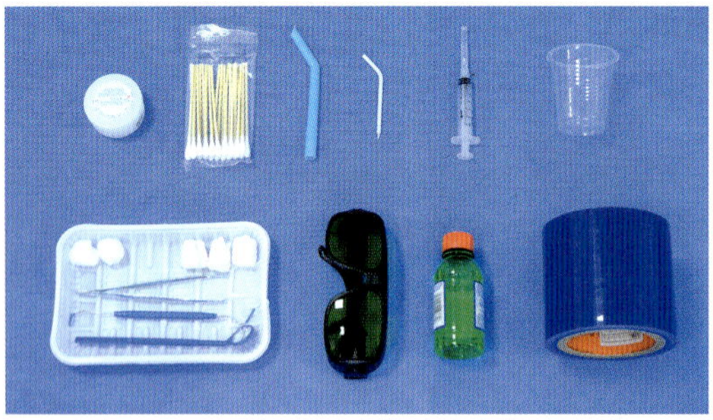

图 9.2.1　常规用物

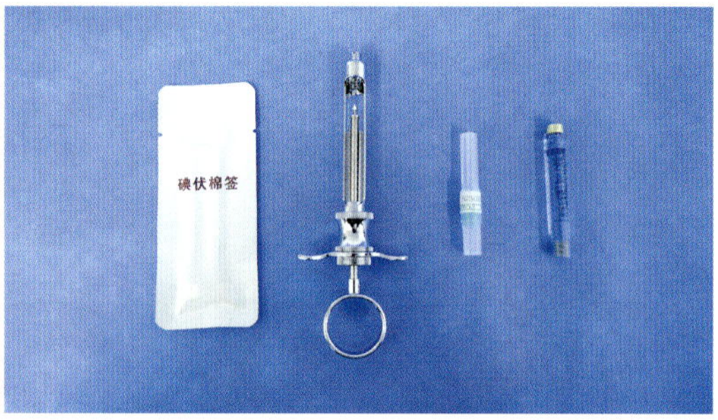

图 9.2.2　局部麻醉用物

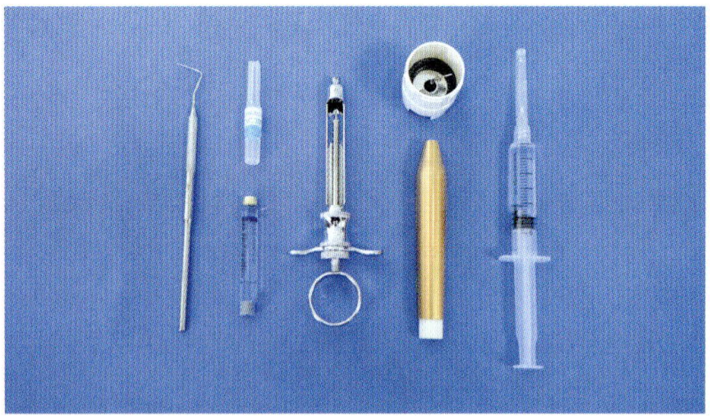

图 9.2.3　超声龈下刮治用物

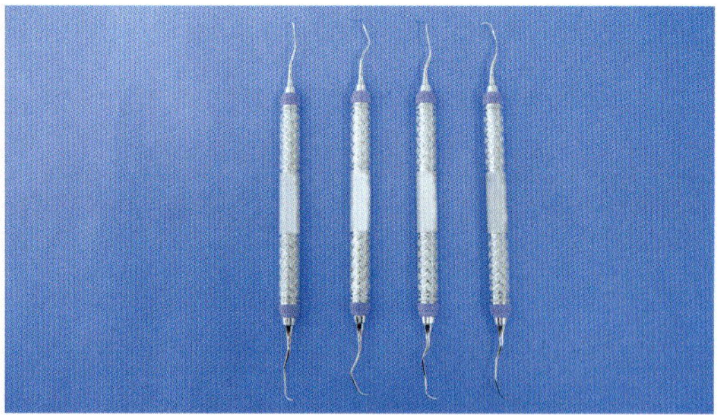

图 9.2.4　手工龈下刮治用物

学习笔记

（二）医护配合流程

医护配合流程见表 9.2.1。

表 9.2.1　龈下刮治及根面平整术医护配合流程

医生操作流程	护士操作流程
1. 询问患者病史，查看病历，与护士共同核对患者信息及牙位，向患者交代治疗计划、步骤，告知其签署知情同意书	与医生共同核对患者信息及牙位，嘱患者用 3% 过氧化氢溶液鼓漱 1 分钟，用凡士林棉签润滑口角，做好心理护理，嘱患者治疗中如有不适举左手示意
2. 探诊检查 用牙周探针检查牙周袋深度并进行全口检查与记录	传递牙周探针予医生并协助记录相关数据（牙周探诊检查表的应用详见本章第三节）

（续表）

医生操作流程	护士操作流程
3. 局部麻醉 局部浸润麻醉或传导阻滞麻醉与护士共同核对治疗牙位	与医生核对药物、牙位，检查注射器性能是否完好 传递碘伏棉签 遵医嘱安装麻醉药物并传递
4. 超声龈下刮治及根面平整术 用龈下工作尖去除龈下牙石、菌斑	根据治疗区域及时调节灯光 及时用三用枪冲洗治疗区域，及时吸唾，保持操作区域术野清晰 吸唾管放置位置如下： ①左侧上下颌磨牙区 放于磨牙颊侧，开口平行于牙面上，必要时可协助医生牵拉口角 ②右侧上下颌磨牙区 治疗右上磨牙时应放在患牙的腭侧，治疗右侧下颌磨牙时应放在患牙的舌侧，开口平行于牙面上，必要时可辅助阻挡舌体 ③上下颌前牙区 治疗上前牙时应放于上前牙下端，治疗下前牙舌侧时放于唇颊侧，治疗唇侧时放于舌侧
5. 手工龈下刮治及根面平整术 使用手工龈下刮治器进一步进行龈下刮治并行根面平整	根据治疗牙位传递合适型号的刮治器（图 9.2.5） Gracey#5/6 用于前牙，Gracey#7/8 用于后牙的颊面和舌面，Gracey#11/12 用于后牙近中面，Gracey#13/14 用于后牙远中面（图 9.2.6） 及时用无菌纱布块擦净刮治器上的血渍（图 9.2.7）；及时用三用枪冲洗刮治区域并吸唾，保持术野清晰
6. 冲洗 用 3% 过氧化氢溶液冲洗龈缘或牙周袋处	传递 3% 过氧化氢冲洗液予医生 左手持三用枪冲洗术区，右手持吸引器管及时吸唾，保持术野清晰

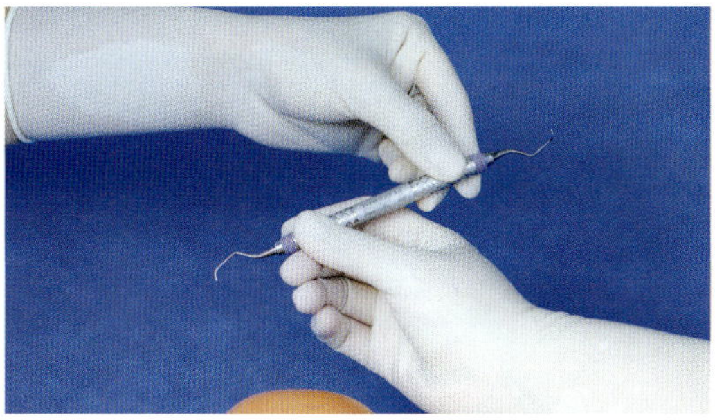

图 9.2.5　刮治器的传递

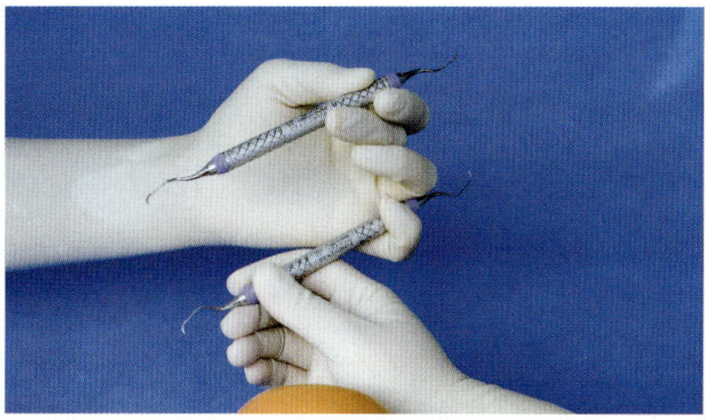

图 9.2.6　刮治器的交换

学习笔记

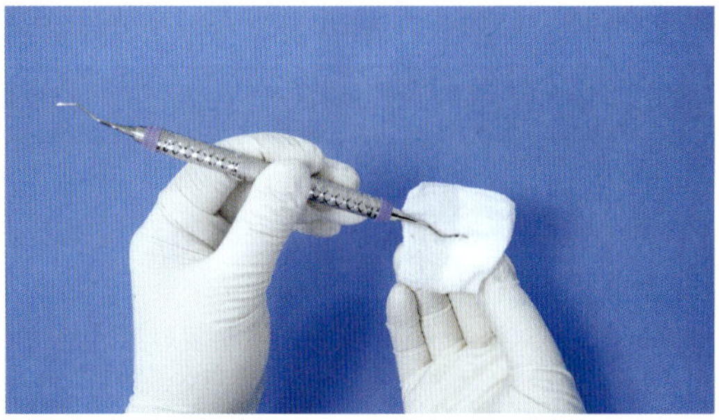

图 9.2.7 刮治器预处理

（三）治疗后护理

1. 患者护理

关闭治疗灯，取下护目镜，推开治疗台，调整牙椅，协助患者漱口、清洁面部、撤胸巾。

2. 整理用物

撤防污膜、三用枪头、吸引器管、口杯，冲洗痰盂及牙椅排水管路，用物分类处置。

3. 牙椅清洁消毒

按照从洁到污的原则擦拭牙椅。

4. 使用速干手消毒液进行手消毒，摘防护面罩，摘手套，洗手。

学习笔记

三、护理要点

1. 治疗前做好心理护理，嘱患者用鼻呼吸，以免口呼吸引起呛咳。

2. 吸引器管勿放置于患者的敏感区域，以免引起不适。

3. 冲洗器针头应安装严密，防止冲洗时针头脱落造成误吞或冲洗液喷溅。

四、健康宣教

1. 告知患者局部麻醉后 2 小时内勿饮食，当日可进流质或半流质食物，饮食以温凉为宜，忌烟酒和辛辣食物。

2. 治疗后患处牙龈会有轻微疼痛、牙齿冷热敏感等不适属于正常现象。

3. 术后 24 小时内唾液有少量血丝属正常现象，不要反复吸吮、吐唾，如遇出血不止，应及时就诊。

4. 术后当日避免剧烈运动。

5. 指导患者自我控制菌斑的方法，掌握正确的刷牙方法，配合使用牙线、牙间隙刷等辅助工具保持口腔卫生。

第三节　牙周探诊记录表的应用

牙周探诊（periodontal probing）技术是牙周病（特别是牙周炎）的诊断中最重要的检查方法，该操作的目的是了解牙周支持组织的丧失状况，探测整个牙列所有牙齿的每个面有无牙周袋的形成、牙周袋的深度、牙周附着水平；此外，还应探查根分叉病变及探诊后有无龈沟 / 牙周袋出血，通常用牙周检查记录表来反映（图 9.3.1）。

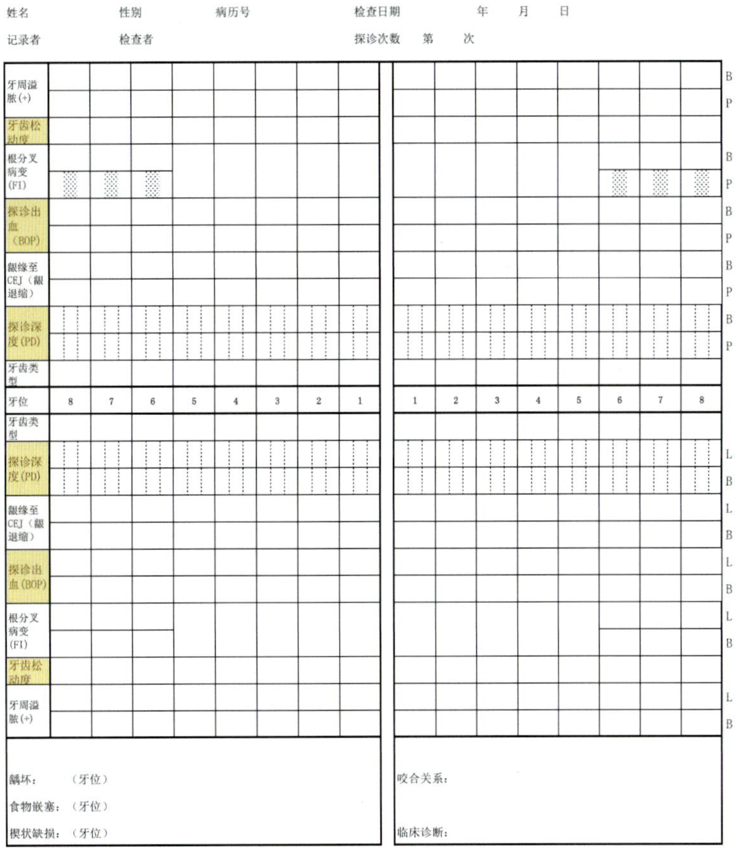

图 9.3.1　牙周检查记录表

1. 准确填写患者姓名、性别、病历号、检查日期、记录者、检查者、探诊次数。

2. 牙周袋深度记录方法（图 9.3.2）

（1）在缺失牙位划一斜线。

（2）唇（颊）、舌（腭）侧的近中、中央、远中 6 个位点记录。全口记录按一定的顺序，一般先记录上颌，从 18（或 17）的颊侧远中至 28（或 27）的颊侧远中，继而转入腭侧，从 28（或 27）的腭侧远中至 18（或 17）的腭侧远中；记录下颌，从 48（或 47）颊侧远中至 38（或 37）的颊侧远中，继而转入舌侧，从 38（或 37）的舌侧远中至 48（或 47）舌侧远中。

（3）用阿拉伯数字记录牙周袋深度。1～3 数字在书写时占空格的一半，4 及以上填满全格。

探诊深度（PD）	╱	5 3 5	7 5 4	7 5 3	3 3 3	3 3 3	3 2 3	4 3 2									B
	╱	5 4 5	6 5 4	6 4 3	3 2 3	2 1 3	3 2 3	3 3 3									P
牙齿类型																	
牙位	8	7	6	5	4	3	2	1	1	2	3	4	5	6	7	8	

图 9.3.2　牙周袋深度记录方法

3. 出血指数

用阿拉伯数字 0～5 表示（图 9.3.3）。0 为牙龈健康，无炎症出血；1 为牙龈颜色有炎性改变，探诊不出血；2 为探诊后有点状出血；3 为探诊后出血沿龈沟扩散；4 为出血流满并溢出龈沟；5 为自动出血。

探诊出血（BOP）		4	4	3	1	1	1	2									B
		3	4	3	0	0	0	1									P

图 9.3.3　出血指数记录方法

4. 牙齿松动度

用罗马数字表示（图 9.3.4）。Ⅰ度松动：颊（唇）舌（腭）向松动，或者松动幅度小于 1 mm；Ⅱ度松动：颊（唇）舌（腭）向及近远中松动，或者松动幅度于 1～2 mm 之间；Ⅲ度松动：颊（唇）舌（腭）、近远中及垂直方向松动，或者松动幅度大于 2 mm。

牙齿松动度		Ⅱ	Ⅲ	Ⅱ				Ⅰ								

图 9.3.4　牙齿松动度记录方法

5. 根分叉病变

用罗马数字表示（图 9.3.5）。上颌后磨牙分为颊侧、舌侧近中、舌侧远中。以 Y 型符号分开。下颌后磨牙分为颊侧、舌侧。以横线分开。Ⅰ度：用探针能水平探入根分叉区，探入深度未超过牙齿宽度的 1/3；Ⅱ度：根分叉区骨质的水平性破坏已超过牙宽度的 1/3，但尚未与对侧贯通；Ⅲ度：根分叉区骨质已有“贯通性”的破坏。

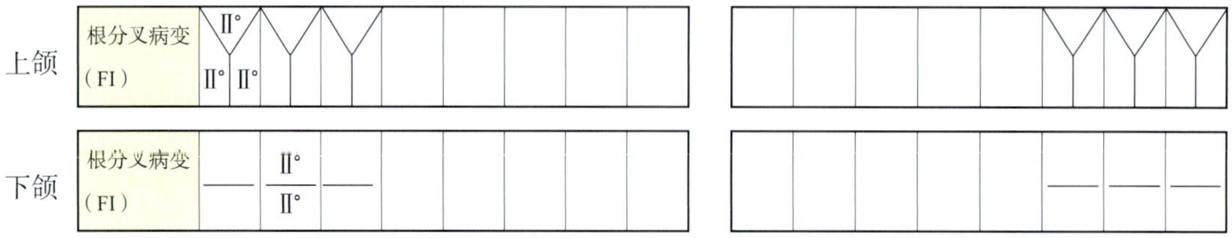

图 9.3.5　根分叉病变记录方法

第四节　松牙固定术的四手操作

松牙固定四手操作技术

松动牙的固定是通过牙周夹板将松动的患牙连接，并固定在健康稳固的邻牙上，形成一个咀嚼群体，当其中某一颗牙受力时，力就会同时传递到被固定的相邻牙的牙周组织，从而分散了殆力，减轻了患牙的负担，调动了牙周组织的代偿能力，为牙周组织的修复和行使正常的功能创造了条件。牙周夹板的种类可分为暂时性夹板和永久性夹板。临床常用强力纤维夹板固定法和超强粘接剂夹板固定法。

一、适应证

前牙经牙周治疗后，松动仍较明显者；松动牙已妨碍正常的咀嚼功能或有咬合不适感；牙周组织破坏较重，有继发性殆创伤而导致牙松动度继续增加，甚至移位者。

二、治疗步骤与护理配合

（一）治疗前准备

1. 医生准备

（1）洗手、戴口罩，查看病情、询问相关病史，向患者交代病情及治疗计划，告知其签署知情同意书。

（2）调节椅位，做好标准预防。

2. 护士准备

（1）洗手、戴口罩，做好标准预防。

（2）核对患者信息，引导患者至椅位，协助其放置随身物品，推开并抬高医生操作台，协助患者就坐。

（3）根据疾病治疗方案备齐用物，合理放置；牙科综合治疗台把手、按键，仪器按键等高频接触部位贴防污膜。

（4）告知患者诊疗中注意事项，做好心理护理。

3. 患者准备

系胸巾、漱口、戴护目镜，取舒适放松体位仰卧于牙椅。

4. 用物准备

（1）常规用物：一次性口腔器械盘（口镜、探针、镊子）、吸引器管、三用枪头、防污膜、护目镜、口杯、医用棉球、凡士林、医用棉签。

（2）橡皮障用物：橡皮障夹、橡皮障夹钳、橡皮障布、橡皮障支架、打孔器、橡皮障定位打孔模板、橡皮障楔线、牙线、封闭剂、水门汀充填器、眼科剪。

（3）强力纤维夹板固定用物：强力纤维带、光固化灯、粘接剂、一次性涂药棒、专用流动树脂、磷酸酸蚀剂、高速手机、车针、低速弯机、矽粒子、咬合纸、楔子、锁镊（图9.4.1）。

学习笔记

（4）超强粘接剂夹板固定用物：单体液、催化剂、聚合粉末（L 型透明色）、表面处理剂、调盘（陶瓷）、海绵球（大、小）、量勺、毛刷柄、毛刷头、咬合纸、锁镊（图 9.4.2）。另备高速手机、车针、低速弯机、抛光杯、抛光膏、矽粒子。

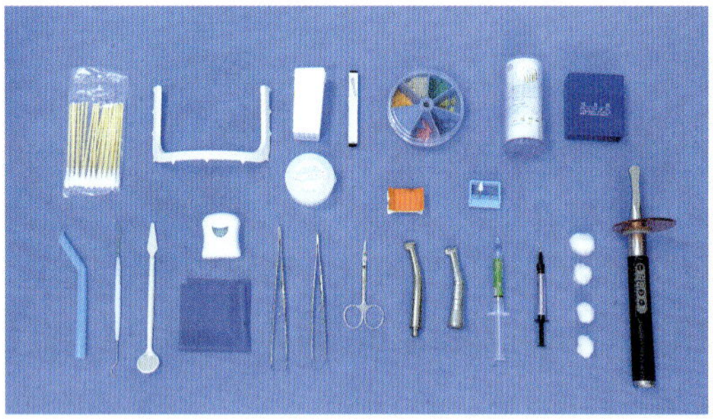

图 9.4.1　强力纤维夹板固定用物

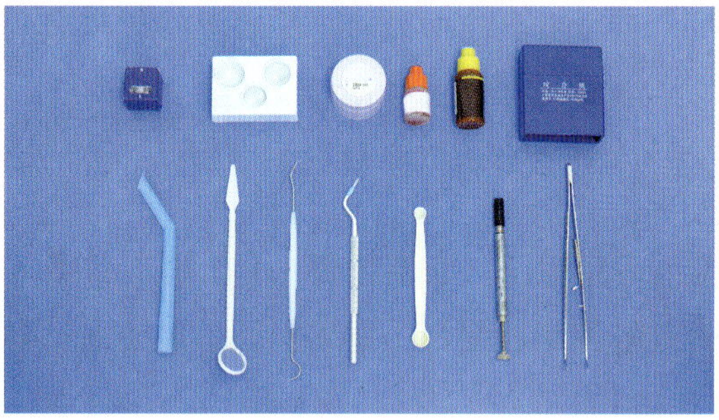

图 9.4.2　超强粘接剂夹板固定用物

（二）医护配合流程

医护配合流程见表 9.4.1、表 9.4.2。

表 9.4.1　强力纤维夹板固定法医护配合流程

医生操作流程	护士操作流程
1. 询问患者病史，查看病历与护士共同核对患者信息及牙位，向患者交代治疗计划、步骤，告知其签署知情同意书	与医生共同核对患者信息及牙位，嘱患者用 3% 过氧化氢溶液鼓漱 1 分钟，用凡士林棉签润滑口角，做好心理护理，嘱患者在治疗中如有不适举左手示意
2. 检查患者口腔卫生及牙齿松动度	护士传递口镜探针
3. 安装橡皮障（图 9.4.3）	告知患者安装目的，传递楔子予医生（图 9.4.4），协助医生安装橡皮障
4. 测量长度 使用牙线量取所需强力纤维带的长度	传递牙线予医生，协助测量长度 使用眼科剪剪取相应长度牙线备用
5. 酸蚀 酸蚀牙面 30 ~ 60 秒，冲洗、干燥	传递磷酸酸蚀剂予医生，计时 30 ~ 60 秒（图 9.4.5） 及时吸唾，保持牙面干燥（图 9.4.6）
6. 粘接	使用一次性涂药棒蘸取适量粘接剂递予医生（图 9.4.7） 待医生吹匀后，取光固化灯并调节照射时长，传递予医生，光照 10 秒
7. 固定松动牙 （1）涂布专用流动树脂于牙面	将牙椅灯光调至弱光模式 传递专用流动树脂予医生（图 9.4.8）

学习笔记

（续表）

医生操作流程	护士操作流程
（2）放置强力纤维带	按照量取的牙线长度，剪取相应长度的纤维带（图 9.4.9），传递予医生，每牙位点状固化 2 秒（图 9.4.10）
（3）再次涂布专用流动树脂	依次传递专用流动树脂、光固化灯，协助医生再次固化
8. 磨除多余的纤维带	及时吸唾，保持术野清晰
9. 卸除橡皮障（图 9.4.11）	传递眼科剪，协助破除障布
10. 调颌、抛光	传递咬合纸予医生检查咬合（图 9.4.12） 及时吸唾

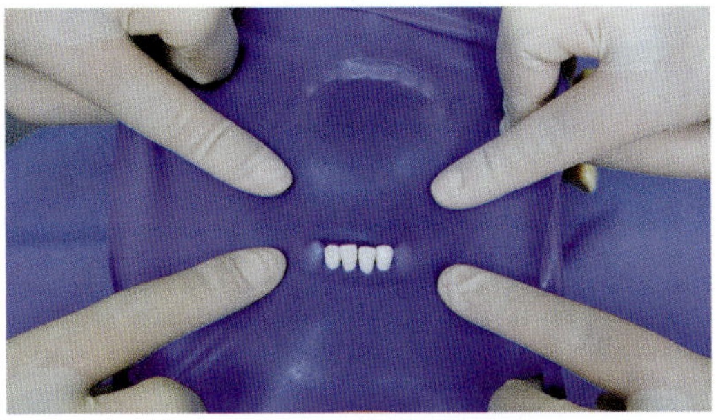

图 9.4.3　安装橡皮障

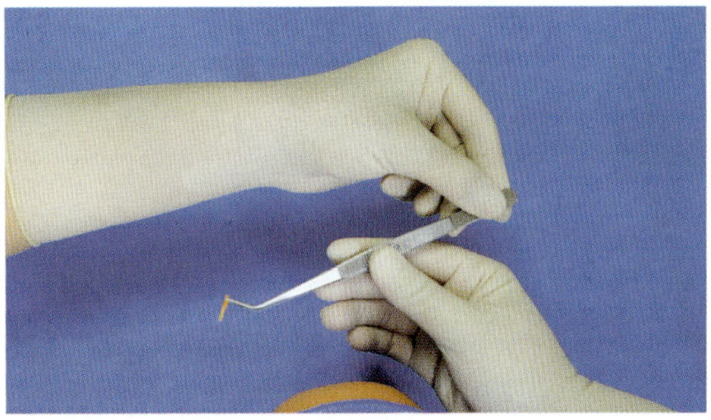

图 9.4.4　传递楔子

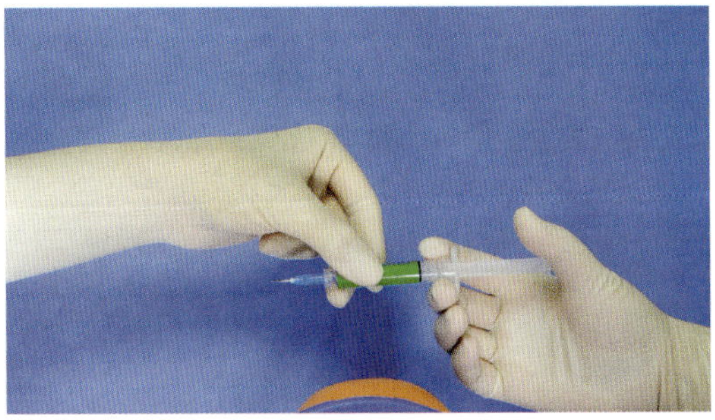

图 9.4.5　传递磷酸酸蚀剂

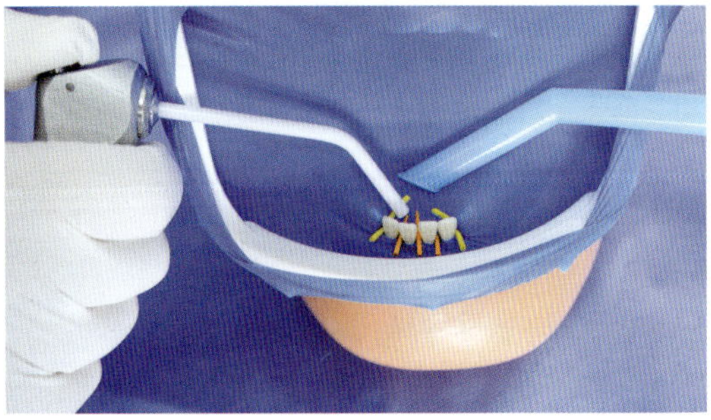

图 9.4.6　干燥牙面

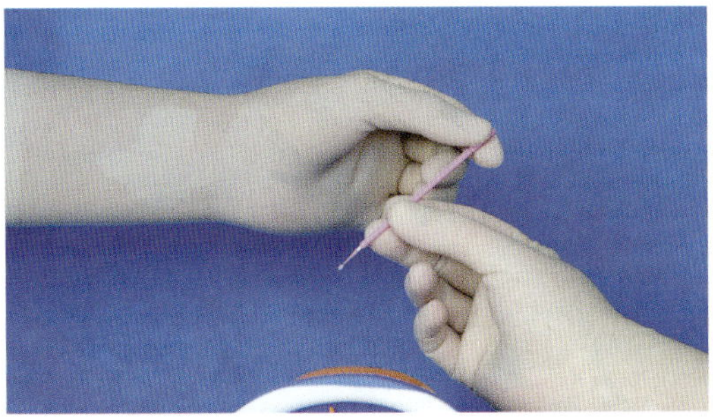

图 9.4.7　传递一次性涂药棒

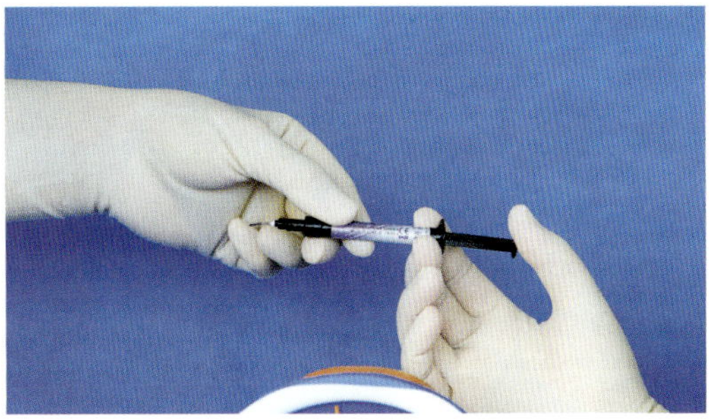

图 9.4.8　传递专用流动树脂

学习笔记

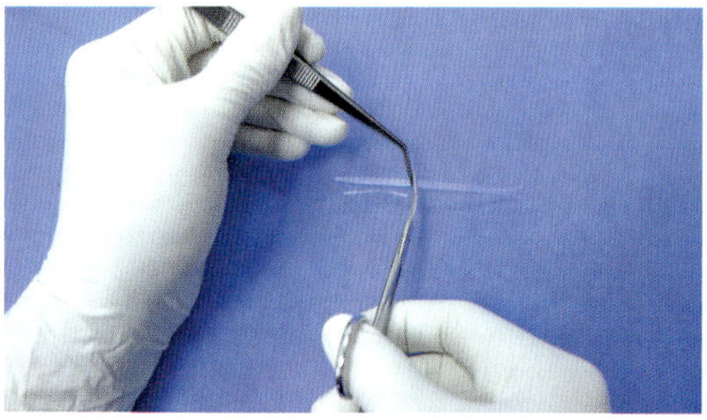

图 9.4.9　剪取纤维带

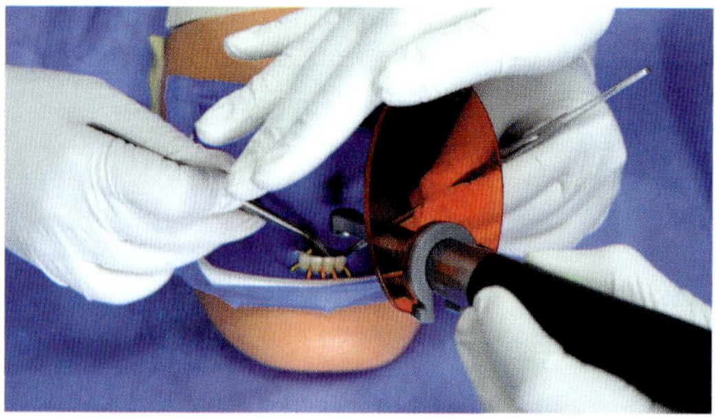

图 9.4.10　协助医生点状固化

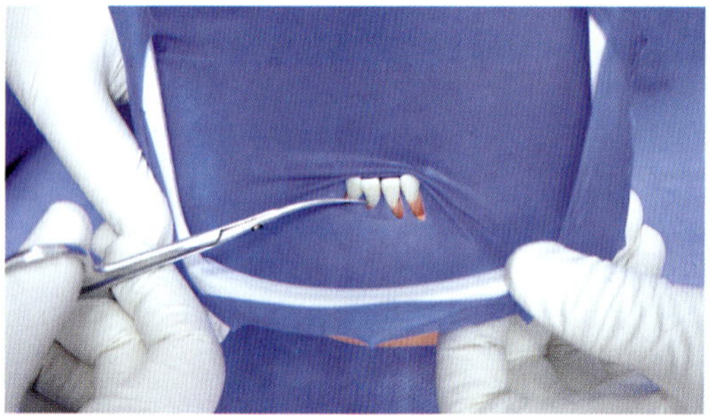

图 9.4.11　卸除橡皮障

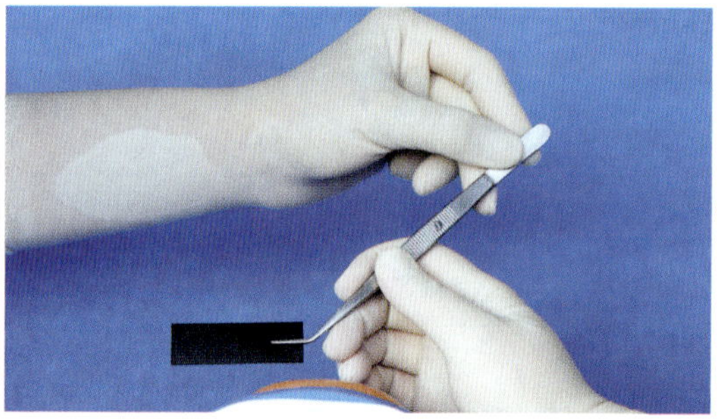

图 9.4.12　传递咬合纸

学习笔记

表 9.4.2　超强粘接剂夹板固定法（笔堆积法）医护配合流程

医生操作流程	护士操作流程
1. 询问患者病史，查看病历，与护士共同核对患者信息及牙位，向患者交代治疗计划、步骤，告知其签署知情同意书	与医生共同核对患者信息及牙位，嘱患者用 3% 过氧化氢溶液鼓漱 1 分钟，用凡士林棉签润滑口角，做好心理护理，嘱患者治疗中如有不适举左手示意
2. 安装橡皮障	告知患者安装目的，协助医生安装橡皮障
3. 检查牙面，去除菌斑	将抛光杯安装在低速弯机上，蘸取适量抛光膏传递予医生，及时吸唾，保持术野清晰
4. 酸蚀 酸蚀牙邻间隙及牙面 30 秒，冲洗	用锁镊夹取海绵球蘸取表面处理剂传递予医生（图 9.4.13），计时 30 秒 及时吸唾，保持牙面干燥
5. 干燥、隔湿	取聚合粉末：遵医嘱取适量聚合粉末 放入调盘的“P”皿中（图 9.4.14） 制备活化液： 首先，取单体液。将单体液 4 滴（图 9.4.15），滴入调盘的“L”皿中。其次，取催化剂。将催化剂 1 滴，滴入单体液中（图 9.4.16） 使用毛刷头将混合液搅拌 2 ~ 3 次后制备成活化液

（续表）

医生操作流程	护士操作流程
6. 粘接、固定 用笔堆法，把毛刷尖浸入“L”皿中的活化液，再用毛刷尖蘸取“P”皿中的聚合粉末，将相邻的牙齿粘接在一起，待其自然硬化，并保留一定的牙间隙	传递调盘予医生（图 9.4.17）
7. 磨除多余材料	及时用三用枪冲洗干净、吸唾，保持术野清晰
8. 调𬌗、抛光	将咬合纸传递予医生 将砂粒子安装在低速弯机上传递予医生，及时吸唾

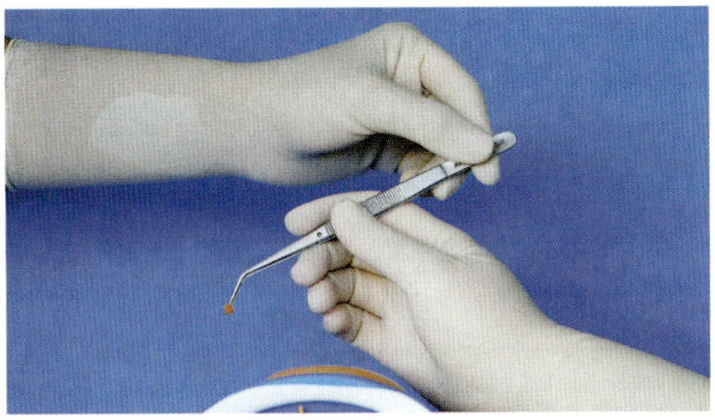

图 9.4.13 传递表面处理剂

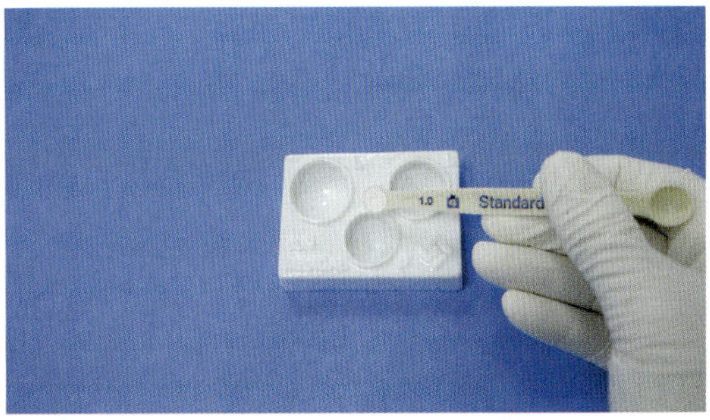

图 9.4.14 放入“P”皿

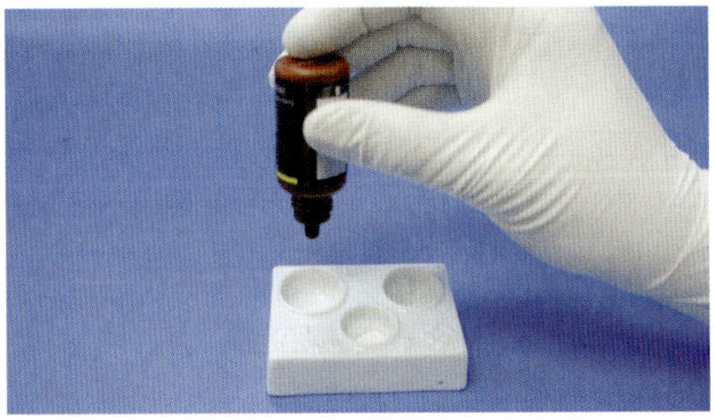

图 9.4.15 滴入单体

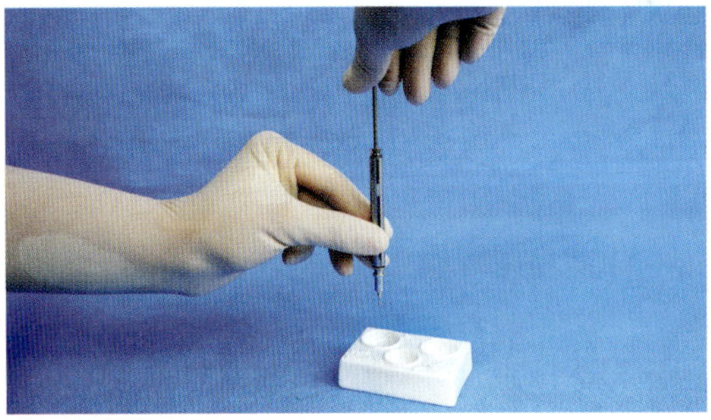

图 9.4.16 滴入催化剂

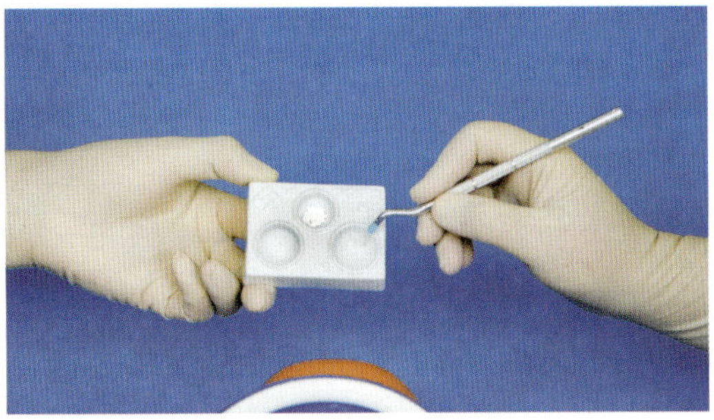

图 9.4.17 传递调盘

学习笔记

（三）治疗后护理

1. 患者护理

关闭治疗灯，取下护目镜，推开治疗台，调整牙椅至患者舒适体位，协助患者漱口、清洁面部、撤胸巾。

2. 整理用物

冲洗手机管路 20～30 秒，撤防污膜、三用枪头、吸引器管、口杯，冲洗痰盂及牙椅排水管路，用物分类处置。

3. 牙椅清洁消毒

按照从洁到污的原则进行牙椅擦拭。

4. 使用速干手消毒液进行手消毒，摘防护面罩，摘手套，洗手。

三、护理要点

（一）强力纤维夹板固定法

1. 涂布树脂时将牙椅灯光调至弱光，防止材料提前固化。

2. 强力纤维带按需剪取，避免浪费。

3. 强力纤维带需避光保存。

（二）超强粘接剂夹板固定法

1. 松动牙固定材料按照产品说明书使用。

2. 调盘（陶瓷）需放在冰箱中冷却后使用。

3. 活化液严格按照 4 : 1 比例调制，5 分钟内使用效果最好。

4. 堆积过程中，用强力吸引器及时吸走单体的刺激味道。

四、健康宣教

1. 指导患者使用间隙刷清洁松牙固定区域牙齿的邻面及夹板，保持口腔卫生。

2. 嘱患者治疗期间避免用患侧咀嚼。

3. 嘱患者按时复诊，检查牙周状况。

4. 若松牙固定区域夹板出现脱落或断裂等情况及时就诊。

第五节　翻瓣术的四手操作

翻瓣术（flap surgery）是用手术方法切除部分牙周袋及袋内壁，并翻起牙龈的黏膜骨膜瓣，在直视下刮净龈下牙石和肉芽组织，必要时可修整牙槽骨，然后将牙龈瓣复位、缝合，达到消除牙周袋或使牙周袋变浅的目的。

学习笔记

一、适应证

1. 深牙周袋或复杂性牙周袋，经基础治疗后牙周袋仍在 5 mm 以上，且探诊后出血者。

2. 牙周袋底超过膜龈联合界，不宜做牙周袋切除者。

3. 有骨下袋形成，需做骨修整或需进行植骨者。

4. 根分叉病变伴深牙周袋或牙周－牙髓联合病变患者，需直视下平整根面，并暴露根分叉，或需截除某一患根者。

二、治疗步骤与护理配合

（一）治疗前准备

1. 医生准备

（1）完善辅助检查。包括实验室检查（血常规、血生化、糖化血红蛋白、凝血功能、传染病检查等），影像学检查等。

（2）洗手、戴口罩，查看病情、了解患者相关病史，向患者交代病情及治疗计划，告知其签署知情同意书。

（3）下达用药医嘱。包括麻醉剂、抗生素、镇痛药、含漱液。

（4）调节椅位，做好标准预防。

2. 护士准备

（1）洗手、戴口罩，做好标准预防。

（2）核对患者信息，协助放置随身物品；引导患者至椅位，推开并抬高医生操作台，协助患者就坐。

（3）根据疾病治疗方案备齐用物并合理放置，牙科综合治疗台把手、按键，仪器按键等高频接触部位贴防污膜。

（4）向患者告知诊疗中注意事项，做好心理护理。

3. 患者准备

（1）术前保持清淡饮食，禁烟、酒，保证充分休息。

（2）术前完成牙周基础治疗。

（3）遵医嘱完善术前辅助检查，服用药物。

（4）系胸巾、漱口，取舒适放松体位仰卧于牙椅。

4. 用物准备

（1）手术用物：一次性口腔治疗盘（口镜、探针、镊子）、一次性使用无菌手术包、口腔用一次性注射针、手术刀片、医用棉球、无菌纱布块、一次性使用无菌洞巾、一次性使用吸引连接管、无菌冲洗器、无菌手套、带针缝合线、锡纸、防污膜、口杯，根据要求备高值耗材、高速手机、各型号车针、超声骨刀、含漱液、0.5% 碘伏、75% 酒精、0.9% 氯化钠注射液、卡局芯式麻醉剂。

（2）手术器械：手术器械包（口镜、刀柄、牙周探针、卡局式注射器、剥离器、手术

学习笔记

拉钩、持针器、止血钳、眼科剪、组织剪、刮匙、通用型刮治器、锄形洁治器、调刀、直镊、弯镊）（图 9.5.1）、持物筒、弯盘、照相拉钩、反光板、小药杯。

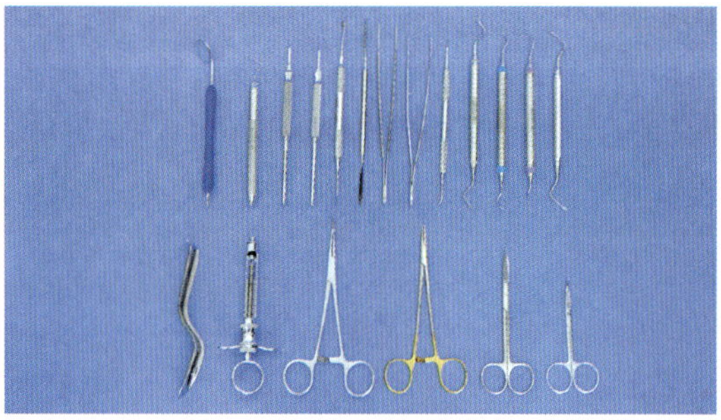

图 9.5.1　手术器械包

（二）医护配合流程

医护配合流程见表 9.5.1。

学习笔记

表 9.5.1　翻瓣术医护配合流程

医生操作流程	护士操作流程
1. 了解患者病史，查看病历，与护士共同核对患者信息及牙位，向患者交代治疗计划、步骤、告知其签署知情同意书	与医生共同核对患者信息及牙位，嘱患者用含漱液鼓漱 1 分钟，做好心理护理，告知患者治疗中如有不适举左手示意
2. 术区消毒 用 0.5% 碘伏棉球顺时针方向对口腔周围的皮肤消毒两遍	再次与医生共同核对患者信息及治疗牙位
3. 铺洞巾	建立无菌屏障，连接管路
4. 留取术前资料	遵医嘱拍摄术前照片
5. 麻醉 局部浸润麻醉或传导阻滞麻醉	核对麻醉剂的名称、剂量、浓度、有效期，确认无误后安装并传递予医生
6. 切开 根据所做的手术种类和手术设计，进行相应的切口	将安装好的手术刀片无接触式传递予医生，及时吸唾，保持术野清晰 传递骨膜剥离器予医生，使用无菌纱布块协助止血 遵医嘱拍摄术中照片
7. 清创 暴露病变区，刮净根面和病变处的牙石和肉芽组织	传递通用型刮治器予医生，并用无菌纱布块及时擦净器械上的血迹 传递 0.9% 氯化钠注射液冲净根面上残留的肉芽组织和牙石等，及时吸唾
8. 必要时骨修整	准备高速手机、超声骨刀，及时吸唾，保持术野清晰
9. 缝合 留取患者术后资料	将带针缝合线无接触式传递予医生，协助医生剪线 遵医嘱拍摄术后照片
10. 放置牙周塞治剂	遵医嘱调拌牙周塞治剂递予医生

（三）治疗后护理

1. 患者护理

关闭治疗灯，推开治疗台，调整牙椅至患者舒适体位，协助患者漱口、清洁面部、撤胸巾。

2. 整理用物

冲洗手机管路 20 ~ 30 秒，撤防污膜、吸引器管、口杯，冲洗痰盂及牙椅排水管路，用物分类处置。

3. 牙椅清洁消毒

按照从洁到污的原则进行牙椅擦拭。

4. 使用速干手消毒液进行手消毒，摘防护面罩，摘手套，洗手。

三、护理要点

1. 严格执行无菌操作。
2. 借助弯盘无接触传递带针缝合线、手术刀等锐器，避免发生针刺伤。
3. 治疗过程中及时吸唾，注意牵拉软组织，防止误伤。
4. 术中密切观察患者反应，发现异常立即报告医生，并采取相应的处理措施。

四、健康宣教

1. 术后 24 小时内间断冰敷，以减轻术后组织水肿，注意避免冻伤。
2. 术后 24 小时内软质、温凉饮食，禁烟、禁酒，避免术区咀嚼至拆线。
3. 术后牙齿可能会出现暂时性松动、唾液中有血丝均属正常现象，禁止牵拉口唇，以免影响伤口愈合，持续性出血需及时就诊。
4. 术后 1 周拆线，术区 1 周内禁止刷牙，遵医嘱服用抗生素，使用含漱液漱口，非术区正常刷牙。
5. 按时复诊，不适随诊。

学习笔记

第六节　游离龈移植术的四手操作

游离龈移植术（freegin gival graft，FGG）是将自体健康的角化牙龈组织移植到患区，以加宽附着龈，加深前庭沟。较多用于下颌前牙多个牙齿的唇侧。

一、适应证

1. 附着龈过窄，附近牙槽黏膜及肌肉的牵拉使龈缘与牙面分离者。
2. 附着龈过窄并伴有前庭沟过浅，有碍口腔卫生的保持和可摘义齿配戴者。
3. 个别牙唇侧龈退缩致附着龈过窄或几乎无附着龈者。

二、治疗步骤与护理配合

（一）治疗前准备

1. 医生准备

（1）完善辅助检查。实验室检查（血常规、血生化、糖化血红蛋白、凝血功能、传染病检查等），影像学检查等。

（2）洗手、戴口罩，查看病情、了解患者相关病史，向患者交代病情及治疗计划，告知其签署知情同意书。

（3）下达用药医嘱。包括麻醉剂、抗生素、镇痛药、含漱液。

（4）调节椅位，做好标准预防。

2. 护士准备

（1）洗手、戴口罩，做好标准防护，喷溅操作时佩戴防护面罩。

（2）核对患者信息，协助放置随身物品引导患者至椅位，推开并抬高医生操作台，协助患者就坐。

（3）根据疾病治疗方案备齐用物并合理放置，牙科综合治疗台把手、按键，仪器按键等高频接触部位贴防污膜。

（4）向患者告知诊疗中注意事项，做好心理护理。

3. 患者准备

（1）术前保持清淡饮食，禁烟、酒，保证充分休息。

（2）术前完成牙周基础治疗。

（3）遵医嘱完善术前辅助检查，服用药物。

（4）系胸巾、漱口，取舒适放松体位仰卧于牙椅。

4. 用物准备

（1）手术用物：一次性口腔治疗盘（口镜、探针、镊子）、一次性使用无菌手术包、口腔用一次性注射针、手术刀片、医用棉球、无菌纱布块、一次性使用无菌洞巾、一次性使用吸引连接管、无菌冲洗器、无菌手套、带针缝合线、锡纸、防污膜、口杯，含漱液、0.5% 碘伏、75% 酒精、0.9% 氯化钠注射液、卡局芯式麻醉剂。根据要求备高值耗材、止血材料、腭护板。

（2）手术器械：手术器械包（拉钩、口镜、牙周探针、卡局式注射器、显微刀柄、显微持针器、显微组织剪、显微镊、止血钳、眼科剪、直镊、通用型刮治器、骨膜剥离器、大刮匙、调拌刀）（图 9.6.1）、持物筒、弯盘、骨粉碗、小药杯。

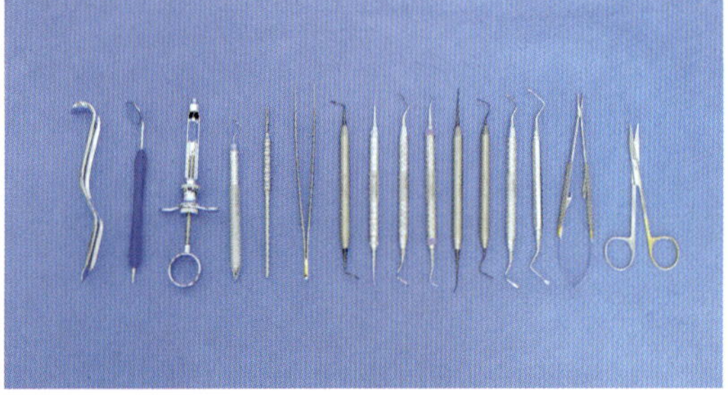

图 9.6.1　手术器械包

学习笔记

（二）医护配合流程

医护配合流程见表 9.6.1。

表 9.6.1　游离龈移植术医护配合流程

医生操作流程	护士操作流程
1. 了解患者病史，查看病历，与护士共同核对患者信息及牙位，向患者交代治疗计划、步骤，告知其签署知情同意书	与医生共同核对患者信息及牙位，嘱患者用含漱液鼓漱 1 分钟，做好心理护理，告知患者治疗中如有不适举左手示意
2. 术区消毒	
用 0.5% 碘伏棉球顺时针方向对口腔周围的皮肤消毒两遍	再次与医生共同核对患者信息及治疗牙位
3. 铺洞巾	建立无菌屏障，连接管路
4. 麻醉	
局部浸润麻醉或传导阻滞麻醉	核对麻醉剂的名称、剂量、浓度、有效期，确认无误后安装麻药传递予医生
5. 受植区准备	
沿膜龈联合作水平切口，制备受植床	将安装好的手术刀片无接触式传递予医生，及时吸唾，保持术野清晰
	传递骨膜剥离器予医生，使用无菌纱布块协助止血
把锡纸剪成受植区大小及形状	依次传递眼科剪、锡纸予医生
用浸有 0.9% 氯化钠注射液的无菌纱布块覆盖创面	传递浸有 0.9% 氯化钠注射液的无菌纱布块予医生
6. 供区取龈组织	
按锡纸形状作浅切口	再次传递手术刀片予医生
剥离切取龈组织	将取好的组织瓣用浸有 0.9% 氯化钠注射液的无菌纱布块覆盖
放置止血材料	传递止血材料
缝合供区	将带针缝合线无接触式传递予医生，协助医生剪线
7. 移植与缝合	
修剪组织瓣	传递新安装的手术刀片予医生
移植并缝合于受植区	协助医生清除受植区的血凝块
	传递带针缝合线予医生，协助医生剪线
用浸有 0.9% 氯化钠注射液的无菌纱布块轻压 1 ~ 2 分钟	传递浸有 0.9% 氯化钠注射液的无菌纱布块予医生
8. 放置腭护板	将腭护板浸泡消毒，用 0.9% 氯化钠注射液冲洗传递予医生，并协助放置

（三）治疗后护理

1. 患者护理

关闭治疗灯，推开治疗台，调整牙椅，协助患者清洁面部。

学习笔记

2. 整理用物

撤防污膜、吸引器管、口杯，冲洗痰盂及牙椅排水管路，用物分类处置。

3. 牙椅清洁消毒

按照从洁到污的原则擦拭牙椅。

4. 使用速干手消毒液进行手消毒，摘防护面罩，摘手套，洗手。

三、护理要点

1. 严格执行无菌操作，及时、准确、平稳地传递各种器械。

2. 借助弯盘无接触传递带针缝合线、手术刀等锐器，避免发生针刺伤。

3. 术中取好的组织瓣及时用浸有 0.9% 氯化钠注射液纱布覆盖，可以保持细胞活性，减少组织收缩。

4. 缝合前清除受植区的血凝块，可使移植组织与受植区紧密贴合，避免卷边，促进愈合。

四、健康宣教

1. 术后 24 小时内进软食，避免术区咀嚼至少 1 个月。

2. 术后 3 天内应避免唇（颊）部的剧烈活动，以免使移植来的组织移位，妨碍愈合。

3. 术后 10 ~ 14 天拆线，指导患者保持良好的口腔卫生，嘱其用软毛牙刷刷牙，术后 4 ~ 6 周后可恢复刷牙和牙间清洁措施。

4. 术后遵医嘱口服抗生素，使用含漱液漱口以控制菌斑，防止感染。

5. 腭护板不要自行摘除，若出现咬合不适及时就诊。

6. 遵医嘱按照预约时间定期复诊，进行常规的牙周维护。

学习笔记

第十章 儿童口腔专业四手操作技术

第一节 窝沟封闭术的四手操作

窝沟封闭又称点隙窝沟封闭（pit and fissure sealant），是指不去除牙体组织，在殆面、颊面或舌面的点隙窝沟涂布一层树脂或玻璃离子材料，保护牙釉质不受细菌及代谢产物侵蚀，达到预防龋病发生的一种有效防龋方法。封闭时机以磨牙萌出后达到咬合平面最为合适。一般乳磨牙在 3 ~ 4 岁，第一恒磨牙在 6 ~ 7 岁，第二恒磨牙在 11 ~ 13 岁。窝沟封闭使用的黏性高分子材料，包括树脂、玻璃离子等，这些材料称为窝沟封闭剂。

一、适应证

1. 窝沟深的牙齿，特别是可以插入或者卡住探针的牙（包括可疑龋）。

2. 对侧同名牙已经患龋或有患龋倾向的牙齿。

二、治疗步骤与护理配合

（一）治疗前准备

1. 医生准备

（1）洗手、戴口罩，查看病情、询问相关病史，向患儿家属交代治疗计划，告知其签署知情同意书。

（2）调节椅位，做好标准预防。

2. 护士准备

（1）洗手、戴口罩，做好标准预防。

（2）核对患儿信息，引导至椅位，推开并抬高医生操作台，协助就坐。

（3）根据疾病治疗方案备齐用物，合理放置；牙科综合治疗台把手、按键，仪器按键等高频接触部位贴防污膜。

（4）向患儿告知诊疗中注意事项，做好行为管理。

3. 患者准备

系胸巾、漱口、戴护目镜，取舒适放松体位仰卧于牙椅。

4. 用物准备

（1）常规用物：一次性口腔器械盘（口镜、探针、镊子）、吸引器管、三用枪头、防污膜、护目镜、口杯、医用脱脂棉卷、医用棉球、凡士林、医用棉签，必要时准备橡皮障（图 10.1.1）。

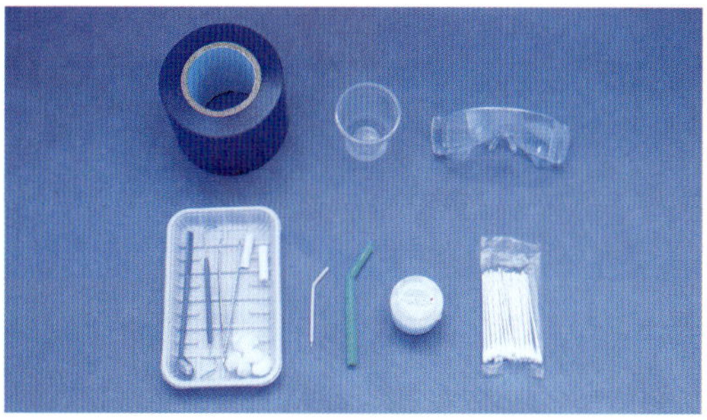

图 10.1.1　常规用物

学习笔记

（2）窝沟封闭用物：低速弯机、清洁毛刷、清洁剂、磷酸酸蚀剂、窝沟封闭剂、光固化灯（图 10.1.2）。

（3）调𬌗用物：高速手机、咬合纸、调𬌗车针、咬合纸镊或锁镊（图 10.1.3）。

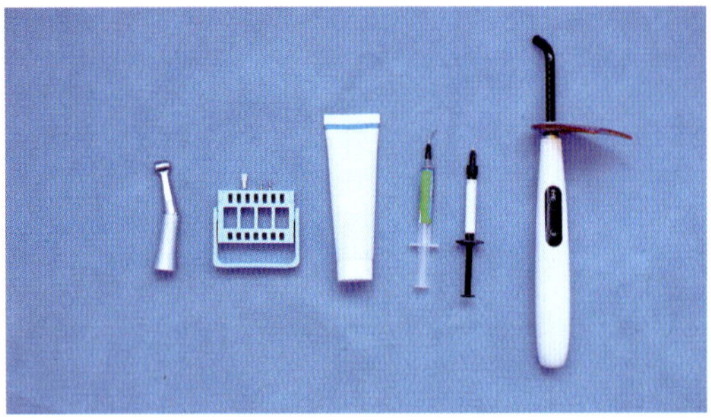

图 10.1.2　窝沟封闭用物

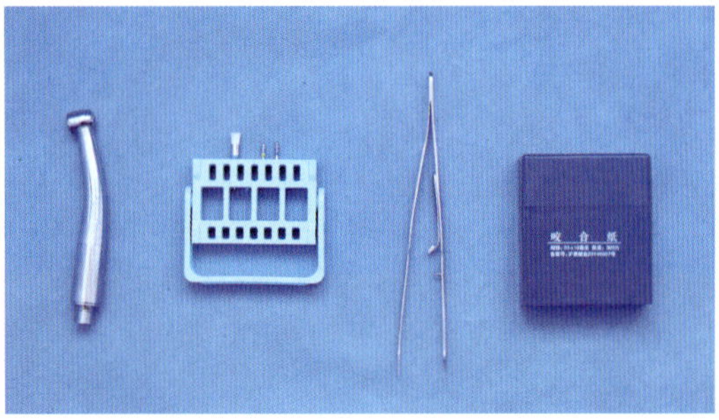

图 10.1.3　调𬌗用物

（二）医护配合流程

医护配合流程见表 10.1.1。

表 10.1.1　窝沟封闭术医护配合流程

医生操作流程	护士操作流程
1. 检查患儿牙齿窝沟点隙及口腔情况，与护士共同核对患儿信息及牙位，向家属交代治疗计划，告知其签署知情同意书	与医生共同核对患儿信息及牙位，做好患儿行为管理，告知术中注意事项，如有不适举左手示意，避免晃动头部，以防口腔及面部组织意外伤 用凡士林棉签润滑患儿口唇
2. 清洁牙面	
（1）清除窝沟内的软垢及菌斑（图 10.1.4）	安装清洁毛刷于低速弯机上，蘸取适量清洁剂传递予医生；协助医生进行牵拉口角，暴露操作视野
（2）冲洗牙面	及时吸唾并吹干口镜，保持视野清晰
（3）检查窝沟点隙内是否残留软垢及清洁剂	传递探针予医生，及时做好椅旁清洁
3. 酸蚀牙面	
（1）对牙面进行隔湿、吹干	及时吸唾，传递棉卷予医生，协助隔湿
（2）将磷酸酸蚀剂涂布在牙面窝沟点隙处（图 10.1.5）	传递磷酸酸蚀剂予医生进行酸蚀牙面（图 10.1.6），准确计时（恒牙酸蚀时间一般为 20 ~ 30 秒，乳牙酸蚀 60 秒）
4. 冲洗和干燥	
（1）用三用枪彻底冲洗牙面 10 ~ 15 秒（具体时间参考材料使用说明书）	及时吸唾（图 10.1.7），防止磷酸酸蚀剂进入患儿口腔对黏膜产生刺激
（2）隔湿，吹干牙面	传递棉卷予医生，协助隔湿
5. 涂布窝沟封闭剂	
（1）将窝沟封闭剂涂布在酸蚀过的窝沟点隙处（图 10.1.8）	将窝沟封闭剂的注射头朝向治疗牙位传递予医生（图 10.1.9）
（2）用探针排出气泡（图 10.1.10）	传递探针予医生，注意工作端朝向治疗牙位（图 10.1.11）

（续表）

医生操作流程	护士操作流程
6. 固化 固化时间一般为 20～40 秒（具体时间参考材料使用说明书）（图 10.1.12）	传递光固化灯予医生，协助固化（图 10.1.13）
7. 检查 （1）检查窝沟封闭情况：固化程度，粘接情况，有无气泡，有无遗漏或未封闭的窝沟（图 10.1.14） （2）检查咬合，适当调整咬合（图 10.1.15）	传递探针予医生，协助检查 夹取咬合纸传递予医生检查咬合（图 10.1.16） 需调𬌗时在高速手机上安装调𬌗车针传递予医生进行调𬌗，及时吸唾

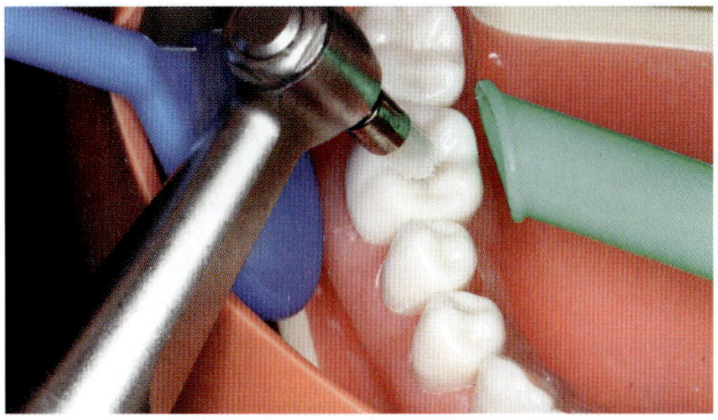
图 10.1.4　清洁牙面

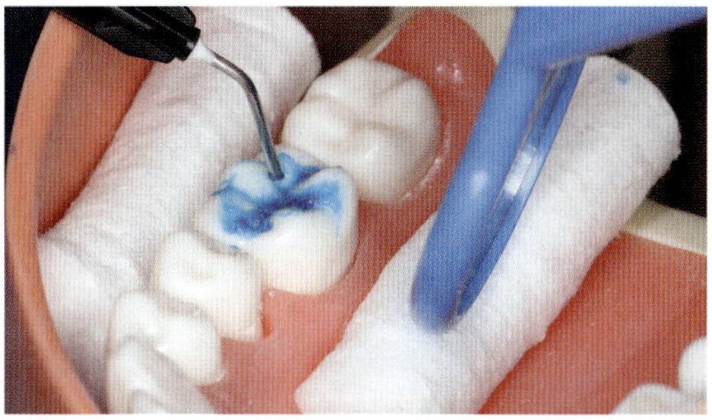
图 10.1.5　涂布磷酸酸蚀剂

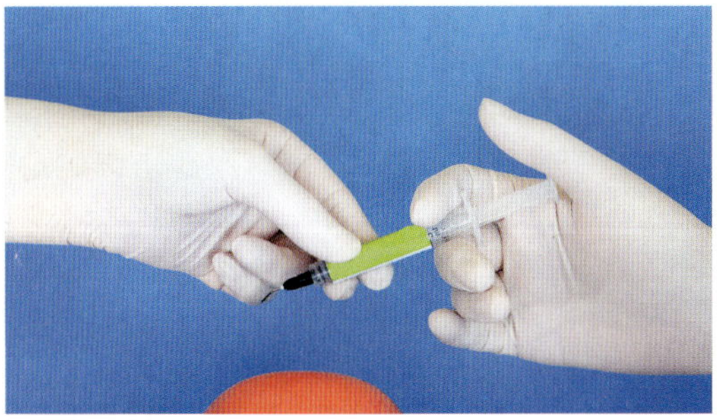
图 10.1.6　传递磷酸酸蚀剂

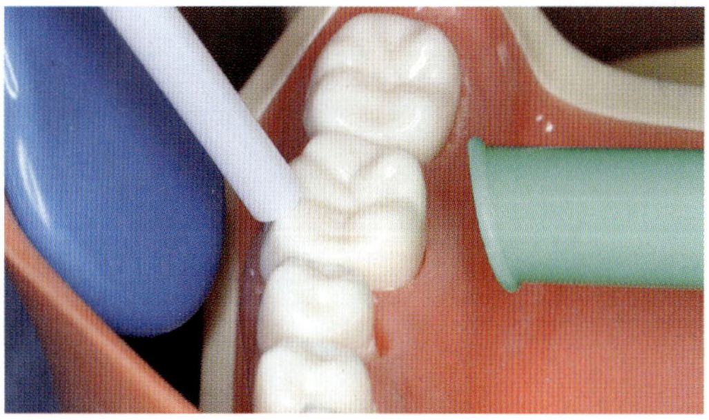
图 10.1.7　及时吸唾

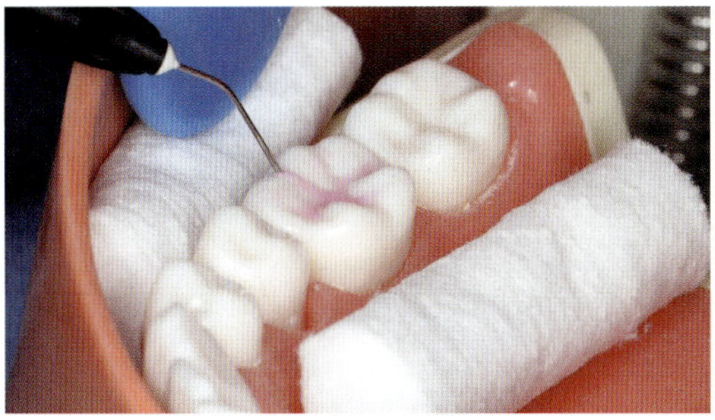
图 10.1.8　涂布窝沟封闭剂

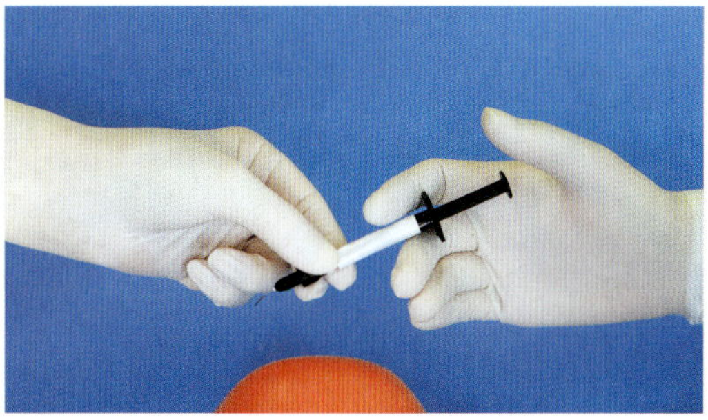
图 10.1.9　传递窝沟封闭剂

学习笔记

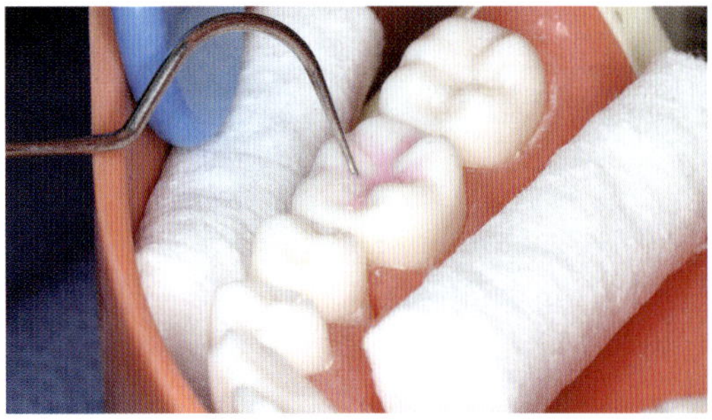

图 10.1.10 排出气泡

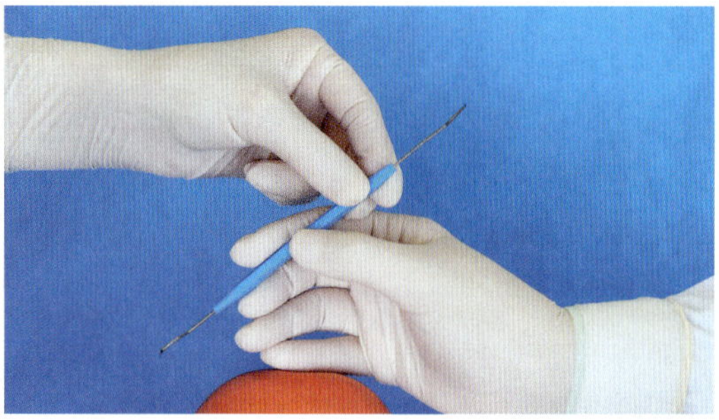

图 10.1.11 传递探针

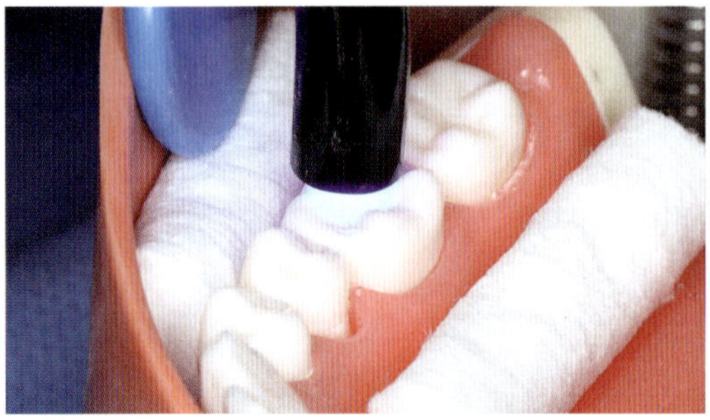

图 10.1.12 固化窝沟封闭剂

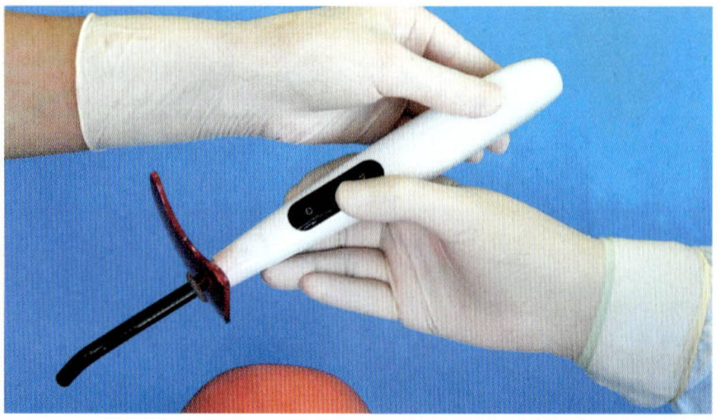

图 10.1.13 传递光固化灯

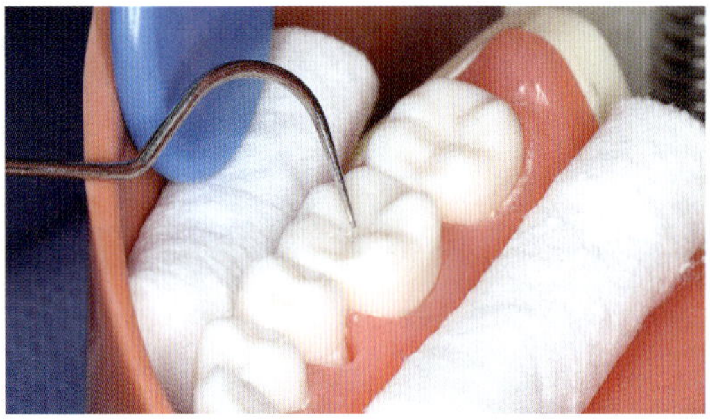

图 10.1.14 检查窝沟封闭情况

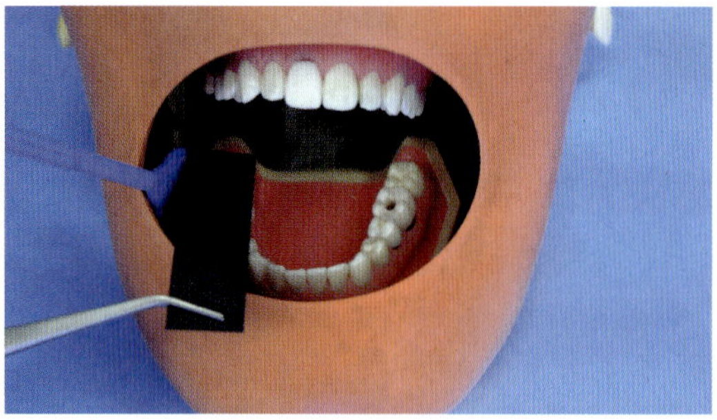

图 10.1.15 检查咬合

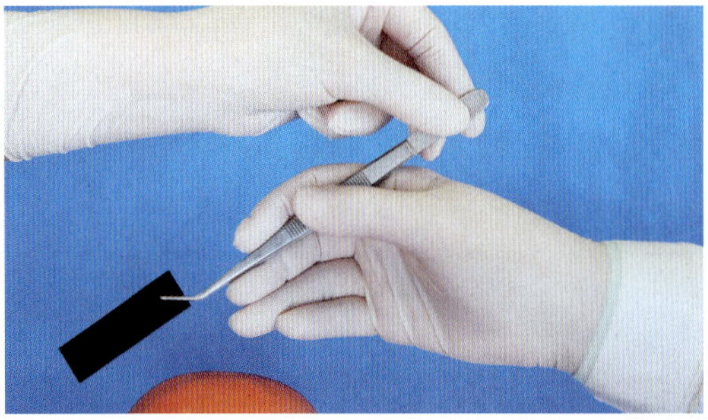

图 10.1.16 传递咬合纸

（三）治疗后护理

1. 患者护理

关闭治疗灯，取下护目镜，推开治疗台，调整牙椅，协助患儿漱口、清洁面部，撤胸巾。

2. 整理用物

冲洗手机管路 20 ~ 30 秒，撤防污膜、三用枪头、吸引器管、口杯，冲洗痰盂及牙椅排水管路，用物分类处置。

3. 牙椅清洁消毒

按照从洁到污的原则擦拭牙椅。

4. 使用速干手消毒液进行手消毒，摘防护面罩，摘手套，洗手。

三、护理要点

1. 治疗过程中协助医生做好隔湿，避免唾液污染影响窝沟封闭效果，造成材料脱落。
2. 使用光固化灯照射时避免直视，减少光源对眼睛的刺激。

四、健康宣教

1. 嘱患儿注意口腔卫生，指导其正确刷牙、使用牙线。
2. 勿食用过硬、过黏食物，防止窝沟封闭剂脱落。
3. 每 3 ~ 6 个月复诊，如有脱落及时就诊。

第二节　预防性树脂充填术的四手操作

学习笔记

预防性树脂充填术（preventive resin restoration，PRR）是一种充填与窝沟封闭相结合修复小的窝沟龋和窝沟可疑龋的措施。预防性树脂充填方法是仅去除窝沟处的病变牙釉质或牙本质，根据龋损的大小，采用酸蚀技术和树脂材料充填龋洞并在牙面上涂一层封闭剂，这是一种窝沟封闭与窝沟龋充填相结合的预防性措施。

一、适应证

1. 深的点隙窝沟有患龋倾向，可能发生龋损。
2. 沟裂有早期龋倾向，牙釉质混浊或呈白垩色。
3. 𬌗面窝沟和点隙有龋损能卡住探针。

二、治疗步骤与护理配合

（一）治疗前准备

1. 医生准备

（1）洗手、戴口罩，查看病情、询问相关病史，向患儿家属交代病情及治疗计划，告知其签署知情同意书。

（2）调节椅位，做好标准预防。

2. 护士准备

（1）洗手、戴口罩，做好标准预防。

（2）核对患儿信息，引导至椅位，推开并抬高医生操作台，协助就坐。

（3）根据疾病治疗方案备齐用物，合理放置；牙科综合治疗台把手、按键，仪器按键等高频接触部位贴防污膜。

（4）向患儿告知诊疗中注意事项，做好行为管理。

3. 患者准备

系胸巾、漱口、戴护目镜，取舒适放松体位仰卧于牙椅。

4. 用物准备

（1）常规用物：一次性口腔器械盘（口镜、探针、镊子）、吸引器管、三用枪头、防污膜、护目镜、口杯、医用脱脂棉卷、医用棉球、凡士林、医用棉签，必要时准备橡皮障（图 10.2.1）。

（2）治疗用物：高速手机、低速弯机、匹配车针、清洁毛刷、砂粒子、清洁剂、磷酸酸蚀剂、窝沟封闭剂、盖髓剂、自酸蚀粘接剂、流动树脂、复合树脂、一次性涂药棒、树脂遮光盒、水门汀充填器、光固化灯、咬合纸镊或锁镊、咬合纸（图 10.2.2）。

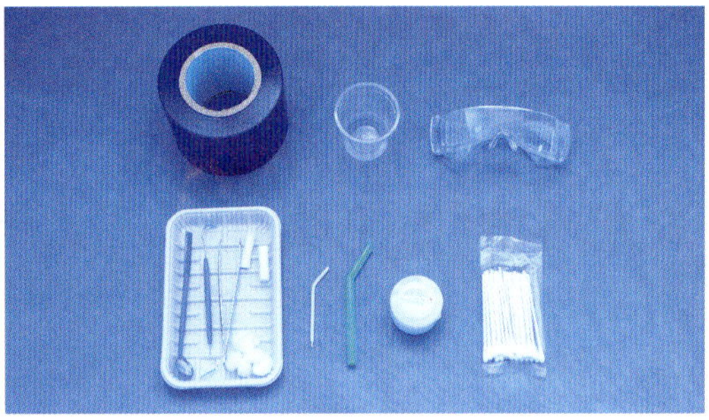

图 10.2.1　常规用物

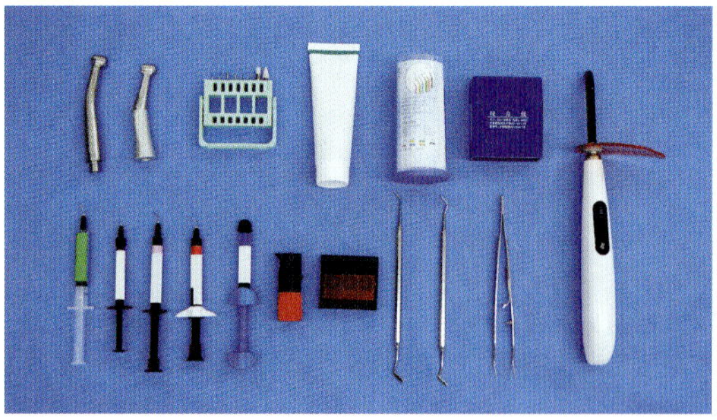

图 10.2.2　治疗用物

学习笔记

（二）医护配合流程

医护配合流程见表 10.2.1。

表 10.2.1　预防性树脂充填术医护配合流程

医生操作流程	护士操作流程
1. 检查患儿牙齿窝沟点隙及口腔情况，向家属交代治疗计划，与护士共同核对患儿信息及牙位，嘱患儿家属签署知情同意书	与医生共同核对患儿信息及牙位，做好患儿行为管理，告知术中注意事项，如有不适举左手示意，避免晃动头部，以防口腔及面部组织意外伤 用凡士林棉签润滑患儿口唇
2. 去腐（图 10.2.3） 去净腐质，不作预防性扩展	在高速手机上安装匹配车针传递予医生；及时吸唾
3. 清洁牙面 （1）清除牙面的软垢及菌斑（图 10.2.4）	安装清洁毛刷于低速弯机，蘸取适量清洁剂传递予医生；协助医生牵拉口角，暴露操作视野
（2）冲洗牙面，彻底干燥	及时吸唾并吹干口镜，保持视野清晰

（续表）

医生操作流程	护士操作流程
4. 酸蚀牙面	
（1）对牙面进行隔湿、吹干	及时吸唾，传递棉卷予医生，协助隔湿
（2）将磷酸酸蚀剂涂布在牙面窝沟点隙及窝洞处（图 10.2.5）	传递磷酸酸蚀剂予医生（图 10.2.6）
（3）用三用枪冲洗牙面 10～15 秒（具体时间参考材料说明书）	及时吸唾，防止磷酸酸蚀剂进入患儿口腔对黏膜产生刺激
（4）更换棉卷，吹干牙面	传递棉卷予医生，协助隔湿
5. 树脂充填	
（1）涂布自酸蚀粘接剂（图 10.2.7），涂布完成后用三用枪吹匀	用一次性涂药棒蘸取适量自酸蚀粘接剂传递予医生（图 10.2.8）
（2）光照固化 20～40 秒（具体时间参考材料说明书）	传递光固化灯予医生，协助固化
（3）充填树脂（图 10.2.9）	传递所需树脂予医生（图 10.2.10）
（4）光照固化 20～40 秒（具体时间参考材料说明书）	传递光固化灯予医生，协助固化
6. 窝沟封闭	
（1）将窝沟封闭剂涂布在酸蚀过的窝沟点隙处（图 10.2.11）	将窝沟封闭剂的注射头朝向治疗牙位传递予医生（图 10.2.12）
（2）用探针排出气泡	将探针传递予医生，注意工作端朝向治疗牙位
（3）固化，时间一般为 20～40 秒（具体时间参考材料说明书）（图 10.2.13）	传递光固化灯予医生（图 10.2.14），协助固化
7. 检查	
检查窝沟封闭、树脂充填情况：固化程度，粘接情况，有无气泡，有无遗漏或未封闭的窝沟及窝洞	传递探针予医生，协助检查
8. 调殆、抛光	夹取咬合纸传递予医生检查咬合 需调殆时在高速手机上安装调殆车针传递予医生进行调殆，及时吸唾 在低速弯机上安装矽粒子传递予医生抛光

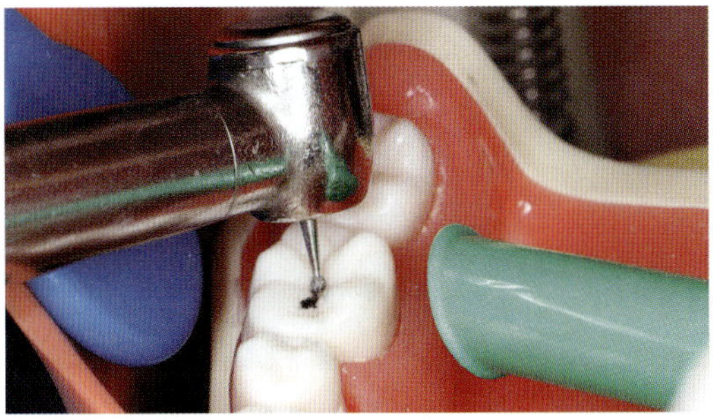

图 10.2.3 去腐

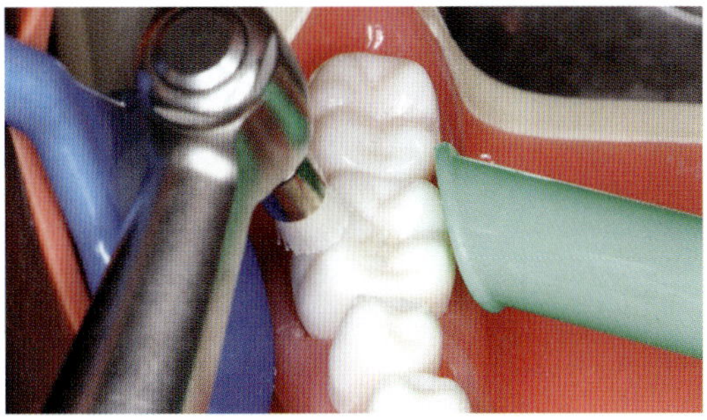

图 10.2.4 清洁牙面

学习笔记

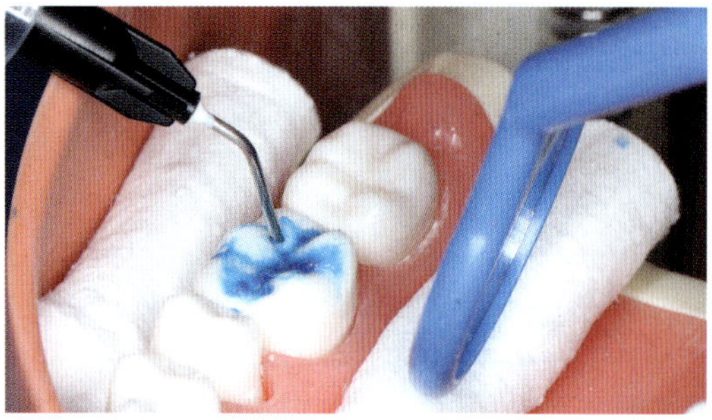

图 10.2.5　涂布磷酸酸蚀剂

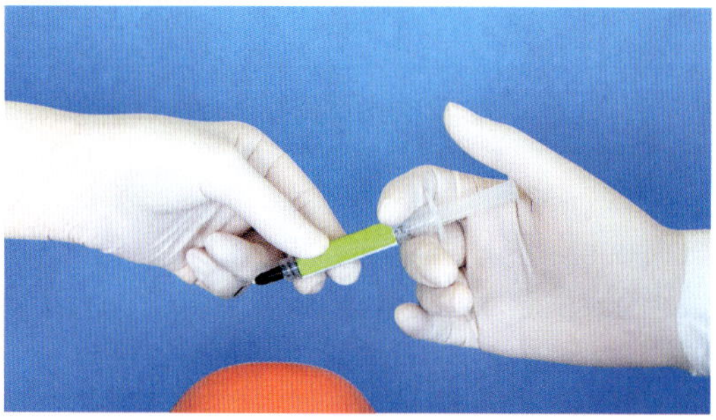

图 10.2.6　传递磷酸酸蚀剂

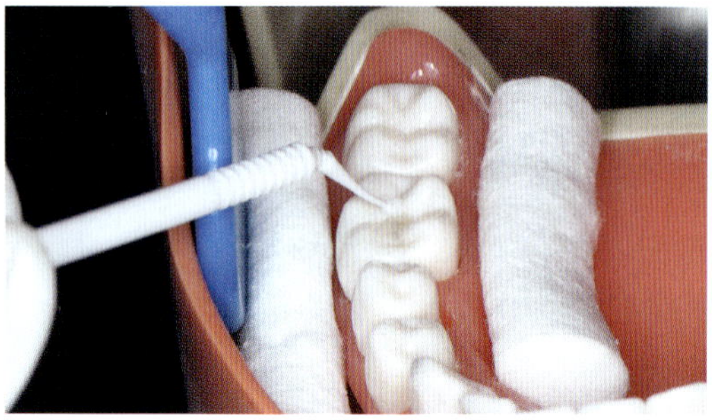

图 10.2.7　涂布自酸蚀粘接剂

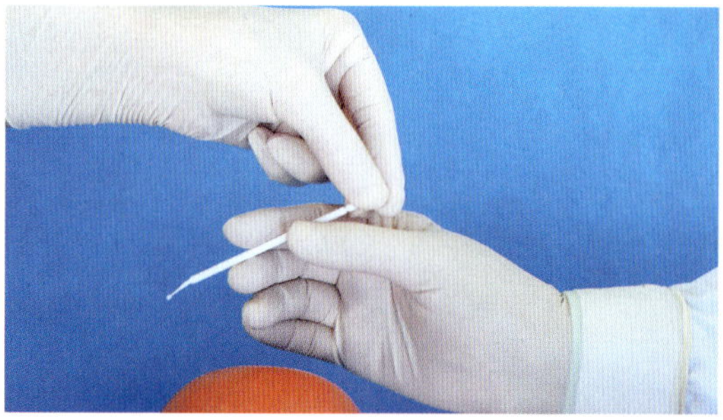

图 10.2.8　传递一次性涂药棒

学习笔记

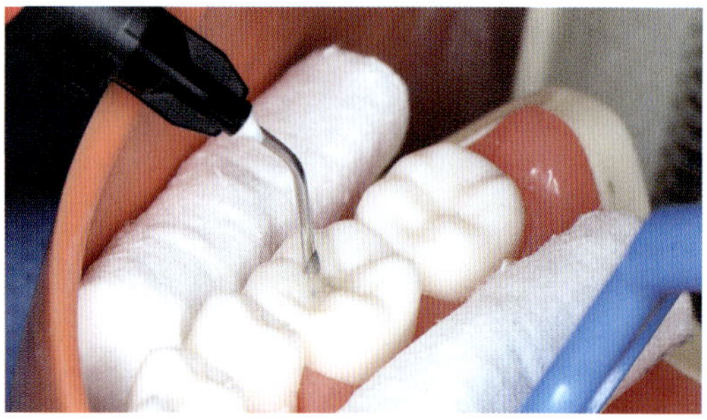

图 10.2.9　充填树脂

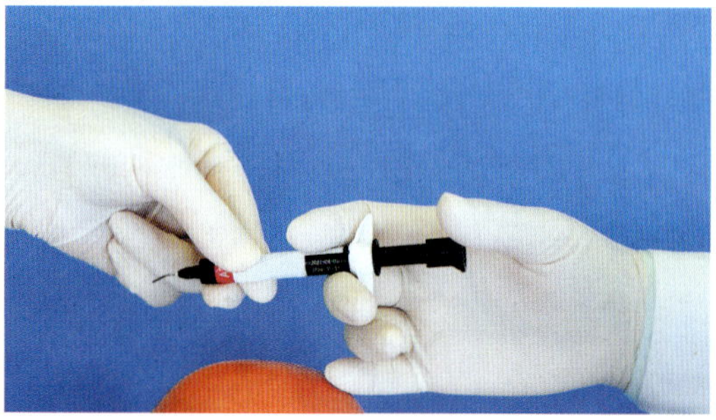

图 10.2.10　传递所需树脂

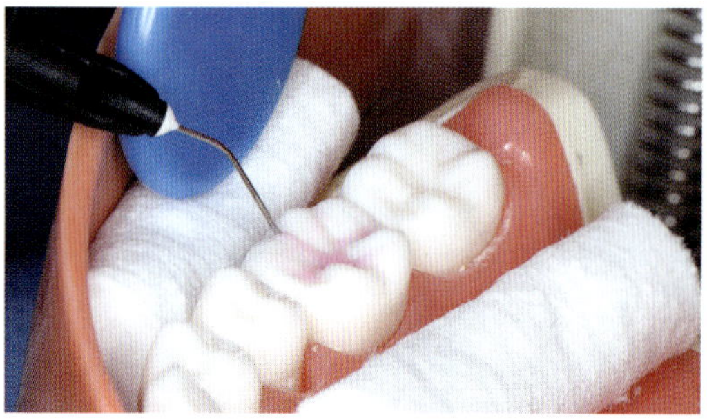

图 10.2.11　涂布窝沟封闭剂

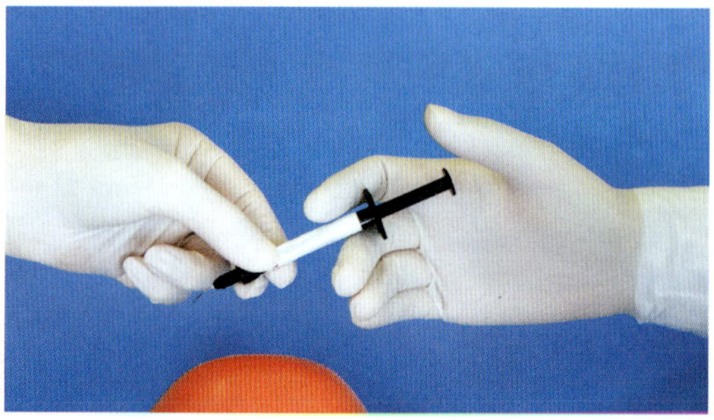

图 10.2.12　传递窝沟封闭剂

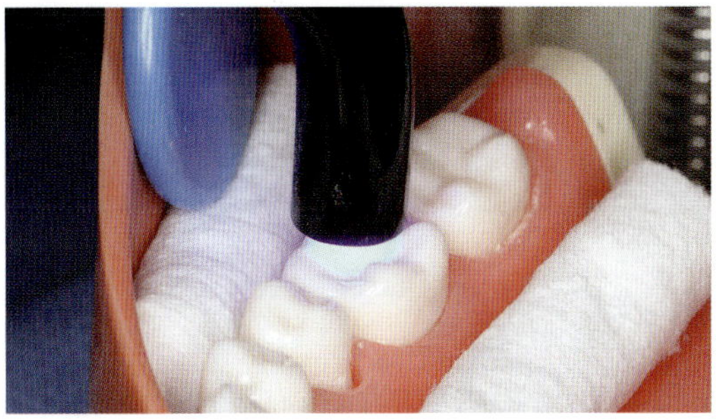

图 10.2.13　光照固化

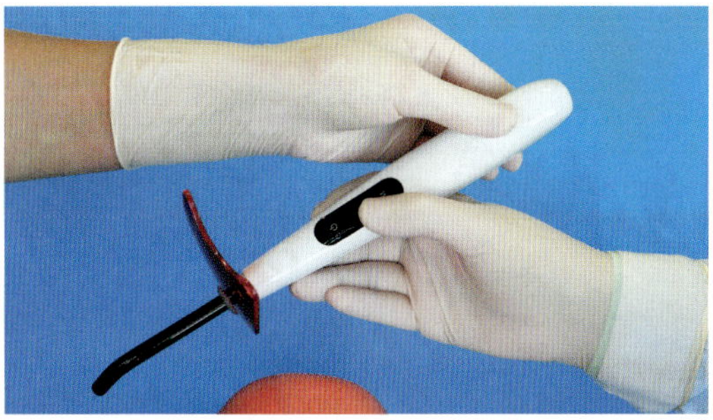

图 10.2.14　传递光固化灯

（三）治疗后护理

1. 患者护理

关闭治疗灯，取下护目镜，推开治疗台，调整牙椅，协助患儿漱口、清洁面部，撤胸巾。

2. 整理用物

冲洗手机管路 20 ~ 30 秒，撤防污膜、三用枪头、吸引器管、口杯，冲洗痰盂及牙椅排水管路，用物分类处置。

3. 牙椅清洁消毒

按照从洁到污的原则擦拭牙椅。

4. 使用速干手消毒液进行手消毒，摘防护面罩，摘手套，洗手。

学习笔记

三、护理要点

1. 治疗过程中及时吸唾，协助隔湿，避免唾液污染引起材料脱落。
2. 使用光固化灯照射时，避免直视灯光以免对眼睛造成损害。
3. 取树脂材料时，应按照所需用量，放入遮光盒内，分次取用。

四、健康宣教

1. 嘱患儿注意口腔卫生，指导患儿正确刷牙、常规使用牙线。
2. 勿食过黏、过硬食物，若有不适或充填材料脱落应及时复诊。
3. 每 3 ~ 6 个月定期复查。

乳牙金属预成冠修复四手操作技术

第三节　乳牙预成冠修复术的四手操作

一、乳牙金属预成冠修复术的四手操作

乳牙金属预成冠（preformed metal crown）是一种预制成型的，具有乳磨牙牙冠形态的不锈钢金属预成冠，通常用于恢复乳牙形态和咀嚼功能。

（一）适应证

1. 各种原因所致的牙体硬组织缺损。
2. 可作为口内间隙保持器的固位体。

（二）治疗步骤与护理配合

1. 治疗前准备

（1）医生准备：①洗手、戴口罩，查看病情、询问相关病史，向患儿家属交代病情及治疗计划，告知其签署知情同意书；②调节椅位，做好标准预防。

（2）护士准备：①洗手、戴口罩，做好标准预防；②核对患儿信息，引导至椅位，推开并抬高医生操作台，协助就坐；③根据疾病治疗方案备齐用物，合理放置；牙科综合治疗台把手、按键，仪器按键等高频接触部位贴防污膜；④告知患儿诊疗中注意事项，做好行为管理。

学习笔记

（3）患者准备：系胸巾、漱口、戴护目镜，取舒适放松体位仰卧于牙椅。

（4）用物准备

①常规用物：一次性口腔器械盘（口镜、探针、镊子）、吸引器管、三用枪头、防污膜、护目镜、口杯、医用棉球、凡士林、医用棉签（图 10.3.1）。

②局部麻醉用物：计算机控制局部麻醉系统或卡局式注射器、口腔用一次性注射针、卡局芯式麻醉剂、碘伏棉签（图 10.3.2）。

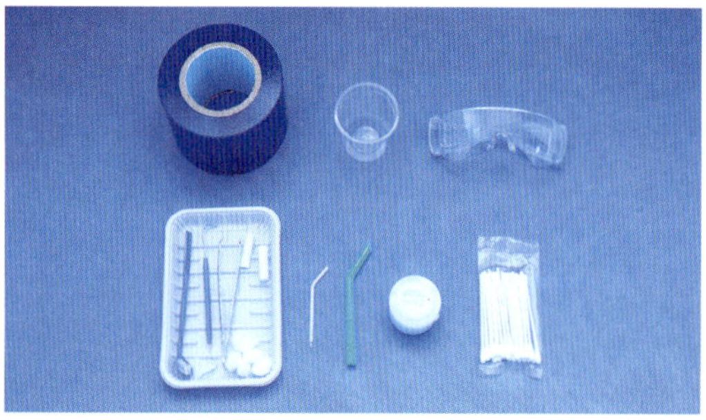

图 10.3.1　常规用物

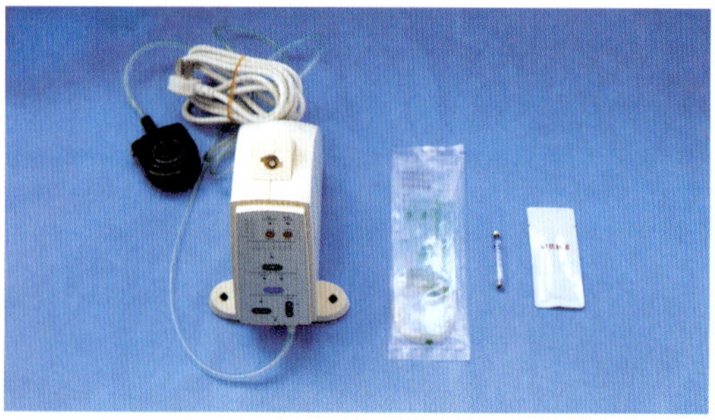

图 10.3.2　局部麻醉用物

③橡皮障隔湿用物：橡皮障布、打孔器、橡皮障夹钳、橡皮障夹、橡皮障支架、橡皮障定位打孔模板、橡皮障楔线、牙线、封闭剂、水门汀充填器、开口器（图 10.3.3）。

④预成冠修复用物：高速手机、低速直机、匹配车针、金属预成冠、金刚砂磨头、抛光磨头、金冠剪、收边钳、缩颈钳、挖匙、咬合纸镊或锁镊、咬合纸、玻璃离子水门汀粉剂及液剂、调拌板、调拌刀、75%酒精棉球（图10.3.4）。

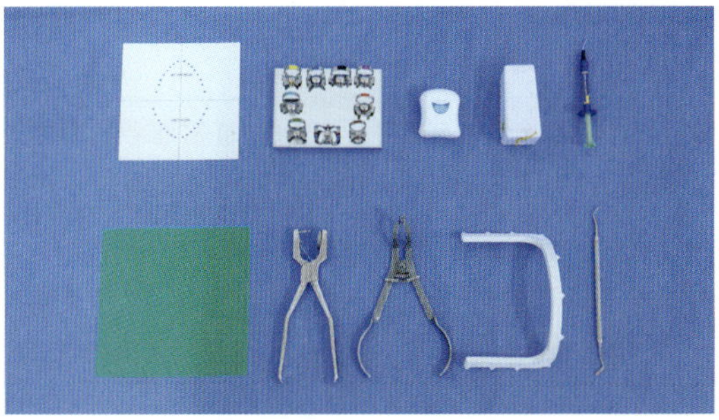
图10.3.3　橡皮障隔湿用物

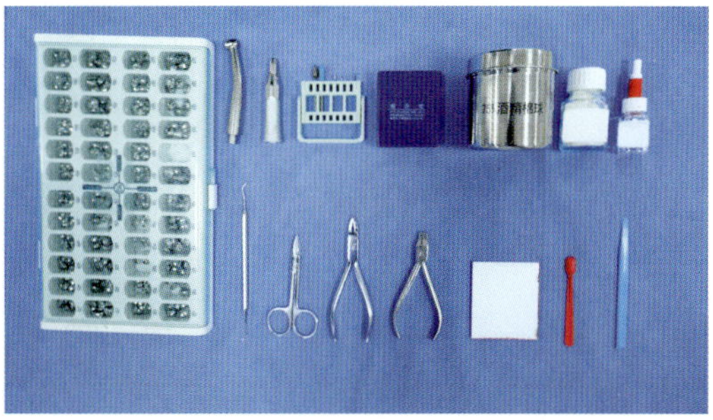
图10.3.4　预成冠修复用物

2. 医护配合流程

医护配合流程见表10.3.1。

表10.3.1　乳牙金属预成冠修复术医护配合流程

医生操作流程	护士操作流程
1. 术前评估患儿病情，拍摄X线片，制定治疗方案，与护士共同核对患儿信息及牙位，嘱患儿家属签署知情同意书	与医生共同核对患儿信息及牙位，引导患儿拍摄X线片，做好患儿行为管理，告知术中注意事项，若有不适举左手示意，避免晃动头部，以防口腔及面部组织意外伤 用凡士林棉签润滑患儿口唇
2. 局部麻醉	与医生核对药物、牙位，检查注射器性能是否完好，传递碘伏棉签，遵医嘱安装麻醉剂并传递，注意避开患儿视线
3. 放置橡皮障（图10.3.5）	安装前告知患儿使用橡皮障的目的，在橡皮障夹弓部系上安全绳，防止误吞误吸；传递橡皮障夹钳予医生，协助安装橡皮障（图10.3.6）
4. 牙体预备（图10.3.7）	在高速手机上安装匹配车针传递予医生，及时吸唾
5. 预成冠选择及试戴 （1）试戴预成冠（图10.3.8） （2）取下预成冠（图10.3.10）	 遵医嘱取合适型号的预成冠（图10.3.9）按正确方向传递予医生，协助试戴 及时传递挖匙予医生（图10.3.11），协助取冠，及时做好器械预处理
6. 修整冠边缘（图10.3.12）	传递金冠剪予医生修剪冠边缘（图10.3.13）。及时用污物杯接取碎屑；或在低速直机上安装金刚砂磨头予医生修整冠边缘，及时用吸引器吸除碎屑
7. 卸除橡皮障	传递橡皮障夹钳予医生，协助卸除橡皮障
8. 试戴预成冠，检查咬合（图10.3.14）	传递咬合纸予医生检查咬合（图10.3.15）

学习笔记

（续表）

医生操作流程	护士操作流程
9. 取下预成冠，抛光冠边缘	及时传递挖匙予医生，协助取冠 在低速直机上安装抛光磨头予医生抛光冠边缘及时用吸引器吸除碎屑
10. 缩紧冠颈部（图 10.3.16、图 10.3.17）	依次传递缩颈钳、收边钳予医生缩紧冠颈部（图 10.3.18、图 10.3.19）
11. 粘接预成冠	用 75% 酒精棉球消毒预成冠并吹干 调拌适量粘接剂放入预成冠粘接面（图 10.3.20） 正确传递预成冠予医生（图 10.3.21），并协助隔湿
12. 去除多余的粘接剂	传递探针、牙线予医生去除多余的粘接剂

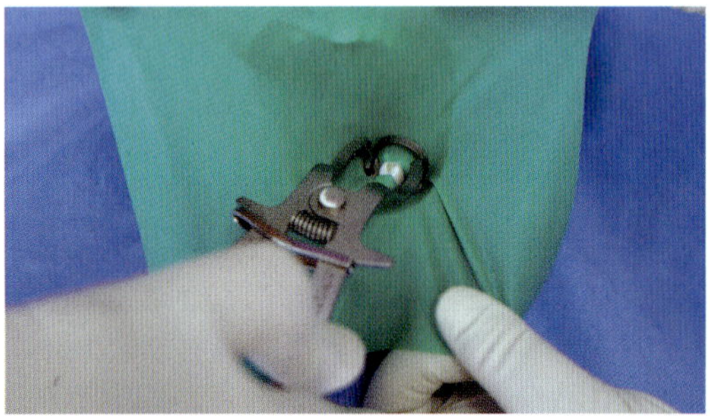

图 10.3.5　安装橡皮障

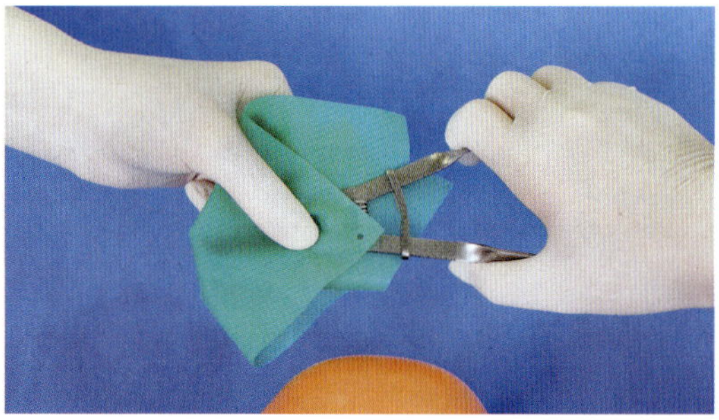

图 10.3.6　传递橡皮障

学习笔记

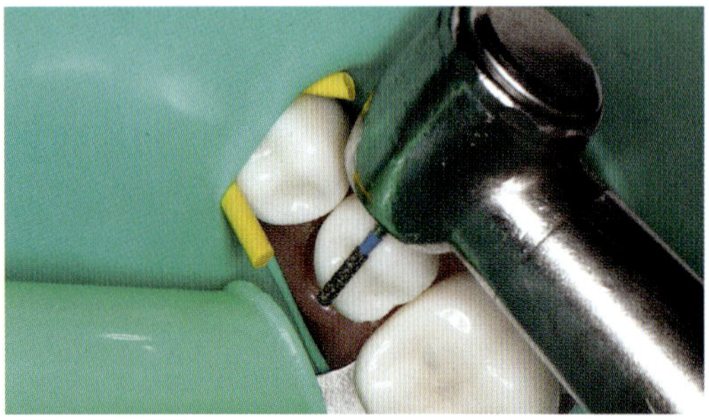

图 10.3.7　牙体预备

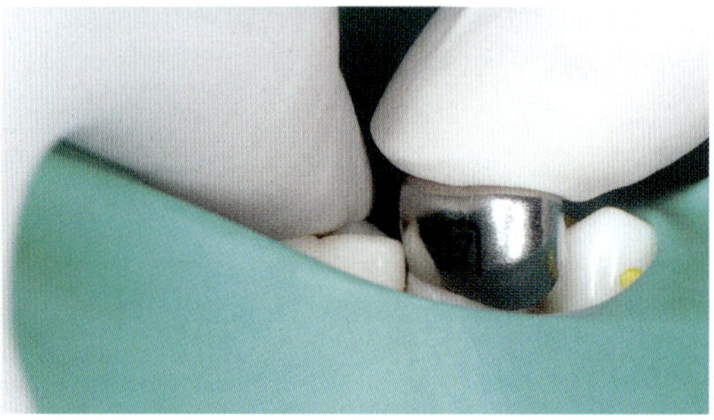

图 10.3.8　试戴预成冠

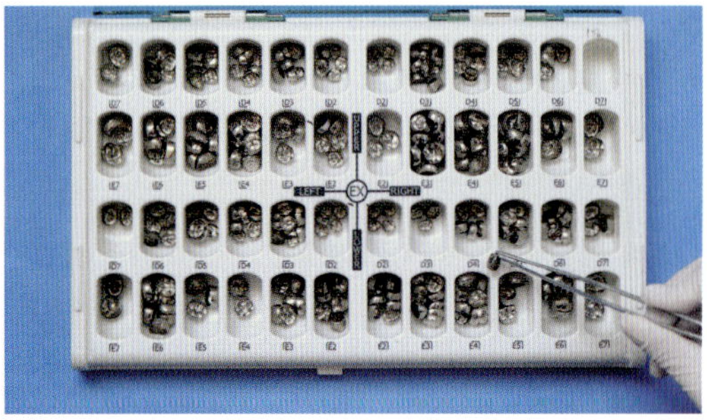

图 10.3.9　选择合适型号的预成冠

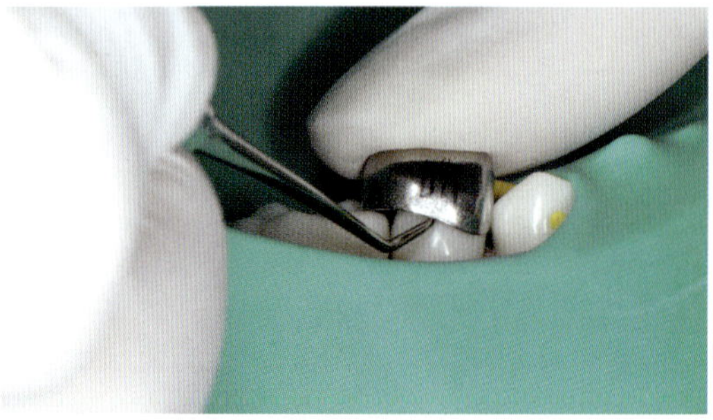

图 10.3.10　取下预成冠

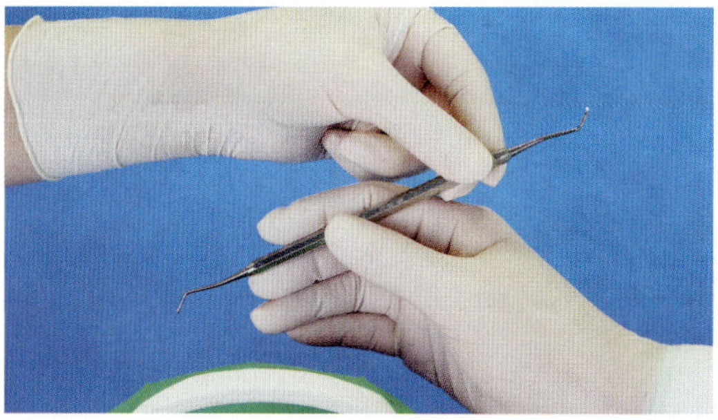

图 10.3.11　传递挖匙

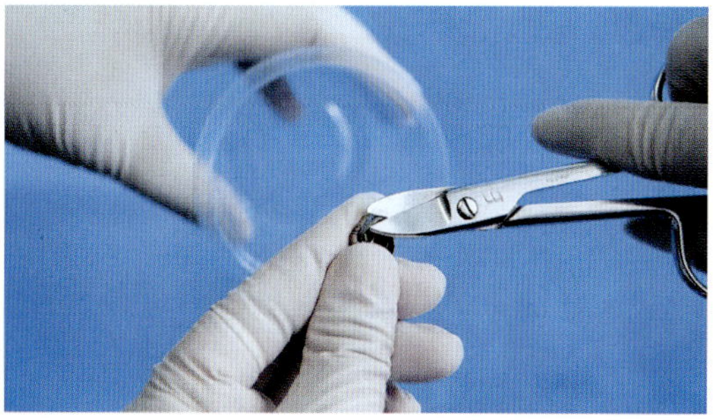

图 10.3.12　修整冠边缘

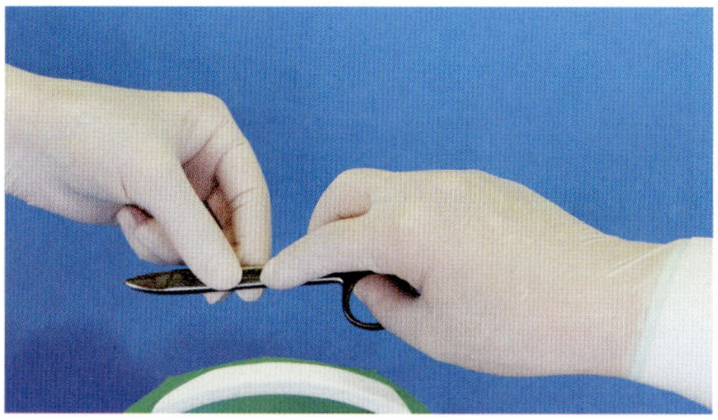

图 10.3.13　传递金冠剪

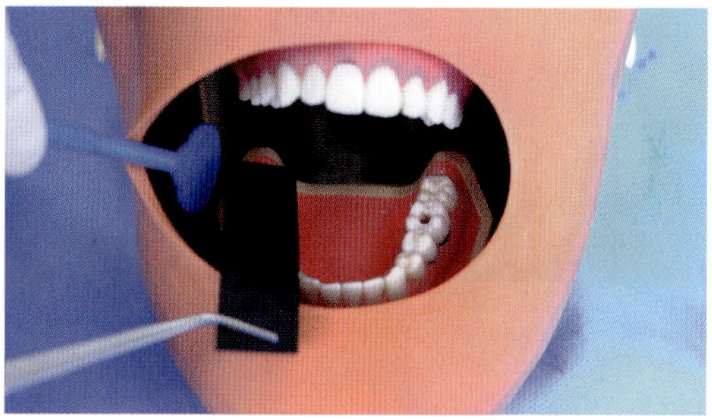

图 10.3.14　检查咬合

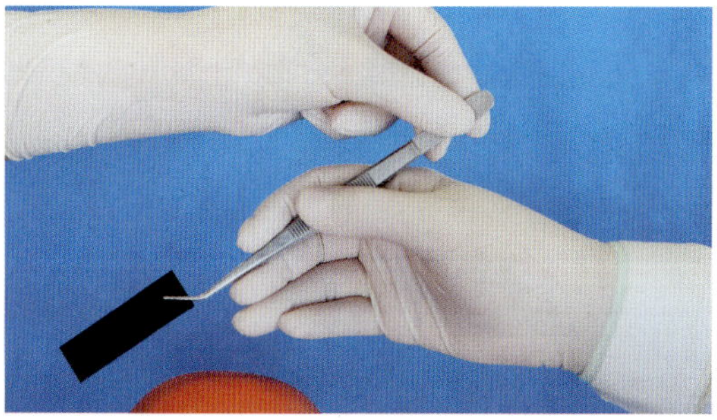

图 10.3.15　传递咬合纸

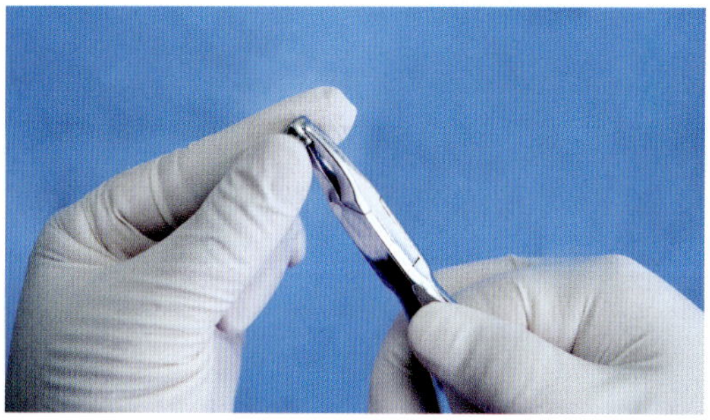

图 10.3.16　用缩颈钳缩紧冠颈部

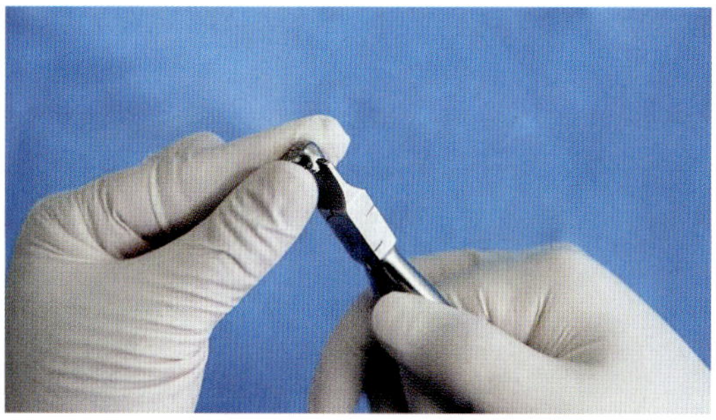

图 10.3.17　用收边钳缩紧冠颈部

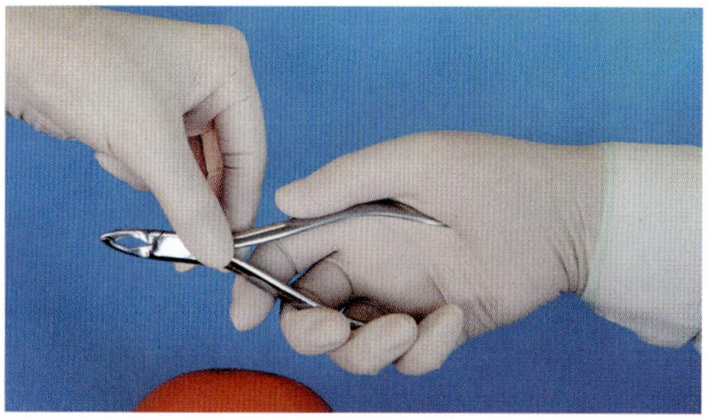

图 10.3.18　传递缩颈钳

学习笔记

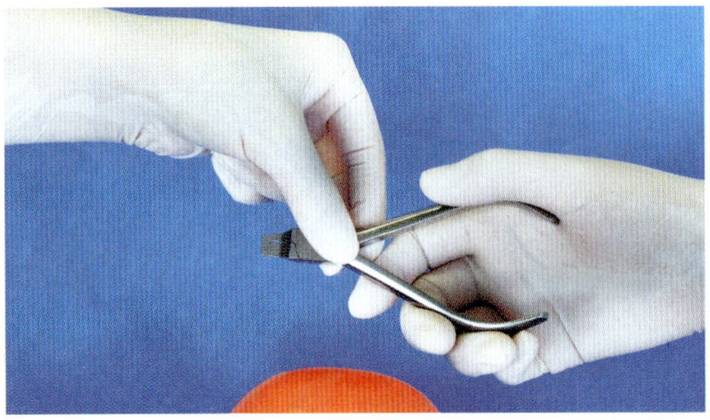

图 10.3.19　传递收边钳

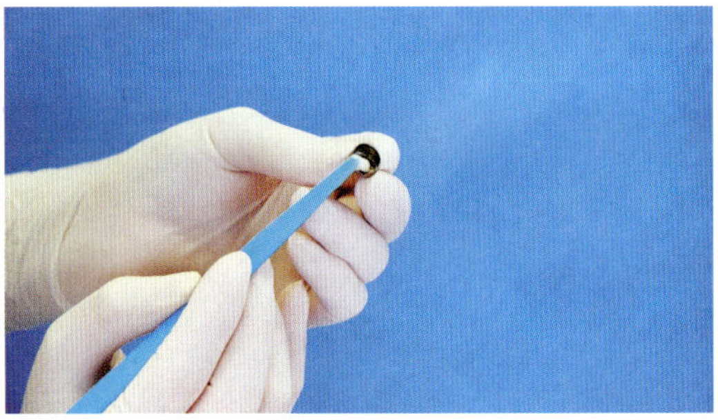

图 10.3.20　将粘接剂放入预成冠

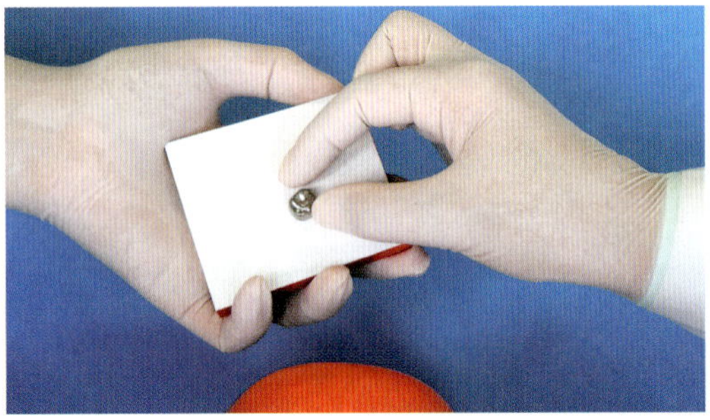

图 10.3.21　传递预成冠

学习笔记

3. 治疗后护理

（1）患者护理：关闭治疗灯，取下护目镜，推开治疗台，调整牙椅，协助患儿漱口、清洁面部、撤胸巾。

（2）整理用物：冲洗手机管路 20 ~ 30 秒，撤防污膜、三用枪头、吸引器管、口杯，冲洗痰盂及牙椅排水管路，用物分类处置。

（3）牙椅清洁消毒：按照从洁到污的原则擦拭牙椅。

（4）使用速干手消毒液进行手消毒，摘防护面罩，摘手套，洗手。

（三）护理要点

1. 戴冠或取冠时，嘱患儿勿晃动头部，防止预成冠脱落，引起误吞、误吸。

2. 修整预成冠时，及时用吸引器管吸除碎屑，防止碎屑进入患儿眼睛。

3. 根据患牙位置，正确传递预成冠。

4. 试橡皮障夹时，系好安全绳，防止误吞、误吸。

（四）健康宣教

1. 术后当天可能会有胀痛等不适，一般 1 ~ 2 天即可缓解。如有剧烈疼痛、冠脱落等及时复诊。

2. 治疗完成，待粘接材料完全粘固后方可正常使用。

3. 局麻后嘱患儿 2 小时后方可进食，避免吮吸黏膜以防咬伤。

4. 嘱患儿正确刷牙，使用牙线，注意口腔卫生。

5. 每 3 ~ 6 个月定期复查。

二、乳前牙透明成型冠修复术的四手操作

透明成型冠（transparent shaped crown）是一种外壳透明与牙齿形态相近的预成冠，可用于修复乳前牙外形的一种牙冠外形速成修复辅助套。

（一）适应证

乳前牙透明成型冠（以下简称透明冠）适用于乳前牙大面积缺损，且残余牙体组织多于 1/3 的患牙。

（二）治疗步骤与护理配合

1. 治疗前准备

（1）医生准备：①洗手、戴口罩，查看病情、询问相关病史，向患儿家属交代病情及治疗计划，告知其签署知情同意书；②调节椅位，做好标准预防。

（2）护士准备：①洗手、戴口罩，做好标准预防；②核对患儿信息，引导至椅位，推开并抬高医生操作台，协助就坐；③根据疾病治疗方案备齐用物，合理放置；牙科综合治疗台把手、按键，仪器按键等高频接触部位贴防污膜；④告知患儿诊疗中注意事项，做好患儿的行为管理。

（3）患者准备：系胸巾、漱口、戴护目镜，取舒适放松体位仰卧于牙椅。

（4）用物准备

①常规用物：一次性口腔器械盘（口镜、探针、镊子）、三用枪头、吸引器管、防污膜、护目镜、口杯、凡士林、医用棉签、医用棉球、无菌纱布块（图 10.3.22）。

②治疗用物：高速手机、低速弯机、匹配车针、矽粒子、乳前牙透明成型冠、眼科剪、水门汀充填器、一次性涂药棒、磷酸酸蚀剂、自酸蚀粘接剂、树脂遮光盒、流动树脂、复合树脂、光固化灯、挖匙、咬合纸镊或锁镊、咬合纸（图 10.3.23）。

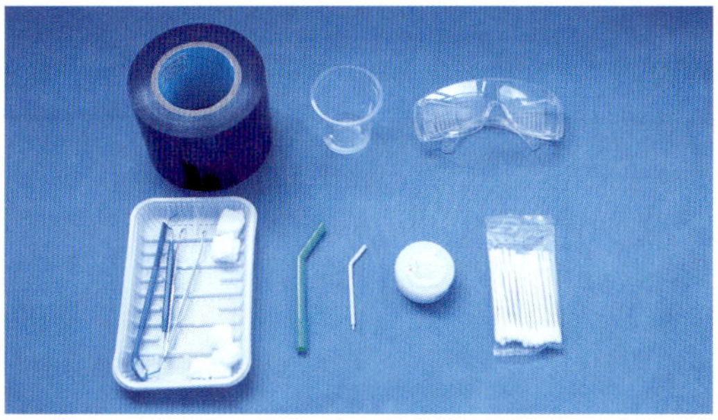

图 10.3.22 常规用物

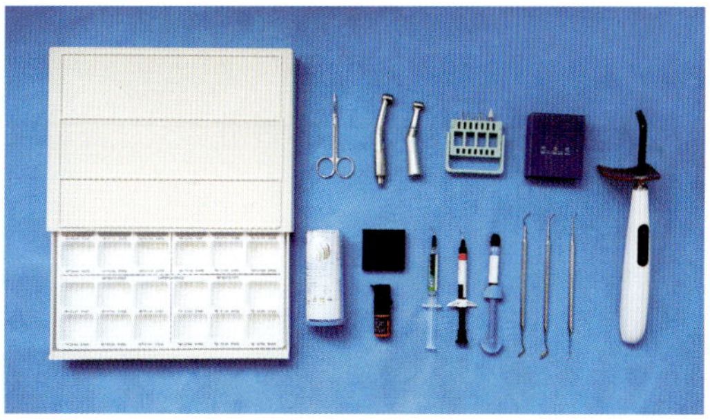

图 10.3.23 治疗用物

2. 医护配合流程

医护配合流程见表 10.3.2。

学习笔记

学习笔记

表 10.3.2　乳前牙透明成型冠修复术医护配合流程

医生操作流程	护士操作流程
1. 术前评估患儿病情，拍摄 X 线片，制定治疗方案，与护士共同核对患儿信息及牙位，嘱患儿家属签署知情同意书	与医生共同核对患儿信息及牙位，引导患儿拍摄 X 线片，做好行为管理，告知术中注意事项，若有不适，举左手示意，避免晃动头部，以防口腔及面部组织意外伤；用凡士林棉签润滑患儿口唇
2. 试戴透明冠（图 10.3.24）	取合适型号的透明冠传递予医生（图 10.3.25）
3. 去除腐质，牙体预备（图 10.3.26）	在高速手机上安装匹配车针传递予医生；及时吸唾，协助牵拉软组织，充分暴露患牙
4. 制备排溢孔，修整冠边缘（图 10.3.27）	传递探针予医生，协助医生在透明冠远中切角制备排溢孔 传递眼科剪予医生，协助医生修整透明冠边缘至高度合适，且边缘光滑无凸出；及时用污物杯接取碎屑
5. 酸蚀牙面	
（1）将磷酸酸蚀剂涂布在牙面上（图 10.3.28）	传递磷酸酸蚀剂予医生（图 10.3.29）
（2）用三用枪冲洗牙面 10 ~ 15 秒（具体时间参考材料说明书），吹干牙面	及时吸唾，防止磷酸酸蚀剂进入患儿口腔
（3）涂布自酸蚀粘接剂（图 10.3.30），涂布完成后用三用枪吹匀	用一次性涂药棒蘸取适量自酸蚀粘接剂传递予医生（图 10.3.31）
（4）光照固化 20 ~ 40 秒（具体时间参考材料说明书）	传递光固化灯予医生，协助光照
6. 戴入牙冠（图 10.3.32）	将复合树脂充填到修整完成的透明冠内（图 10.3.33），至 2/3 满时传递予医生
7. 固化	
（1）点固化	传递光固化灯予医生照射 2 秒
（2）去除排溢孔和冠边缘多余树脂	传递探针予医生，协助去除多余树脂
（3）光照固化（图 10.3.34）	传递光固化灯予医生（图 10.3.35），协助其固化
8. 去除透明冠（图 10.3.36）	依次传递无菌纱布块、挖匙予医生（图 10.3.37）去除透明冠
9. 调殆、抛光（图 10.3.38）	传递咬合纸予医生检查咬合（图 10.3.39）；在高速手机上安装调殆车针予医生，及时吸唾；在低速弯机上安装矽粒子予医生，协助其抛光

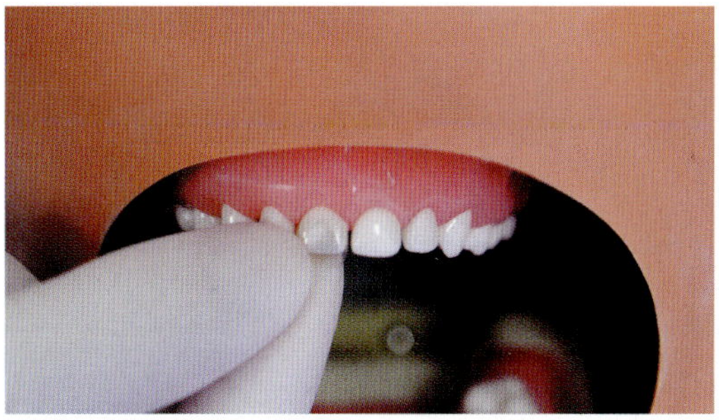
图 10.3.24　试戴透明冠

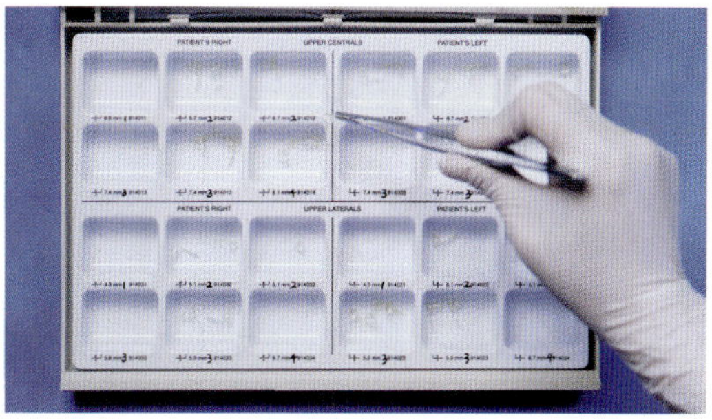
图 10.3.25　选择透明冠

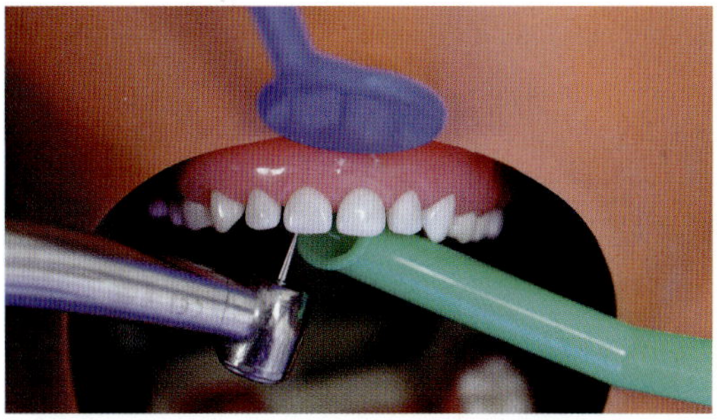
图 10.3.26　牙体预备

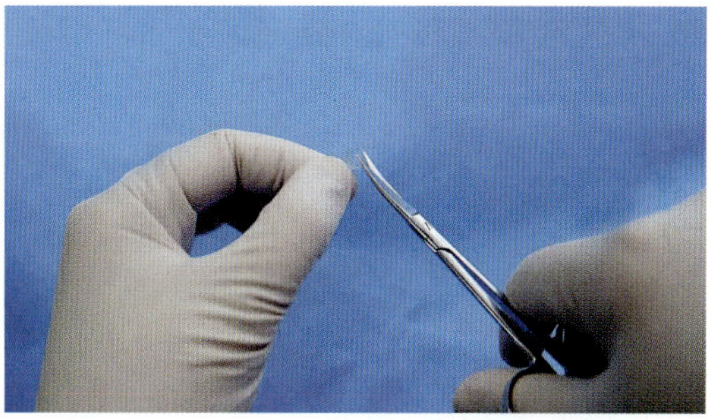
图 10.3.27　修整透明冠边缘

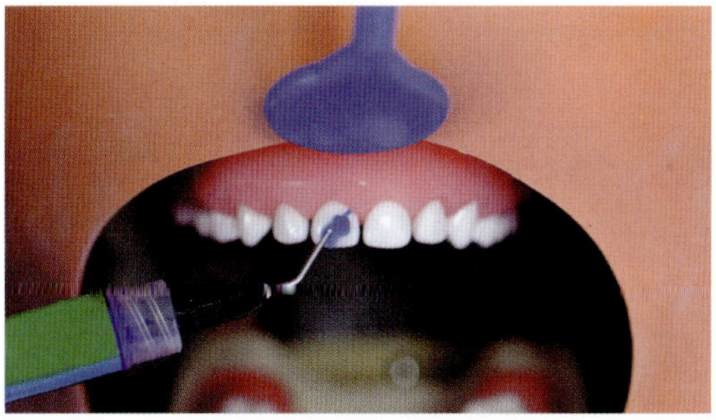
图 10.3.28　酸蚀牙面

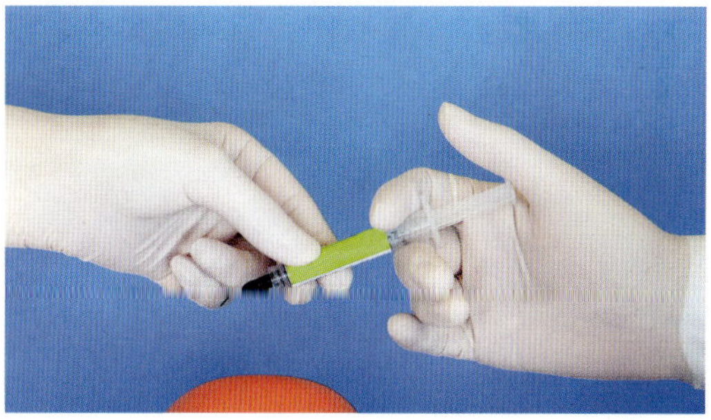
图 10.3.29　传递磷酸酸蚀剂

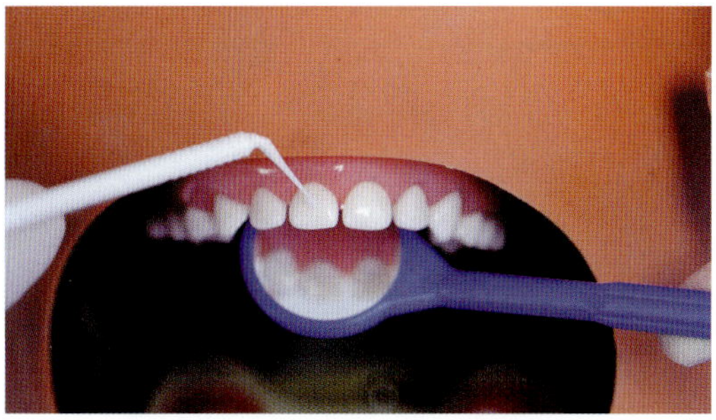
图 10.3.30　涂布自酸蚀粘接剂

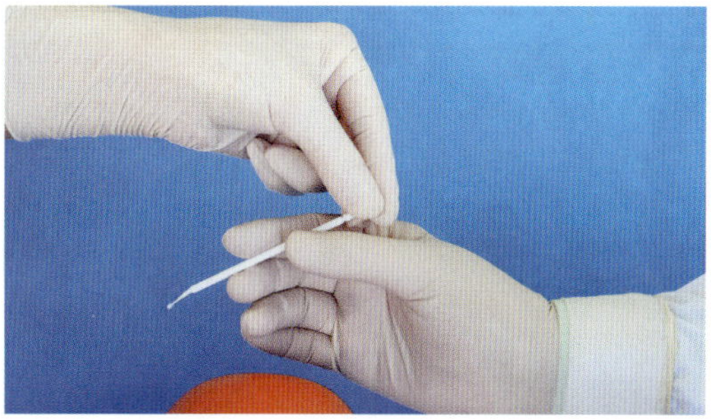
图 10.3.31　传递一次性涂药棒

学习笔记

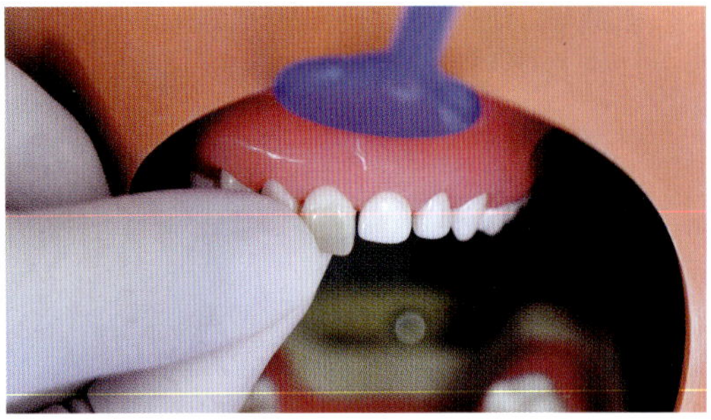

图 10.3.32　戴入牙冠

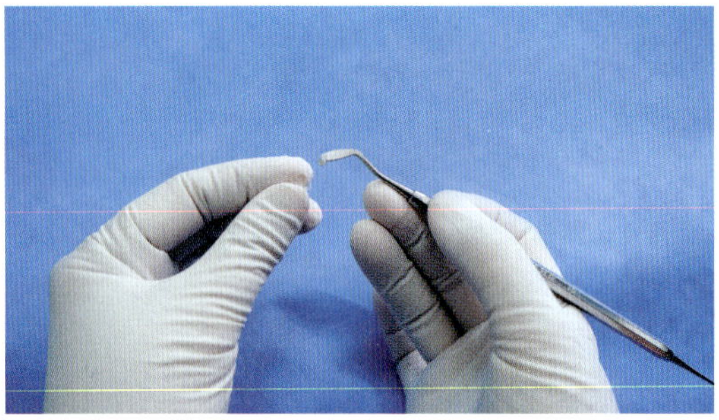

图 10.3.33　充填复合树脂于透明冠内

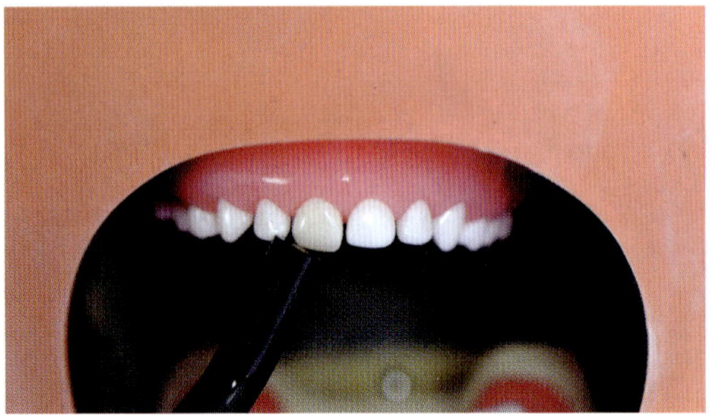

图 10.3.34　光照固化

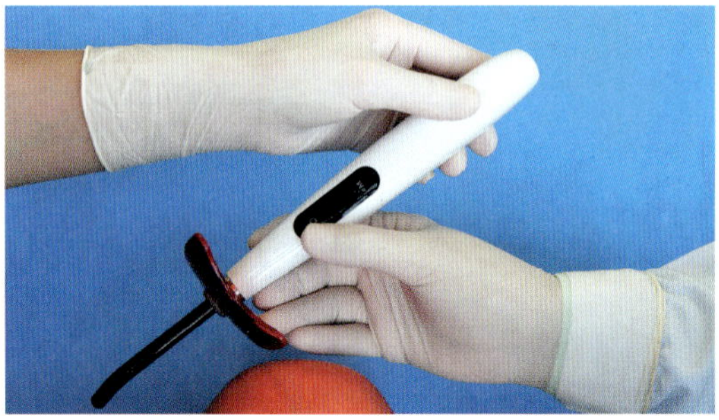

图 10.3.35　传递光固化灯

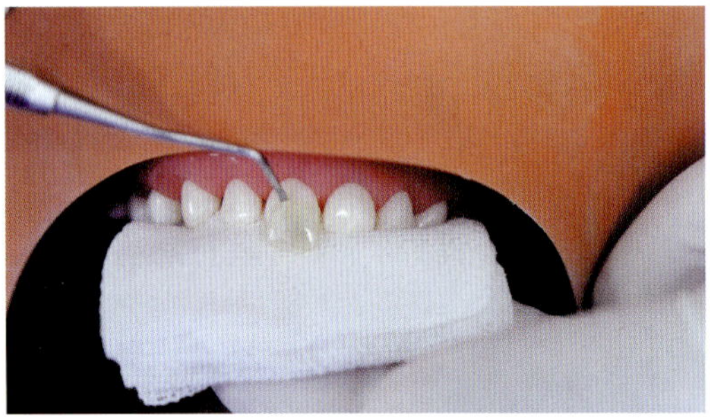

图 10.3.36　去除透明冠

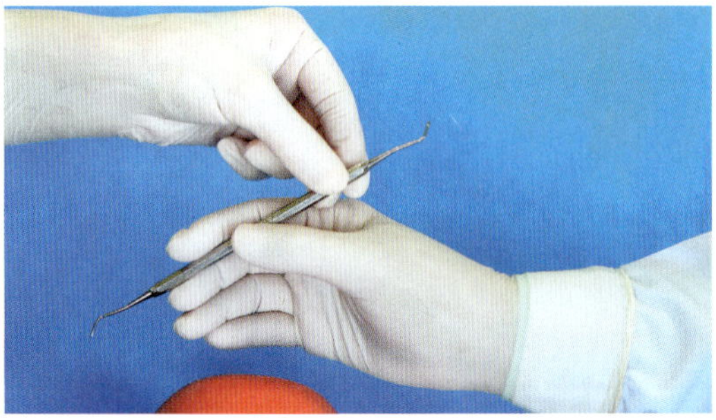

图 10.3.37　传递挖匙

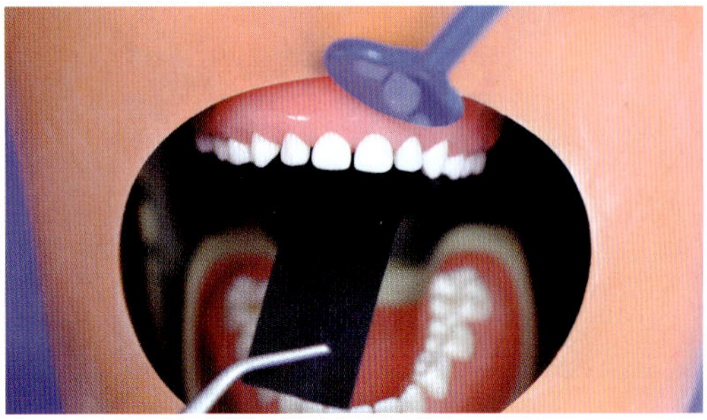

图 10.3.38　调𬌗、抛光

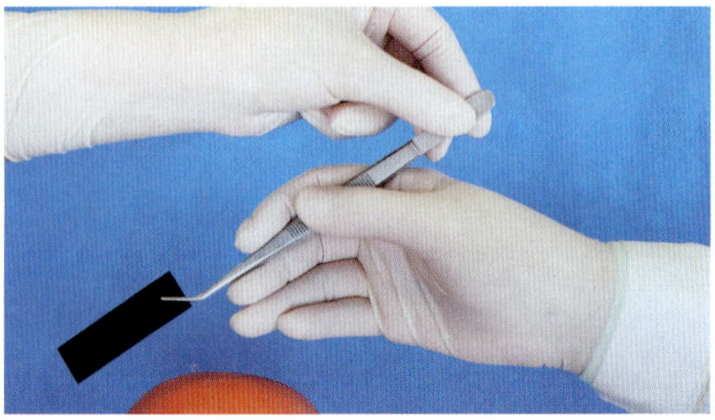

图 10.3.39　传递咬合纸

学习笔记

3. 治疗后护理

（1）患者护理：关闭治疗灯，取下护目镜，推开治疗台，调整牙椅，协助患儿漱口、清洁面部，撤胸巾。

（2）整理用物：冲洗手机管路 20 ~ 30 秒，撤防污膜、三用枪头、吸引器管、口杯，冲洗痰盂及牙椅排水管路，用物分类处置。

（3）牙椅清洁消毒：按照从洁到污的原则擦拭牙椅。

（4）使用速干手消毒液进行手消毒，摘防护面罩，摘手套，洗手。

（三）护理要点

1. 去除透明冠时，注意安抚患儿情绪，防止患儿突然晃动造成透明冠脱落，引起误吞、误吸。

2. 冲洗磷酸酸蚀剂时及时吸唾，防止磷酸酸蚀剂进入患儿口腔，对黏膜产生刺激。

3. 填充透明冠时，压实树脂，充填唇腭侧时贴紧冠边缘，避免产生气泡。

4. 取树脂材料时，应按照所需用量放入遮光盒内，分次取用。

（四）健康宣教

1. 嘱患儿勿用前牙咬过硬、过黏食物，防止材料脱落。

2. 两周内勿食用过冷、过热食物。

3. 正确刷牙，使用牙线，注意口腔卫生。

4. 每 3 ~ 6 个月定期复诊，不适随诊。

学习笔记

第四节　乳牙根管治疗术的四手操作

乳牙根管治疗术（root canal therapy of primary teeth）是指通过根管预备和药物消毒去除感染物质对根尖周组织的不良刺激，并用可吸收的充填材料充填根管，防止发生根尖周病或促进根尖周病愈合的一项临床常用技术。

乳牙根管治疗四手操作技术

一、适应证

1. 牙髓炎症涉及根髓，不宜行牙髓切断术的乳牙。

2. 牙髓坏死而应保留的乳牙。

3. 根尖周炎症而具有保留价值的乳牙。

二、治疗步骤与护理配合

（一）治疗前准备

1. 医生准备

（1）洗手、戴口罩，查看病情、询问相关病史，向患儿家属交代病情及治疗计划，告知其签署知情同意书。

（2）调节椅位，做好标准预防。

2. 护士准备

（1）洗手、戴口罩，做好标准预防。

（2）核对患儿信息，引导至椅位，推开并抬高医生操作台，协助就坐。

（3）根据疾病治疗方案备齐用物并合理放置；牙科综合治疗台把手、按键，仪器按键等高频接触部位贴防污膜。

（4）向患儿告知诊疗中注意事项，做好行为管理。

3. 患者准备

系胸巾、漱口、戴护目镜，取舒适放松体位仰卧于牙椅。

4. 用物准备

（1）常规用物：一次性口腔器械盘（口镜、探针、镊子）、吸引器管、三用枪头、防污膜、护目镜、口杯、医用棉球、凡士林、医用棉签（图 10.4.1）。

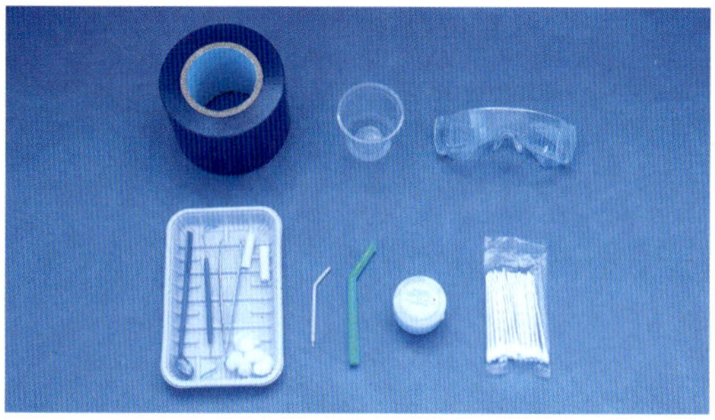

图 10.4.1　常规用物

（2）局部麻醉用物：计算机控制局部麻醉系统或卡局式注射器、口腔用一次性注射针、卡局芯式麻醉剂、碘伏棉签（图 10.4.2）。

（3）橡皮障隔湿用物：橡皮障布、打孔器、橡皮障夹钳、橡皮障夹、橡皮障支架、橡皮障定位打孔模板、橡皮障楔线、牙线、封闭剂、水门汀充填器、开口器（图 10.4.3）。

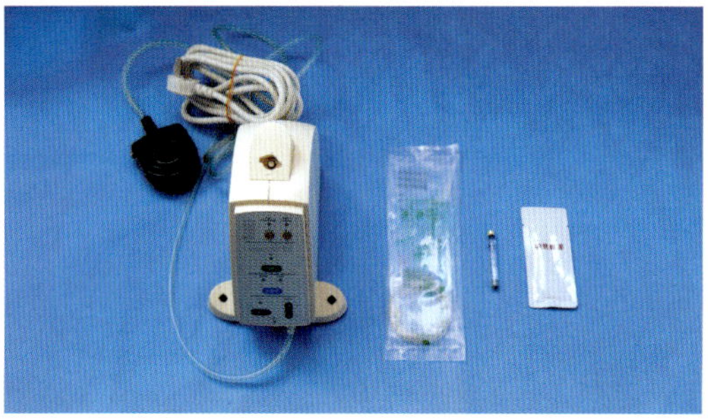

图 10.4.2　局部麻醉用物

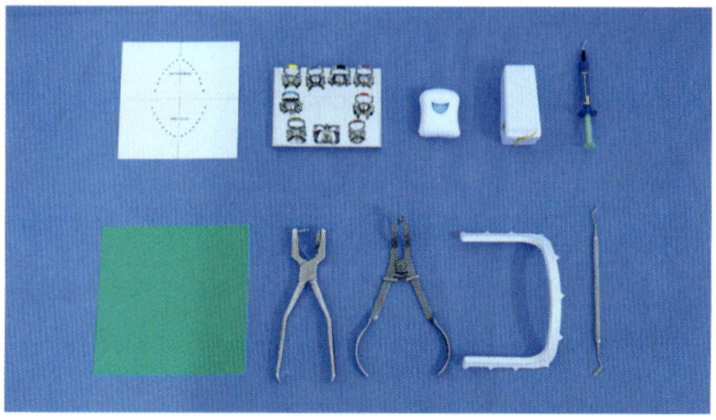

图 10.4.3　橡皮障隔湿用物

（4）根管治疗用物：高速手机、低速弯机、匹配车针、拔髓针、挖匙、根管锉、清洁台、无菌冲洗器、螺旋充填器、根管治疗冲洗液（次氯酸钠）、吸潮纸尖、锁镊、水门汀充填器、根管润滑剂（EDTA）、根管消毒剂（氢氧化钙糊剂）、暂封材料、根管充填糊剂、（图 10.4.4）。

（5）垫底及充填抛光用物：玻璃离子水门汀粉剂和液剂、磷酸酸蚀剂、自酸蚀粘接剂、一次性涂药棒、复合树脂、光固化灯、调拌刀、调拌板、咬合纸、匹配车针、砂粒子（图 10.4.5）。

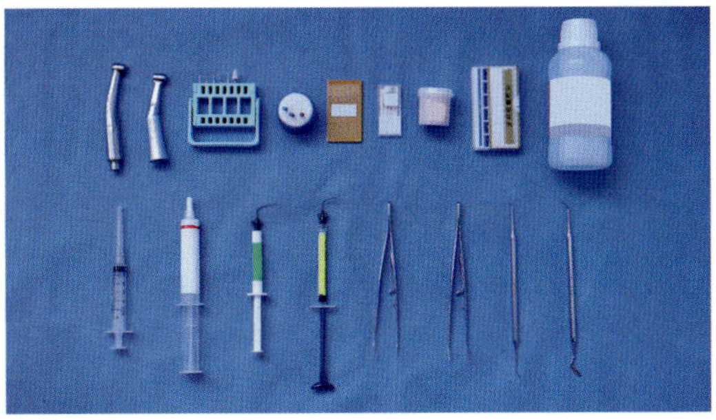

图 10.4.4　根管治疗用物

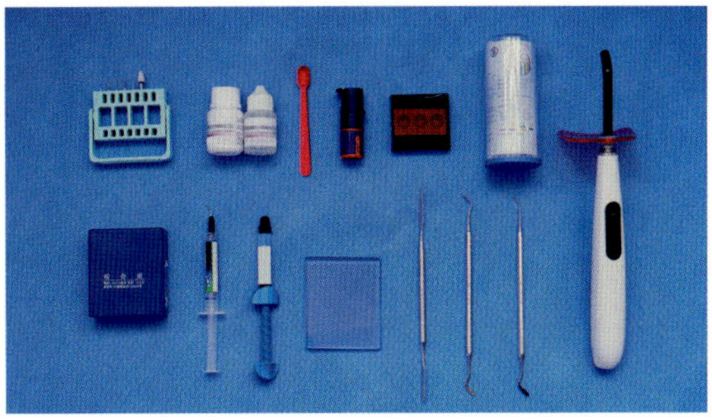

图 10.4.5　垫底及充填抛光用物

（二）医护配合流程

医护配合流程见表 10.4.1 和表 10.4.2。

表 10.4.1　根管预备医护配合流程

医生操作流程	护士操作流程
1. 术前评估患儿病情，拍摄 X 光片，制定治疗方案，与护士共同核对患儿信息及牙位，嘱患儿家属签署知情同意书	与医生共同核对患儿信息及牙位，引导患儿拍摄 X 线片，做好患儿行为管理，告知术中注意事项，若有不适举左手示意，避免晃动头部，以防口腔及面部组织意外伤 用凡士林棉签润滑患儿口唇 安抚患儿，做好心理护理
2. 局部麻醉	与医生核对药物、牙位，检查注射器性能是否完好，传递碘伏棉签，遵医嘱安装麻醉剂并传递，注意避开患儿视线
3. 安装橡皮障（图 10.4.6）	安装前告知患儿使用橡皮障的目的，在橡皮障弓部系上安全绳，防止误吞误吸；传递橡皮障夹钳予医生，协助安装橡皮障（图 10.4.7）
4. 去腐备洞、揭髓室顶	在高速手机上安装匹配车针传递予医生 及时吸唾，调整光源，保持视野清晰
5. 根管预备 （1）拔髓（图 10.4.8） （2）预备根管（图 10.4.10） （3）冲洗根管（图 10.4.12）	 用锁镊夹持拔髓针传递予医生（图 10.4.9） 将根管锉按使用顺序排列于清洁台传递予医生（图 10.4.11） 传递根管冲洗液（图 10.4.13），及时吸唾

学习笔记

（续表）

医生操作流程	护士操作流程
6. 根管消毒	
（1）干燥根管（图 10.4.14）	用锁镊夹取吸潮纸尖传递予医生干燥根管（图 10.4.15）
（2）消毒根管（图 10.4.16）	传递根管消毒糊剂（如氢氧化钙消毒糊剂）予医生消毒根管（图 10.4.17）；用锁镊夹取小棉球传递予医生
（3）暂封窝洞（图 10.4.18）	用水门汀充填器取适量暂封材料传递予医生；及时清除器械上的残留物质，保持器械清洁
7. 卸除橡皮障	传递橡皮障夹钳予医生，协助卸除橡皮障

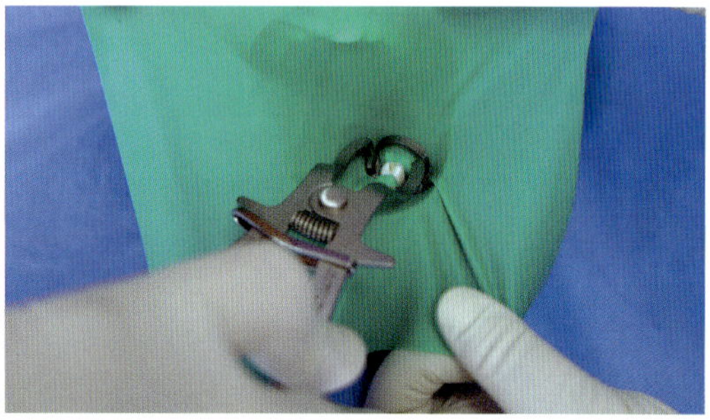
图 10.4.6　安装橡皮障

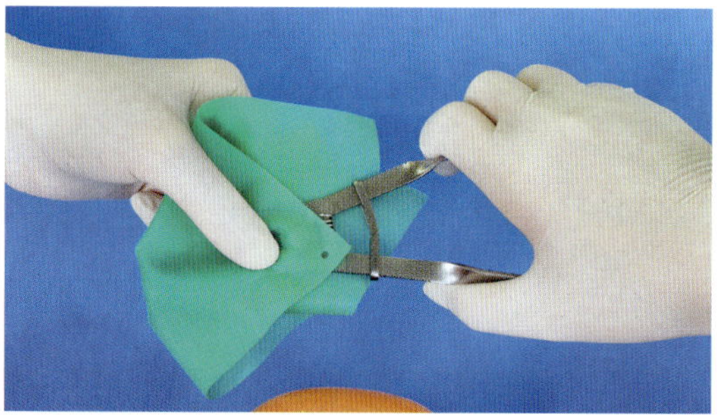
图 10.4.7　传递橡皮障

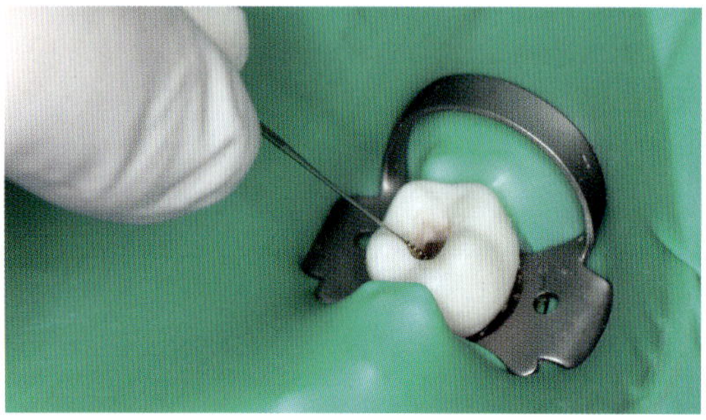
图 10.4.8　拔髓

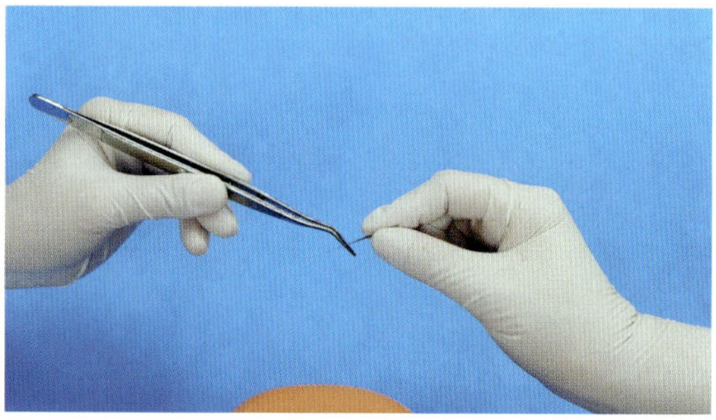
图 10.4.9　传递拔髓针

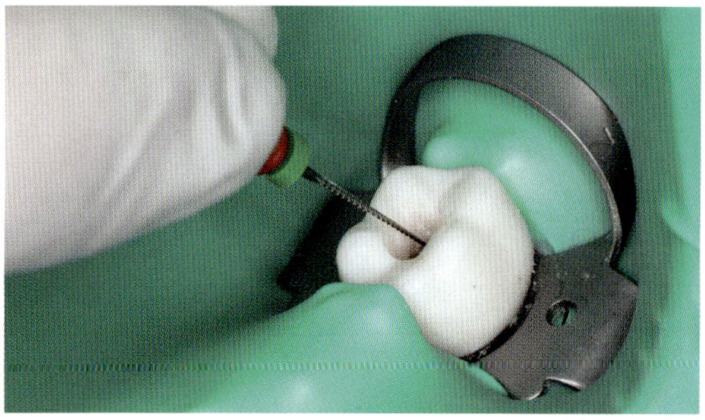
图 10.4.10　预备根管

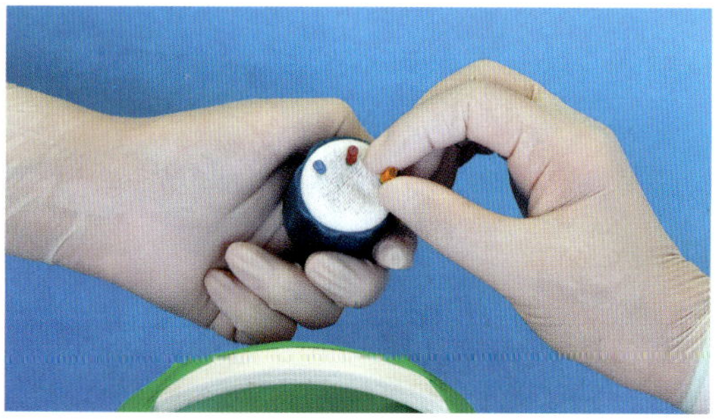
图 10.4.11　传递根管锉

学习笔记

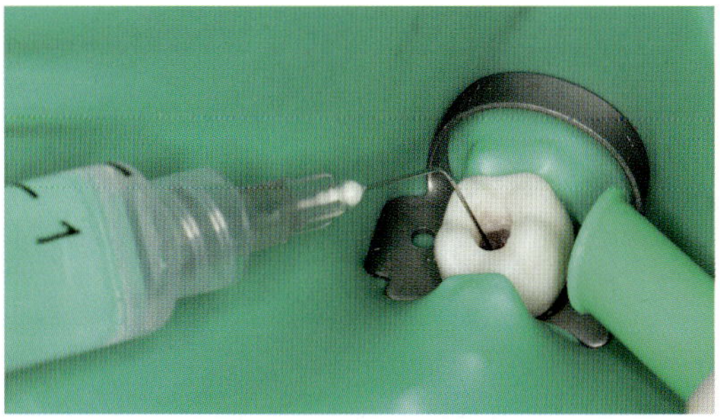

图 10.4.12 冲洗根管

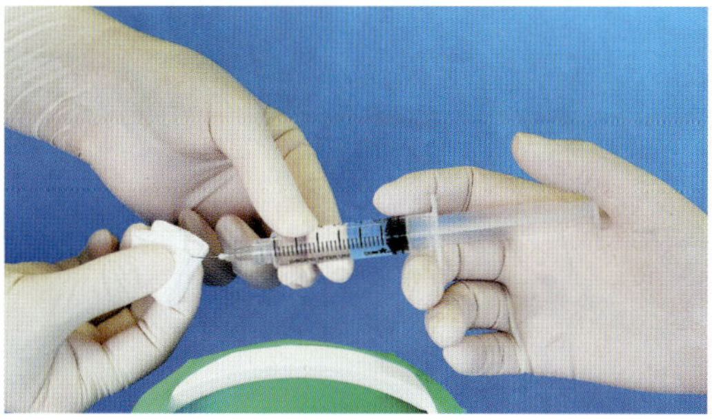

图 10.4.13 传递冲洗液

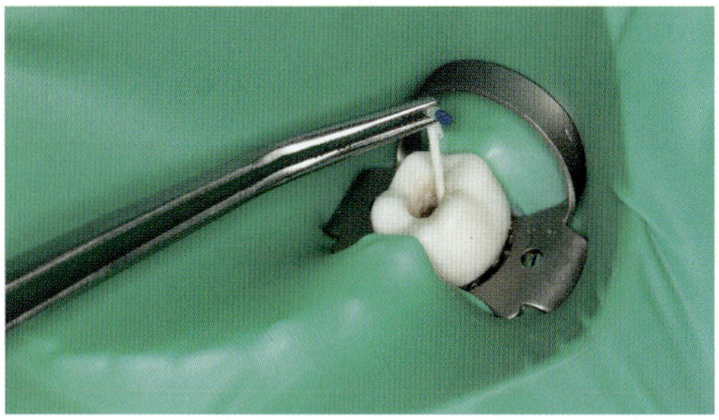

图 10.4.14 干燥根管

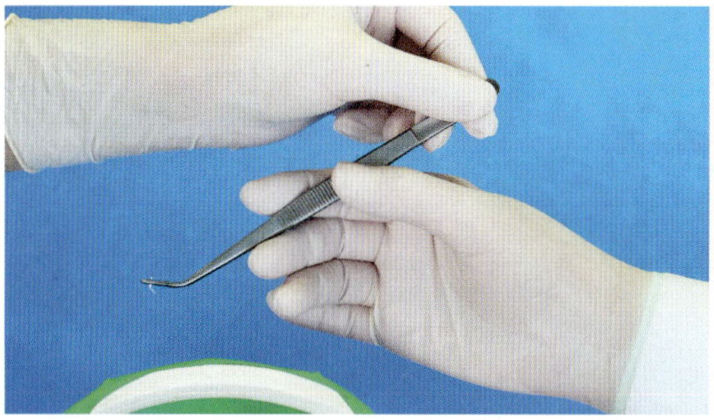

图 10.4.15 传递吸潮纸尖

学习笔记

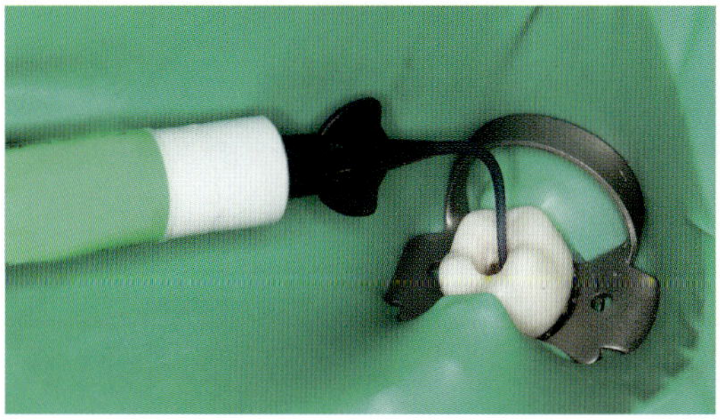

图 10.4.16 根管消毒剂消毒根管

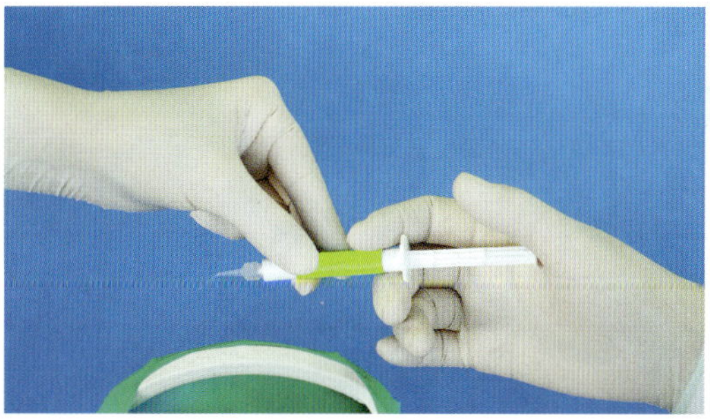

图 10.4.17 传递根管消毒糊剂

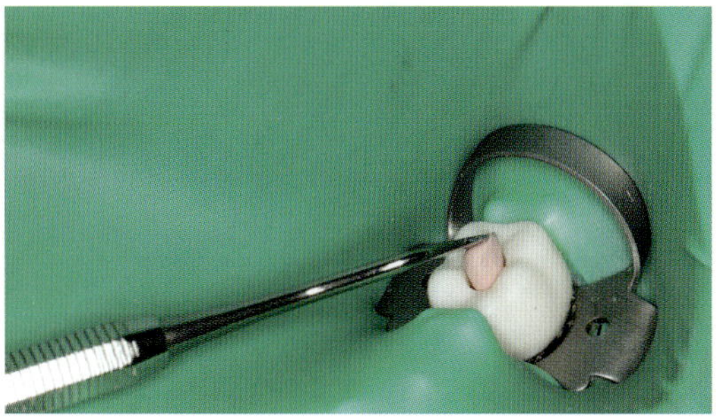

图 10.4.18 暂时窝洞

学习笔记

表 10.4.2　根管充填医护配合流程

医生操作流程	护士操作流程
1. 安装橡皮障	协助医生安装橡皮障
2. 去除根管封药（图 10.4.19）	在高速手机上安装匹配车针传递予医生去除暂封材料；传递根管冲洗液予医生，及时吸唾
3. 根管充填	
（1）干燥根管	用锁镊夹取吸潮纸尖传递予医生干燥根管
（2）充填根管（图 10.4.20）	传递根管充填糊剂予医生充填根管（图 10.4.21）；在低速弯机上安装螺旋充填器传递予医生导入糊剂，及时擦净螺旋充填器残余糊剂；用锁镊夹取小棉球传递予医生擦净髓腔口处多余的糊剂
4. 垫底（图 10.4.22）	遵医嘱调拌玻璃离子水门汀；用水门汀充填器取适量材料传递予医生（图 10.4.23）
5. 树脂充填（图 10.4.24）	
（1）涂布粘接剂，涂布完成后用三用枪吹匀	用一次性涂药棒蘸取适量粘接剂传递予医生
（2）光照固化 20 ~ 40 秒（具体时间参考材料说明书）	传递光固化灯予医生协助固化
（3）树脂充填	传递所需树脂予医生（图 10.4.25）
（4）光照固化 20 ~ 40 秒（具体时间参考材料说明书）（图 10.4.26）	传递光固化灯予医生，协助其完成固化操作（图 10.4.27）
6. 卸除橡皮障	传递橡皮障夹钳予医生，协助卸除橡皮障
7. 调𬌗、抛光	传递咬合纸予医生，检查咬合 将矽粒子安装于低速弯机传递予医生，协助抛光

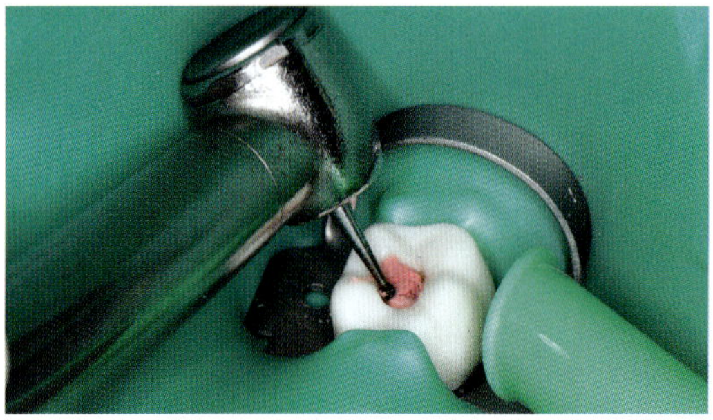

图 10.4.19　去除根管封药

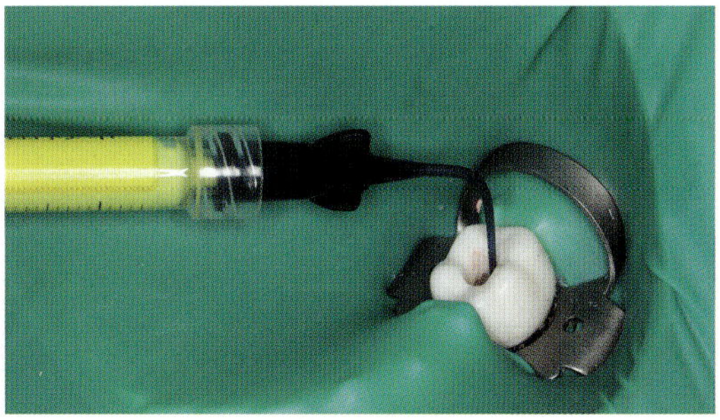
图 10.4.20 充填根管

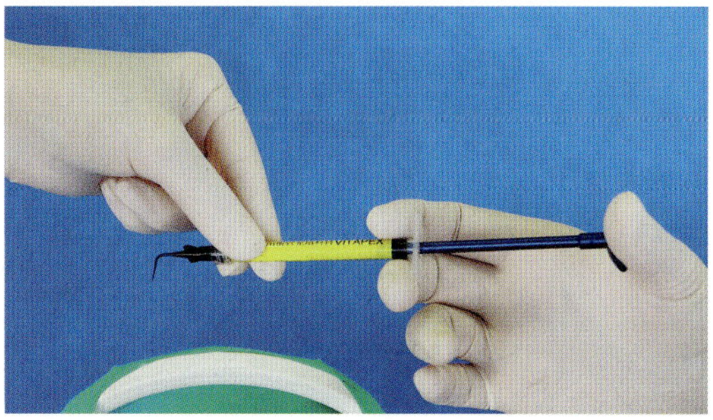
图 10.4.21 传递根管充填糊剂

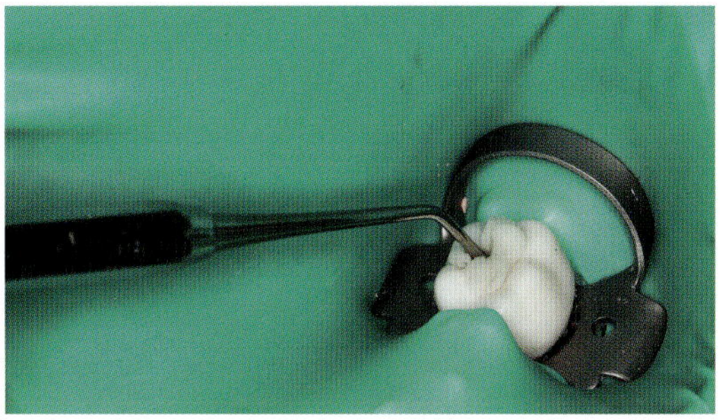
图 10.4.22 玻璃离子水门汀垫底

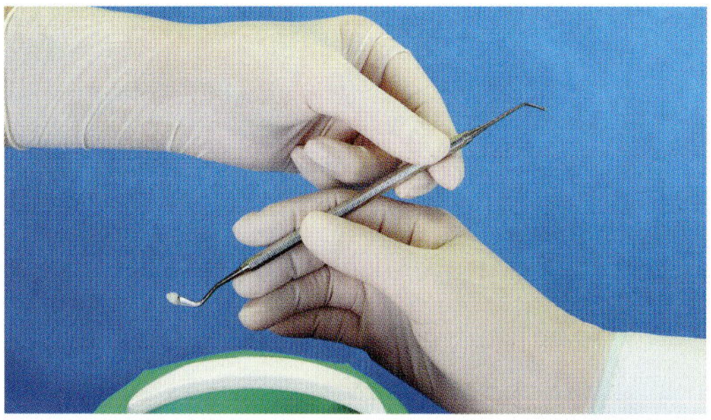
图 10.4.23 传递玻璃离子水门汀

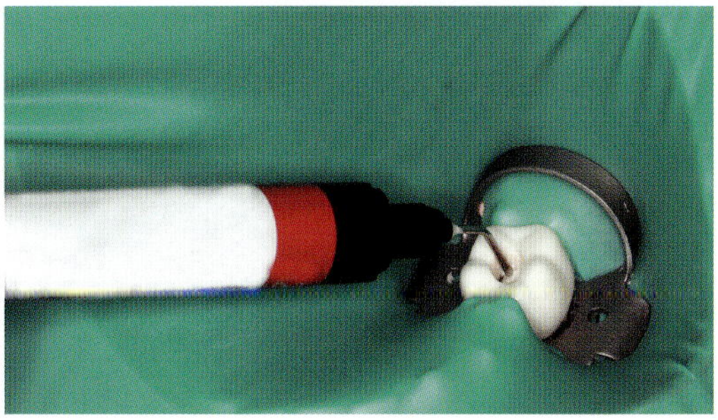
图 10.4.24 树脂充填

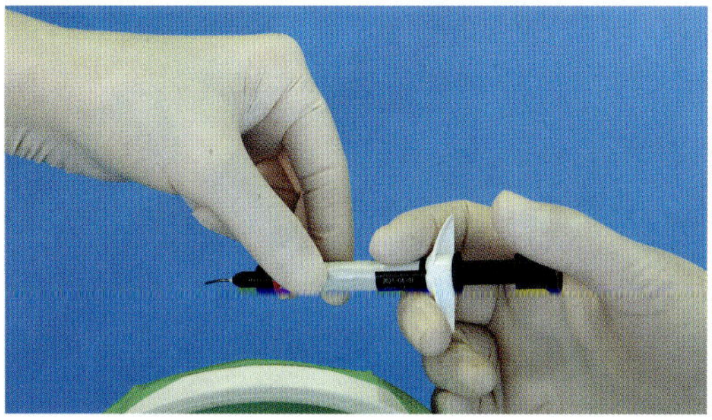
图 10.4.25 传递流动树脂

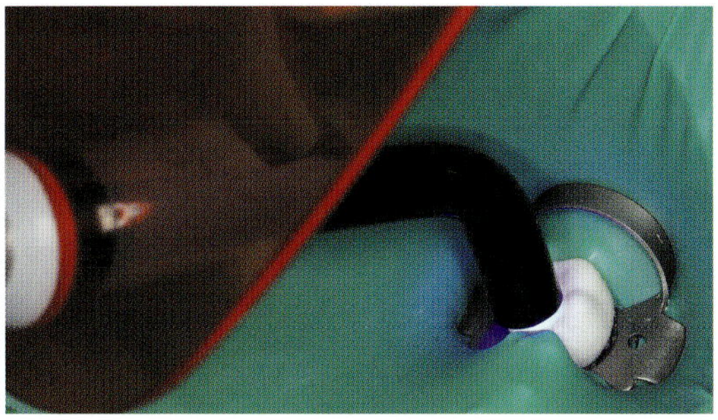
图 10.4.26 光照固化

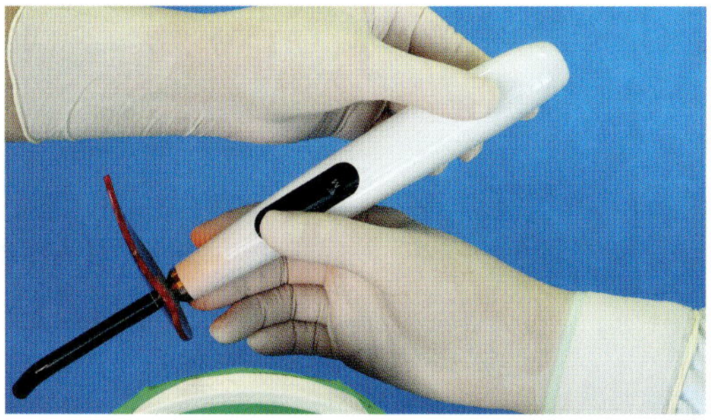
图 10.4.27 传递光固化灯

学习笔记

（三）治疗后护理

1. 患者护理

关闭治疗灯，取下护目镜，推开治疗台，调整牙椅，协助患儿漱口、清洁面部，撤胸巾。

2. 整理用物

冲洗手机管路 20 ~ 30 秒，撤防污膜、三用枪头、吸引器管、口杯，冲洗痰盂及牙椅排水管路，用物分类处置。

3. 牙椅清洁消毒

按照从洁到污的原则擦拭牙椅。

4. 使用速干手消毒液进行手消毒，摘防护面罩，摘手套，洗手。

三、护理要点

1. 试橡皮障夹时，系好安全绳，防止误吞误吸。
2. 传递锐利器械时避开患儿视线，以免造成患儿恐惧紧张。
3. 传递根管冲洗液时确认针头是否安装紧密。
4. 嘱患儿治疗过程中勿随意晃动头部及身体，防止误伤口腔软组织。

学习笔记

四、健康宣教

1. 局麻后嘱患儿 2 小时后方可进食，避免吮吸黏膜以防咬伤。
2. 根管预备封药后，嘱患儿避免患侧咀嚼，防止材料脱落，如发现暂封材料脱落，随时复诊。
3. 根管治疗后可有不同程度的根尖反应，轻度不适会在治疗后 2 ~ 3 天消失；若出现明显肿胀及疼痛，应及时复诊，遵医嘱服用抗生素、止痛药。
4. 嘱患儿避免用患牙咬硬物；进食后漱口，保持口腔清洁。
5. 嘱患者按时复诊，每 3 ~ 6 个月复查一次。

第五节　年轻恒牙牙髓切断术的四手操作

年轻恒牙牙髓切断术（pulpotomy-young permanent teeth）是在局部麻醉下去除冠方牙髓组织，用活髓保存剂覆盖牙髓创面以保存根部正常牙髓组织的方法。

一、适应证

1. 年轻恒牙龋源性、外伤性或机械性露髓，不能行直接盖髓术者。
2. 年轻恒牙牙髓感染局限于冠髓而根髓尚未受到侵犯者。

二、治疗步骤与护理配合

（一）治疗前准备

1. 医生准备

（1）洗手、戴口罩，查看病情、询问相关病史，向患儿家属交代病情及治疗计划，告知其签署知情同意书。

（2）调节椅位，做好标准预防。

2. 护士准备

（1）洗手、戴口罩，做好标准预防。

（2）核对患儿信息，引导至椅位，推开并抬高医生操作台，协助就坐。

（3）根据疾病治疗方案备齐用物并合理放置；牙科综合治疗台把手、按键，仪器按键等高频接触部位贴防污膜。

（4）向患儿告知诊疗中注意事项，做好行为管理。

3. 患者准备

系胸巾，漱口，戴护目镜，取舒适放松体位仰卧于牙椅。

4. 用物准备

（1）常规用物：一次性口腔器械盘（口镜、探针、镊子）、三用枪头、吸引器管、防污膜、护目镜、口杯、凡士林、医用棉签、医用棉球（图 10.5.1）。

（2）局部麻醉用物：计算机控制局部麻醉系统或卡局式注射器、口腔用一次性注射针、卡局芯式麻醉剂、碘伏棉签（图 10.5.2）。

学习笔记

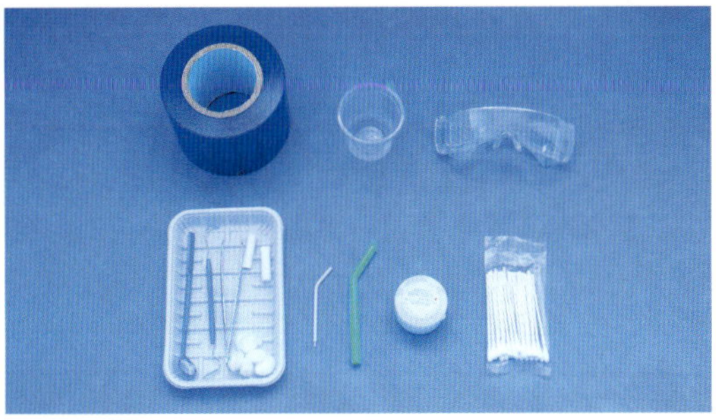

图 10.5.1　常规用物

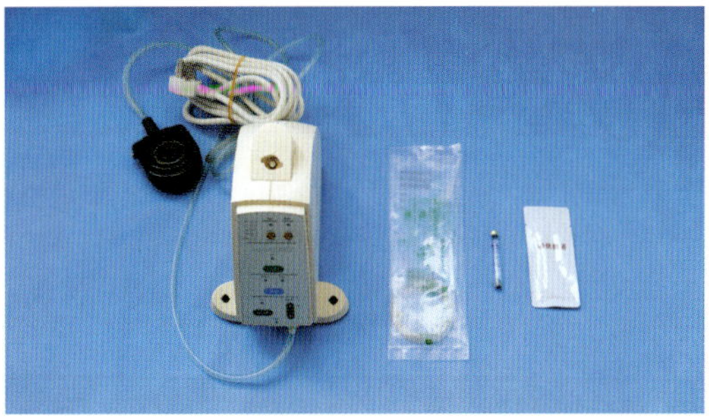

图 10.5.2　局部麻醉用物

（3）橡皮障隔湿用物：橡皮障布、打孔器、橡皮障夹钳、橡皮障夹、橡皮障支架、牙线、橡皮障楔线、橡皮障定位打孔模板、开口器、封闭剂、水门汀充填器（图 10.5.3）。

（4）牙髓切断术用物：高速手机、低速弯机、匹配车针、牙髓切断术手术包（镊子、口镜、探针、挖匙、树脂充填器、水门汀充填器）、生理盐水、小药杯、无菌冲洗器、活髓保存剂（氢氧化钙、iRoot BP Plus、MTA 等）、调拌刀、调拌板、玻璃离子水门汀粉剂和液剂、流动树脂、复合树脂、一次性涂药棒、自酸蚀粘接剂、水门汀充填器、咬合纸镊 / 锁镊、调𬌗车针、砂粒子、无菌手套（图 10.5.4）。

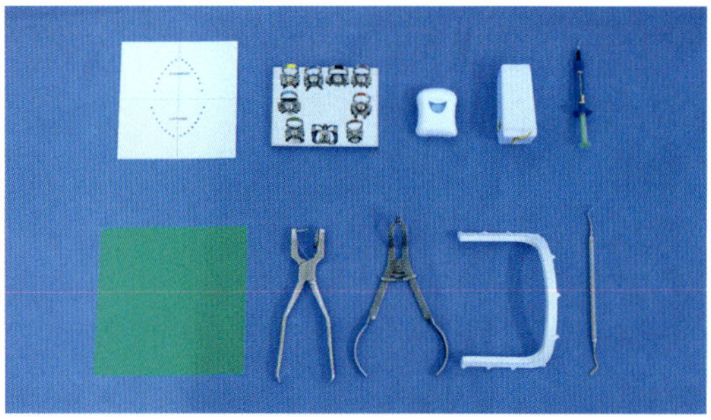

图 10.5.3　橡皮障隔湿用物

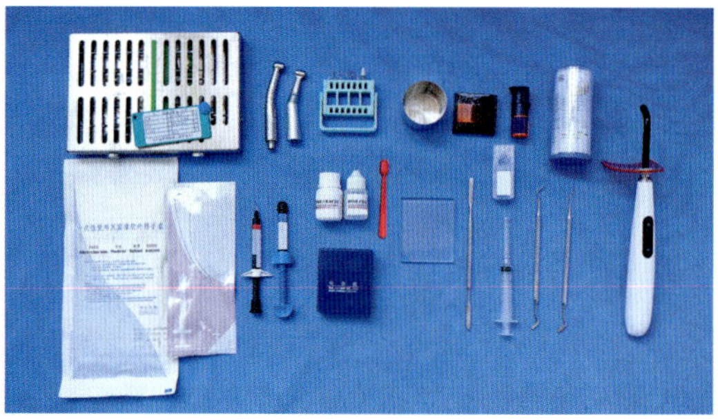

图 10.5.4　牙髓切断术用物

（二）医护配合流程

医护配合流程见表 10.5.1.

表 10.5.1　牙髓切断术医护配合流程

医生操作流程	护士操作流程
1. 术前评估患儿病情，拍摄 X 线片，制定治疗方案，与护士共同核对患儿信息及牙位，嘱患儿家属签署知情同意书	与医生共同核对患儿信息及牙位，引导患儿拍摄 X 线片，做好患儿行为管理，向患儿告知术中注意事项，嘱患儿若有不适举左手示意，避免晃动头部，以防口腔及面部组织意外伤 用凡士林棉签润滑患儿口唇 安抚患儿，做好患儿心理护理
2. 局部麻醉	与医生核对药物、牙位，检查注射器性能是否完好，传递碘伏棉签，遵医嘱安装麻醉剂并传递，注意避开患儿视线
3. 安装橡皮障（图 10.5.5）	安装前告知患儿使用橡皮障的目的，在橡皮障夹上系上安全绳，防止误吞，误吸；传递橡皮障夹钳予医生（图 10.5.6），协助安装橡皮障
4. 去腐备洞	在高速手机上安装匹配车针传递予医生；及时吸唾，调整光源，保持视野清晰
5. 更换无菌手套	打开牙髓切断术手术包，准备无菌手套、无菌棉球、小药杯、生理盐水及无菌冲洗器
6. 揭髓室顶、去冠髓 用挖匙或低速弯机球钻切除冠髓（图 10.5.7）	更换三用枪头、高速手机、低速弯机，选择匹配车针更换无菌手套，传递大小适宜的挖匙予医生；用无菌棉球擦净器械上的污染冠髓，避免污染牙髓
7. 牙髓断面处理 （1）用冲洗液冲洗髓室（图 10.5.8），进行消毒 （2）用蘸有生理盐水的无菌小棉球进行牙髓断面止血（图 10.5.10）	将无菌冲洗器传递予医生（图 10.5.9） 传递无菌小棉球予医生进行断面止血（图 10.5.11）
8. 放置盖髓剂 在牙髓创面出血得到控制后，使用能促进牙本质修复的生物材料覆盖牙髓创面及周围牙本质	准备盖髓剂（iRoot BP Plus），慢慢推出 iRoot Bp Plus 膏剂 1 ~ 2 mm 圆柱（图 10.5.12），用灭菌的干燥器械切断圆柱，并传递予医生（图 10.5.13）

学习笔记

（续表）

医生操作流程	护士操作流程
9. 垫底	遵医嘱调拌玻璃离子水门汀；用水门汀充填器取适量材料传递予医生
10. 树脂充填	
（1）涂布自酸蚀粘接剂，涂布完成后用三用枪吹匀	用一次性涂药棒蘸取适量自酸蚀粘接剂传递予医生
（2）光照固化 20～40 秒（具体时间参考材料说明书）	传递光固化灯予医生协助固化
（3）树脂充填	传递所需树脂予医生
（4）光照固化 20～40 秒（具体时间参考材料说明书）	传递光固化灯予医生，协助固化
11. 卸除橡皮障	传递橡皮障夹钳予医生，协助卸除橡皮障
12. 调𬌗、抛光	传递咬合纸予医生，检查咬合 将调𬌗车针安装于高速手机传递予医生，及时吸唾 将砂粒子安装于低速弯机传递予医生，协助抛光

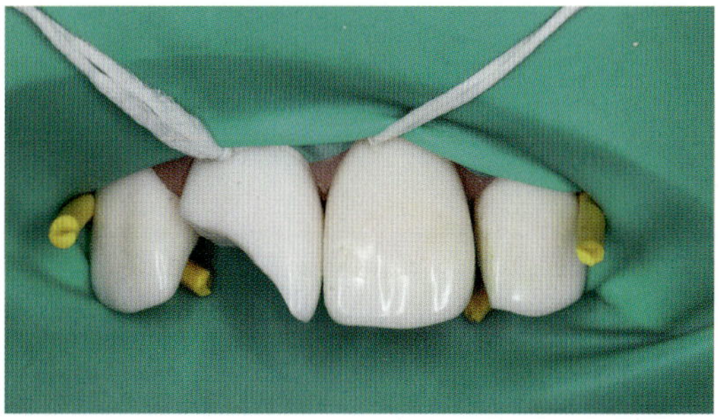

图 10.5.5　安装橡皮障

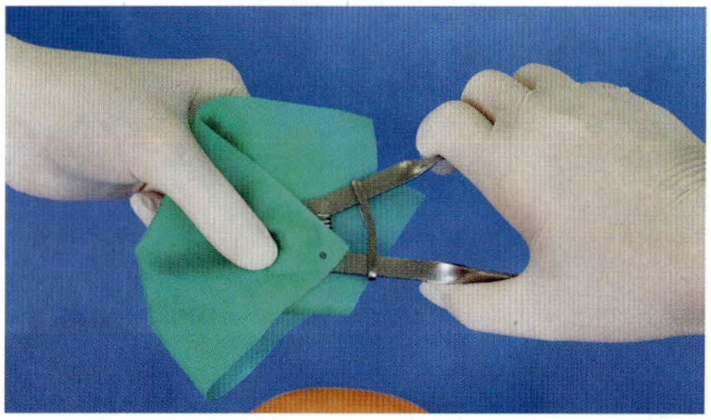

图 10.5.6　传递橡皮障夹钳

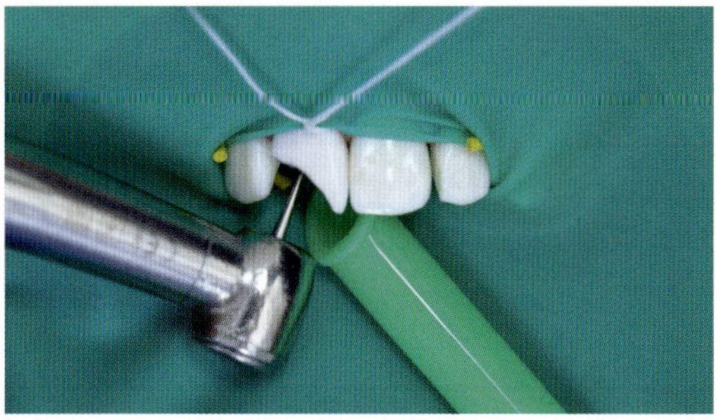

图 10.5.7　切除冠髓

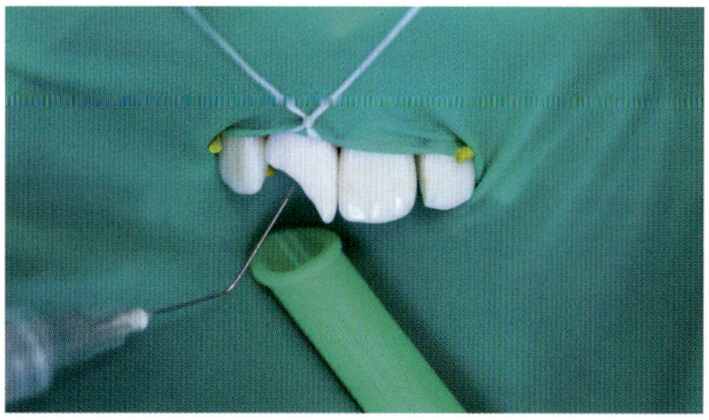

图 10.5.8　冲洗髓室

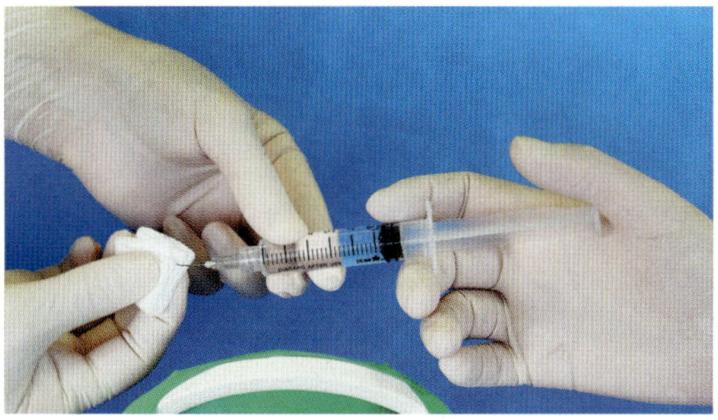

图 10.5.9　传递冲洗液

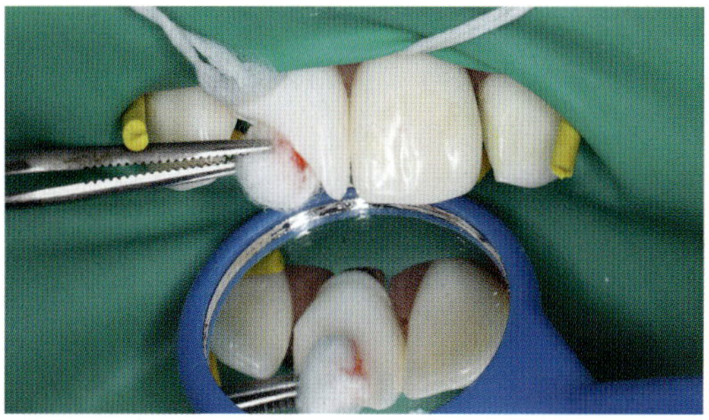

图 10.5.10　无菌小棉球压迫止血

学习笔记

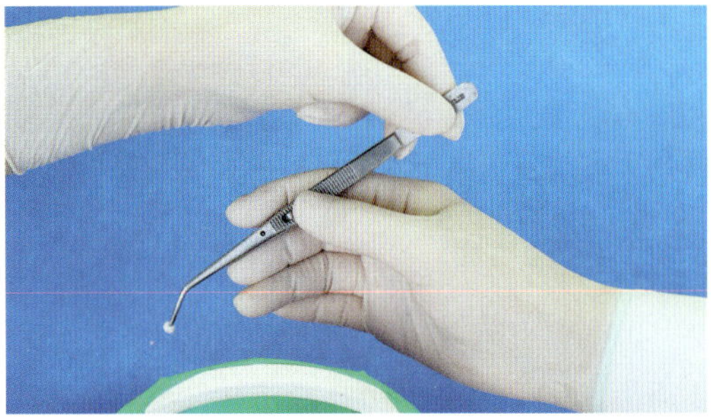

图 10.5.11 传递无菌小棉球

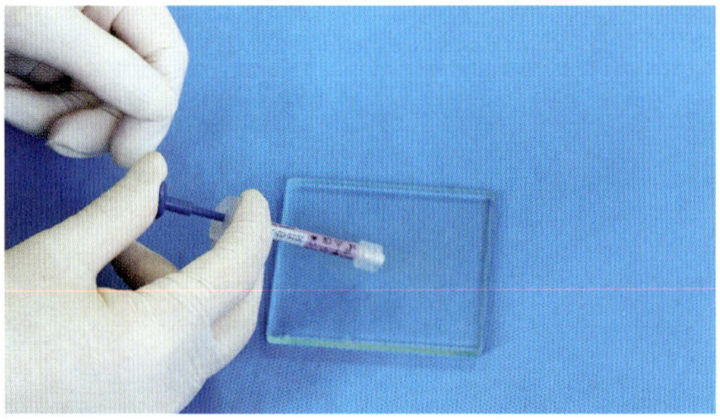

图 10.5.12 准备盖髓剂

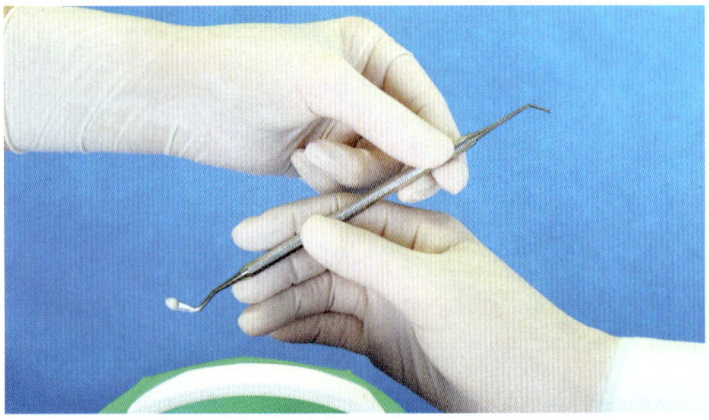

图 10.5.13 传递盖髓剂

学习笔记

（三）治疗后护理

1. 患者护理

关闭治疗灯，取下护目镜，推开治疗台，调整牙椅，协助患儿漱口、清洁面部，撤胸巾。

2. 整理用物

冲洗手机管路 20 ~ 30 秒，撤防污膜、三用枪头、吸引器管、口杯，冲洗痰盂及牙椅排水管路，用物分类处置。

3. 牙椅清洁消毒

按照从洁到污的原则擦拭牙椅。

4. 使用速干手消毒液进行手消毒，摘防护面罩，摘手套，洗手。

三、护理要点

1. 手术过程中严格执行无菌操作，操作前查对用物及材料名称、性状、有效期等。
2. 吸引器管勿直接吸引开髓口，以免污染牙髓。
3. 术中注意观察患儿反应，及时安抚，缓解患儿紧张、焦虑情绪。
4. 传递注射器等锐利器械时尽量避开患儿视线，以免引起患儿恐惧。
5. 取用 iRoot BP Plus 后，及时盖盖，防止材料变硬。

四、健康宣教

1. 向患儿家属说明活髓切断术后可有不同程度的反应，若有轻度不适会在治疗后 2 ~ 3 天消失；若出现明显疼痛，应及时复诊。

2. 嘱患儿避免用患牙咬硬物，勿进食过冷过热食物，保持口腔清洁，正确刷牙。

3. 术后第 1、3、6 个月的定期复查。

第六节　年轻恒牙根尖诱导成形术的四手操作

根尖诱导成形术（apexification）是指牙根未完全形成之前发生牙髓严重病变或根尖周炎症的年轻恒牙，在控制感染的基础上，用药物及手术方法保存根尖部的牙髓或使根尖周组织沉积硬组织，促使牙根继续发育和根尖形成的治疗方法。

一、适应证

1. 牙髓炎症已波及根髓，而不能保留根髓的年轻恒牙。
2. 牙髓坏死或并发根尖周炎症的年轻恒牙。

二、治疗步骤及护理配合

（一）治疗前准备

1. 医生准备

（1）洗手、戴口罩，查看病情、询问相关病史，向患儿家属交代病情及治疗计划，告知其签署知情同意书。

（2）调节椅位，做好标准预防。

2. 护士准备

（1）洗手、戴口罩，做好标准预防。

（2）核对患儿信息，引导至椅位，推开并抬高医生操作台，协助就坐。

（3）根据疾病治疗方案备齐用物，合理放置，牙科综合治疗台把手、按键，仪器按键等高频接触部位贴防污膜。

（4）向患儿告知诊疗中注意事项，做好行为管理及心理护理。

3. 患者准备

系胸巾、漱口、戴护目镜，取舒适体位仰卧于牙椅。

4. 用物准备

（1）常规用物：一次性口腔器械盘（口镜、探针、镊子）、吸引器管、三用枪头、防污膜、护目镜、口杯、医用棉球、凡士林、医用棉签（图 10.6.1）。

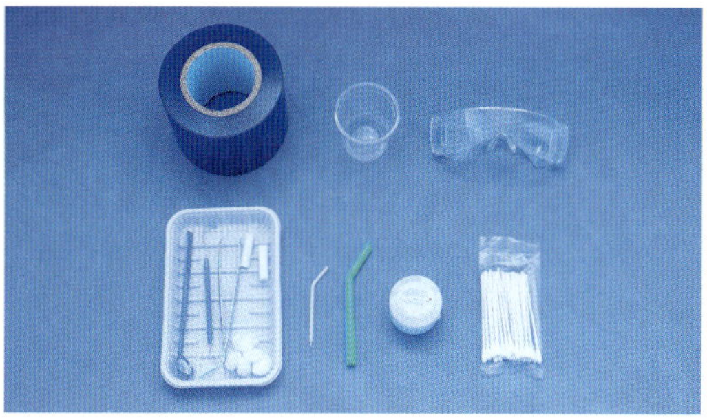
图 10.6.1　常规用物

（2）局部麻醉用物：计算机控制局部麻醉系统或卡局式注射器、口腔用一次性注射针、卡局芯式麻醉剂、碘伏棉签（图 10.6.2）。

学习笔记

（3）橡皮障隔湿用物：橡皮障布、打孔器、橡皮障夹钳、橡皮障夹、橡皮障支架、牙线、橡皮障楔线、橡皮障定位打孔模板、开口器、封闭剂、水门汀充填器（图 10.6.3）。

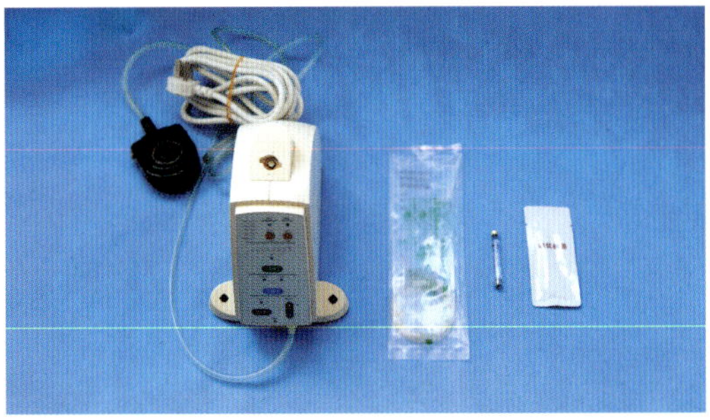

图 10.6.2　局部麻醉用物

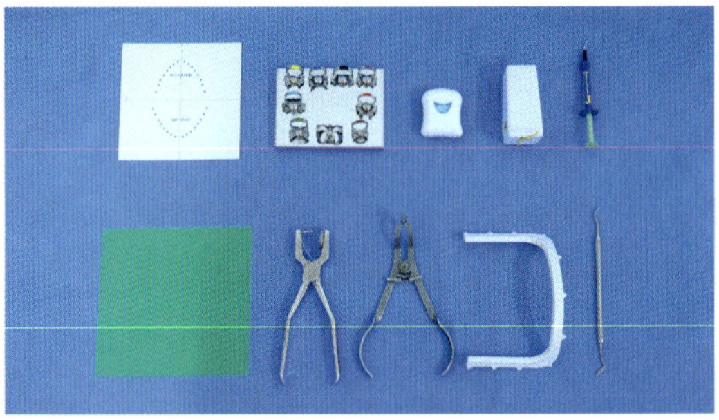

图 10.6.3　橡皮障隔湿用物

（4）窝沟制备器械：高速手机、低速弯机、匹配车针。

（5）根管预备用物：拔髓针、挖匙、根管锉、根管冲洗液（1% ~ 3% 次氯酸钠溶液）、无菌冲洗器、吸潮纸尖、超声手柄及工作尖、锁镊、氢氧化钙消毒糊剂、根管清洁剂、暂封材料（图 10.6.4）。

（6）根尖诱导成形术用物：根管充填糊剂、螺旋充填器、玻璃离子水门汀粉剂和液剂、根管冲洗液（1% ~ 3% 次氯酸钠溶液）、无菌冲洗器、调拌刀、调拌板、水门汀充填器、自酸蚀粘接剂、一次性涂药棒、流动树脂、复合树脂、光固化灯、咬合纸镊或锁镊、咬合纸、抛光车针、砂粒子（图 10.6.5）。

学习笔记

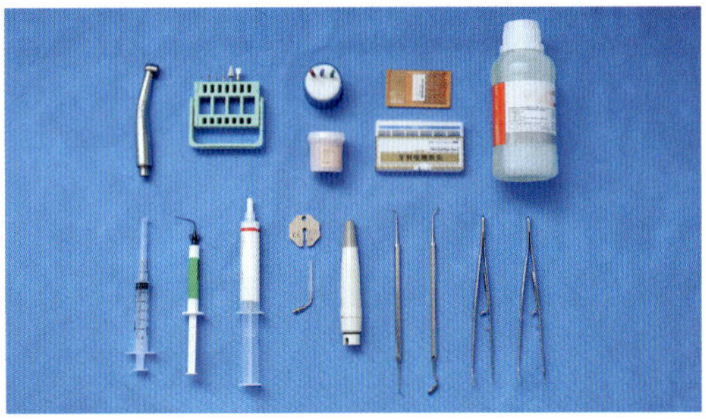

图 10.6.4　根管预备用物

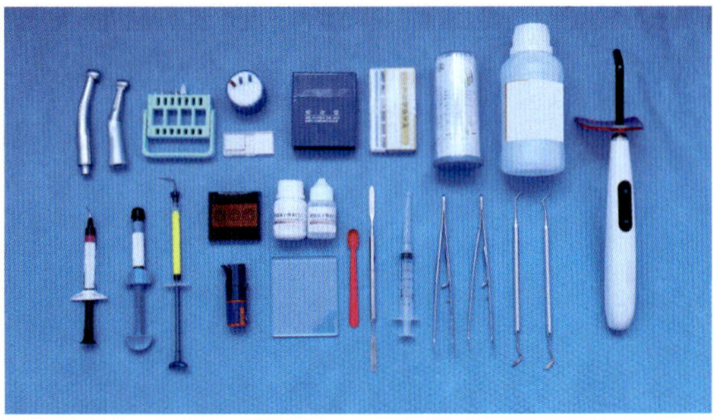

图 10.6.5　根尖诱导成形术用物

（二）医护配合流程

医护配合流程见表 10.6.1、表 10.6.2。

表 10.6.1　年轻恒牙根尖诱导成形术——根管预备医护配合流程

医生操作流程	护士操作流程
1. 术前评估患儿全身及患牙情况，拍摄 X 光片，制定治疗方案，与护士共同核对患儿信息及牙位，嘱患儿家属签署知情同意书	与医生共同核对患儿信息及牙位，引导患儿拍摄 X 线片，做好患儿行为管理，告知术中注意事项，嘱患儿若有不适举左手示意，避免晃动头部，以防口腔及面部组织意外伤 用凡士林棉签润滑患儿口唇 安抚患儿，做好患儿的心理护理

（续表）

医生操作流程	护士操作流程
2. 局部麻醉	与医生核对药物、牙位，检查注射器性能是否完好，传递碘伏棉签，遵医嘱安装麻醉剂并传递，注意避开患儿视线
3. 安装橡皮障（图 10.6.6）	安装前告知患儿使用橡皮障的目的，在橡皮障夹上系上安全绳，防止误吞误吸 传递橡皮障夹钳予医生（图 10.6.7），协助安装橡皮障
4. 去腐备洞，揭髓室顶	在高速手机上安装匹配车针传递予医生 及时吸唾调整光源，保持视野清晰
5. 根管预备 （1）拔髓（图 10.6.8） （2）根管预备（图 10.6.10） （3）根管冲洗（图 10.6.12） （4）根管荡洗（图 10.6.14）	 用锁镊夹持拔髓针传递予医生（图 10.6.9） 将根管锉按使用顺序排列于清洁台传递予医生（图 10.6.11） 传递根管冲洗液，及时吸唾（图 10.6.13） 选择合适的超声工作尖，调节功率，传递超声手柄予医生，及时吸唾
6. 根管消毒 （1）干燥根管（图 10.6.15） （2）根管封药（图 10.6.17） （3）暂封窝洞	 用锁镊夹取吸潮纸尖传递予医生（图 10.6.16） 传递根管消毒糊剂（如氢氧化钙消毒糊剂）予医生消毒根管，注意工作尖朝向治疗牙位（图 10.6.18） 用锁镊夹取小棉球传递予医生 用水门汀充填器取适量的暂封材料予医生（图 10.6.19） 及时清除器械上的残留物质，保持器械清洁
7. 卸除橡皮障	传递橡皮障夹钳予医生，协助卸除橡皮障

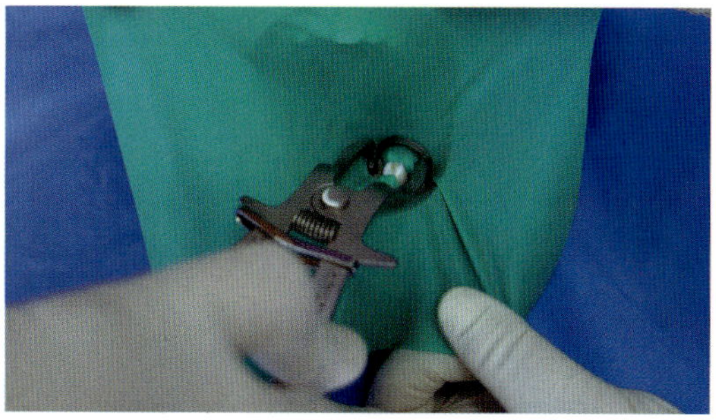

图 10.6.6　安装橡皮障

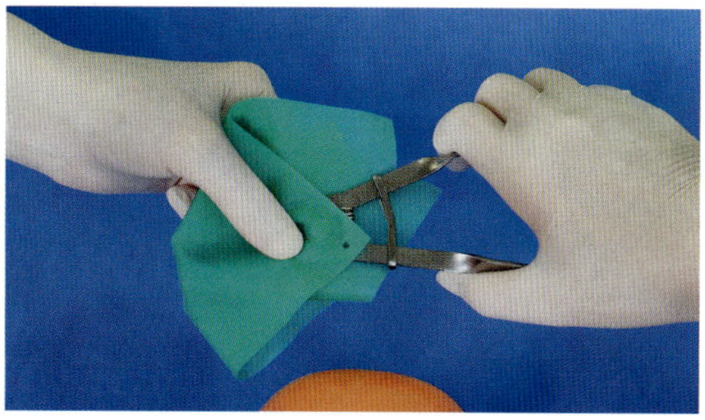

图 10.6.7　传递橡皮障

学习笔记

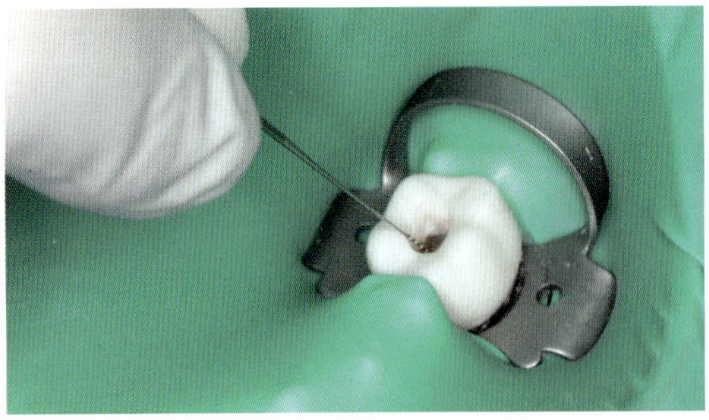

图 10.6.8 拔髓

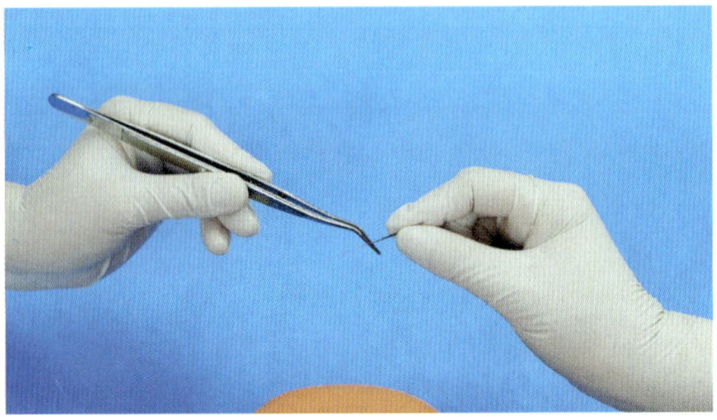

图 10.6.9 传递拔髓针

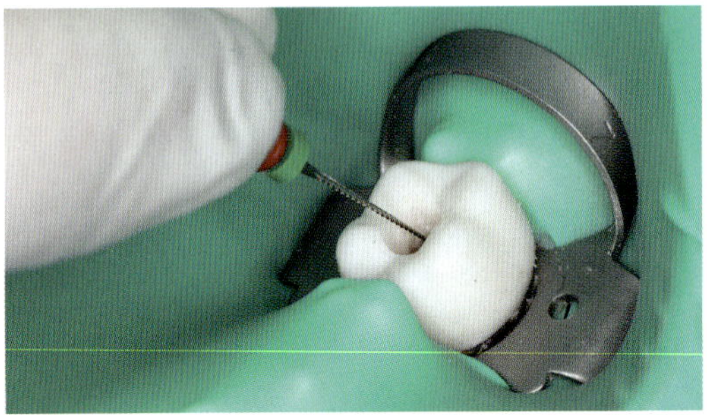

图 10.6.10 根管预备

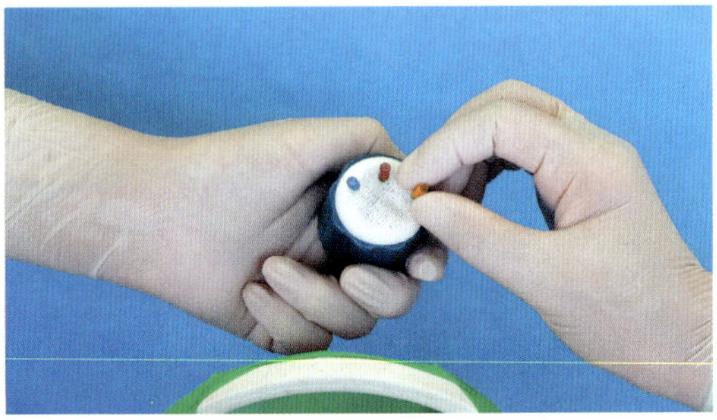

图 10.6.11 传递根管锉

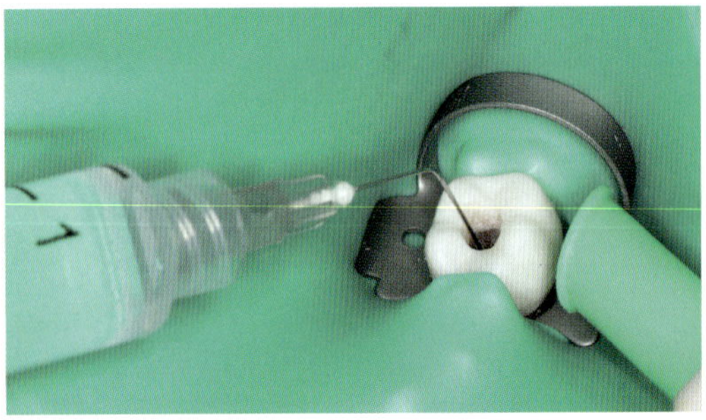

图 10.6.12 根管冲洗

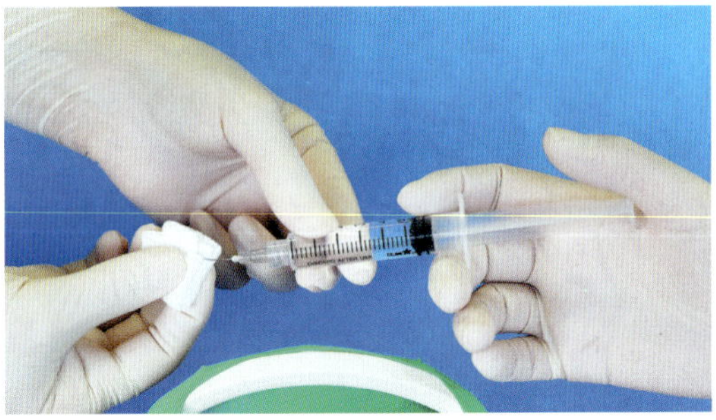

图 10.6.13 传递根管冲洗液

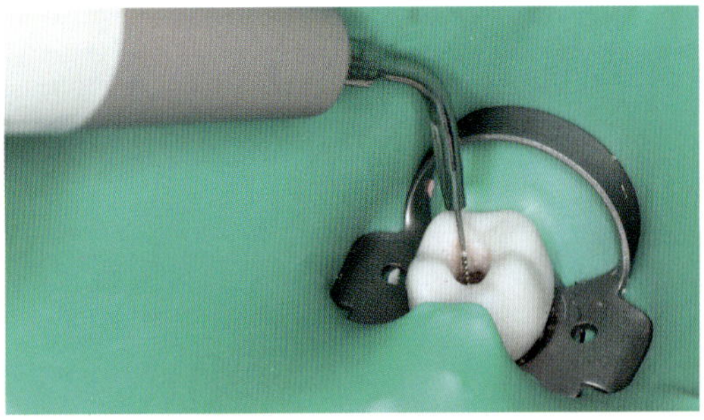

图 10.6.14 根管荡洗

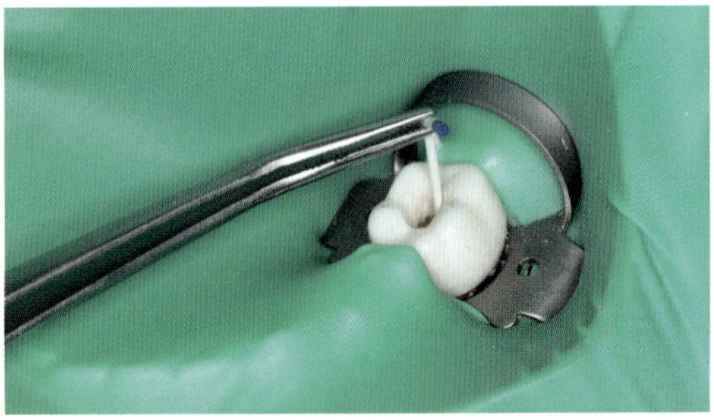

图 10.6.15 干燥根管

学习笔记

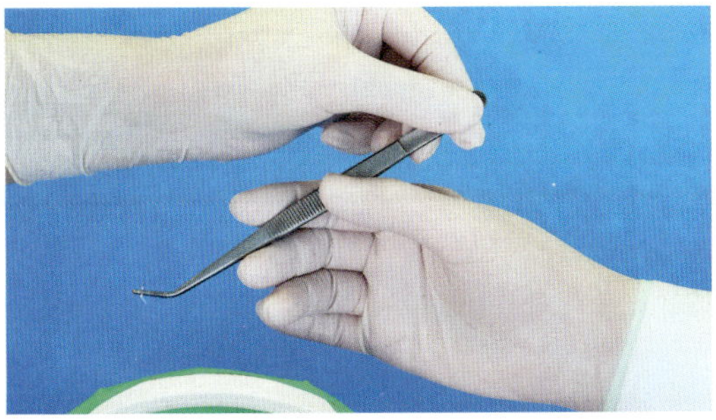

图 10.6.16　传递吸潮纸尖

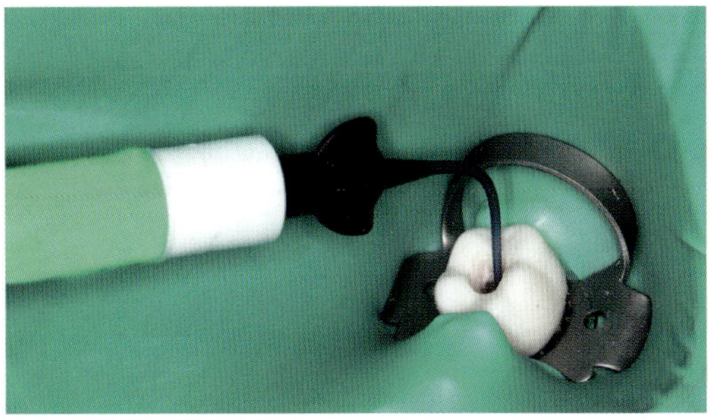

图 10.6.17　根管封药

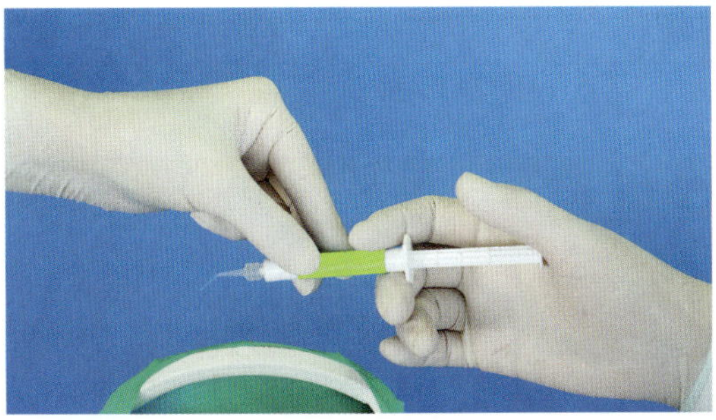

图 10.6.18　传递根管消毒糊剂

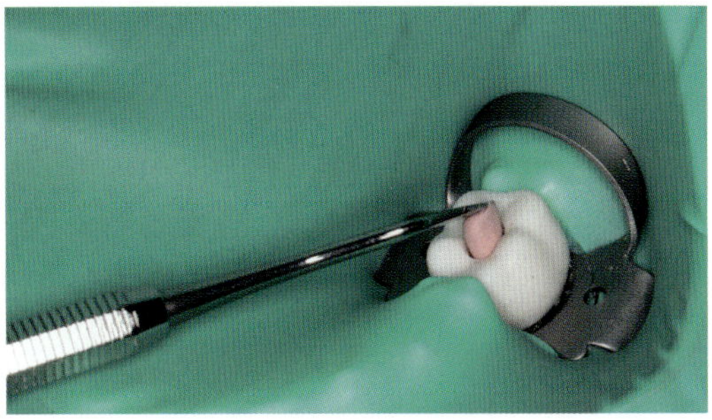

图 10.6.19　暂封窝洞

学习笔记

表 10.6.2　年轻恒牙根尖诱导成形术——根管充填医护配合流程

医生操作流程	护士操作流程
1. 安装橡皮障 2. 去除根管封药（图 10.6.20）	协助医生安装橡皮障 在高速手机上安装匹配车针传递予医生去除暂封材料
3. 干燥根管	传递根管冲洗液予医生，及时吸唾 用锁镊夹取吸潮纸尖传递予医生以干燥根管
4. 药物诱导 放置根尖诱导成形药物（图 10.6.21）后再次暂封，拍 X 线片确定药物已填满至工作长度	传递根尖诱导成形药物（图 10.6.22），低速弯机安装螺旋充填器传递予医生充填根管（图 10.6.23） 及时擦净螺旋充填器残余糊剂 用锁镊夹取小棉球传递予医生擦净髓腔口处多余的糊剂，用水门汀充填器取适量暂封材料传递予医生 指导患儿拍 X 线片
5. 垫底（图 10.6.24）	传递挖匙予医生，协助去除暂封材料 遵医嘱调拌玻璃离子水门汀，用水门汀充填器取适量材料传递予医生（图 10.6.25）
6. 树脂充填 （1）涂布粘接剂（图 10.6.26），涂布完成后用三用枪吹匀	用一次性涂药棒蘸取适量粘接剂传递予医生（图 10.6.27）

（续表）

医生操作流程	护士操作流程
（2）光照固化 20 ~ 40 秒（具体时间参考材料说明书）（图 10.6.28）	传递光固化灯予医生协助固化（图 10.6.29）
（3）树脂充填（图 10.6.30）	传递所需树脂予医生（图 10.6.31）
（4）光照固化 20 ~ 40 秒（具体时间参考材料说明书）	传递光固化灯，协助医生固化
7. 卸除橡皮障	传递橡皮障夹钳予医生，协助卸除橡皮障
8. 调𬌗、抛光	传递咬合纸予医生 将矽粒子安装于低速弯机，传递予医生，协助抛光

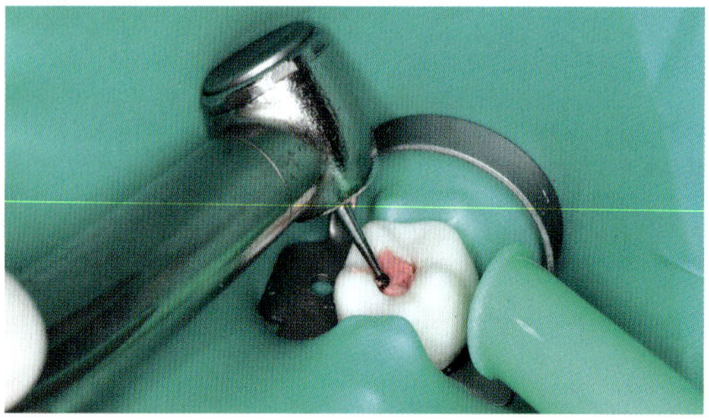

图 10.6.20　去除根管封药

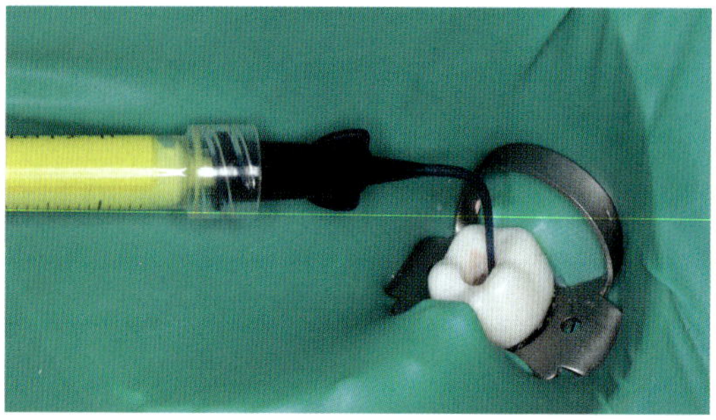

图 10.6.21　放置根尖诱导成形药物

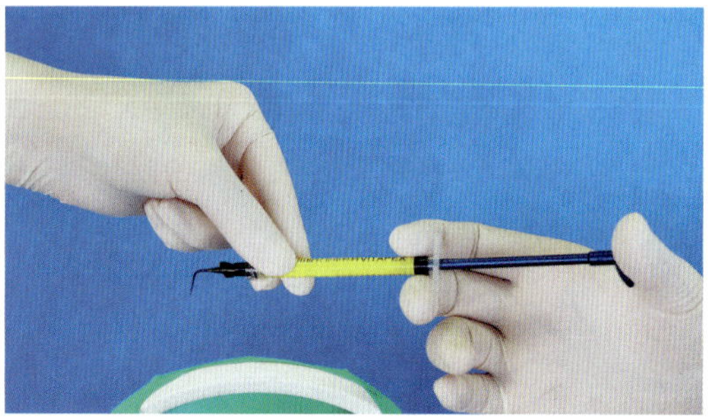

图 10.6.22　传递根尖诱导成形药物

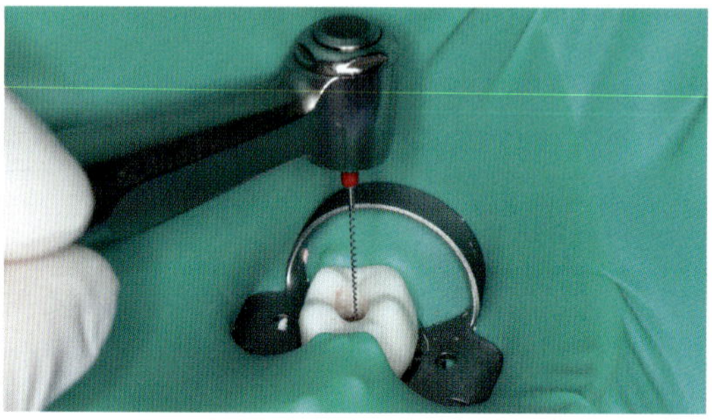

图 10.6.23　螺旋充填器输送药物

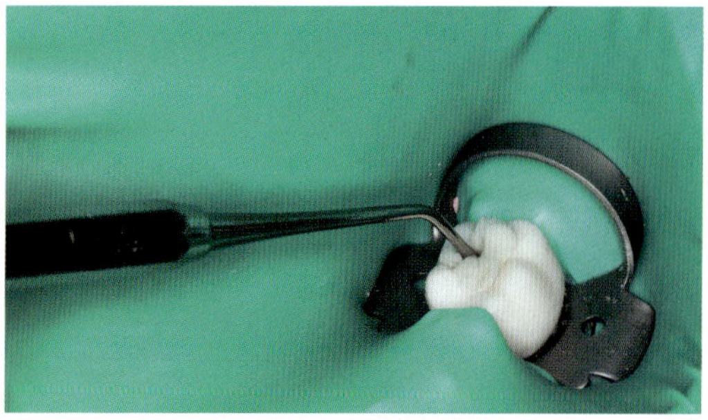

图 10.6.24　玻璃离子水门汀进行垫底

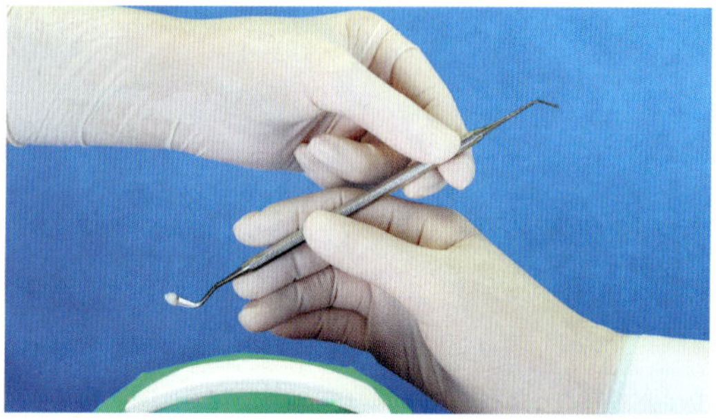

图 10.6.25　传递玻璃离子水门汀

学习笔记

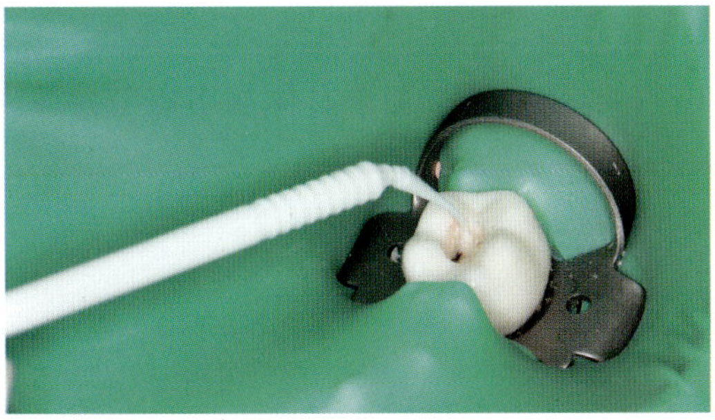

图 10.6.26　涂布粘接剂

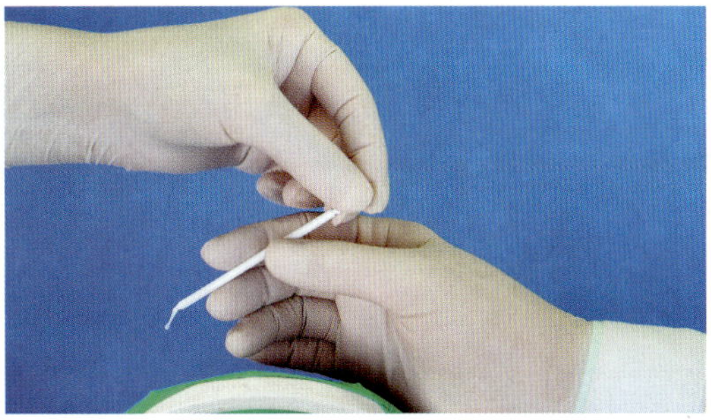

图 10.6.27　传递一次性涂药棒

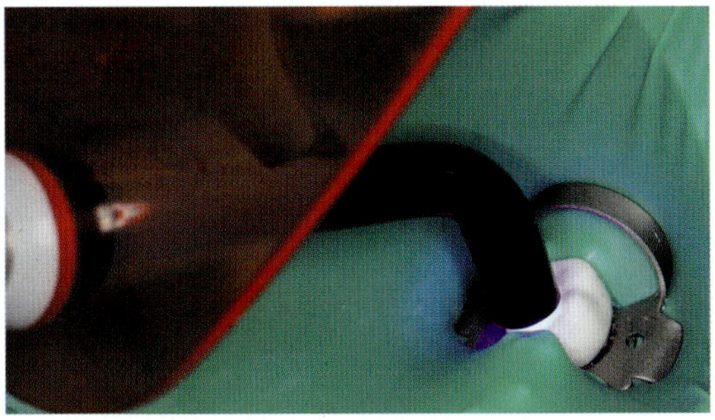

图 10.6.28　光固化灯照射

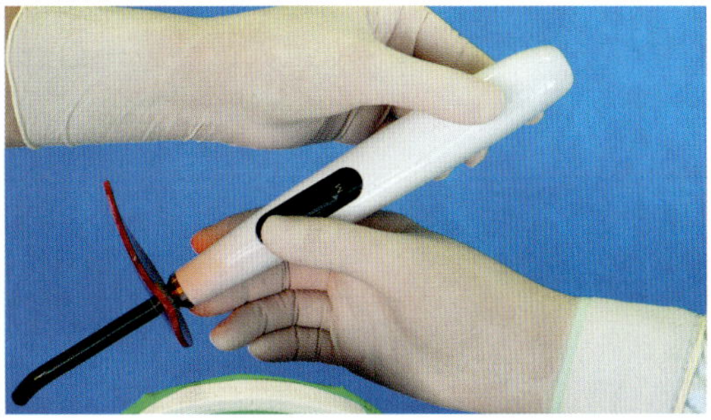

图 10.6.29　传递光固化灯

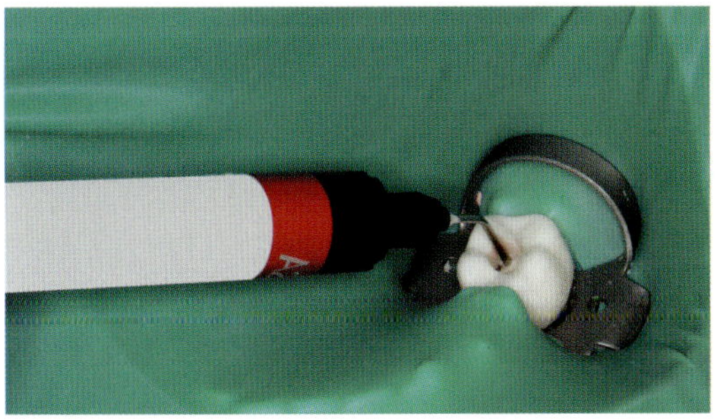

图 10.6.30　树脂充填

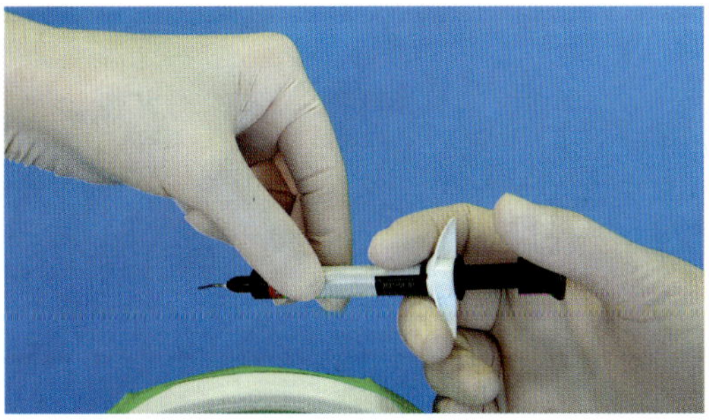

图 10.6.31　传递流动树脂

学习笔记

（三）治疗后护理

1. 患者护理

关闭治疗灯，取下护目镜，推开治疗台，调整牙椅，协助患儿漱口、清洁面部，撤胸巾。

2. 整理用物

冲洗手机管路 20 ~ 30 秒，撤防污膜、三用枪头、吸引器管、口杯，冲洗痰盂及牙椅排水管路，用物分类处置。

3. 牙椅清洁消毒

按照从洁到污的原则擦拭牙椅。

4. 使用速干手消毒液进行手消毒，摘防护面罩，摘手套，洗手。

三、护理要点

1. 超声手柄及工作尖使用前需调整好功率，不能在体外空踩（具体功率参考设备说明书）。

2. 抽取冲洗液时务必确认针头是否旋紧，防止冲洗过程中针头脱离。

四、健康宣教

1. 告知患儿家属根尖诱导成形术后可有不同程度的根尖反应，轻度不适会在治疗后 2 ~ 3 天消失。若出现明显肿胀及疼痛，应及时就诊。

2. 避免患牙咬硬物，保持口腔清洁。

3. 定期随访，每 3 ~ 6 个月复查一次，进行临床检查，拍摄 X 线片，观察牙根发育及根尖周情况。

第七节　牙再植术的四手操作

学习笔记

牙齿受到外力完全脱出牙槽骨称为牙齿完全脱出，全脱出是最严重的一种牙齿损伤，会造成牙周膜韧带撕裂，牙髓组织血供丧失，以及对牙骨质造成损伤。牙齿全脱出的治疗方法是牙再植术。

一、适应证

适用于牙齿受外力后完全脱出牙槽窝的离体牙。

二、治疗步骤与护理配合

（一）治疗前准备

1. 医生准备

（1）洗手、戴口罩，查看病情、询问相关病史，向患儿家属交代病情及治疗计划，告知其签署知情同意书。

（2）调节椅位，做好标准预防。

2. 护士准备

（1）洗手、戴口罩，做好标准预防。

（2）核对患儿信息，引导至椅位，推开并抬高医生操作台，协助就坐。

（3）根据疾病治疗方案备齐用物，合理放置，牙科综合治疗台把手、按键、仪器按键等高频接触部位贴防污膜。

（4）向患儿告知诊疗中注意事项，做好行为管理。

3. 患者准备

系胸巾、漱口、戴护目镜，取舒适放松体位仰卧于牙椅。

学习笔记

4. 用物准备

（1）常规用物：一次性口腔器械盘（口镜、探针、镊子）、吸引器管、三用枪头、防污膜、护目镜、口杯、医用棉球、凡士林、医用棉签（图 10.7.1）。

（2）局部麻醉用物：计算机控制局部麻醉系统或卡局式注射器、口腔用一次性注射针、卡局芯式麻醉剂、碘伏棉签（图 10.7.2）。

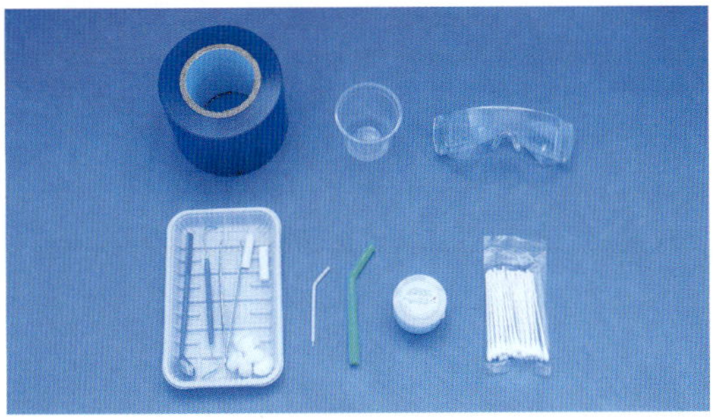

图 10.7.1　常规用物

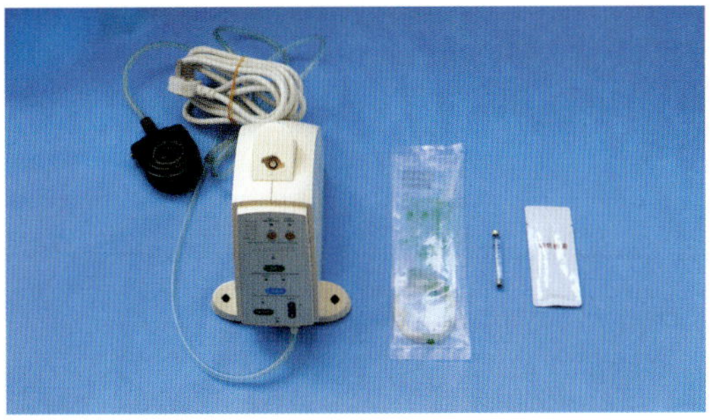

图 10.7.2　局部麻醉用物

（3）牙再植复位用物：无菌冲洗器、无菌生理盐水、小药杯、缝合线、持针器、眼科剪、张口器、无菌纱布块（图 10.7.3）。

（4）牙再植固定用物：磷酸酸蚀剂、自酸蚀粘接剂、复合树脂、树脂遮光盒、一次性涂药棒、水门汀充填器、光固化灯、持针器、75% 酒精棉球、0.2 mm 结扎丝、钢丝剪、高速手机、低速弯机、清洁毛刷、咬合纸、咬合纸镊或锁镊（图 10.7.4）。

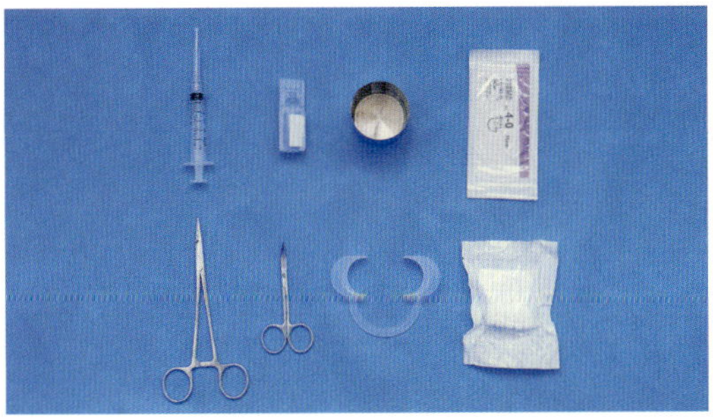

图 10.7.3　牙再植复位用物

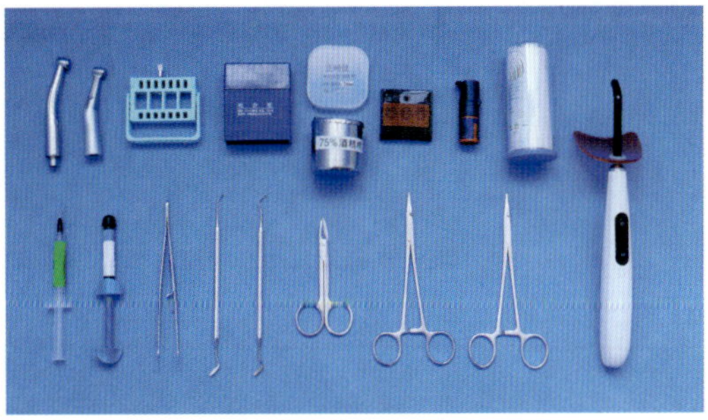

图 10.7.4　牙再植固定用物

（5）全牙列颌垫取模用物：藻酸盐印模材、量勺、量杯、调拌刀、调拌碗、托盘、牙科膜片、牙科石膏（图 10.7.5）。

（6）调磨颌垫用物：低速直机、金刚砂磨头、抛光磨头（图 10.7.6）。

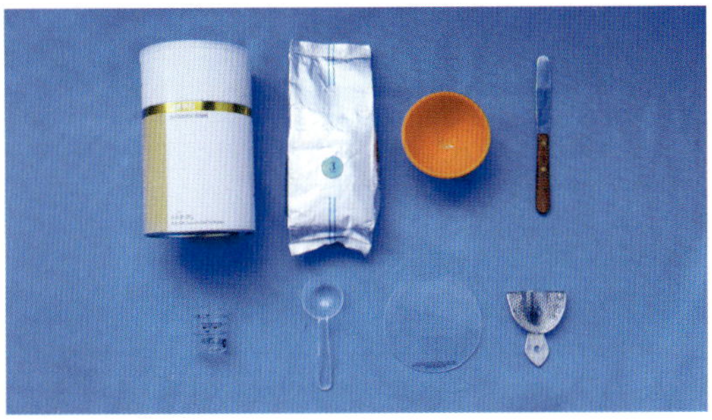

图 10.7.5　全牙列颌垫取模用物

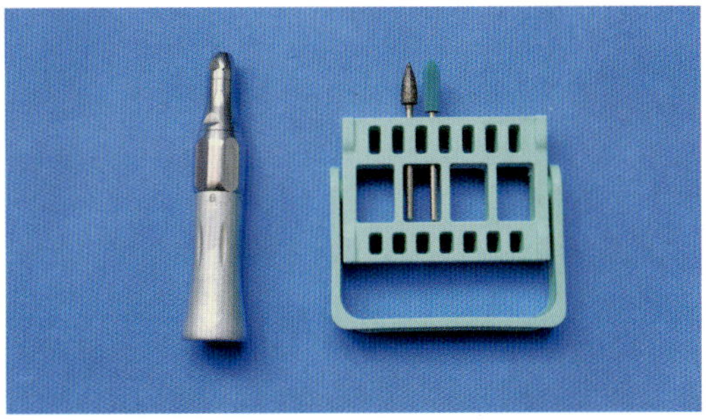

图 10.7.6　调磨颌垫用物

学习笔记

（二）医护配合流程

医护配合流程见表 10.7.1。

表 10.7.1　牙再植术医护配合流程

医生操作流程	护士配合流程
1. 术前评估患儿的相关病史、基本情况及全身系统状况等，与护士共同核对患儿信息及牙位，拍摄 X 线片，制定治疗方案，嘱患儿家属签署知情同意书	与医生共同核对患儿信息及牙位，引导患儿拍摄 X 线片，做好患儿行为管理，向患儿告知术中注意事项。嘱患儿若有不适举左手示意，避免晃动头部，以防口腔及面部组织意外伤 用凡士林棉签润滑患儿口唇 安抚患儿，做好患儿的心理护理
2. 局部浸润麻醉（图 10.7.7）	与医生核对药物、牙位，检查注射器性能是否完好，传递碘伏棉签，遵医嘱安装麻醉剂并传递（图 10.7.8），注意避开患儿视线
3. 牙再植	
（1）放置张口器	传递张口器予医生，协助就位
（2）处理离体牙	
①冲洗离体牙（图 10.7.9）	传递生理盐水冲洗液予医生冲洗离体牙（图 10.7.10）
②存放离体牙	将生理盐水倒入小药杯中，协助医生存放离体牙
（3）处理牙槽窝：用镊子小心清理牙槽窝内的血凝块，但不要搔刮牙槽窝，以免损伤牙槽窝内残存的牙周膜，并用生理盐水冲洗牙槽窝	传递生理盐水冲洗液予医生清理牙槽窝；及时吸唾，保持视野清晰（图 10.7.11）
（4）植入离体牙	
准确复位：手持离体牙冠部，用最小的力把患牙放回牙槽窝，防止对牙髓和牙周膜造成进一步损伤（图 10.7.12）	传递离体牙予医生 传递无菌纱布块予医生，协助复位 及时牵拉患儿口角，暴露操作视野
4. 固定（结扎丝 + 树脂固定法）	
（1）制作麻花丝	遵医嘱截取合适长度的结扎丝，用 75% 酒精棉球消毒，对折 4 ~ 6 股拧成一股，直至结扎丝成为均匀致密的麻花状
（2）按照需要固定牙位数量取适量长度结扎丝	传递钢丝剪予医生（图 10.7.13），及时用污物杯接取钢丝碎屑（图 10.7.14）
（3）酸蚀牙面：对牙面进行隔湿、吹干；将磷酸酸蚀剂涂布在需要固定的牙齿唇面中 1/3	传递磷酸酸蚀剂予医生酸蚀牙面，准确计时（酸蚀时间一般为 20 ~ 30 秒）
（4）冲洗和干燥	
①用三用枪彻底冲洗牙面 10 ~ 15 秒（具体时间参考材料说明书）	及时吸唾，防止磷酸酸蚀剂进入患儿口腔，对黏膜产生刺激
②隔湿，吹干牙面	传递棉卷予医生，协助隔湿
（5）复合树脂固定	
①涂布自酸蚀粘接剂（图 10.7.15），涂布完成后用三用枪吹匀	用一次性涂药棒蘸取适量自酸蚀粘接剂传递予医生（图 10.7.16）
②光照固化 20 ~ 40 秒（具体时间参考材料说明书）	传递光固化灯予医生，协助固化
③复合树脂固定：使用弹性固定方法，对再植牙弹性固定 7 ~ 10 天（图 10.7.17）	根据固定牙齿的数量取适量复合树脂放于树脂遮光盒内，用水门汀充填器取适量树脂传递予医生（图 10.7.18）

（续表）

医生操作流程	护士配合流程
	传递光固化灯予医生，协助医生固定麻花丝及再植牙
④光照固化 20～40 秒（具体时间参考材料说明书）	传递光固化灯予医生，协助固化
（6）调殆抛光	
①调整咬合，抛光牙面	安装匹配车针于高速手机上，传递予医生 及时吸唾，保证视野清晰
②检查牙尖交错殆有无早接触，对于存在明显早接触者需使用全牙列殆垫	遵医嘱准备牙科膜片
5. 全牙列殆垫制备	
（1）制取印模	选择合适的托盘，调拌适量藻酸盐印模材置于托盘上传递予医生（图 10.7.19），协助完成印模的制取、灌注与全牙列殆垫制作
（2）调磨殆垫	安装金刚砂磨头于低速直机传递予医生，及时用吸引器吸除碎屑

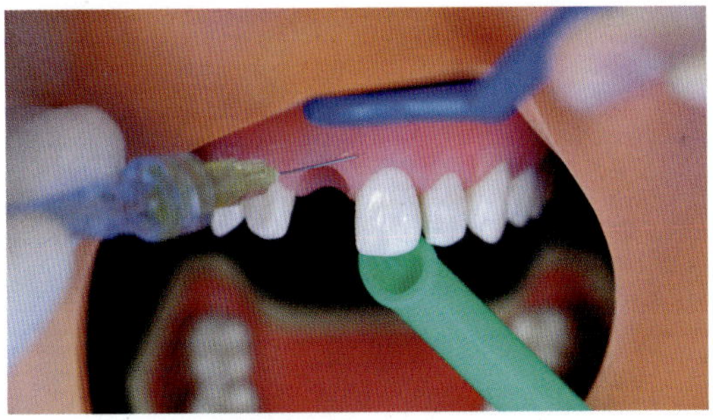

图 10.7.7　局部浸润麻醉

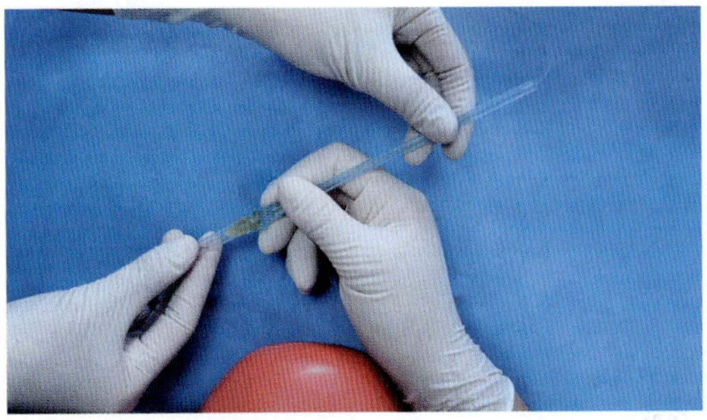

图 10.7.8　传递注射针柄

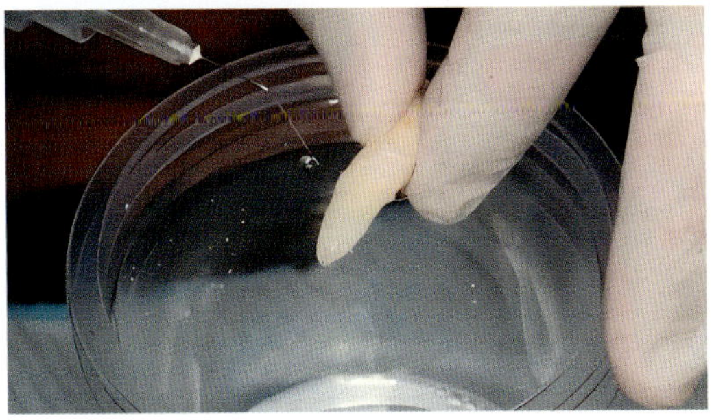

图 10.7.9　冲洗离体牙

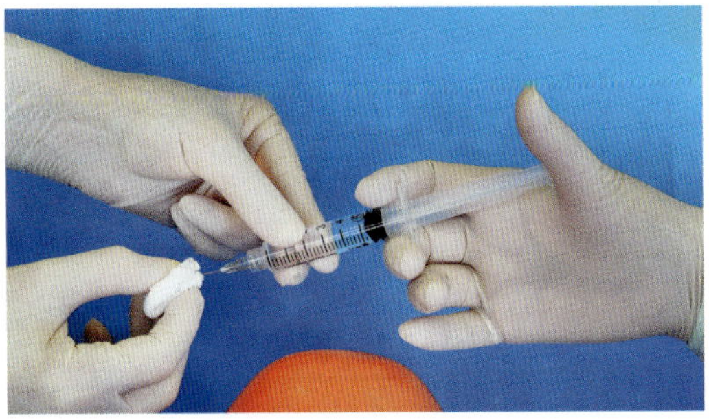

图 10.7.10　传递冲洗液

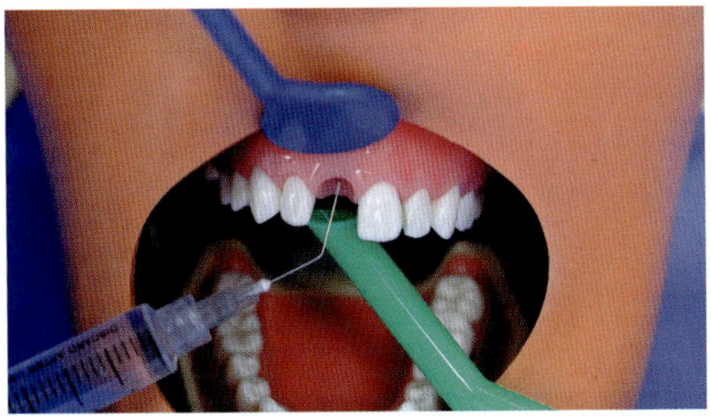

图 10.7.11　及时吸唾

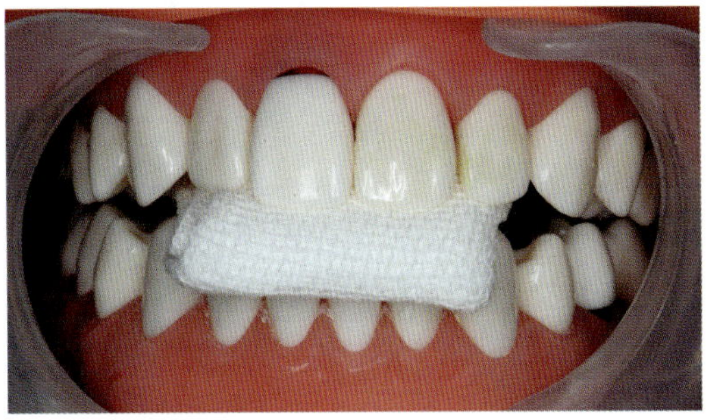

图 10.7.12　离体牙复位

学习笔记

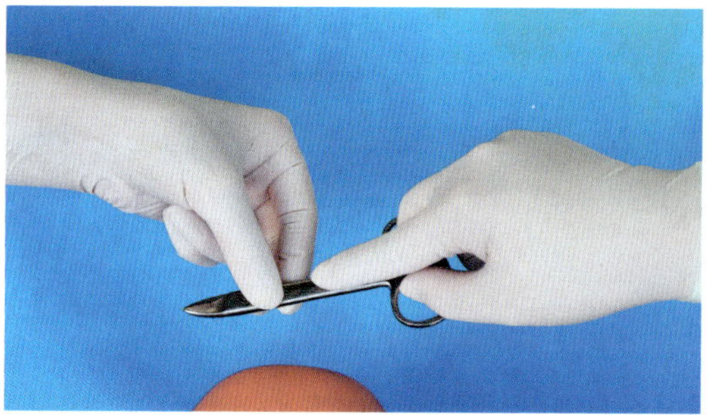

图 10.7.13　传递钢丝剪予医生

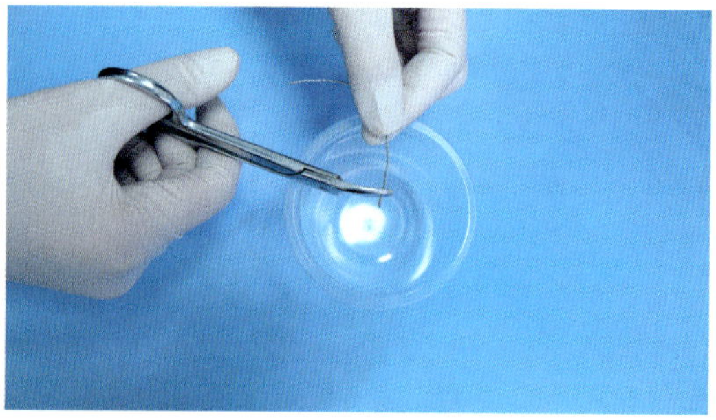

图 10.7.14　接取钢丝碎屑

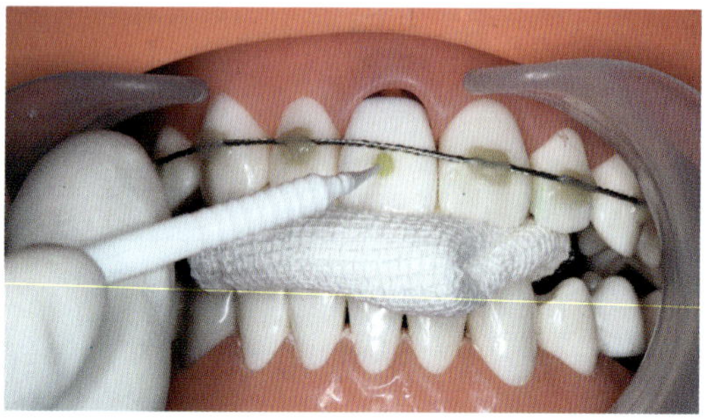

图 10.7.15　涂布自酸蚀粘接剂

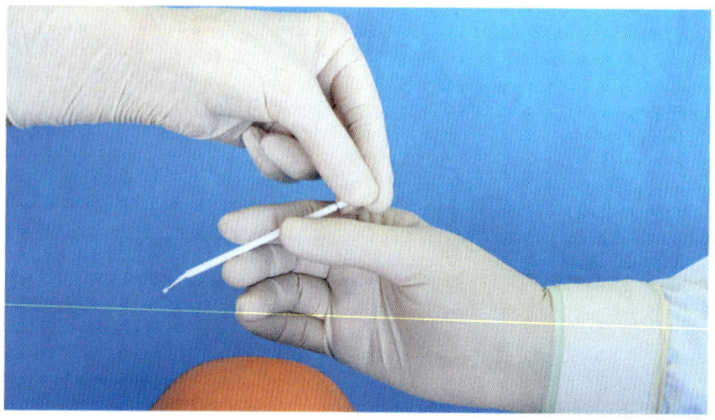

图 10.7.16　传递一次性涂药棒

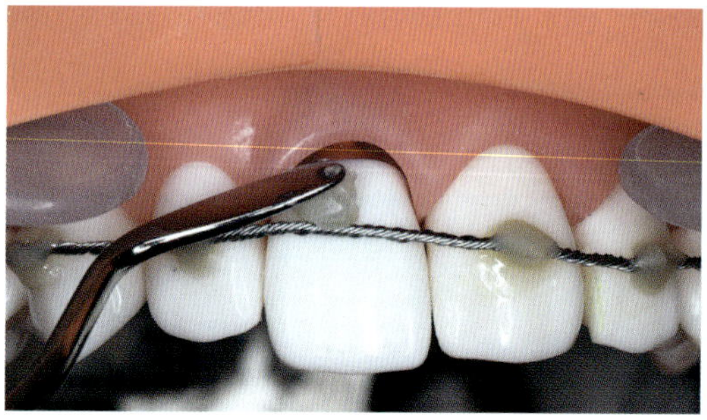

图 10.7.17　复合树脂固定

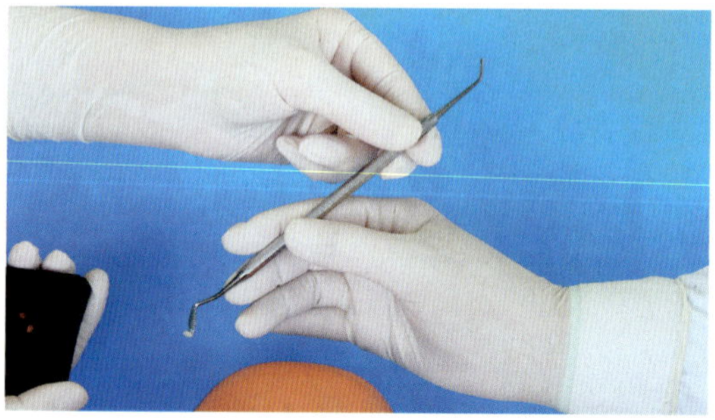

图 10.7.18　传递复合树脂

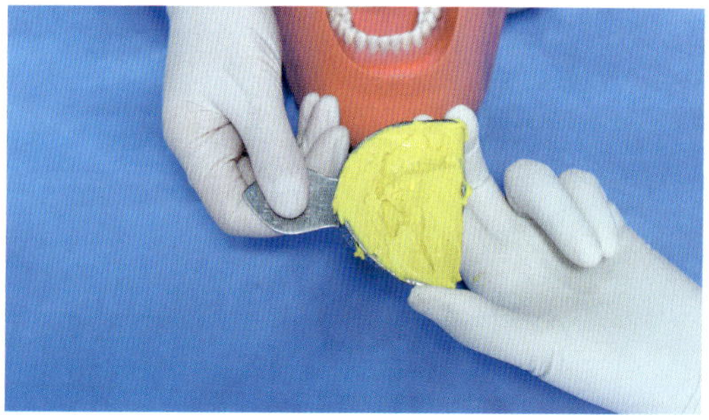

图 10.7.19　传递托盘予医生

学习笔记

（三）治疗后护理

1. 患者护理

关闭治疗灯，取下护目镜，推开治疗台，调整牙椅，协助患儿漱口、清洁面部，撤胸巾。

2. 整理用物

冲洗手机管路 20 ~ 30 秒，撤防污膜、三用枪头、吸引器管、口杯，冲洗痰盂及牙椅排水管路，用物分类处置。

3. 牙椅清洁消毒

按照从洁到污的原则擦拭牙椅。

4. 使用速干手消毒液进行手消毒，摘防护面罩，摘手套，洗手。

三、护理要点

1. 接诊患者后立即将离体牙放入生理盐水中保存，防止因干燥环境而加速牙周膜细胞坏死。

2. 术中嘱患儿勿晃动头部，防止造成误伤及误吞、误吸。

3. 牙齿植入后，在吸唾时勿碰触再植牙齿，以免牙齿移位。

4. 使用复合树脂固定麻花丝时要移开治疗灯或把灯光调暗，以免加速复合树脂材料固化。

5. 由于外伤的复杂性及预后的不确定性，向患儿家属强调定期复查的重要性。

学习笔记

四、健康宣教

1. 局麻后嘱患儿 2 小时后方可进食，避免吮吸黏膜以防咬伤。

2. 术后 2 周进软食，避免过冷、过热的食物，1 个月避免使用患牙咀嚼，3 个月勿用患牙咬硬物。

3. 术后保持口腔清洁，使用软毛牙刷及温水刷牙。

4. 饭后用凉水刷洗全牙列颌垫，保持清洁。

5. 术后遵医嘱复诊并拆除固定装置。

第八节　制作和佩戴间隙保持器的四手操作

儿童牙齿早失后，为了防止邻牙向缺隙部位倾斜和对颌牙伸长，应设计间隙保持器来保持早失牙齿的近远中和垂直间隙，从而保证继承恒牙的正常萌出。

一、间隙保持器的种类

1. 固定式

带环丝圈式、全冠丝圈式、舌弓式、Nance 弓间隙保持器、远中导板。

2. 活动式

可摘式间隙保持器。

二、临床常用的固定式间隙保持器

包括带环丝圈式间隙保持器（图 10.8.1）、舌弓式间隙保持器（图 10.8.2）和 Nance 弓间隙保持器（图 10.8.3）。如下以带环丝圈式间隙保持器的四手操作为例进行介绍。

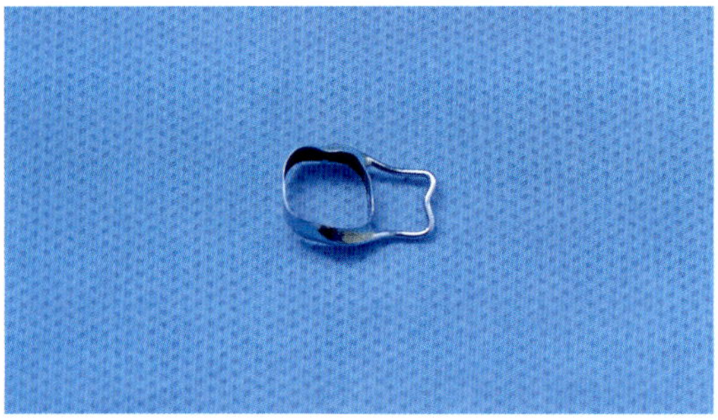

图 10.8.1　带环丝圈式间隙保持器

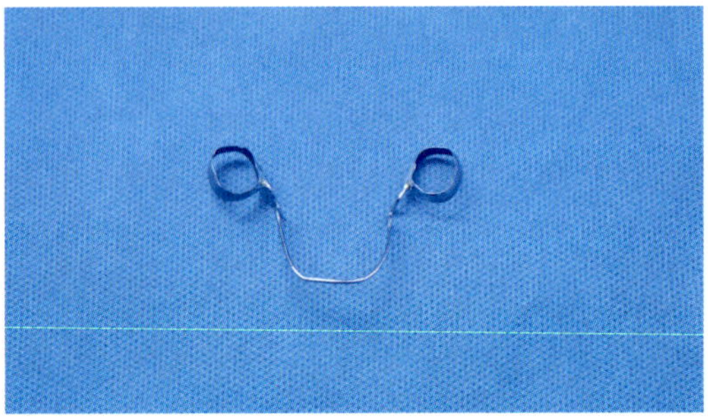

图 10.8.2　舌弓式间隙保持器

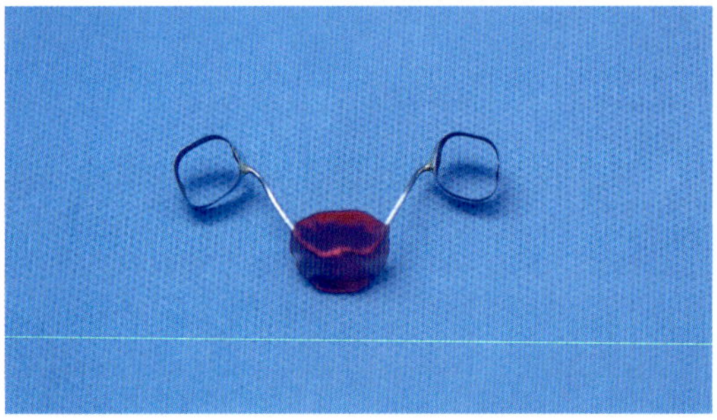

图 10.8.3　Nance 弓间隙保持器

学习笔记

三、带环丝圈式间隙保持器的四手操作

带环丝圈式间隙保持器是在选择的基牙上装配带环，在缺失牙处通过弯制的金属丝来维持缺隙的近远中距离。

（一）适应证

1. 单侧第一乳磨牙早失。
2. 第一恒磨牙萌出后，单侧第二乳磨牙早失。
3. 双侧各有单颗乳磨牙早失，用其他间隙保持器装置困难的病例。

（二）治疗步骤与护理配合

1. 治疗前准备

（1）医生准备：①洗手、戴口罩，查看病情、询问相关病史，向患儿家长交代病情及治疗计划，告知其签署知情同意书；②调节椅位，做好标准预防。

（2）护士准备：①洗手、戴口罩，做好标准预防，喷溅操作时佩戴防护面罩；②核对患儿信息，引导至椅位，推开并抬高医生操作台，协助就坐；③根据疾病治疗方案备齐用物，合理放置；牙科综合治疗台把手、按键、仪器按键等高频接触部位贴防污膜；④告知患儿诊疗中注意事项，做好患儿的行为管理。

（3）患者准备：系胸巾、漱口、戴护目镜，取舒适放松体位仰卧于牙椅。

（4）用物准备

①常规用物：一次性口腔器械盘（口镜、探针、镊子）、吸引器管、三用枪头、防污

膜、护目镜、口杯、医用棉球、凡士林、医用棉签（图 10.8.4）。

②间隙保持器用物：带环、带环就位器、去带环钳、托盘、调拌刀、调拌碗、藻酸盐印模材、量杯、量勺、牙科石膏、低速直机、金刚砂磨头、橡皮轮、技工钳（日月钳、平头钳）、缩颈钳、75% 酒精棉球、玻璃离子水门汀粉剂和液剂、调拌板、调拌刀、锁镊、咬合纸（图 10.8.5）。

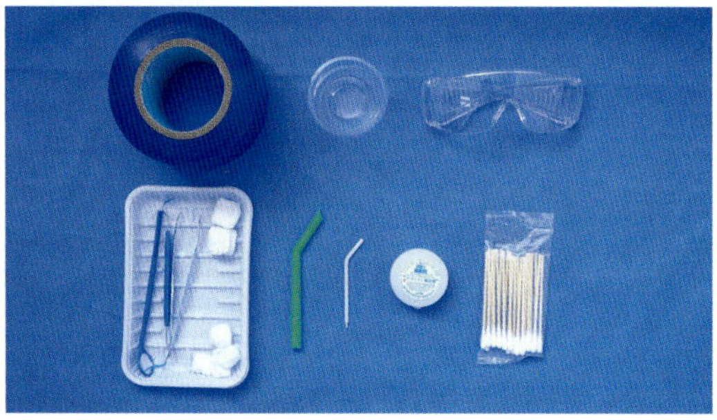

图 10.8.4 常规用物

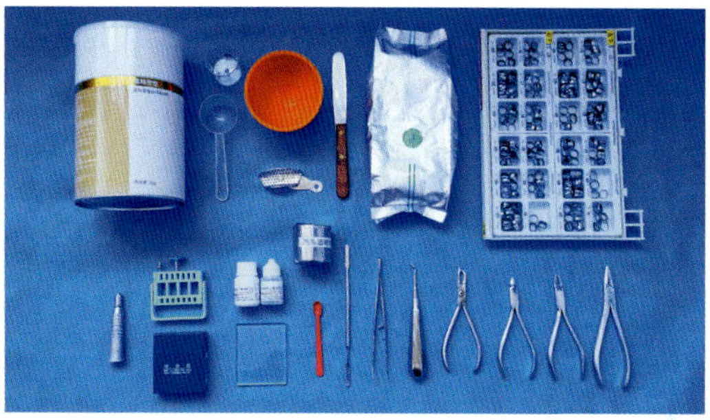

图 10.8.5 间隙保持器用物

2. 医护配合流程

（1）初诊：制作带环丝圈式间隙保持器，医护配合流程见表 10.8.1。

学习笔记

表 10.8.1 制作带环丝圈式间隙保持器医护配合流程

医生操作流程	护士操作流程
1. 评估局部拔牙创愈合良好，制定治疗方案，向家属交代治疗计划，与护士共同核对患儿信息及牙位，嘱患儿家属签署知情同意书	与医生共同核对患儿信息及牙位，准备用物 做好患儿行为管理，告知术中注意事项，如有不适举左手示意，避免晃动头部，以防口腔及面部组织意外伤 用凡士林棉签润滑患儿口唇
2. 选取带环 根据牙齿大小选择合适型号的带环	遵医嘱选择合适型号的带环传递予医生
3. 试带环 检查带环与牙冠之间的密合程度	传递带环就位器予医生（图 10.8.6），协助医生牵拉唇颊部或舌体，暴露操作视野
4. 检查咬合	传递咬合纸予医生以检查咬合（图 10.8.7）
5. 取带环（图 10.8.8）	传递去带环钳予医生，协助其取下带环（图 10.8.9）
6. 调整颌龈向高度	安装低速直机及金刚砂磨头，并传递予医生，以用于调整颌龈向高度，操作过程中及时用吸引器吸除碎屑 在低速直机上安装抛光磨头传递予医生，抛光带环边缘（图 10.8.10）
7. 调整带环形态	传递缩颈钳予医生（图 10.8.11）

（续表）

医生操作流程	护士操作流程
8. 带环就位（图 10.8.12）	传递带环就位器予医生，协助其带环就位（图 10.8.13）
9. 制取印模，灌注石膏模型	
（1）试托盘	根据患儿牙弓大小遵医嘱选择大小合适的托盘传递予医生（图 10.8.14）
（2）制取印模（图 10.8.15）	调拌适量的藻酸盐印模材置于托盘传递予医生，协助医生制取印模（图 10.8.16） 印模消毒处理后，及时灌注
10. 取带环	传递去带环钳予医生取下带环
11. 与技工中心做好交接	整理带环及模型

学习笔记

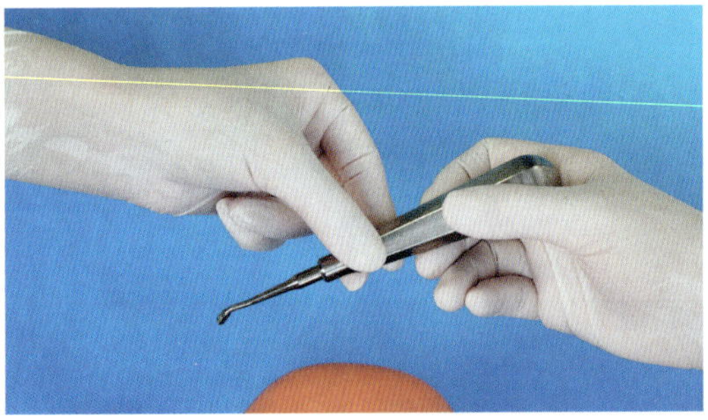

图 10.8.6　传递带环就位器

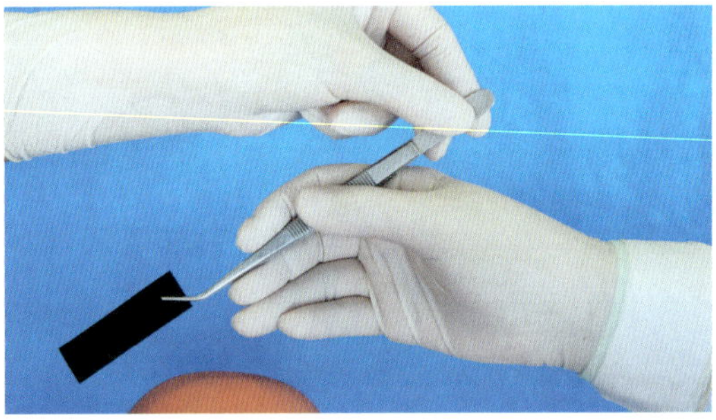

图 10.8.7　传递咬合纸

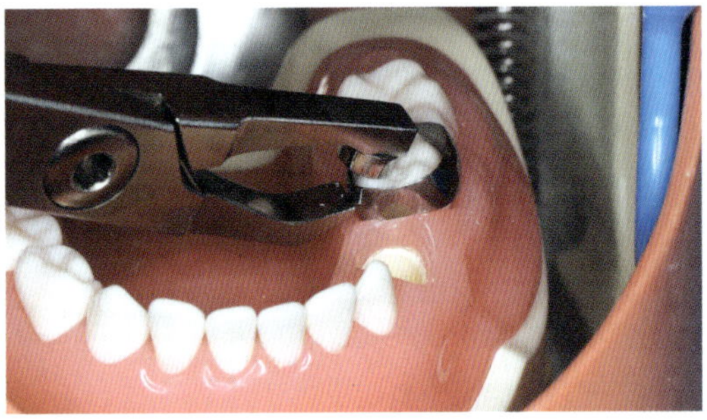

图 10.8.8　取带环

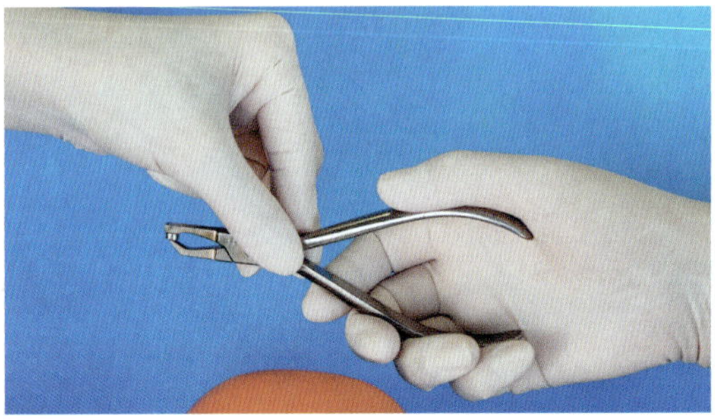

图 10.8.9　传递去带环钳

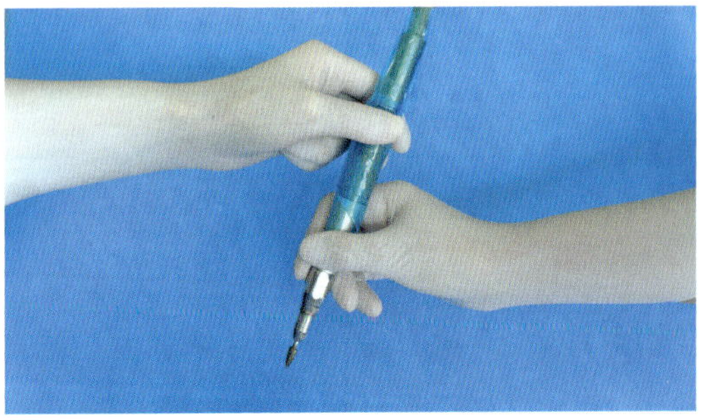

图 10.8.10　传递低速直机

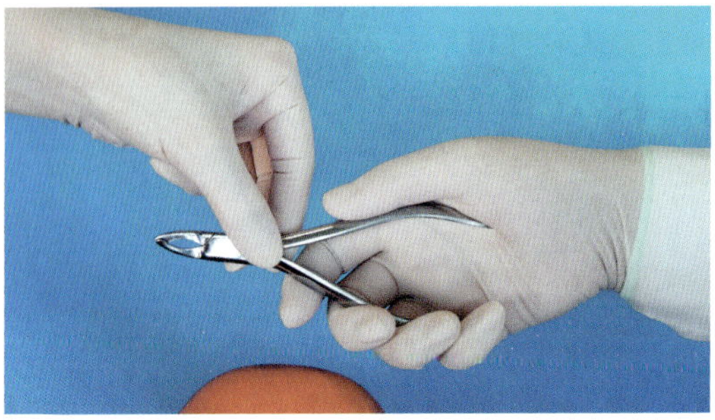

图 10.8.11　传递缩颈钳

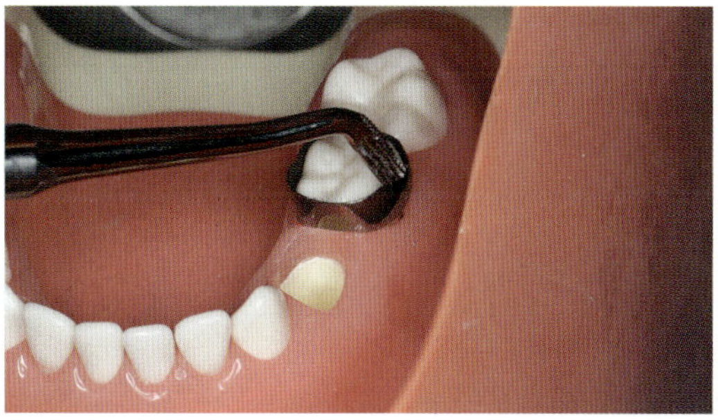

图 10.8.12　带环就位

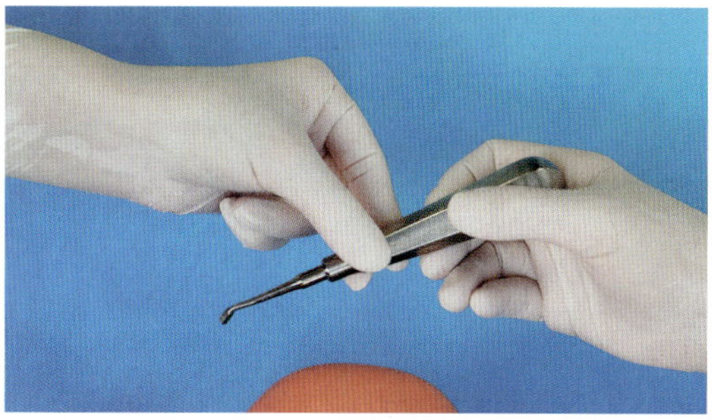

图 10.8.13　传递带环就位器

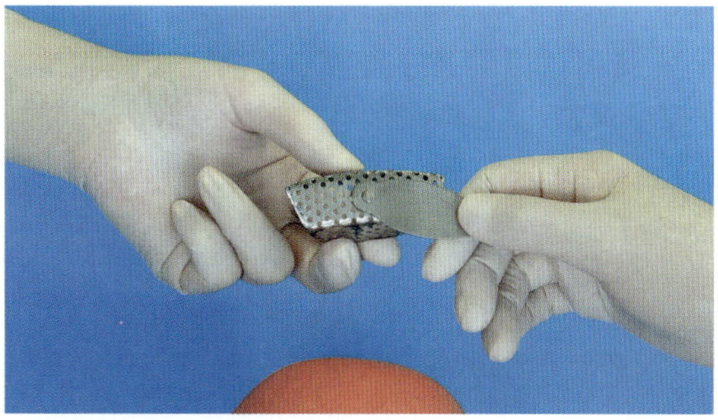

图 10.8.14　试托盘

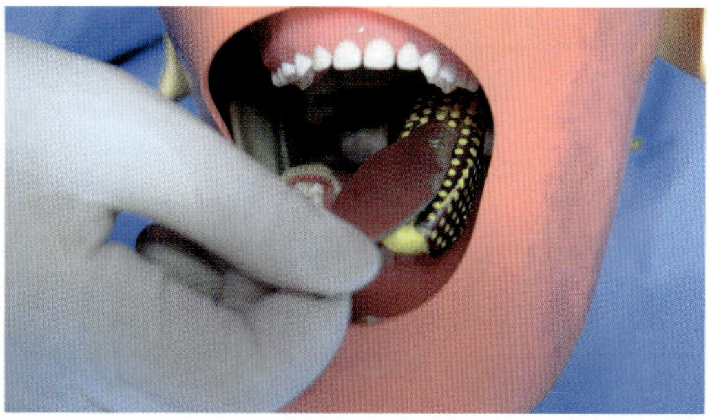

图 10.8.15　制取印模

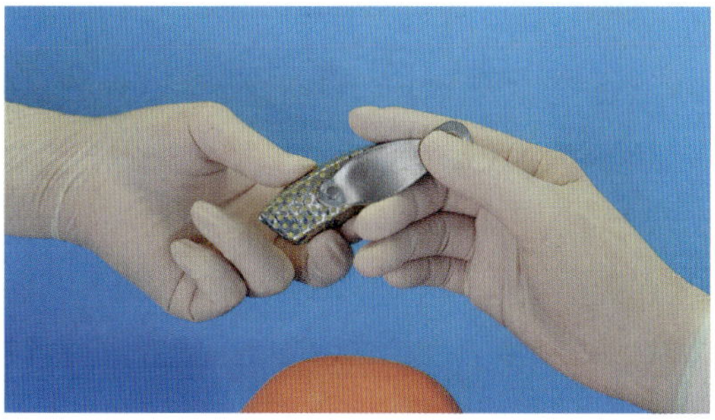

图 10.8.16　传递托盘

学习笔记

（2）复诊：佩戴带环丝圈式间隙保持器，医护配合流程见表 10.8.2。

表 10.8.2　佩戴带环丝圈式间隙保持器医护配合流程

医生操作流程	护士操作流程
1. 评估局部拔牙创愈合良好，间隙无明显丧失	与医生共同核对患儿信息及牙位，准备用物 做好患儿行为管理，告知术中注意事项，如有不适举左手示意，避免晃动头部，以防口腔及面部组织意外伤 用凡士林棉签润滑患儿口唇
2. 试戴保持器	用 75% 的酒精棉球消毒保持器，将保持器按照正确方向传递予医生 传递带环就位器予医生，协助就位

（续表）

医生操作流程	护士操作流程
3. 取保持器	传递去带环钳予医生，协助取下保持器
4. 调整保持器（图 10.8.17）	传递技工钳予医生调整保持器（图 10.8.18）
5. 粘接保持器 清洁基牙，使用医用棉球进行隔湿（图 10.8.19）	传递医用棉球予医生，协助隔湿 用 75% 的酒精棉球消毒保持器，三用枪吹干后，遵医嘱调拌适量玻璃离子水门汀粘接剂，均匀地涂抹在保持器粘接面 将保持器按照正确方向置于玻璃板传递予医生（图 10.8.20）
6. 清除多余粘接剂	传递探针及牙线予医生，协助医生清除多余粘接剂，及时吸唾

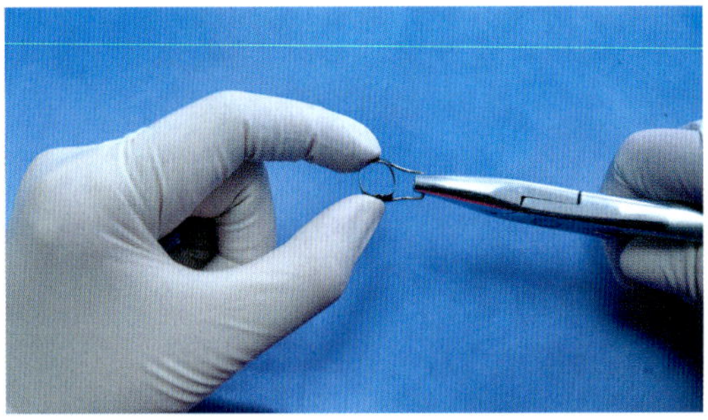
图 10.8.17　调整保持器

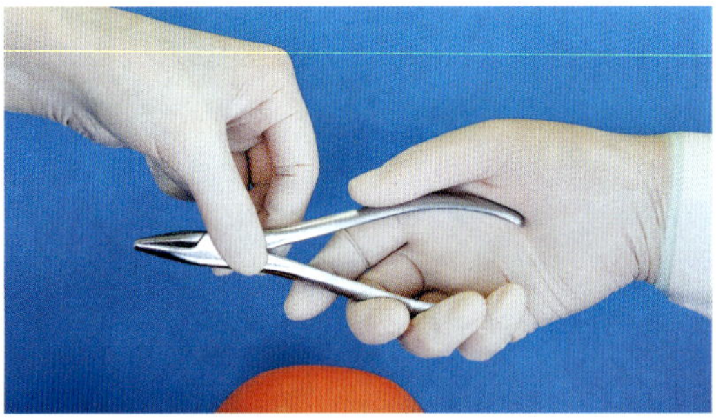
图 10.8.18　传递技工钳

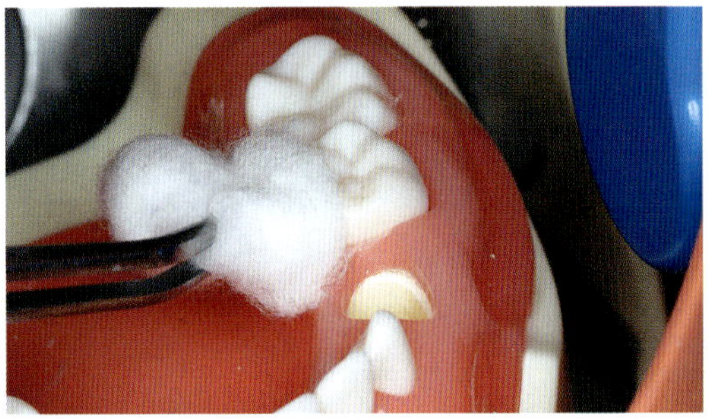
图 10.8.19　清洁基牙

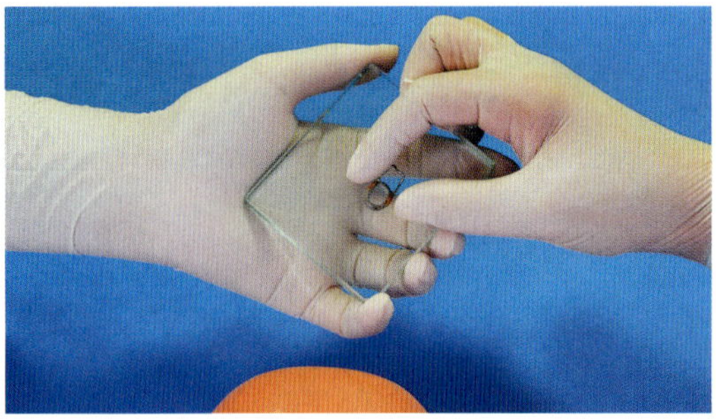
图 10.8.20　传递保持器

学习笔记

（三）治疗后护理

1. 患者护理

关闭治疗灯，取下护目镜，推开治疗台，调整牙椅，清洁面部，撤胸巾。

2. 整理用物

冲洗手机管路 20 ~ 30 秒，撤防污膜，三用枪头、吸引器管、口杯，冲洗痰盂及牙椅排水管路，用物分类处置。

3. 牙椅清洁消毒

按照从洁到污的原则擦拭牙椅。

4. 使用速干手消毒液进行手消毒，摘防护面罩，摘手套，洗手。

三、护理要点

1. 取带环或保持器时注意安抚患儿情绪，防止患儿突然晃动身体或头部，造成误吞、误吸。

2. 治疗过程中协助医生做好隔湿，避免唾液污染影响粘接性能。

3. 按照材料使用说明书进行材料调拌。

四、健康宣教

1. 嘱患儿术后 30 分钟内勿饮水漱口，2 小时内勿进食，避免食用过硬、过粘食物。

2. 若出现保持器松动脱落、移位或恒牙萌出等情况，及时复诊。

3. 正确刷牙、使用牙线，注意口腔卫生。

4. 每 3 ~ 6 个月复诊，不适随诊。

第九节　畸形中央尖加固术的四手操作

学习笔记

畸形中央尖（central cusp）是指在前磨牙或磨牙的中央窝处，或接近中央窝的颊尖三角嵴上，突起一个圆锥形的牙尖。

通常低而圆钝的中央尖可不做处理，让其自行磨损。为了防止畸形中央尖折断和并发症的发生，可进行预防性治疗，阻断可能因畸形中央尖折断导致牙髓感染的途径。

一、适应证

形态完整、相对较粗，尚未建𬌗的畸形中央尖。

二、治疗步骤及护理配合

（一）治疗前准备

1. 医生准备

（1）洗手、戴口罩，查看病情、询问相关病史，向患儿家属交代病情及治疗计划，告知其签署知情同意书。

（2）调节椅位，做好标准预防。

2. 护士准备

（1）洗手、戴口罩，做好标准预防。

（2）核对患儿信息，引导至椅位，推开并抬高医生操作台，协助就坐。

（3）根据疾病治疗方案备齐用物并合理放置；牙科综合治疗台把手、按键，仪器按键等高频接触部位贴防污膜。

（4）向患儿告知诊疗中注意事项，做好行为管理。

3. 患者准备

系胸巾，漱口，戴护目镜，取舒适放松体位仰卧于牙椅。

4. 用物准备

（1）常规用物：一次性口腔器械盘（口镜、探针、镊子）、三用枪、吸引器管、防污膜、护目镜、口杯、凡士林、医用棉签、医用棉球（图 10.9.1）。

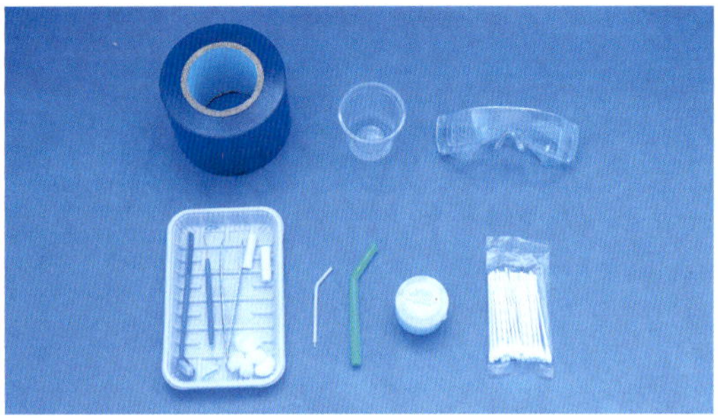

图 10.9.1　常规用物

（2）橡皮障隔湿用物：橡皮障布、打孔器、橡皮障夹钳、橡皮障夹、橡皮障支架、牙线、橡皮障楔线、橡皮障定位打孔模板、开口器、封闭剂、水门汀充填器（图 10.9.2）。

（3）治疗用物：高速手机、低速弯机、匹配车针、清洁毛刷、一次性涂药棒、磷酸酸蚀剂、自酸蚀粘接剂、流动树脂、光固化灯、咬合纸、矽粒子（图 10.9.3）。

学习笔记

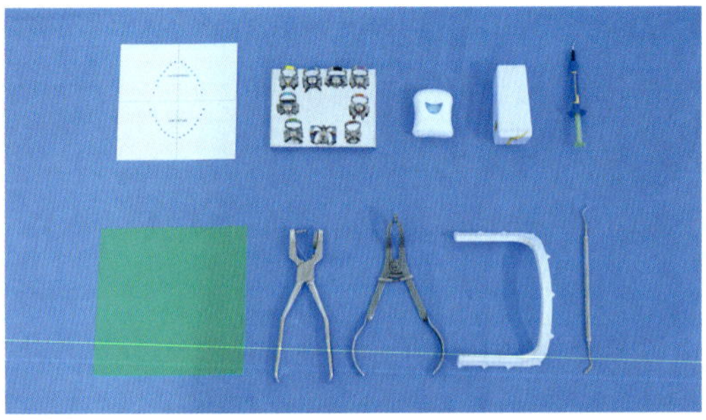

图 10.9.2　橡皮障隔湿用物

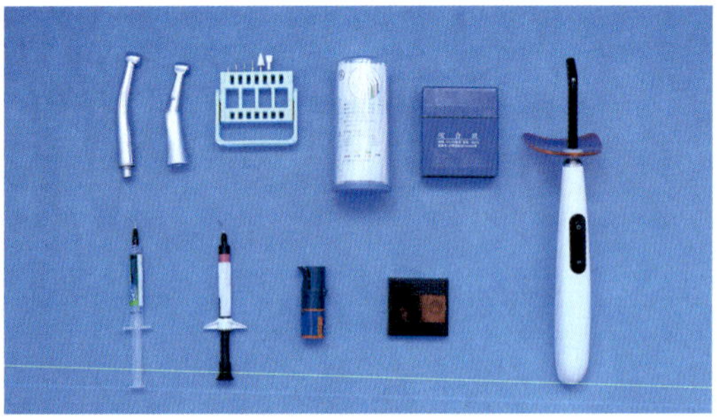

图 10.9.3　治疗用物

（二）医护配合流程

医护配合流程见表 10.9.1。

表 10.9.1　畸形中央尖加固术医护配合流程

医生操作流程	护士操作流程
1. 术前评估患儿全身及患牙情况，向患儿家属说明加固术的作用和流程，制定治疗方案，与护士共同核对患儿信息及牙位，嘱患儿家属签署知情同意书	与医生共同核对患儿信息及牙位，做好患儿行为管理，告知术中注意事项，嘱患儿若有不适举左手示意，避免晃动头部，以防口腔及面部组织意外伤 用凡士林棉签润滑患儿口唇
2. 安装橡皮障（图 10.9.4）	安装前告知患儿使用橡皮障的目的，在橡皮障夹上系上安全绳，防止误吞误吸 传递橡皮障夹钳予医生，协助安装橡皮障（图 10.9.5）

（续表）

医生操作流程	护士操作流程
3. 清洁牙面	将清洁毛刷安装在低速弯机上传递予医生 及时吸唾，保持术野清晰
4. 酸蚀牙面 （1）将磷酸酸蚀剂涂布在牙面上（图 10.9.6） （2）用三用枪冲洗牙面 10 ~ 15 秒（具体时间参考材料说明书）	传递磷酸酸蚀剂予医生（图 10.9.7） 及时吸唾，防止磷酸酸蚀剂进入患儿口腔对患儿黏膜产生刺激
5. 树脂充填 （1）涂布自酸蚀粘接剂（图 10.9.8），涂布完成后用三用枪吹匀 （2）光照固化 20 ~ 40 秒（具体时间参考材料说明书） （3）将树脂堆积在中央尖周围（图 10.9.10） （4）光照固化 20 ~ 40 秒（具体时间参考材料说明书）	用一次性涂药棒蘸取适量粘接剂传递予医生（图 10.9.9） 传递光固化灯予医生，协助固化 传递流动树脂予医生（图 10.9.11） 传递光固化灯予医生，协助固化
6. 卸除橡皮障（图 10.9.12）	传递橡皮障夹钳予医生协助医生卸除橡皮障（图 10.9.13）
7. 调殆、抛光	传递咬合纸予医生，嘱患儿轻咬数下 安装调殆车针于高速手机传递予医生，及时吸唾 安装砂粒子于低速弯机上传递予医生，协助抛光

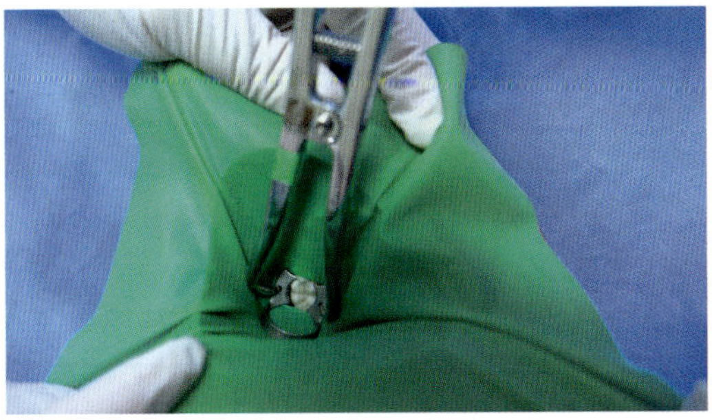

图 10.9.4　安装橡皮障

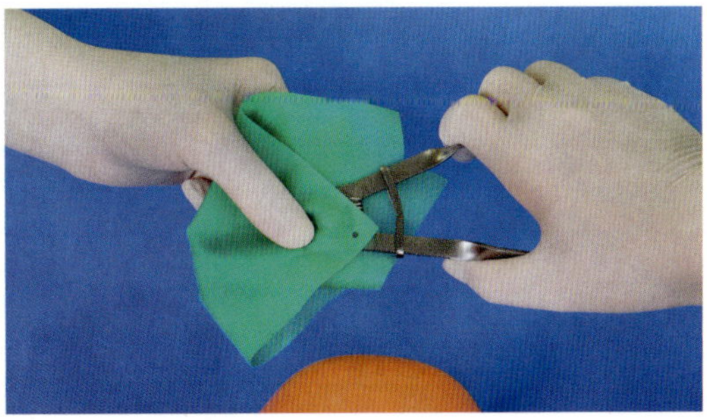

图 10.9.5　传递橡皮障

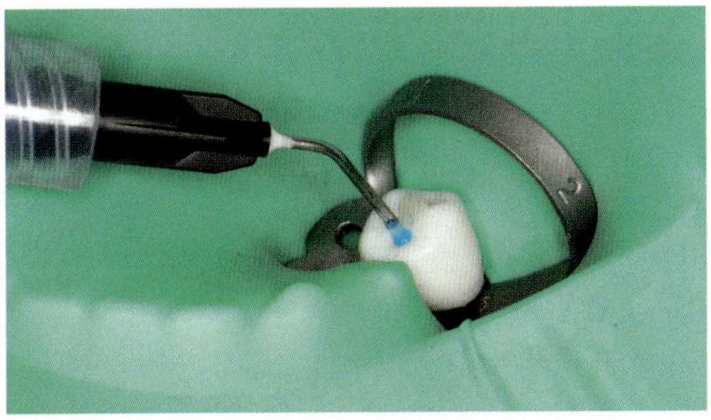

图 10.9.6　涂布磷酸酸蚀剂

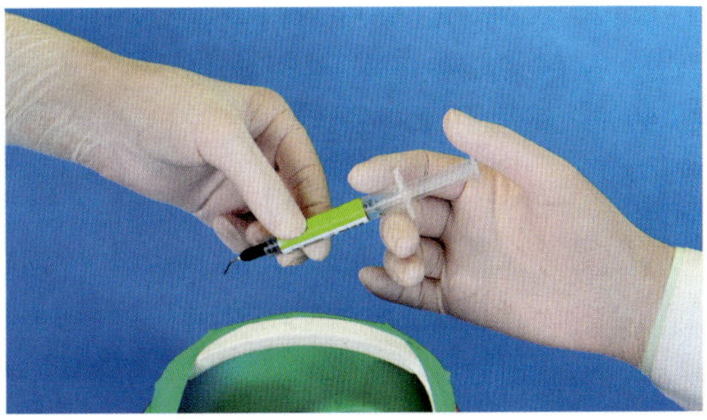

图 10.9.7　传递磷酸酸蚀剂

学习笔记

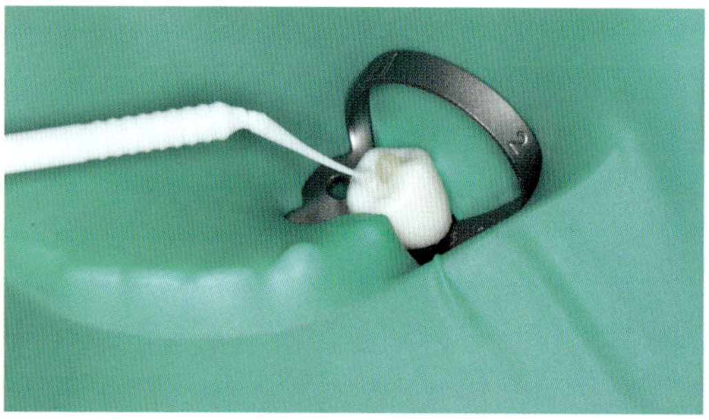

图 10.9.8　涂布粘接剂

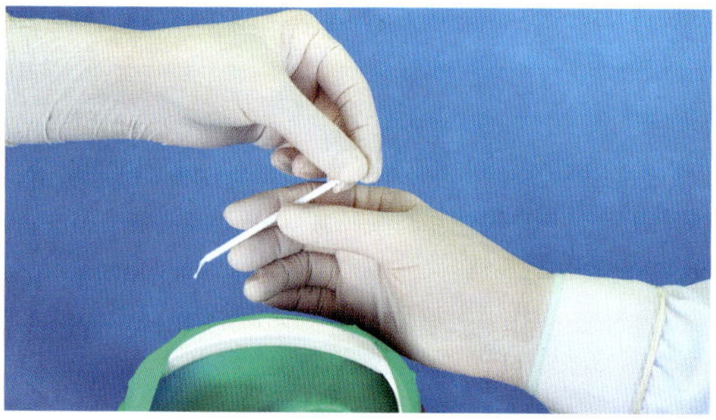

图 10.9.9　传递一次性涂药棒

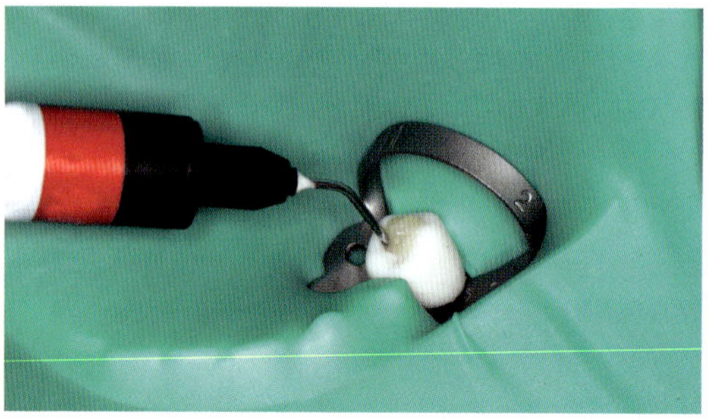

图 10.9.10　畸形中央尖加固

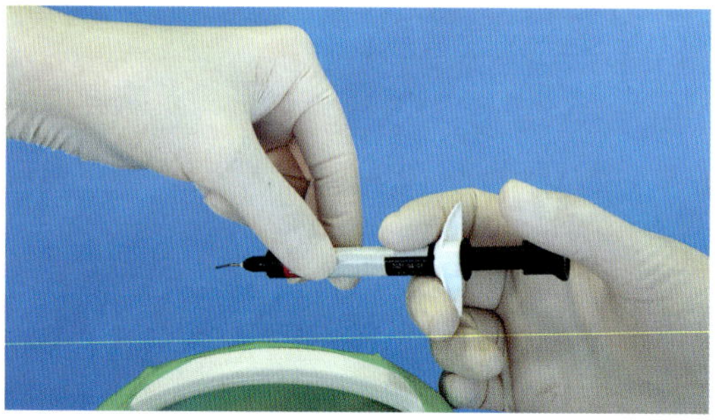

图 10.9.11　传递流动树脂

学习笔记

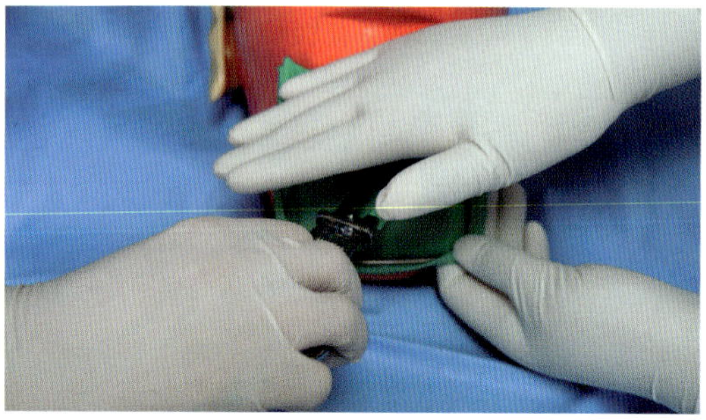

图 10.9.12　卸除橡皮障

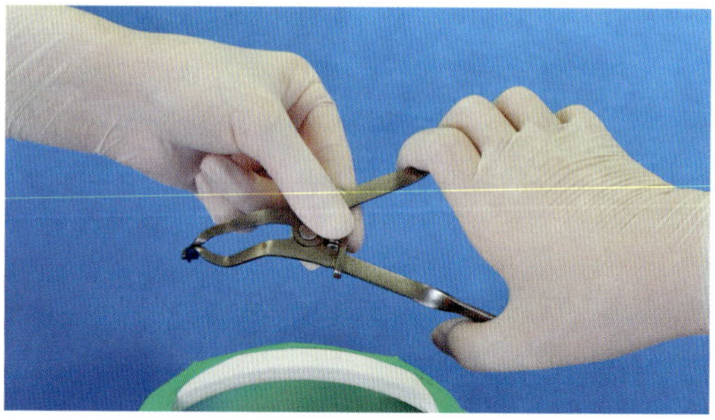

图 10.9.13　传递橡皮障夹钳

（三）治疗后护理

1. 患者护理

关闭治疗灯，取下护目镜，推开治疗台，调整牙椅，协助患儿漱口、清洁面部，撤胸巾。

2. 整理用物

冲洗手机管路 20 ~ 30 秒，撤防污膜、三用枪头、吸引器管、口杯，冲洗痰盂及牙椅排水管路，用物分类处置。

3. 牙椅清洁消毒

按照从洁到污的原则擦拭牙椅。

4. 使用速干手消毒液进行手消毒，摘防护面罩，摘手套，洗手。

三、护理要点

1. 橡皮障勿遮挡患儿鼻部，以免影响呼吸。
2. 勿在患儿头面部传递器械，以免器械脱落造成误伤。
3. 治疗过程中告知患儿不能随意转动头部，以免造成软组织损伤。

四、健康宣教

1. 向患儿家属说明治疗结束后可能会出现牙齿轻度不适，一般 2 ~ 3 天消失。
2. 治疗后嘱患儿避免食用过硬过粘食物。
3. 指导患儿正确刷牙，注意口腔卫生。
4. 定期 3 ~ 6 个月复查，不适随诊。

学习笔记

第十一章　正畸专业四手操作技术

第一节　正畸初诊患者的资料采集

错殆畸形（malocclusion）一般是指在生长发育过程中，由遗传因素和环境因素导致的牙齿、颌骨、颅面的畸形，也可在生长发育完成后，因外伤、牙周病等原因造成。主要表现为牙齿排列不齐、上下颌牙弓间的殆关系异常，颌骨大小、形态和位置异常等。错殆畸形的诊断设计、治疗评估，需要基于一系列客观数据的分析来确定，因此资料的采集是正畸临床至关重要的环节。

学习笔记

一、病历资料采集

（一）个人资料

姓名、性别、出生日期、身高体重、家庭成员、家庭住址等。

（二）主诉及病史

1. 主诉

患者就诊的主要目的。

2. 病史

（1）全身病史：包括全身性疾病、过敏史、药物史、手术史等。

（2）口腔病史：包括口腔外伤史、拔牙史、牙齿矫正史、口腔不良习惯等。

（3）家族史和遗传史：父母及直系、旁系亲属的错殆畸形史。

（三）临床检查

1. 牙齿检查

（1）殆的发育阶段：乳牙期、替牙期、恒牙期。

（2）牙的基本情况：牙齿的数目、形态、大小、颜色、釉质发育状况、龋齿等情况。

（3）牙齿萌出和替换状况

① 替牙期：有无局部障碍；恒牙早萌、萌出顺序紊乱等。

② 恒牙期：有无乳牙滞留、恒牙早失。

2. 牙弓及殆关系检查

（1）牙齿排列：牙弓中是否存在牙齿拥挤或间隙。

（2）矢状向关系：磨牙关系、尖牙关系、前牙覆盖。

（3）横向关系：上下颌牙弓宽度是否协调，有无后牙反殆及锁殆情况；上下颌牙弓中线是否对齐、协调。

（4）垂直向关系：前牙覆𬌗状况，Spee 曲线。

3. 口内其他软硬组织

（1）牙周组织及口腔卫生状况：牙周组织健康状况，有无牙龈炎、牙周炎等。

（2）牙槽、基骨及腭盖状况：牙槽的突度、基骨的丰满度及腭盖的高度等。

（3）唇、舌系带：唇系带位置是否过低，舌系带是否过短等。

（4）舌：大小有无异常，舌体在休息位及功能位的位置是否正常。

（5）缺损：有无唇腭裂，术后修复情况。

（6）功能：咀嚼、吞咽、呼吸及发音等功能是否正常。

4. 口外及面部形态

（1）颌骨：上下颌骨形态、大小、位置，有无上下颌前突、发育不足或下颌后缩等。

（2）面部

① 前面观：面部左右对称情况、上中下比例协调情况、唇齿关系。

② 侧面观：面部形态、唇间关系、颏部形态。

5. 颞下颌关节

检查两侧关节有无压痛，关节做开闭口运动时有无弹响及开口度有无异常。

学习笔记

二、X 线影像采集

（一）全口牙位曲面体层片

全口牙位曲面体层片又称全景片，观察全口牙发育情况及上下颌骨情况（图 11.1.1）。

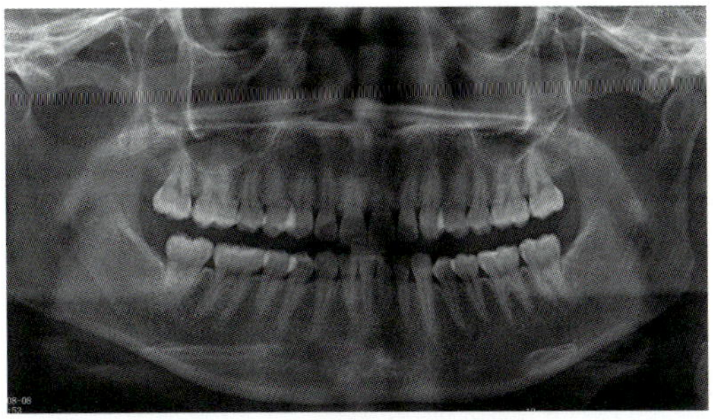

图 11.1.1　全口牙位曲面体层片

（二）头颅侧位片

X 线头影测量主要用于研究颅面生长发育、牙颌、颅面畸形的诊断分析、确定错𬌗畸形的矫治设计、矫治过程中及矫治后的牙颌、颅面形态结构变化以及正颌外科的诊断和矫治设计、下颌功能分析（图 11.1.2）。

（三）颞下颌关节锥形束计算机体层扫描（CBCT）

锥形束计算机体层扫描（cone beam computed tomography，CBCT）获得的三维影像，可导入计算机软件进行各种测量、分析，进而评估牙根的长短及牙根与周围组织的关系，帮助精确定位和评估阻生牙的情况，观察颞颌关节结构，为制定正畸治疗方案和评估正畸风险提供重要的参考（图 11.1.3）。

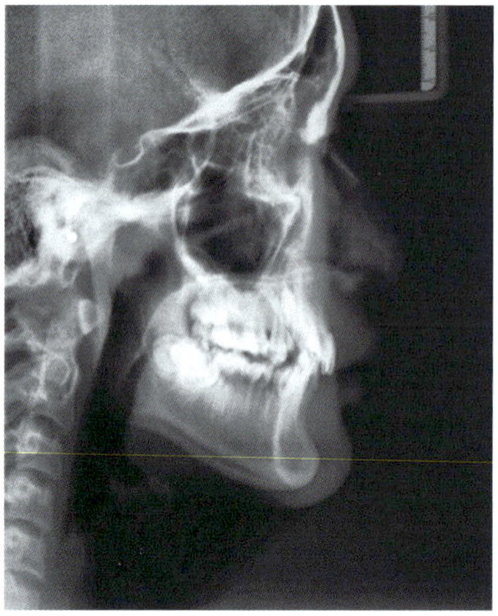

图 11.1.2 头颅侧位片

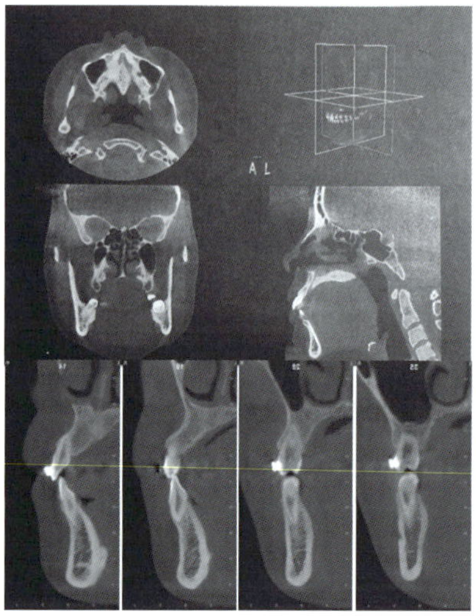

图 11.1.3 CBCT 影像

学习笔记

（四）头颅正位片

多用于需要正畸 - 正颌联合治疗患者的正面分析。

三、面部及牙殆照相

（一）口外像

包括正面像、正面微笑像、45° 侧面像、侧面像、侧面微笑像（图 11.1.4）。

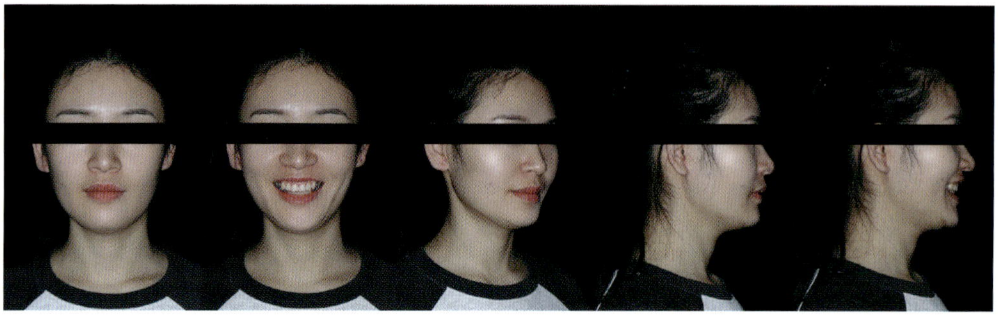

图 11.1.4 口外像

（二）口内像

包括口内正面观、侧面观、覆殆覆盖观、殆面观（图 11.1.5）。

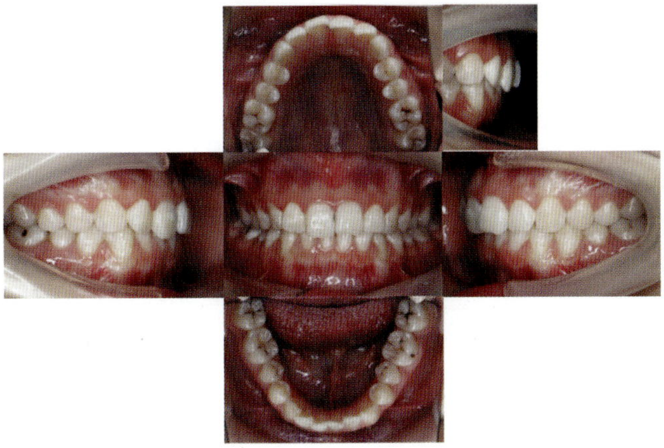

图 11.1.5　口内像

四、模型制取

（一）记存模型

用于记录正畸治疗前、中、后的牙齿及咬合状态，也可作为疗效评估以及治疗过程中的对照观察，是病历展示的重要组成部分。

（二）工作模型

用于进行模型测量分析、牙排列实验，也用于各种活动矫治器、保持器、固定矫治装置的制作（图 11.1.6）。

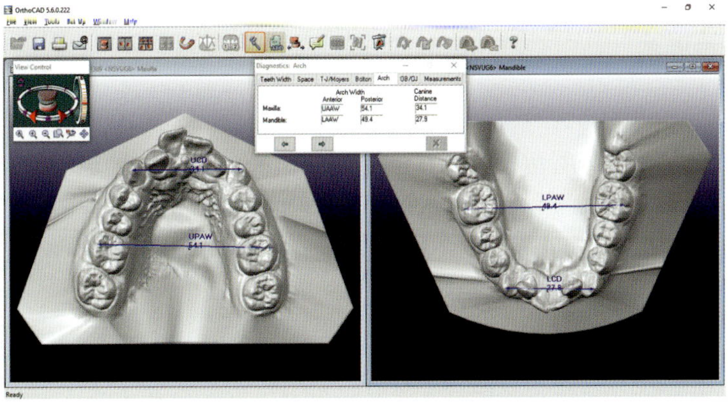

图 11.1.6　工作模型

五、数字化口腔扫描

通过口内扫描获取口内牙列及牙龈、牙颌模型等立体结构，可在计算机上进行三维重构及测量，并可以通过快速成型技术打印三维牙颌模型（图 11.1.7）。

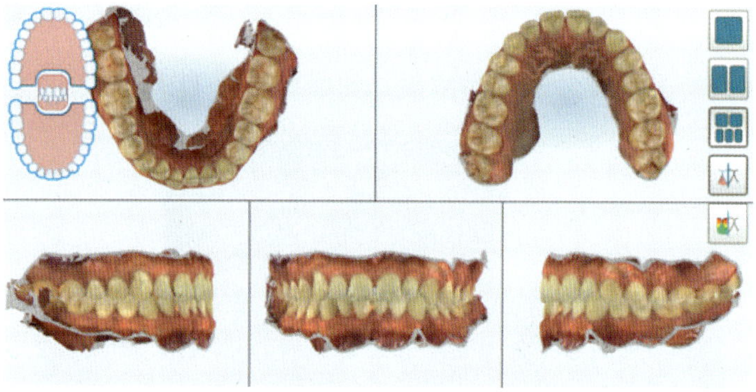

图 11.1.7　数字化口腔扫描

第二节　活动矫治器矫治的四手操作

活动矫治器（removable appliance）是一类矫治错殆畸形的装置，可由患者或医生自由摘戴，依靠卡环的卡抱作用和黏膜的吸附作用进行固位，可根据需要在矫治器上增加弹簧等附件以产生矫治力，以达到矫治错殆畸形的目的。

学习笔记

一、适应证

1. 早期错殆畸形的预防性矫治、阻断性矫治和一般性矫治。

2. 固定矫治技术的辅助治疗。

3. 口腔不良习惯导致的功能性错殆畸形和轻度骨性错殆畸形。

二、治疗步骤与护理配合

（一）治疗前准备

1. 医生准备

（1）洗手、戴口罩，查看留存资料，向患者讲解矫治计划并确定矫治方案，告知其签署知情同意书。

（2）调节椅位，做好标准预防。

2. 护士准备

（1）洗手、戴口罩，做好标准预防。

（2）核对患者信息，引导患者至椅位，推开并抬高医生操作台，协助患者就坐。

（3）根据疾病治疗方案备齐用物，合理放置；牙科综合治疗台把手、按键，仪器按键等高频接触部位贴防污膜。

（4）向患者告知诊疗中注意事项，做好心理护理。

3. 患者准备

系胸巾、漱口、戴护目镜，取舒适放松体位仰卧于牙椅。

4. 用物准备

（1）常规用物：一次性口腔器械盘（口镜、探针、镊子）、吸引器管、三用枪头、防污膜、护目镜、口杯、医用棉球、凡士林、医用棉签、无菌纱布块（图 11.2.1）。

（2）印模制取用物及活动矫治器佩戴用物：托盘、调拌刀、调拌碗、藻酸盐印模材及专用量杯量勺、牙科石膏、酒精灯、蜡片、低速直机、金刚砂磨头、咬合纸、锁镊或咬合纸镊、技工钳（图 11.2.2）。

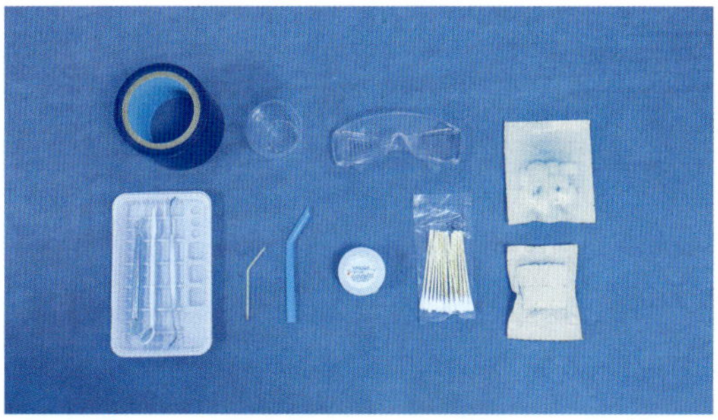

图 11.2.1　常规用物

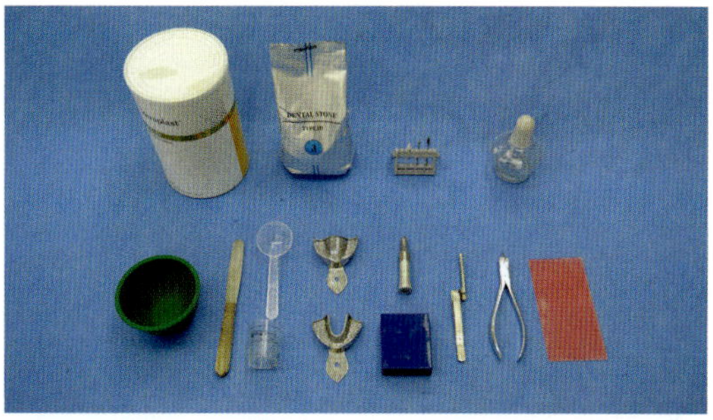

图 11.2.2　印模制取用物及活动矫治器佩戴用物

（二）医护配合流程

医护配合流程见表 11.2.1。

表 11.2.1　活动矫治器矫治医护配合流程

医生操作流程	护士操作流程
1. 向患者讲解矫治计划并确定矫治方案，告知其签署知情同意书	与医生共同核对患者信息，向患者做好解释工作
2. 制作活动矫治器	
（1）制取印模，选择托盘	根据患者牙弓大小、形态、牙齿异位萌出情况选择合适托盘予医生（图 11.2.3）
（2）制取印模，灌注石膏模型	调拌藻酸盐印模材放于托盘传递予医生，协助医生制取印模（图 11.2.4） 托盘取出后，协助患者漱口 印模于流动水下冲洗 15 秒并消毒 及时灌注
（3）必要时取咬合记录	准备酒精灯，传递蜡片予医生，协助医生记录患者咬合关系
（4）制作活动矫治器	核对矫治器制作信息，送技工中心制作
3. 初戴活动矫治器	
（1）备好活动矫治器	核对患者信息，无误后将已制作完成的活动矫治器消毒备用，安装低速直机并匹配金刚砂磨头 嘱患者若有不适，举左手示意，避免头部晃动 用凡士林棉签润滑患者口唇
（2）试戴活动矫治器，检查固位及咬合	传递咬合纸予医生，协助检查固位及咬合（图 11.2.5）

学习笔记

（续表）

医生操作流程	护士操作流程
（3）调整活动矫治器	传递技工钳予医生调整活动矫治器（图 11.2.6） 使用强力吸引器吸除粉末、碎屑
（4）摘戴活动矫治器	传递镜子予患者 指导患者自行摘戴活动矫治器
4. 复诊	
（1）检查并询问矫治器佩戴情况	与医生共同核对患者信息，向患者做好解释工作
（2）矫治器调整加力	传递技工钳、低速直机、咬合纸

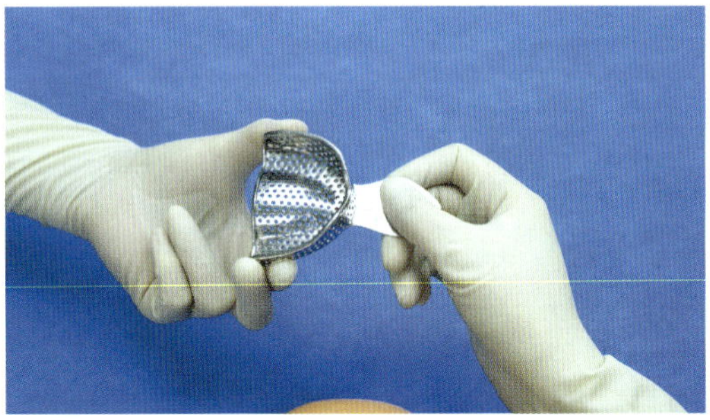

图 11.2.3　传递托盘

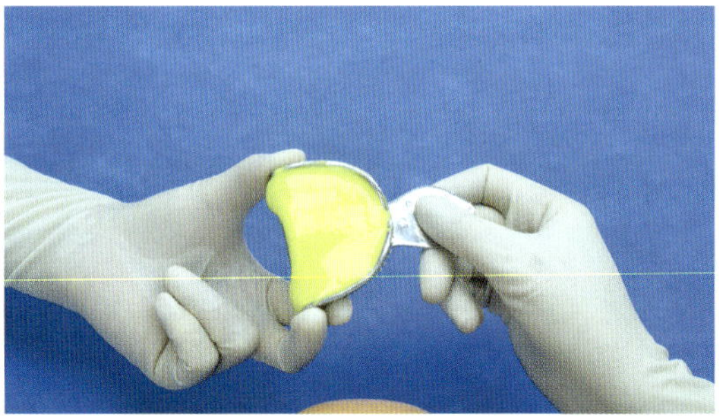

图 11.2.4　制取印模

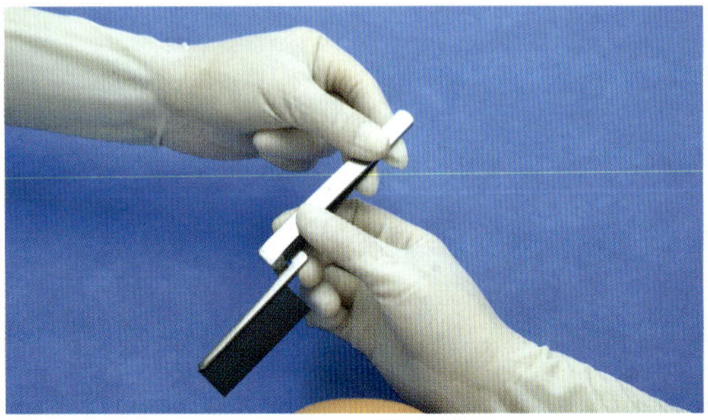

图 11.2.5　传递咬合纸

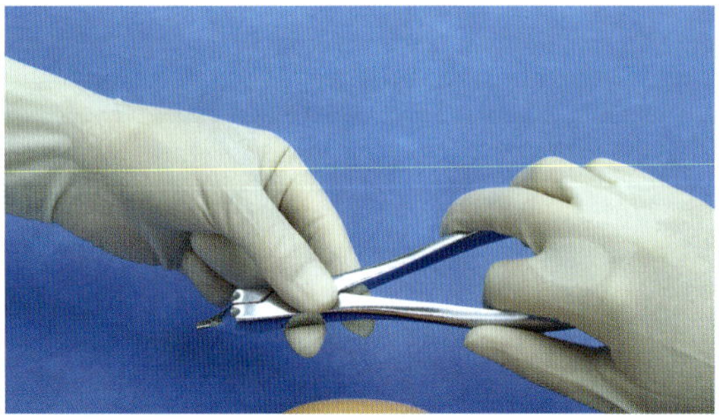

图 11.2.6　传递技工钳

学习笔记

（三）治疗后护理

1. 患者护理

关闭治疗灯，取下护目镜，推开治疗台，调整牙椅，协助患者漱口、清洁面部、撤胸巾。

2. 整理用物

冲洗手机管路 20～30 秒，撤防污膜、三用枪头、吸引器管、口杯，冲洗痰盂及牙椅排水管路，用物分类处置。

3. 牙椅清洁消毒

按照从洁到污的原则擦拭牙椅。

4. 使用速干手消毒液进行手消毒，摘防护面罩，摘手套，洗手。

三、护理要点

1. 佩戴前严格执行查对制度，查对活动矫治器与患者信息是否一致。

2. 活动矫治器调磨过程中及时吸引碎屑，以防引起患者不适。

四、健康宣教

1. 初戴活动矫治器会有不适、发音不清、流涎、口腔内异物感等，属正常现象。佩戴过程中如出现疼痛加重、牙龈红肿不适，取下矫治器后及时复诊，不可自行调整。

2. 告知患者正确摘戴活动矫治器的方法，双手拇指和食指按压就位，避免咬合就位，防止固位卡环变形。

3. 遵医嘱佩戴矫治器，若患者进食时取下活动矫治器，进食后再戴入口腔；若使用垫式活动矫治器矫治反𬌗时，需患者进食时佩戴活动矫治器。

4. 不佩戴矫治器时，可放入矫治器储存盒，以防受压变形和丢失。

5. 注意口腔卫生，进食后使用软毛牙刷清洁矫治器，勿用热水及酒精等有机溶液浸泡，以免变形。

6. 根据活动矫治器类型，遵医嘱复诊，不适随诊。

第三节　固定矫治器矫治粘接的四手操作

学习笔记

固定矫治器矫治粘接四手操作技术

固定矫治器是正畸矫治器中的一种主要类型，这类矫治器是通过粘着或结扎而固定在牙面上的，具有固位良好、支抗充分、适于施加各种类型的矫治力、有利于多数牙齿的移动、能有效地控制牙齿移动的方向等特点。

固定矫治器主要由托槽、矫治弓丝、颊面管、带环及其他附件组成。托槽是固定矫治器重要的组成部分，根据材质可分为金属托槽和陶瓷托槽。本节以传统金属托槽的光固化粘接为例介绍固定矫治器矫治粘接的护理配合。

一、适应证

适用于错𬌗畸形的患者。

二、治疗步骤与护理配合

（一）治疗前准备

1. 医生准备

（1）洗手、戴口罩，查看留存资料，向患者讲解矫治计划并确定矫治方案，告知其签署知情同意书。

（2）调节椅位，做好标准预防。

2. 护士准备

（1）洗手、戴口罩，做好标准预防。

（2）核对患者信息，引导患者至椅位，推开并抬高医生操作台，协助患者就坐。

（3）根据疾病治疗方案备齐用物，合理放置；牙科综合治疗台把手、按键，仪器按键等高频接触部位贴防污膜。

（4）向患者告知诊疗中注意事项，做好患者的心理护理。

3. 患者准备

系胸巾、漱口、戴护目镜，取舒适放松体位仰卧于牙椅。

4. 用物准备

（1）常规用物：一次性口腔器械盘（口镜、探针、镊子）、吸引器管、三用枪头、防污膜、护目镜、口杯、医用棉球、凡士林、医用棉签、无菌纱布块（图 11.3.1）。

（2）托槽粘接用物：低速弯机、抛光杯、牙面清洁膏、避光盒、光固化灯、光固化复合树脂、树脂调刀、一次性涂药棒、磷酸酸蚀剂、粘接剂、托槽、U 形开口器、托槽镊（图 11.3.2）。

（3）弓丝结扎用物：持针器、细丝切断钳、末端切断钳、矫治弓丝、结扎丝（图 11.3.3）。

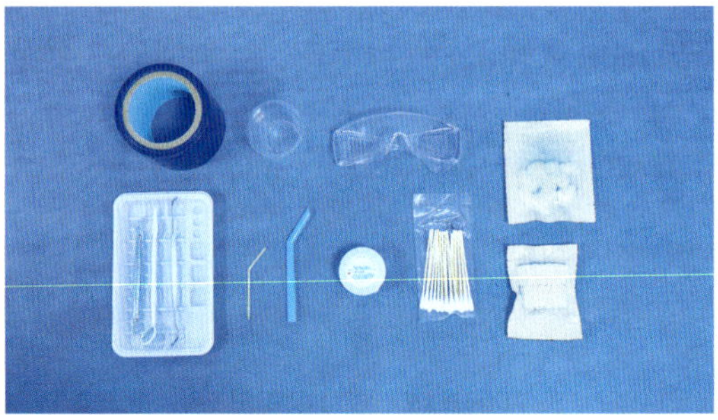

图 11.3.1　常规用物

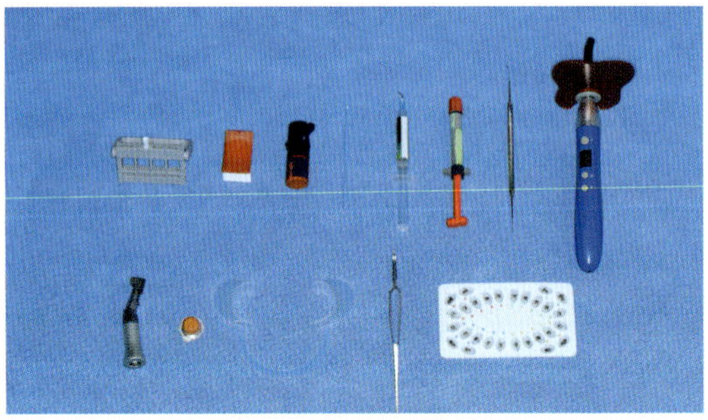

图 11.3.2　托槽粘接用物

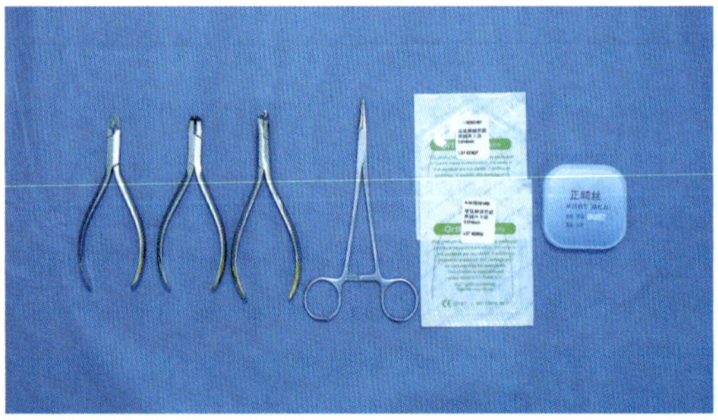

图 11.3.3　弓丝结扎用物

（二）医护配合流程

医护配合流程见表 11.3.1。

表 11.3.1　固定矫治器矫治粘接医护配合流程

医生操作流程	护士操作流程
1. 向患者讲解矫治计划并确定矫治方案，告知其签署知情同意书	与医生共同核对患者信息，向患者告知治疗中注意事项，做好心理护理；嘱患者若有不适，举左手示意，避免头部晃动 用凡士林棉签润滑患者口唇
2. 清洁牙面（图 11.3.4）	安装低速弯机、抛光杯，传递牙面清洁膏予医生（图 11.3.5），协助医生清洁牙面，及时吸唾

（续表）

医生操作流程	护士操作流程
3. 放入 U 形开口器，充分暴露牙面并吹干	传递 U 形开口器（图 11.3.6） 调节灯光，保持视野清晰
4. 酸蚀牙面（图 11.3.7） 冲洗牙面并吹干使牙面呈白垩色	传递磷酸酸蚀剂予医生（图 11.3.8） 及时吸唾，传递纱布块予医生协助隔湿（图 11.3.9）
5. 牙面涂布粘接剂（图 11.3.10） 光照固化	将蘸有粘接剂的一次性涂药棒传递予医生（图 11.3.11） 传递光固化灯予医生协助固化（图 11.3.12）
6. 托槽粘接 （1）粘接托槽	与医生共同核对牙位 持托槽镊夹取托槽，使用一次性涂药棒均匀涂布粘接剂于托槽底板 用树脂调刀取适量光固化复合树脂置于托槽底板中心（图 11.3.13）传递予医生（图 11.3.14）
（2）调整托槽位置	传递探针予医生调整托槽位置，并去除溢出的光固化复合树脂 持无菌纱布块及时清洁探针
（3）光照固化	传递光固化灯予医生协助固化（图 11.3.15） 取下 U 形开口器，询问患者有无不适
7. 弓丝就位	遵医嘱准备矫治弓丝、结扎丝 传递弓丝予医生（图 11.3.16）
8. 修整弓丝（图 11.3.17）	传递末端切断钳予医生，协助医生修整弓丝（图 11.3.18）
9. 结扎弓丝（图 11.3.19）	遵医嘱预制结扎丝，使用持针器夹持预制好的结扎丝传递予医生（图 11.3.20）
10. 修整结扎丝（图 11.3.21）	传递细丝切断钳予医生（图 11.3.22），协助医生修整结扎丝
11. 弓丝末端回弯	传递末端回弯钳予医生，协助医生回弯弓丝末端（图 11.3.23）
12. 治疗结束，询问患者有无不适	向患者交代注意事项

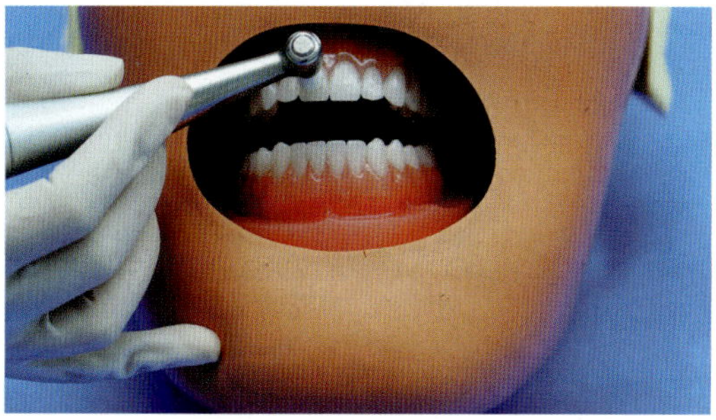
图 11.3.4　清洁牙面

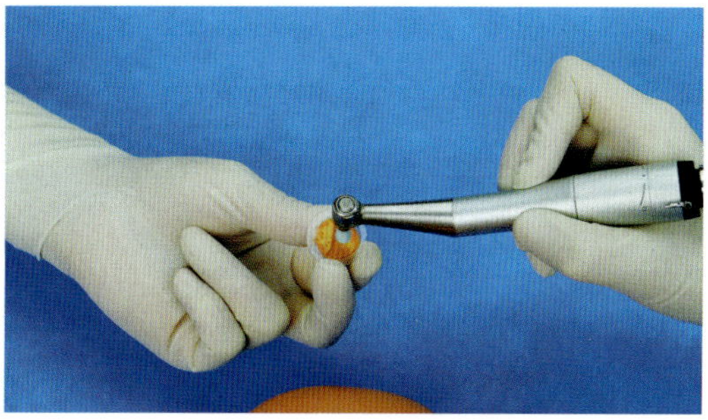
图 11.3.5　传递牙面清洁膏

学习笔记

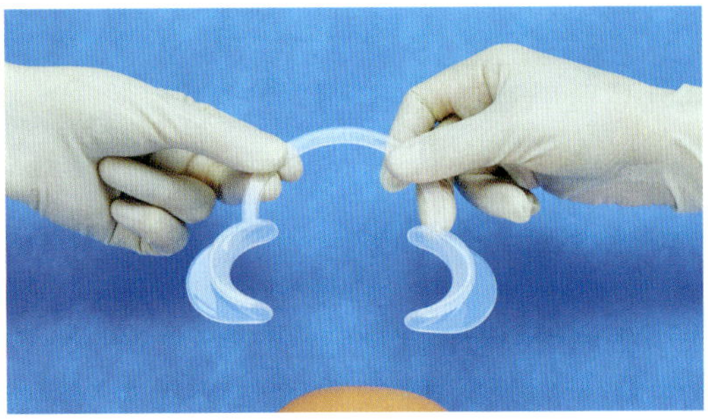

图 11.3.6　传递 U 形开口器

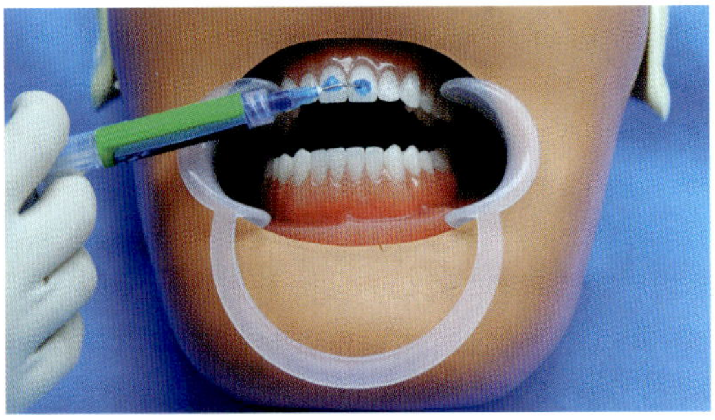

图 11.3.7　酸蚀牙面

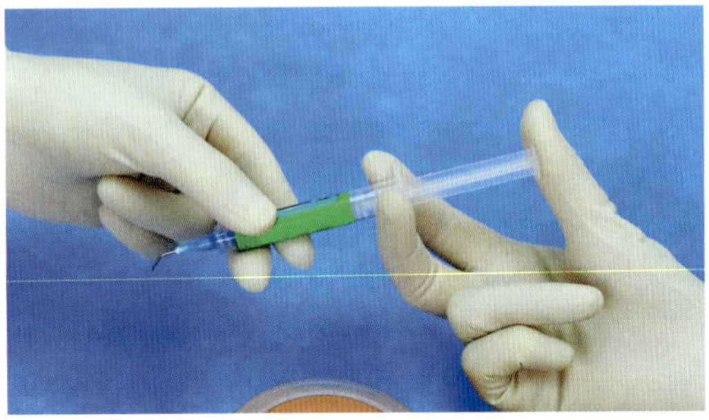

图 11.3.8　传递磷酸酸蚀剂

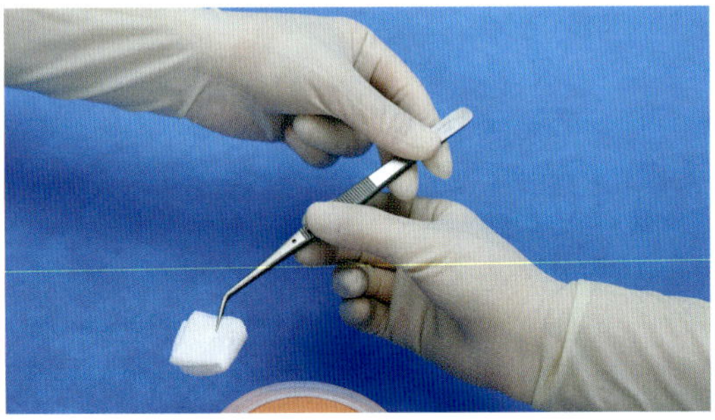

图 11.3.9　传递纱布块

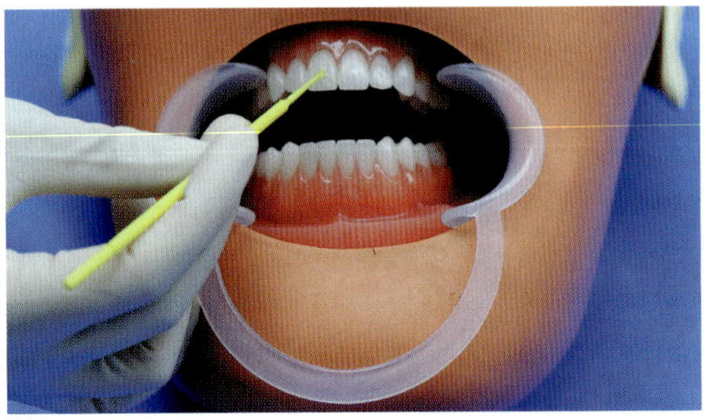

图 11.3.10　牙面涂布粘接剂

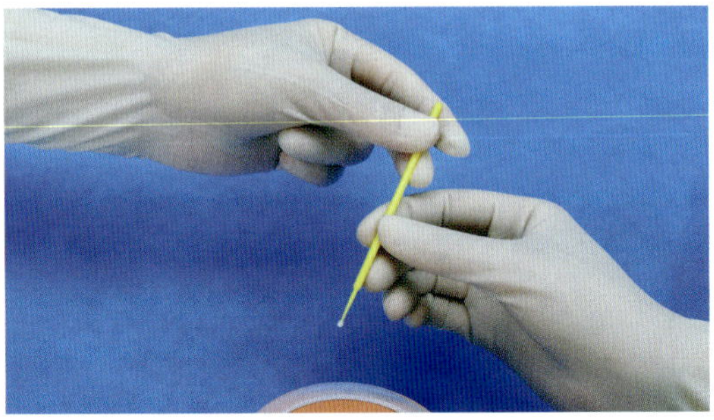

图 11.3.11　传递一次性涂药棒

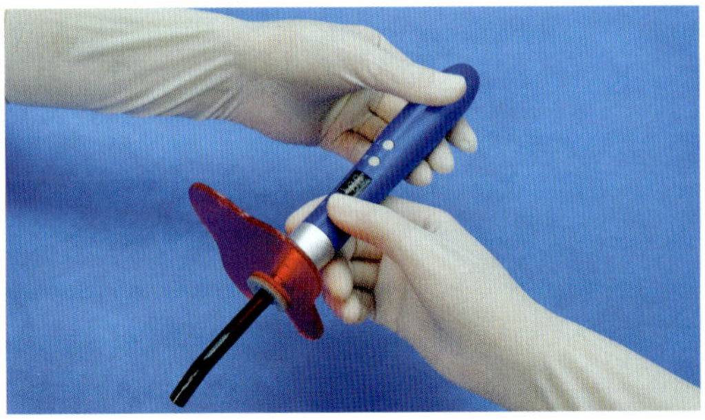

图 11.3.12　传递光固化灯

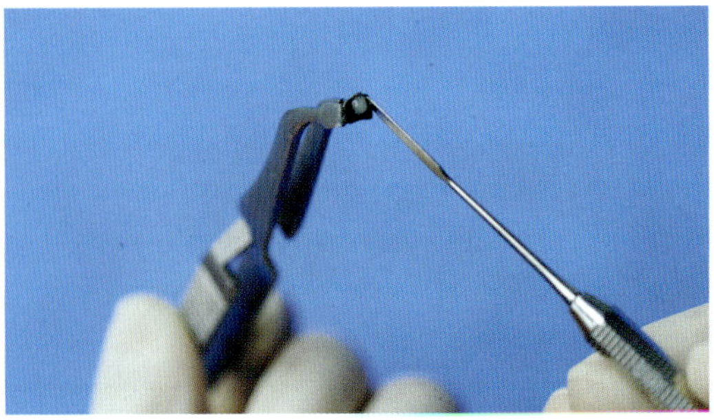

图 11.3.13　取树脂置于托槽底板

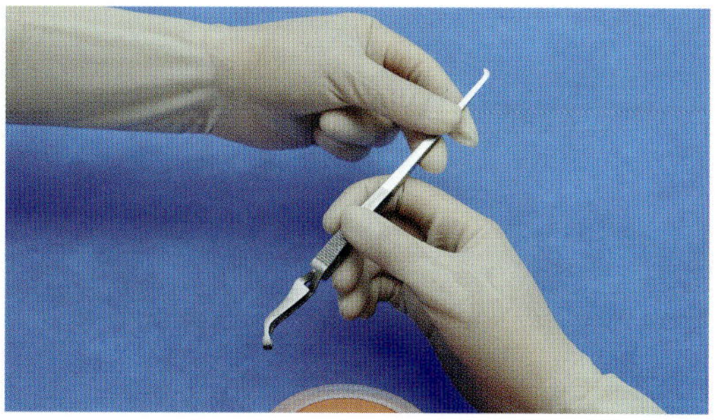

图 11.3.14　传递托槽予医生

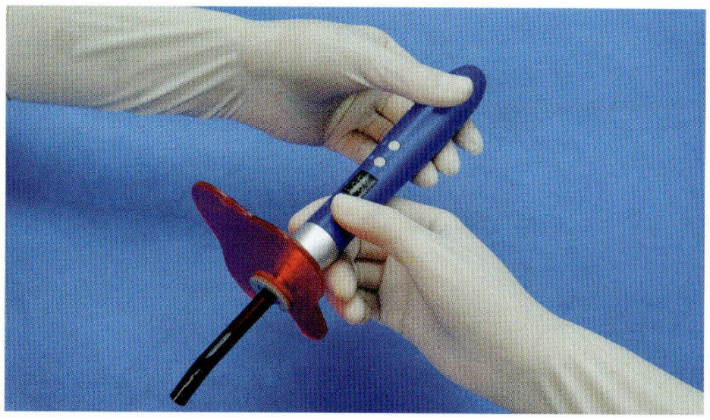

图 11.3.15　传递光固化灯

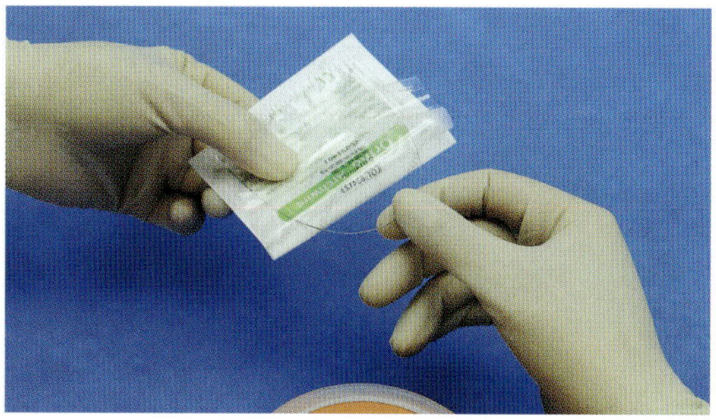

图 11.3.16　传递弓丝予医生

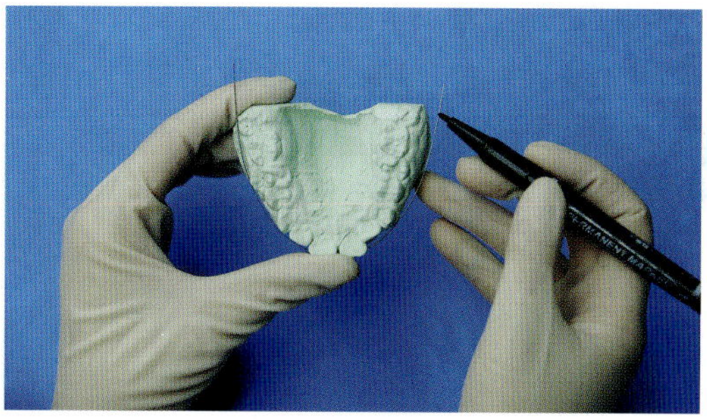

图 11.3.17　修整弓丝

学习笔记

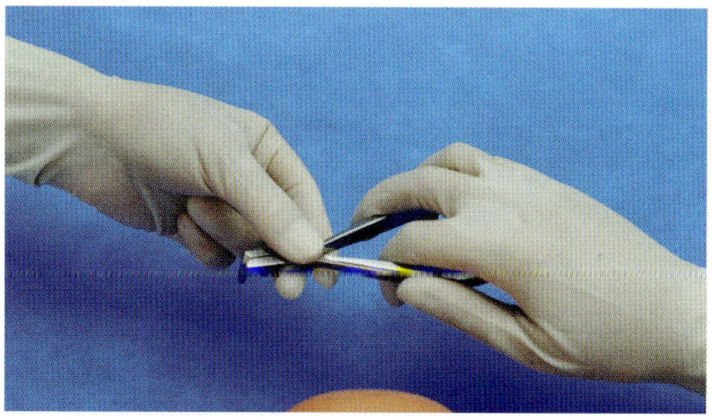

图 11.3.18　传递末端切断钳

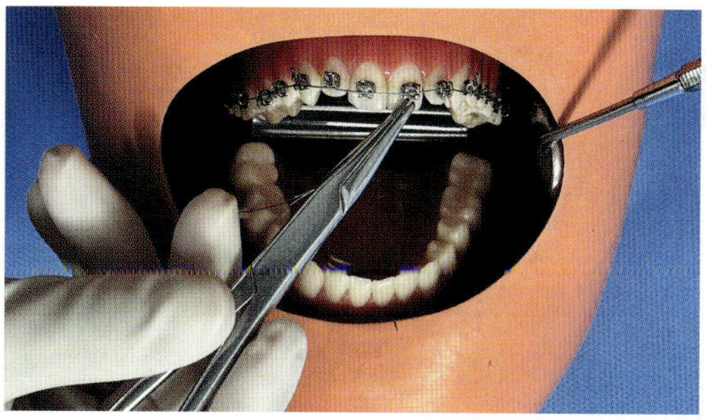

图 11.3.19　结扎弓丝

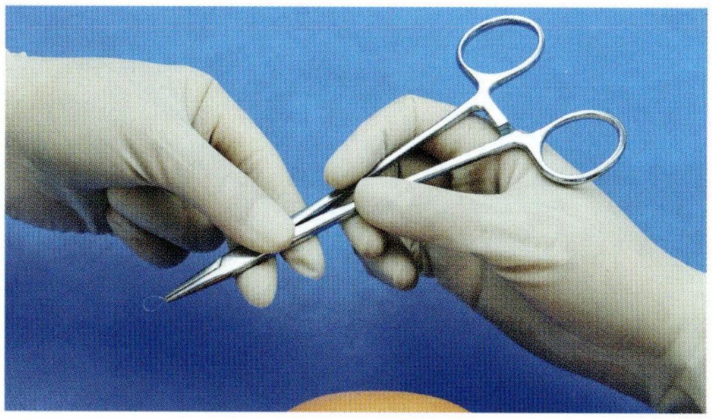

图 11.3.20　夹持结扎丝递予医生

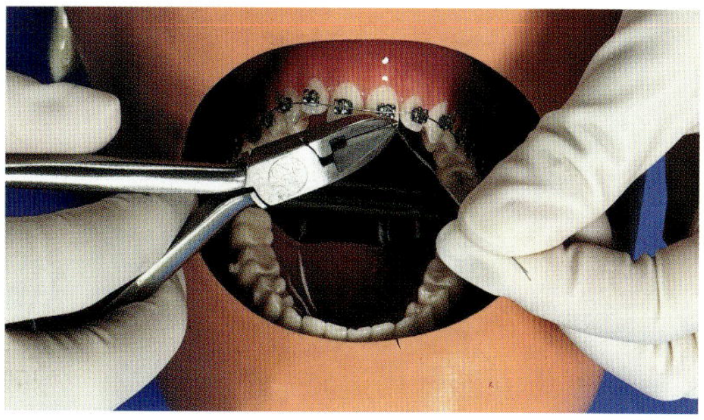

图 11.3.21　修整结扎丝

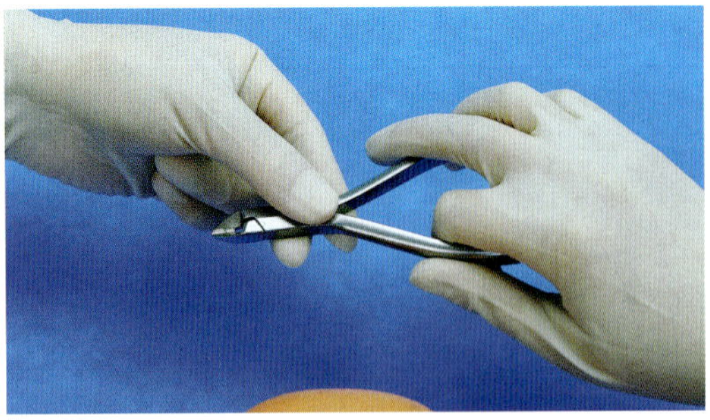

图 11.3.22　传递细丝切断钳

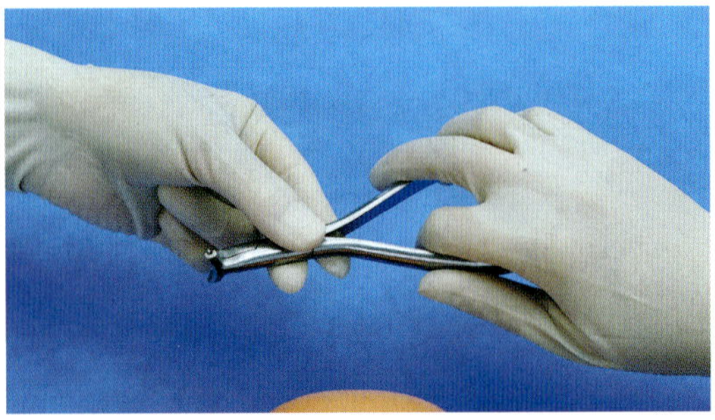

图 11.3.23　传递末端回弯钳

（三）治疗后护理

1. 患者护理

关闭治疗灯，取下护目镜，推开治疗台，调整牙椅，协助患者漱口、清洁面部、撤胸巾。

2. 整理用物

冲洗手机管路 20 ~ 30 秒，撤防污膜、三用枪头、吸引器管、口杯，冲洗痰盂及牙椅排水管路，用物分类处置。

3. 牙椅清洁消毒

按照从洁到污的原则擦拭牙椅。

4. 使用速干手消毒液进行手消毒，摘防护面罩，摘手套，洗手。

学习笔记

三、护理要点

1. 根据牙齿解剖形态及托槽底板大小取用适量光固化复合树脂，并将其置于托槽底板中心处。

2. 夹取托槽时注意核对牙位及托槽方向。

3. 光固化复合树脂取用时机应恰当，操作平稳迅速。

4. 光固化复合树脂及粘接剂取用后及时密封保存，防止固化、挥发。

5. 修整结扎丝时注意保护患者，避免损伤。

四、健康宣教

1. 初戴固定矫治器后，患者牙齿可能出现轻度不适或疼痛，一般持续 3 ~ 5 天，若疼痛严重及时复诊。如果出现黏膜损伤，可使用正畸黏膜保护蜡保护唇颊侧黏膜。

2. 每日晨起、睡前和进食后均应刷牙，防止矫治过程中出现牙龈炎、牙齿脱矿、龋齿等。指导患者正确刷牙，配合使用牙线、冲牙器、牙间隙刷等维护口腔卫生。

3. 嘱患者勿食用过粘、过硬食物，勿做啃咬动作，如进食水果可切成小块，用后牙咀嚼，以免托槽脱落影响矫治疗程。

4. 佩戴过程中若出现矫治器损坏、变形、移位、松动、脱落等，及时复诊。

5. 遵医嘱每 4 ~ 6 周复诊，不适随诊。

第四节　无托槽隐形矫治器附件粘接的四手操作

无托槽隐形矫治器附件粘接四手操作技术

无托槽隐形矫治（clear aligner treatment）技术是根据患者的个体牙列生成数字化牙模，由口腔正畸医师利用专门的软件设计最终排牙目标及牙移动步骤，并由此制作出一系列个性化的透明矫治器，患者通过按时配戴、定期更换完成正畸治疗。

附件是无托槽隐形矫治技术的常规辅助装置，通常指粘接在牙面特定位置、具有特定形状和大小的树脂块，发挥增加矫治器固位、辅助牙齿移动的作用。

一、适应证

1. 对口腔美观和卫生要求较高者。
2. 牙釉质发育不全、氟牙症和存在修复体等不利于托槽粘接者。
3. 龋病易感者。

二、治疗步骤与护理配合

（一）治疗前准备

1. 医生准备

（1）洗手、戴口罩，查看留存资料，向患者讲解矫治计划并确定矫治方案，告知其签署知情同意书。

（2）调节椅位，做好标准预防。

2. 护士准备

（1）洗手、戴口罩，做好标准预防。

（2）核对患者信息，引导患者至椅位，推开并抬高医生操作台，协助患者就坐。

（3）根据疾病治疗方案备齐用物，合理放置；牙科综合治疗台把手、按键，仪器按键等高频接触部位贴防污膜。

（4）向患者告知诊疗中注意事项，做好心理护理。

3. 患者准备

系胸巾、漱口、戴护目镜，取舒适放松体位仰卧于牙椅。

4. 用物准备

（1）常规用物：一次性口腔器械盘（口镜、探针、镊子）、无菌纱布块、吸引器管、三用枪头、防污膜、护目镜、口杯、凡士林、医用棉球、医用棉签（图 11.4.1）。

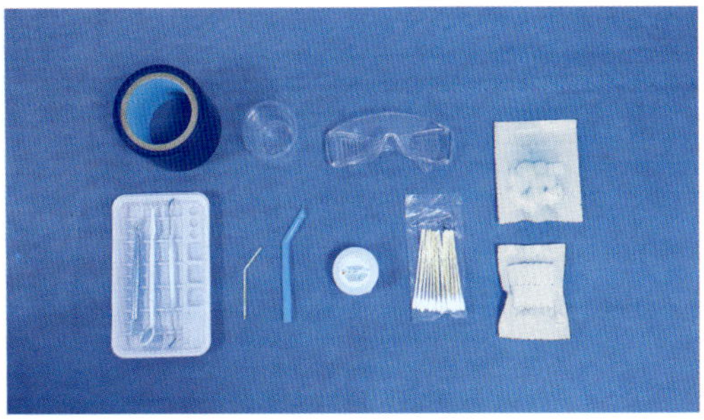
图 11.4.1　常规用物

（2）附件粘接用物：低速弯机、抛光杯、牙面清洁膏、U 形开口器、磷酸酸蚀剂、

学习笔记

避光盒、粘接剂、一次性涂药棒、光固化灯、附件粘接模板、光固化复合树脂、附件粘接器械包（口镜、镊子、持针器、金冠剪、刀柄、复合树脂充填器、刮匙、树脂调刀）（图 11.4.2、图 11.4.3）。

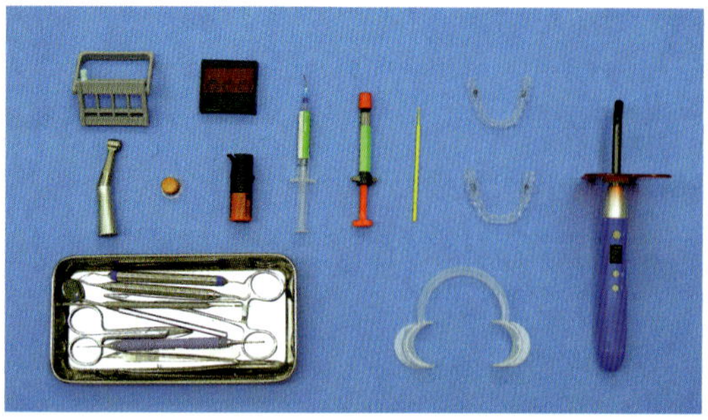

图 11.4.2　附件粘接用物

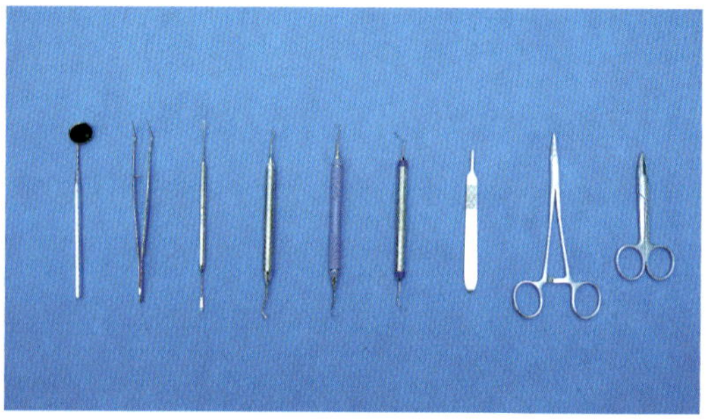

图 11.4.3　附件粘接器械包

（二）医护配合流程

医护配合流程见表 11.4.1。

表 11.4.1　无托槽隐形矫治器附件粘接医护配合流程

医生操作流程	护士操作流程
1. 向患者讲解矫治计划并确定矫治方案，告知其签署知情同意书	与医生共同核对患者信息，向患者告知治疗中注意事项，做好心理护理；嘱患者若有不适，举左手示意，避免头部晃动 用凡士林棉签润滑患者口唇
2. 试戴模板，检查贴合度	传递附件粘接模板予医生，检查完毕后接回附件粘接模板（图 11.4.4）
3. 清洁牙面（图 11.4.5）	安装低速弯机、抛光杯，传递牙面清洁膏予医生，协助医生清洁牙面，及时吸唾（图 11.4.6）
4. 放入 U 形开口器，充分暴露牙面并吹干（图 11.4.7）	传递 U 形开口器（图 11.4.8） 调节灯光，保持视野清晰
5. 酸蚀牙面（图 11.4.9） 冲洗牙面并吹干使牙面呈白垩色	传递磷酸酸蚀剂予医生（图 11.4.10） 及时吸唾，传递纱布块予医生协助隔湿（图 11.4.11）
6. 牙面涂布粘接剂（图 11.4.12） 光照固化	将蘸有粘接剂的一次性涂药棒传递予医生（图 11.4.13） 传递光固化灯予医生协助固化（图 11.4.14）
7. 附件粘接 （1）核对牙位	 与医生共同核对牙位，遵医嘱依次填充附件粘接模板（图 11.4.15）
（2）模板就位	传递附件粘接模板予医生（图 11.4.16）
（3）按压固位（图 11.4.17）	传递复合树脂充填器予医生（图 11.4.18）
（4）光照固化	持光固化灯协助固化（图 11.4.19）

学习笔记

医生操作流程	护士操作流程
8. 取下附件粘接模板，检查附件	取下 U 形开口器，询问患者有无不适
9. 精修附件 （1）用刮匙去除溢出树脂（图 11.4.20） （2）用抛光车针对附件周围牙面抛光	 传递刮匙予医生协助去除溢出树脂，及时擦净刮匙（图 11.4.21） 安装抛光车针于高速手机上，传递予医生 及时吸唾
10. 试戴第一副矫治器	核对矫治器信息并传递予医生
11. 指导患者正确摘戴矫治器	向患者交代注意事项

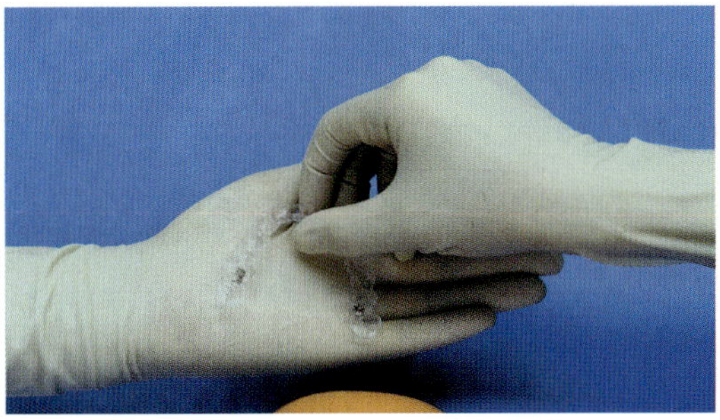

图 11.4.4　传递附件粘接模板

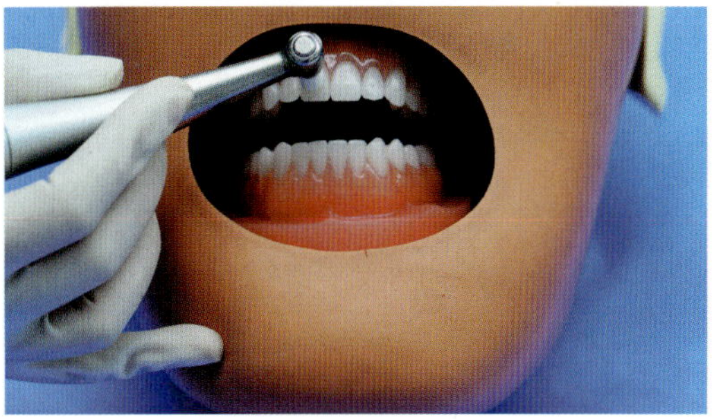

图 11.4.5　清洁牙面

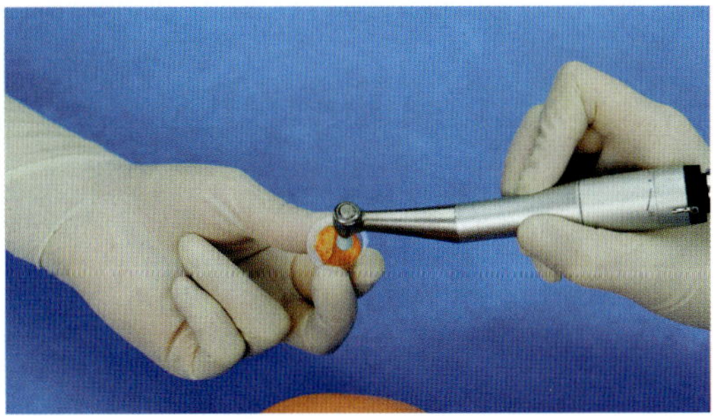

图 11.4.6　传递牙面清洁膏

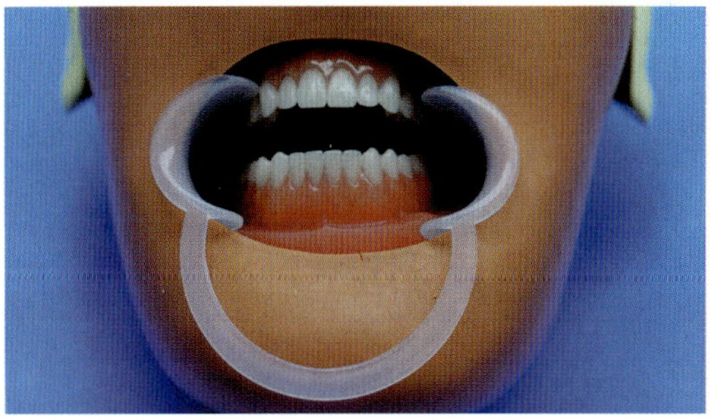

图 11.4.7　放入 U 形开口器

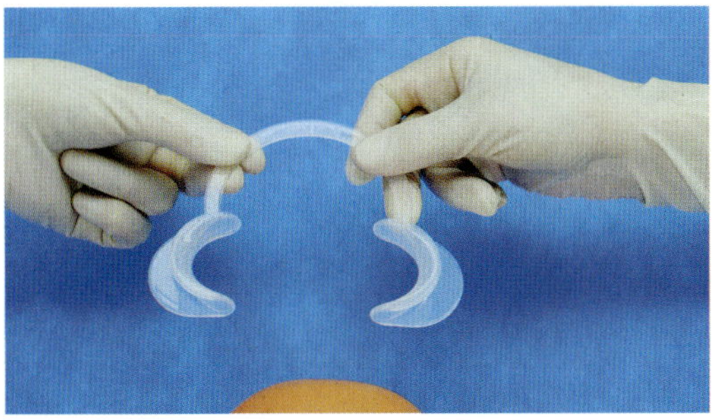

图 11.4.8　传递 U 形开口器

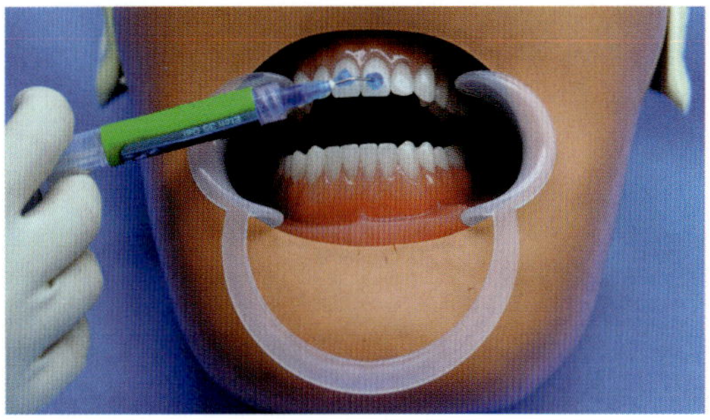

图 11.4.9　酸蚀牙面

学习笔记

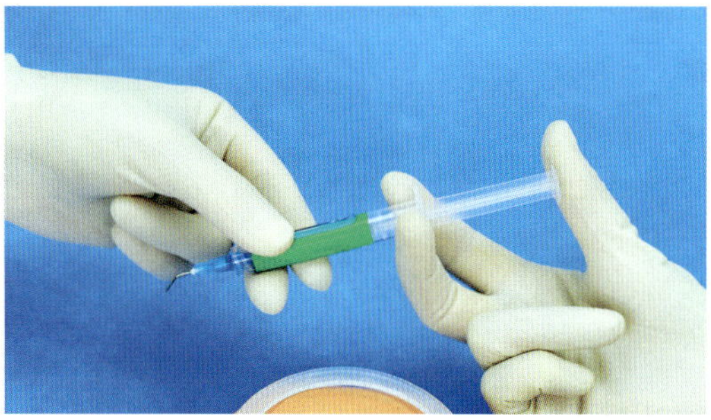

图 11.4.10　传递磷酸酸蚀剂

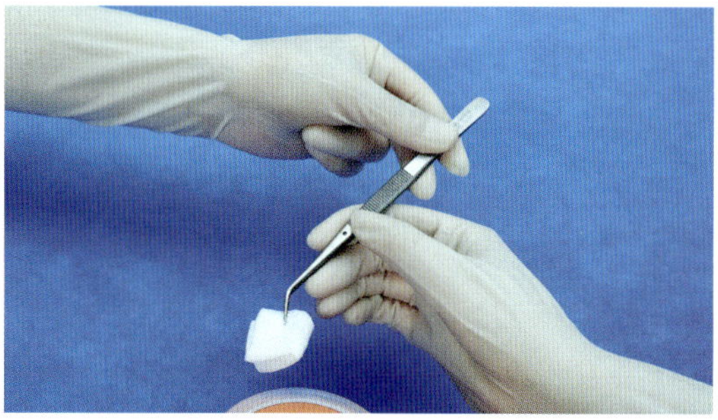

图 11.4.11　传递纱布块

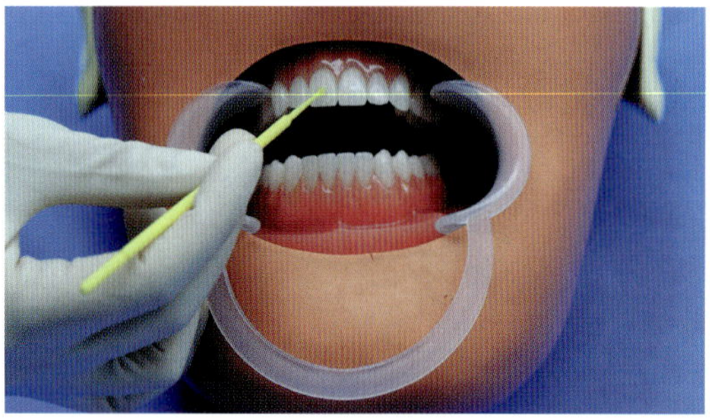

图 11.4.12　牙面涂布粘接剂

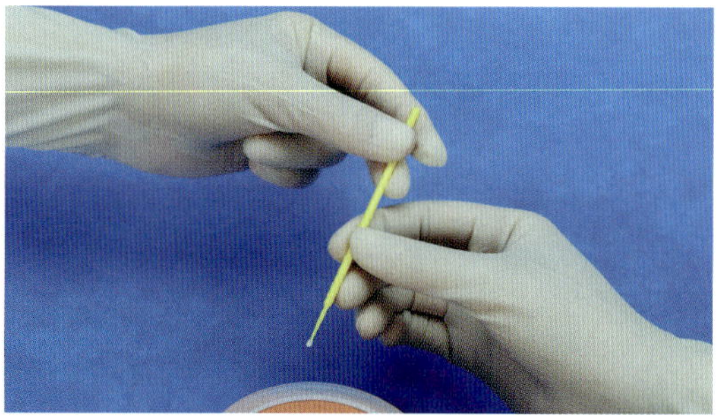

图 11.4.13　传递一次性涂药棒

学习笔记

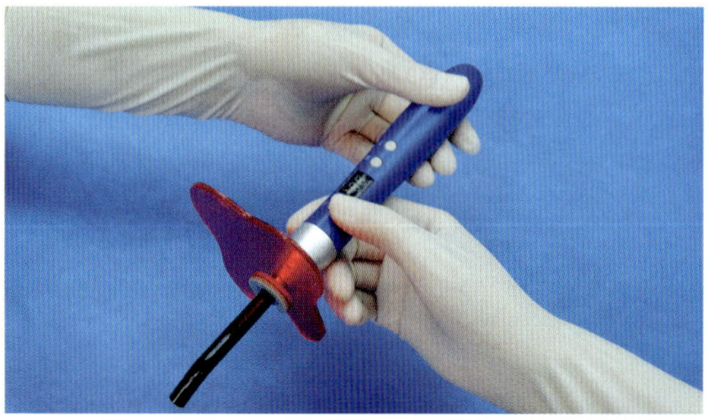

图 11.4.14　传递光固化灯

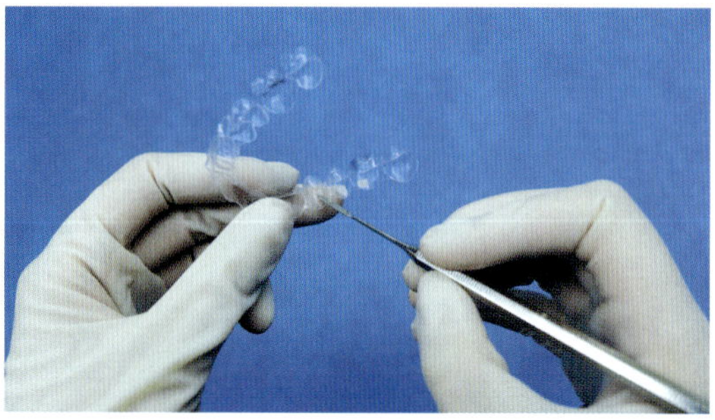

图 11.4.15　填充附件粘接模板

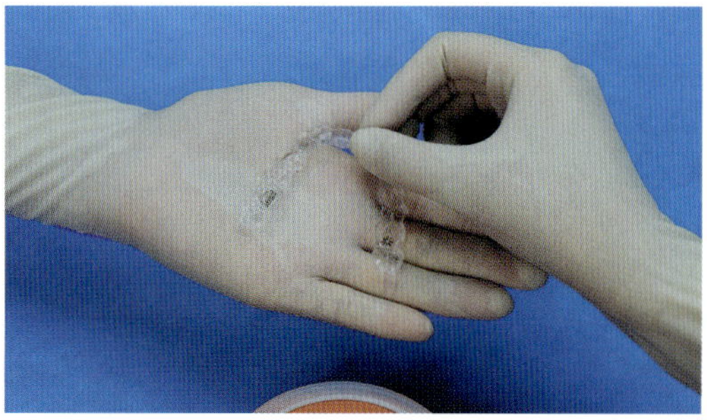

图 11.4.16　传递附件粘接模板

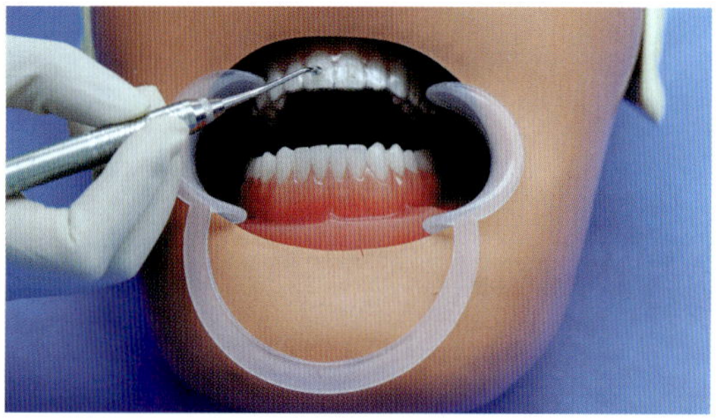

图 11.4.17　按压固位

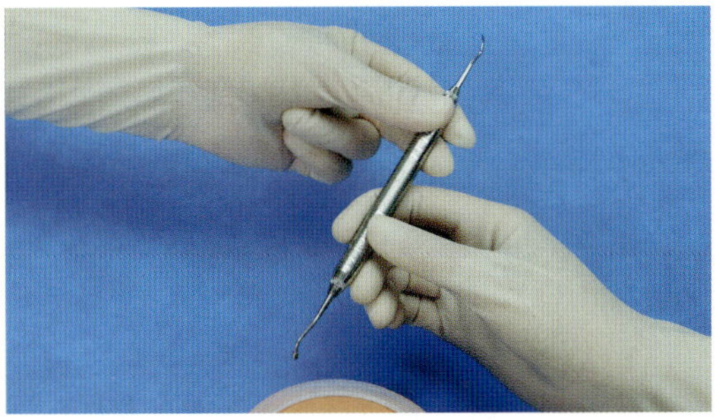

图 11.4.18 传递树脂充填器

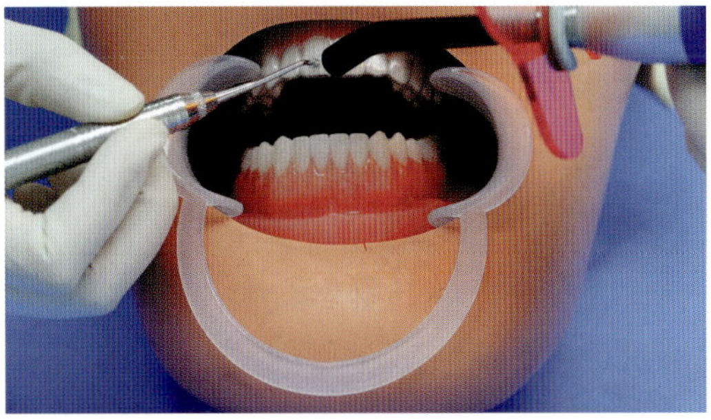

图 11.4.19 协助固化

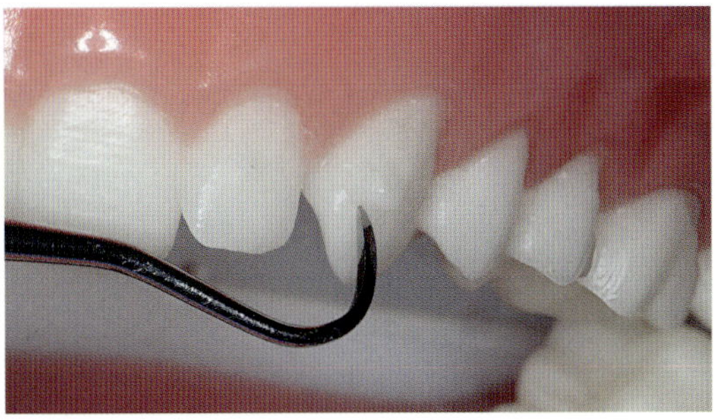

图 11.4.20 去除溢出树脂

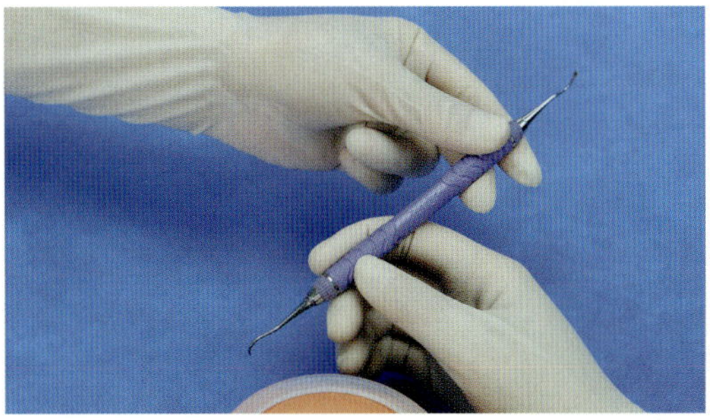

图 11.4.21 传递刮匙

学习笔记

（三）治疗后护理

1. 患者护理

关闭治疗灯，取下护目镜，推开治疗台，调整牙椅，协助患者漱口、清洁面部、撤胸巾。

2. 整理用物

冲洗手机管路 20 ~ 30 秒，撤防污膜、三用枪头、吸引器管、口杯，冲洗痰盂及牙椅排水管路，用物分类处置。

3. 牙椅清洁消毒

按照从洁到污的原则擦拭牙椅。

4. 使用速干手消毒液进行手消毒，摘防护面罩，摘手套，洗手。

三、护理要点

1. 附件填充时根据附件粘接位置、牙齿解剖形态准确判断光固化复合树脂充填量。
2. 填充附件粘接模板时，将光固化复合树脂从附件空腔一侧压入，避免产生气泡。
3. 填充附件过程中注意避光，填充好的附件粘接模板避光保存，防止固化。
4. 光照附件时要充分照射各个粘接面，避免附件脱落。
5. 粘接到磨牙区时，若存在隔湿困难，可遵医嘱将模板按象限剪开分次粘接。
6. 治疗过程中及时吸唾，做好隔湿，注意牵拉保护软组织，防止误伤。

四、健康宣教

1. 初戴矫治器后，患者牙齿可能出现轻度不适或疼痛，一般持续 3 ~ 5 天，若疼痛严重及时复诊。

2. 指导患者正确摘戴矫治器，防止矫治器损坏变形。戴入时从前牙向后牙，双手拇指和食指按压就位，避免咬合就位；摘除时从后牙舌侧向前牙，用拇指和食指从左右两侧逐步将矫治器摘除。

3. 嘱患者勿饮易着色的饮料，勿食过硬、过黏食物，以防附件着色、脱落。进食后保持口腔卫生，清洁牙齿后再佩戴矫治器。

4. 除饮食、刷牙外，每天佩戴矫治器时间不少于 20 ~ 22 小时。佩戴时需配合使用咬胶，每次不少于 5 分钟，每天不少于 20 分钟。更换新矫治器时建议睡前更换，有利于牙齿更好地移动。

5. 每日使用软毛牙刷清洁矫治器，勿用热水和酒精等有机溶剂浸泡，防止矫治器变形和损坏。矫治器取下后建议放入专用储存盒保存，以防损坏和丢失。

6. 矫治器按顺序佩戴，并保留佩戴过的最近 3 副矫治器，按编号保存，若正在佩戴的矫治器丢失，可作为替代矫治器。

7. 遵医嘱每 6 ~ 8 周常规复诊，如出现附件脱落及时复诊。

学习笔记

第五节　种植体支抗植入术的四手操作

种植体支抗（implantanchorage）是将种植体类支抗钉植入牙槽骨内，形成部分或者全部的骨整合，以承受矫治力，达到加强支抗的目的。种植体支抗在牙槽骨中基本不发生移动，也不需要患者的配合，因此，种植体支抗在临床上应用以来，就得以迅速发展和传播。种植体支抗根据植入方式可分为自攻系统和助攻系统。本节以自攻系统为例讲解种植体支抗植入术的四手操作。

一、适应证

适用于传统手段难以达到支抗控制效果的病例。

1. 为改善面型，要求最大限度内收前牙的患者。
2. 需要压低牙齿的情况。
3. 不对称缺牙，导致中线控制困难的病例。
4. 需要推磨牙向后的病例。
5. 下颌后牙阻生时，可以应用种植体植入于下颌升支直立近中阻生的磨牙等。

二、治疗步骤与护理配合

（一）治疗前准备

1. 医生准备

（1）完善辅助检查，包括实验室检查：血常规、血生化、糖化血红蛋白、凝血四项、传染病系列；影像学检查：CBCT。

（2）洗手、戴口罩，查看病情、询问患者相关病史，向患者解释种植体支抗植入的目的及治疗流程，告知其签署知情同意书。

（3）调节椅位，做好标准预防。

2. 护士准备

（1）洗手、戴口罩，做好标准预防。

（2）核对患者信息，引导患者至椅位，推开并抬高医生操作台，协助就坐。

（3）根据疾病治疗方案备齐治疗用物，合理放置；牙科综合治疗台把手、按键，仪器按键等高频接触部位贴防污膜。

（4）向患者告知治疗中注意事项，做好患者心理护理。

3. 患者准备

术前拍摄 CBCT，抽血化验，系胸巾、漱口，取舒适放松体位仰卧于牙椅。

4. 物品准备

（1）常规用物：一次性口腔器械盘（口镜、探针、镊子）、三用枪头、吸引器管、防污膜、护目镜、口杯、凡士林、医用棉签、无菌纱布块、医用棉球（图 11.5.1）。

（2）种植体支抗植入用物：卡局式注射器、长柄螺丝刀、口镜、持针器、锁镊、探针、自攻系统微螺钉种植体、卡局芯式麻醉剂、口腔一次性注射针、小药杯、碘伏棉球、碘伏棉签、一次性使用无菌洞巾、无菌手套、漱口液（图 11.5.2）。

学习笔记

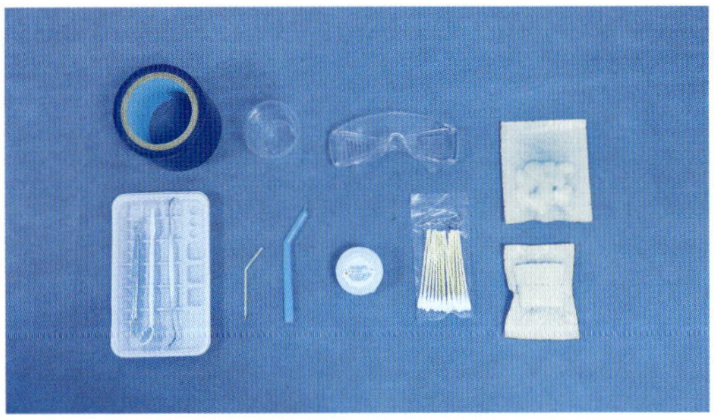

图 11.5.1　常规用物

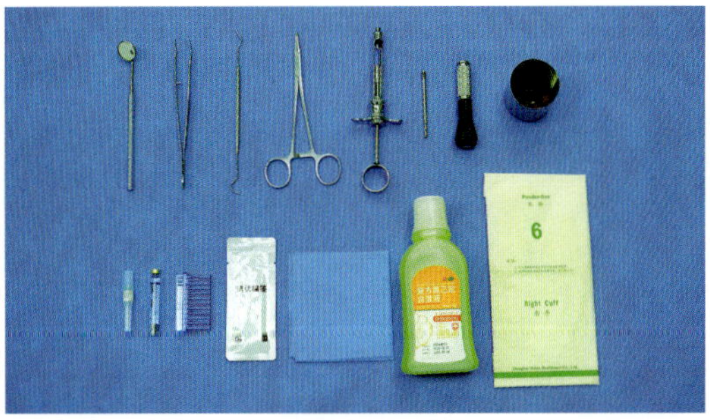

图 11.5.2　种植体支抗植入用物

（二）医护配合流程

医护配合流程见表 11.5.1。

表 11.5.1　种植体支抗植入术医护配合流程

医生操作流程	护士操作流程
1. 向患者解释治疗流程，告知其签署知情同意书，术前拍摄 CBCT、抽血化验	与医生共同核对患者信息及植入部位，引导患者拍摄 CBCT、抽血化验 术前告知患者在术中若有不适，举左手示意 指导患者术前用漱口液含漱 1 ~ 2 分钟 用凡士林棉签润滑患者口唇

学习笔记

（续表）

医生操作流程	护士操作流程
2. 局部麻醉	传递碘伏棉签予医生消毒植入部位（图 11.5.3） 遵医嘱准备麻醉剂、口腔一次性注射针，核对无误后安装于卡局式注射器传递予医生（图 11.5.4）
3. 植入部位定位	传递探针予医生（图 11.5.5），协助医生确定植入部位 及时调节灯光，保持术野清晰
4. 消毒	传递碘伏棉球予医生，消毒口唇（图 11.5.6）
5. 铺一次性使用无菌洞巾 洗手、戴无菌手套	协助医生铺一次性使用无菌洞巾 核对微螺钉种植体、铺无菌治疗台（图 11.5.7） 洗手、戴无菌手套
6. 植入微螺钉种植体	做好患者心理护理，缓解其紧张情绪 传递碘伏棉球予医生再次消毒植入部位 传递长柄螺丝刀、微螺钉种植体予医生（图 11.5.8、图 11.5.9） 协助固定患者头部 密切观察患者的反应
7. 拍摄 CBCT，确定植入位置	引导患者拍 CBCT

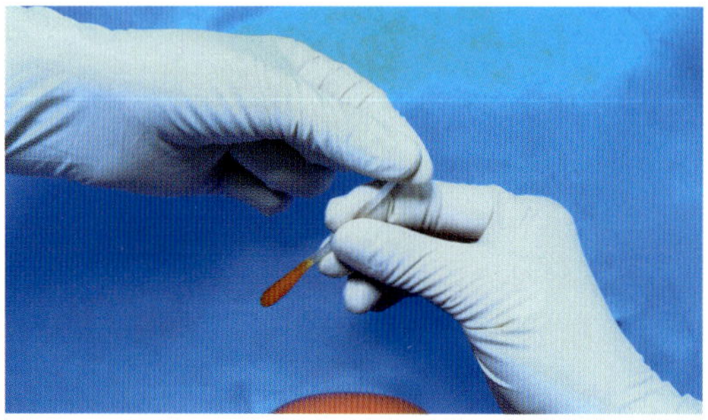

图 11.5.3　传递碘伏棉签

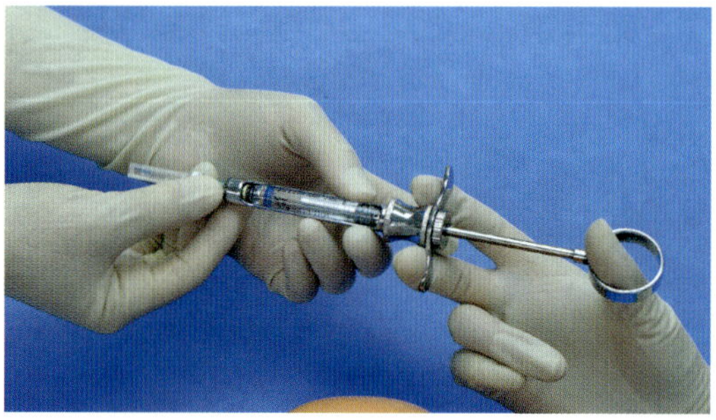

图 11.5.4　传递卡局式注射器

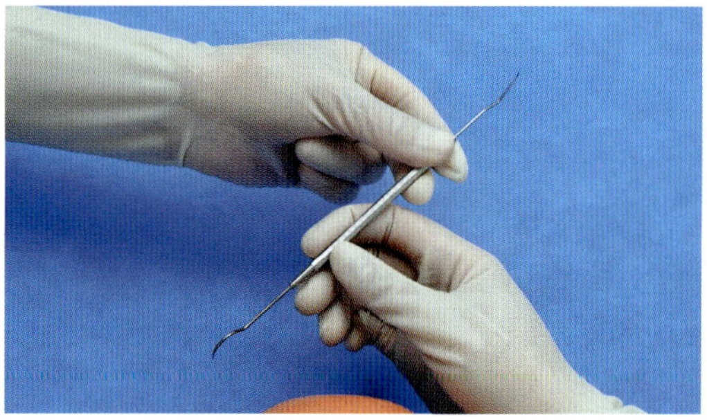

图 11.5.5　传递探针

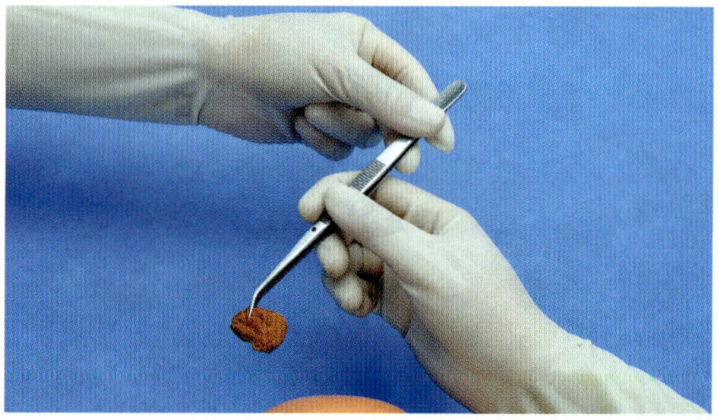

图 11.5.6　传递碘伏棉球

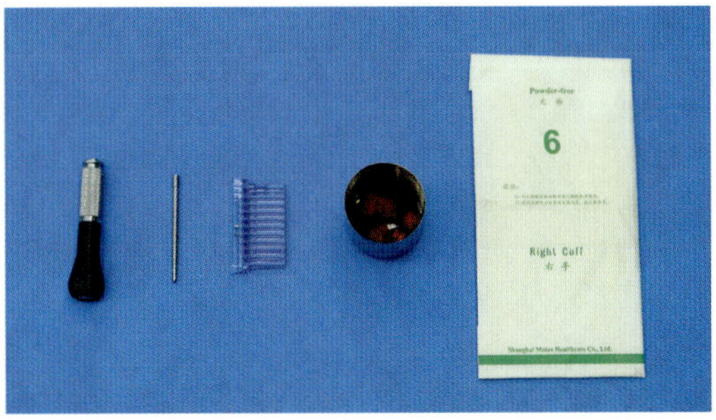

图 11.5.7　铺无菌治疗台

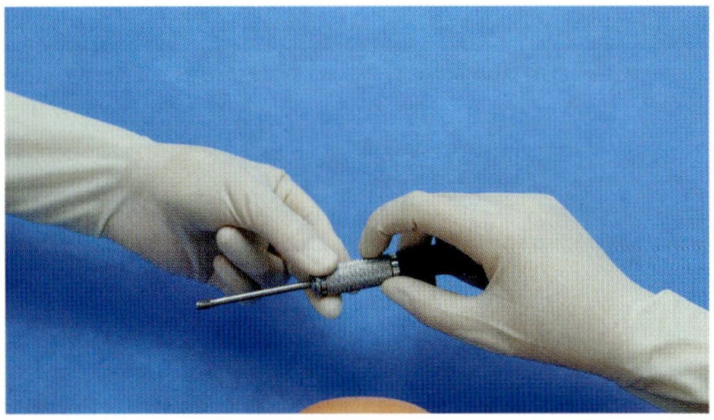

图 11.5.8　传递长柄螺丝刀

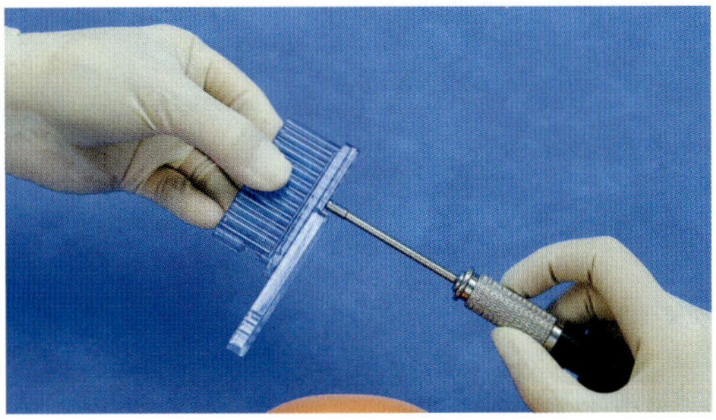

图 11.5.9　传递微螺钉种植体

学习笔记

（三）治疗后护理

1. 患者护理

关闭治疗灯，撤一次性使用无菌洞巾，推开治疗台，调整牙椅，协助患者漱口，清洁面部、撤胸巾。

2. 整理用物

撤防护膜、三用枪头、吸引器管、口杯，冲洗痰盂及牙椅排水管路，用物分类放置。

3. 牙椅清洁消毒

按照从洁到污的原则进行牙椅擦拭。

4. 使用速干手消毒液进行手消毒，摘防护面罩，摘手套，洗手。

三、护理要点

1. 微螺钉种植体植入过程中协助医生固定患者头部，避免微螺钉种植体脱落引起误吞误吸。

2. 严格执行无菌操作，防止发生术后感染。

四、健康宣教

1. 告知患者术后 2 ~ 3 天可能会有轻度胀痛属正常现象，若持续疼痛应及时复诊。

2. 术后 24 小时内勿食过热的食物，防止伤口出血。

3. 保持口腔卫生

（1）正确刷牙：嘱患者刷牙时应轻柔牵拉开周围黏膜，使用小头软毛牙刷将微螺钉种植体周围清洁干净。勿用牙刷头碰撞微螺钉种植体，必要时可使用冲牙器。

（2）遵医嘱配合使用漱口液。

4. 术后微螺钉种植体与口腔黏膜摩擦易形成口腔溃疡，可使用口腔黏膜保护蜡。

5. 微螺钉种植体如有松动、脱落，应及时就诊。

第六节　固定矫治器拆除及佩戴保持器的四手操作

当牙齿位于良好的功能位且关系稳定，并达到预期的矫治目标后，可考虑将矫治器拆除。由于牙周组织改建仍需一段时间才能达到稳定，且牙齿有退回原始位置的趋势，为维持矫治效果，防止错殆畸形复发，则需使用保持器进行保持。本节以自锁托槽及压膜式保持器为例介绍该项护理配合。

一、适应证

适用于正畸固定矫治器结束，或中止正畸治疗的患者。

二、治疗步骤与护理配合

（一）治疗前准备

1. 医生准备

（1）洗手、戴口罩，检查牙齿以及颌骨是否达到矫治目标，向患者交代当前矫治效果及佩戴保持器的相关事宜，告知其签署知情同意书。

（2）调节椅位，做好标准预防。

2. 护士准备

（1）洗手、戴口罩，做好标准预防。

（2）核对患者信息，引导患者至椅位，推开并抬高医生操作台，协助就坐。

（3）根据疾病治疗方案备齐用物，合理放置；牙科综合治疗台把手、按键，仪器按键等高频接触部位贴防污膜。

（4）向患者告知诊疗中注意事项，做好心理护理。

3. 患者准备

系胸巾、漱口、戴护目镜，取舒适体位仰卧于牙椅。

4. 用物准备

（1）常规用物：一次性口腔器械盘（口镜、探针、镊子）、吸引器管、三用枪头、防污膜、护目镜、口杯、凡士林、医用棉签、医用棉球、无菌纱布块（图 11.6.1）。

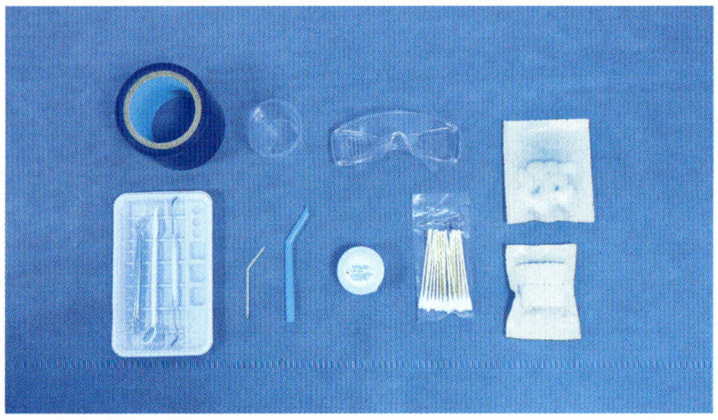

图 11.6.1　常规用物

（2）拆除固定矫治器用物：去托槽钳、去颊管钳、去带环钳、持针器、高速手机、低速弯机、低速直机、匹配车针、专用磨头、矽离子（图 11.6.2）。

（3）佩戴保持器用物：低速直机、专用磨头、镜子（图 11.6.3）。

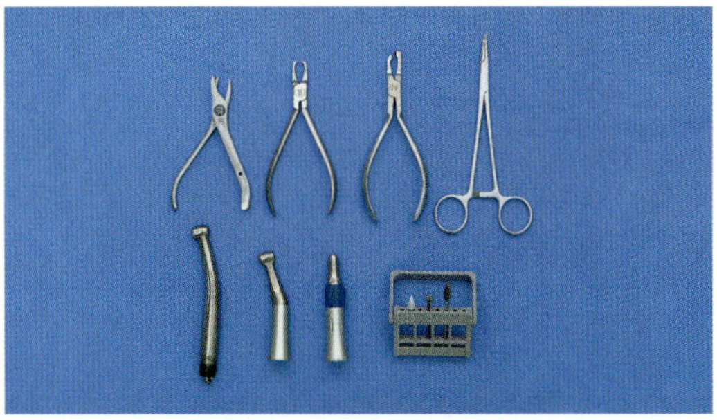

图 11.6.2 拆除固定矫治器用物

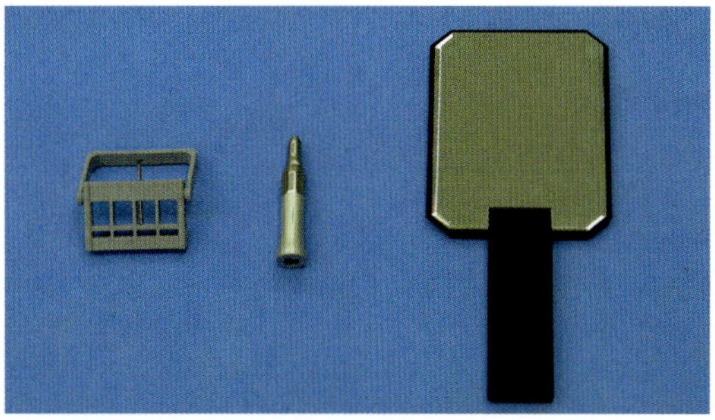

图 11.6.3 佩戴保持器用物

（二）医护配合流程

医护配合流程见表 11.6.1。

表 11.6.1 固定矫治器拆除及佩戴保持器医护配合流程

医生操作流程	护士操作流程
1. 检查当前治疗效果，向患者讲解治疗流程，告知其签署知情同意书	与医生共同核对患者信息，向患者做好解释工作，嘱患者若有不适，举左手示意，避免头部晃动 用凡士林棉签润滑患者口唇
2. 拆除固定矫治器	
（1）拆除矫治弓丝	传递开锁器予医生（图 11.6.4） 传递持针器予医生协助取下矫治弓丝（图 11.6.5）
（2）拆除托槽和附件	传递去托槽钳予医生，协助医生拆除托槽及相应附件（图 11.6.6）
（3）拆除颊面管（或带环）	传递去颊管钳（必要时传递去带环钳）予医生并协助拆除颊面管或带环（图 11.6.7、图 11.6.8）
3. 去除牙齿表面粘接剂	安装高速手机、匹配车针，协助去除牙齿表面残留的粘接剂，操作中及时吸唾
4. 抛光牙面	安装低速弯机、矽离子，协助吸唾
5. 留取患者资料	
（1）制取记存模型	协助医生制取印模，消毒后灌注印模 或者使用数字化口腔扫描仪获取三维牙颌模型（图 11.6.9）
（2）拍摄口内外照片	整理患者面容，拍摄口内像及口外像（图 11.1.4、图 11.1.5）
（3）留取患者 X 线影像资料	引导患者拍摄全口牙位曲面体层片、头颅侧位片、CBCT

学习笔记

（续表）

医生操作流程	护士操作流程
6. 制作保持器	核对保持器制作信息，送技工中心制作
7. 精细调整保持器	安装低速直机及专用磨头，使用强力吸引器吸除粉末、碎屑
8. 试戴压膜式保持器	持三用枪吹干保持器并传递予医生
9. 摘戴压膜式保持器	传递镜子予患者，指导患者自行摘戴保持器

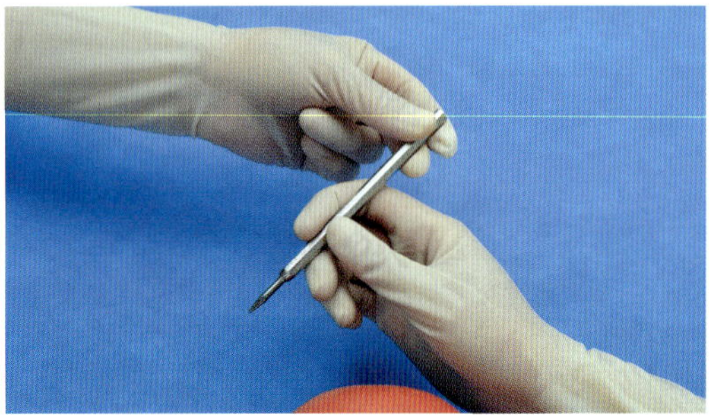

图 11.6.4　传递开锁器

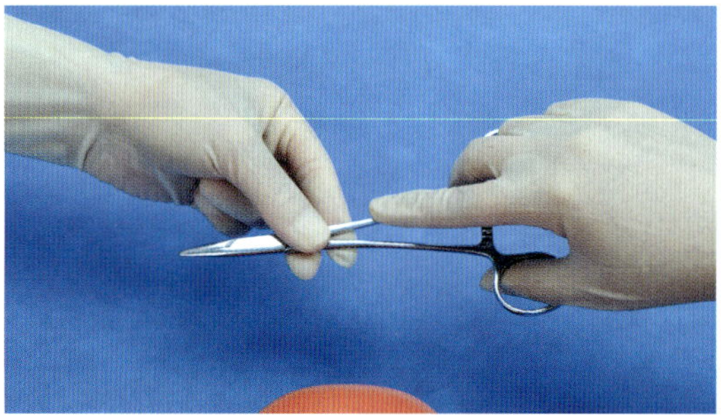

图 11.6.5　传递持针器

学习笔记

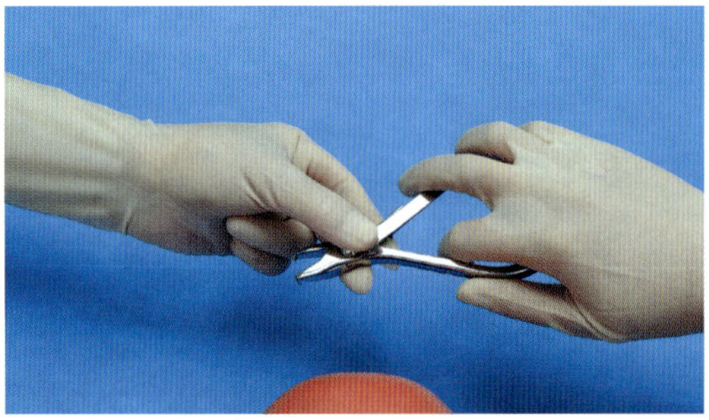

图 11.6.6　传递去托槽钳

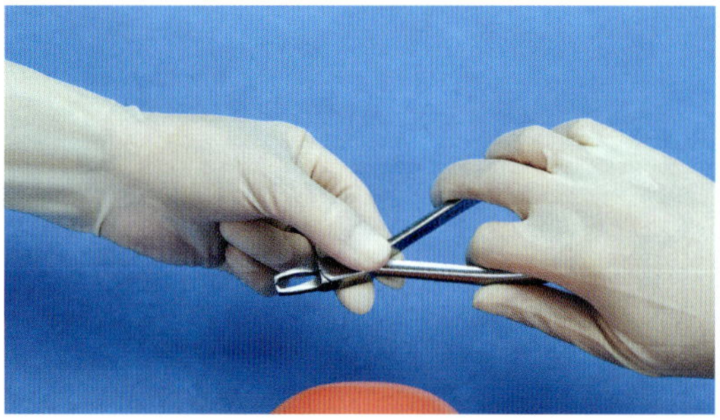

图 11.6.7　传递去颊管钳

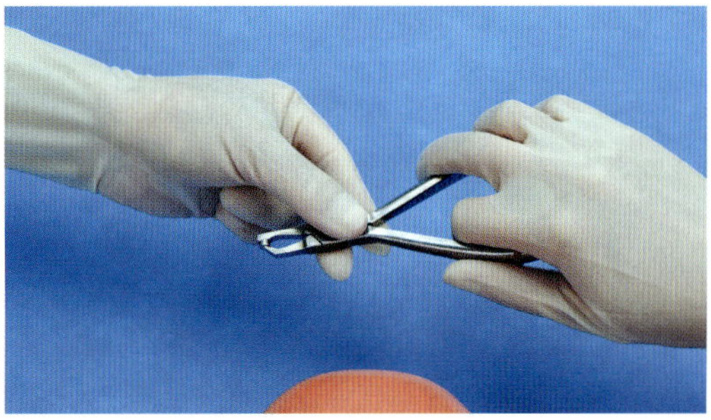

图 11.6.8　传递去带环钳

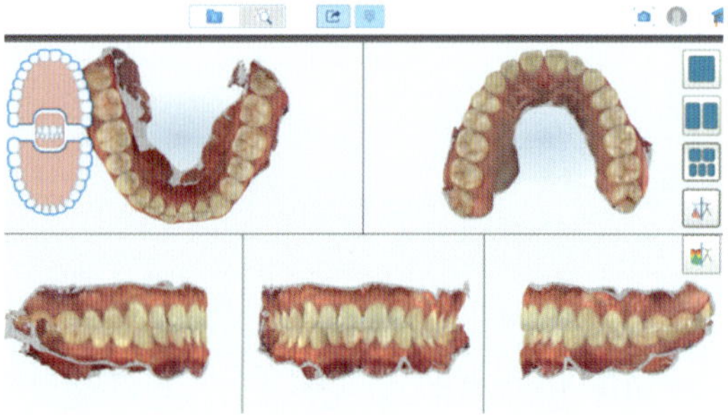

图 11.6.9　数字化三维牙殆模型

（三）治疗后护理

1. 患者的护理

关闭治疗灯，取下护目镜，推开治疗台，调整牙椅，协助患者漱口、清洁面部、撤胸巾。

2. 整理用物

冲洗手机管路 20 ~ 30 秒，撤防污膜、三用枪头、吸引器管、口杯，冲洗痰盂及牙椅排水管路，用物分类处置。

3. 牙椅清洁消毒

从洁到污的原则擦拭牙椅。

4. 使用速干手消毒液进行手消毒，摘防护面罩，摘手套，洗手。

三、护理要点

1. 拆除矫治器时嘱患者勿晃动头部，勿做吞咽动作，避免引起误吞、误吸、误伤。
2. 调整保持器时，使用强力吸引器及时吸除粉末和碎屑。
3. 佩戴保持器前，严格核对患者信息，避免发生差错。

四、健康宣教

1. 指导患者正确摘戴保持器，防止保持器损坏变形。戴入时从前牙向后牙，双手拇指和食指按压就位，避免咬合就位；摘除时从后牙舌侧向前牙，用拇指和食指从左右两侧逐步将保持器摘除。

2. 禁止在佩戴保持器时进食，进食时可将保持器放入储存盒保存以防遗失；进食后保持口腔卫生，清洁牙齿后再佩戴保持器。

3. 使用清水清洁保持器，勿使用热水及酒精等有机溶液清洗消毒，避免保持器变形。

4. 初戴保持器时可能会影响发音，适应后会有所改善。

5. 若佩戴保持器时出现疼痛不适或保持器损坏、丢失应及时复诊，不可自行调整。

6. 遵医嘱佩戴保持器，每 3 ~ 6 个月复诊。

学习笔记

第十二章 修复专业四手操作技术

第一节 贴面修复的四手操作

贴面（veneer）修复是采用粘接技术，对牙齿表面缺损、变色或畸形等，在保存牙髓的基础上少磨牙或不磨牙的情况下，直接或间接粘接覆盖，以恢复牙体的正常形态和色泽的一种修复方法。

一、适应证

前牙切角缺损；牙面缺损较少；变色、发育不良；牙体形态及排列异常等。

二、治疗步骤与护理配合

学习笔记

（一）治疗前准备

1. 医生准备

（1）洗手、戴口罩，查看患者病情、询问相关病史，向患者交代病情及治疗计划，告知其签署知情同意书。

（2）调节椅位，做好标准预防。

2. 护士准备

（1）洗手、戴口罩，做好标准预防。

（2）核对患者信息，引导至椅位，推开并抬高医生操作台，协助就坐。

（3）根据疾病治疗方案备齐用物，合理放置；牙科综合治疗台把手、按键，仪器按键等高频接触部位贴防污膜。

3. 患者准备

系胸巾、漱口、戴护目镜，取舒适放松体位仰卧于牙椅。

4. 用物准备

（1）常规用物：一次性口腔器械盘（口镜、探针、镊子）、医用棉球、酒精棉球、三用枪头、吸引器管、防污膜、口杯、凡士林、医用棉签等。

（2）局部麻醉用物：卡局式注射器、卡局芯式麻醉剂、口腔用一次性注射针、碘伏棉签。

（3）牙体预备用物：高速手机、贴面预备车针、金属邻面抛光条（图 12.1.1）。

（4）模型制取用物：硅橡胶印模材、藻酸盐印模材、超硬石膏、排龈线、排龈器、止血凝胶、托盘、混合枪、硅橡胶修整刀、调拌刀、橡皮碗、计时器。

（5）比色用物：比色板、镜子、拉钩、相机。

（6）粘接用物：无氟抛光膏、抛光刷、树脂粘接剂套装、磷酸酸蚀剂、粘接棒、一次性涂药棒、牙线、光固化灯、橡皮障套装（图 12.1.2）。

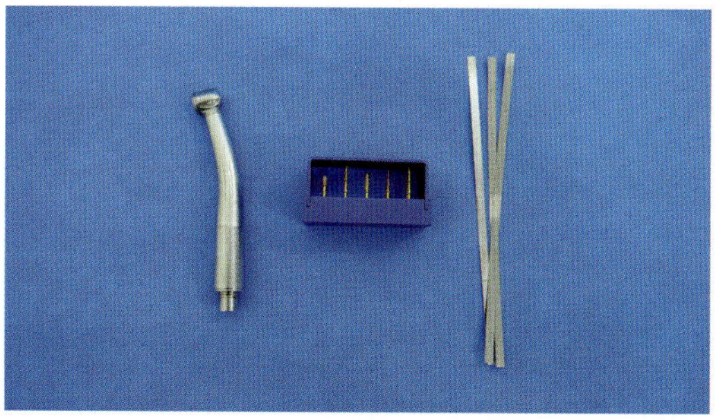

图 12.1.1　牙体预备用物

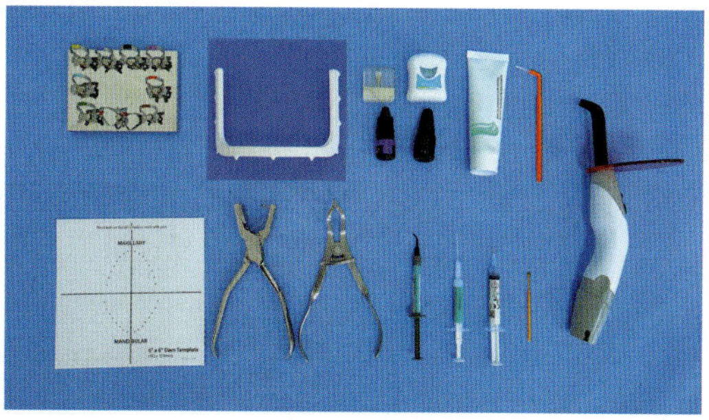

图 12.1.2　粘接用物

（7）调𬌗抛光用物：高速手机、低速弯机、咬合纸、贴面抛光套装、金刚砂车针（图 12.1.3）。

（二）医护配合流程

医护配合流程见表 12.1.1、表 12.1.2。

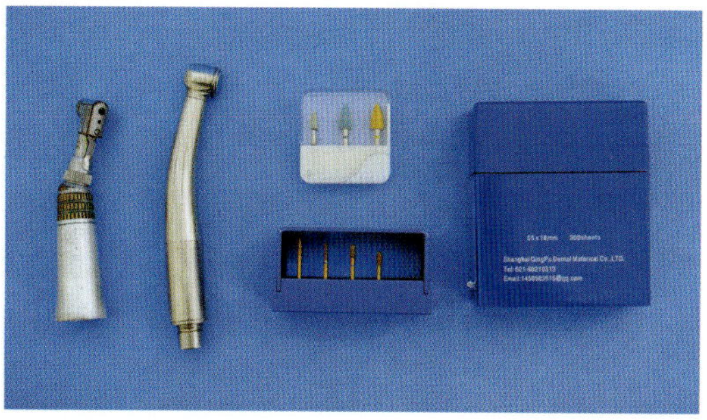

图 12.1.3　调𬌗抛光用物

表 12.1.1　贴面修复牙体预备医护配合流程

医生操作流程	护士操作流程
1. 询问患者病史，查看病历，与护士共同核对牙位，向患者交代治疗计划、步骤，告知其签署知情同意书	与医生共同核对患者身份及牙位，准备常规检查用物，调取病历、X 线片供医生参考，嘱患者漱口，涂凡士林润滑口角，调整椅位和灯光。做好心理护理，嘱治疗中如有不适举左手示意
2. 局部麻醉 根据患者治疗需要选择是否麻醉，与护士核对药物及牙位	与医生核对药物、牙位，检查注射器性能是否完好，传递碘伏棉签，遵医嘱安装麻醉药物并传递
3. 牙体预备 根据牙体缺损的位置进行基牙各组织面的制备	协助医生安装车针，牵拉口角，及时吸唾，保持视野清晰，注意观察患者的反应
4. 𬌗面及邻面抛光	更换抛光车针，传递金属邻面抛光条
5. 排龈 用排龈器将排龈线压入基牙龈沟内，暴露基牙肩台 取出排龈线，冲洗并吹干基牙	取适量排龈线递予医生，传递排龈器，协助排龈，必要时传递止血凝胶 及时吸唾，协助医生做好隔湿，遵医嘱选择合适的托盘，准备制取印模

（续表）

医生操作流程	护士操作流程
6. 制取工作模型 试托盘，取模	调整患者椅位，告知患者取模注意事项，备好硅橡胶印模材、计时器
7. 硅橡胶二次印模法 （1）将盛有硅橡胶重体的托盘旋转放入患者口内就位	调拌硅橡胶重体，将调拌好的重体放置到托盘上递予医生，计时
（2）印模托盘取出后用硅橡胶修整刀刮除阻碍托盘二次就位的工作区、邻间隙、龈缘及𬌗面多余材料，制作排溢沟	印模取出后，将硅橡胶修整刀传递予医生
（3）吹干，将枪混硅橡胶轻体注入基牙肩台及组织面处	准备枪混硅橡胶轻体，传递予医生
（4）将注入轻体的托盘旋转放入患者口内就位	接过枪混硅橡胶轻体，取下注射头，迅速将材料注入修整后的托盘内，传递予医生，计时
（5）待印模材料凝固后取出托盘，检查印模的完整性，清理口内残留材料	将制取的印模消毒，协助患者清理口周残留印模材料
8. 制取非工作模型 吹干对颌牙列，将盛有藻酸盐印模材料的托盘旋转放入患者口内就位	将调拌好的藻酸盐放入对颌托盘内，递予医生，嘱患者用鼻吸气、口呼气以减轻不适感
9. 待印模材料凝固后取出托盘，检查印模的完整性	协助患者清除口周残留材料，印模冲洗消毒后灌注石膏
10. 比色	协助医生在自然光线下比色，传递镜子予患者，与患者确认颜色后拍摄比色照片
11. 术后医嘱	向患者交代注意事项，预约复诊时间
12. 填写技工单	与技工中心交接模型与比色照片

学习笔记

表 12.1.2　贴面修复试戴粘接医护配合流程

医生操作流程	护士操作流程
1. 核对患者及修复体信息	准备好修复体，与医生共同核对患者及修复体信息
2. 试戴贴面	备齐用物，告知患者试戴过程中如有异物将头偏向一侧，防止误吞
3. 与患者确认修复体颜色、形态是否满意	移除灯光，传递镜子予患者，协助确认试戴效果
4. 安装橡皮障	将橡皮障夹安装在橡皮布上递予医生，协助医生安装橡皮障
5. 预备体清洁	安装抛光刷，准备无氟抛光膏，协助医生清洁预备体
6. 修复体预处理	酒精棉球消毒修复体，在修复体组织面反复涂布修复体酸蚀预处理剂（Monobond Etch&Prime）20 秒，反应 40 秒，冲洗，干燥 10 秒（图 12.1.4）

（续表）

医生操作流程	护士操作流程
7. 磷酸酸蚀预备体 15 ~ 30 秒，大量水气冲洗至少 30 秒	传递磷酸酸蚀剂予医生，计时，及时吸唾
8. 基牙涂布瓷纳米粘接剂（Tetric N-Bood），反复涂布 20 秒，吹匀，光照	协助医生光照基牙表面瓷纳米粘接剂（Tetric N-Bood），光照 10 秒
9. 修复体粘接就位	遵医嘱选择颜色合适的树脂水门汀，均匀涂布于修复体组织面传递予医生（图 12.1.5）
10. 确认修复体完全就位，去除多余粘接剂	传递一次性涂药棒，协助医生去除多余粘接剂
11. 点固化后清理修复体表面及邻面残留粘接剂	点固化光照 2 ~ 3 秒，及时传递探针及牙线，协助医生固定修复体
12. 涂布阻氧剂，光照固化	传递阻氧剂，协助医生光照固化每个粘接面各 20 秒
13. 检查咬合，调磨、抛光	传递调𬌗车针、咬合纸，及时吸唾
14. 书写病历，术后医嘱	向患者交代注意事项

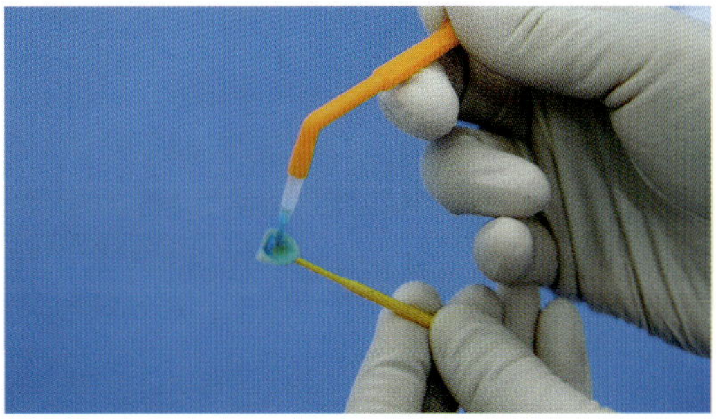

图 12.1.4　涂布修复体酸蚀预处理剂

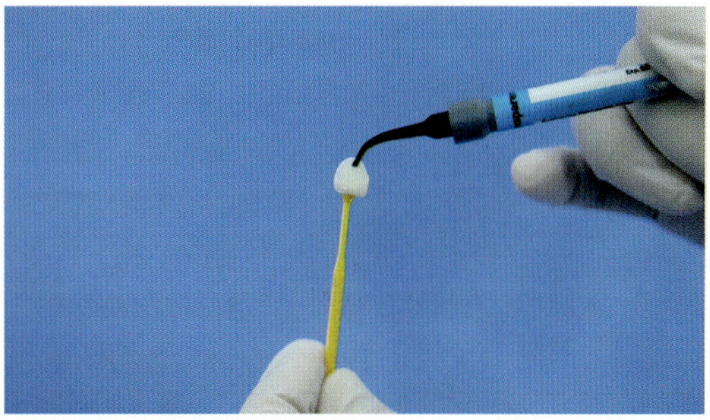

图 12.1.5　涂布树脂水门汀

学习笔记

（三）治疗后护理

1. 患者护理

关闭治疗灯，取下护目镜，推开治疗台，调整牙椅，协助患者漱口、清洁面部，撤胸巾。

2. 整理用物

冲洗手机管路 20 ~ 30 秒，撤防污膜、三用枪头、吸引器管、口杯，冲洗痰盂及牙椅排水管路，用物分类处置。

3. 牙椅清洁消毒

按照从洁到污的原则擦拭牙椅。

4. 使用速干手消毒液进行手消毒，摘防护面罩，摘手套，洗手。

三、护理要点

1. 混合硅橡胶重体时勿戴乳胶手套，以免影响硅橡胶凝固，应使用一次性聚乙烯点塑薄膜手套或洗手后调拌，调拌时用指尖部揉捏，避免使用手掌，防止手掌温度过高加速硅橡胶的凝固。

2. 硅橡胶轻体在注射时应将注射头埋在材料内，防止产生气泡。

3. 藻酸盐印模应在取出后 10 分钟内灌注石膏模型。若不能立即灌注，需用湿纸巾包裹，防止脱水变形。

4. 硅橡胶印模取出放置 30 分钟后灌注石膏，灌注前需吹干印模表面，以免影响印模精确度。

5. 粘接面抛光时因含氟抛光膏对树脂粘接剂的固化有阻滞作用，应准备无氟抛光膏。

6. 使用磷酸时要保护基牙周围软组织及邻牙，防止酸蚀到邻牙表面。

7. 修复体就位后进行光照点固化 2 ~ 3 秒，去除未完全凝固的粘接剂。

四、健康宣教

1. 牙体预备后嘱患者勿食过冷、过热、颜色较重食物，勿饮咖啡、碳酸饮料等，以免牙齿着色，刺激牙髓。

2. 修复体粘接后 2 小时内勿进食，24 小时内勿用患侧咀嚼。

3. 勿用患牙啃咬过黏、过硬食物，防止贴面脱落或牙齿折裂。

4. 注意口腔卫生，正确使用牙线。

5. 不适随诊。

学习笔记

第二节　嵌体修复的四手操作

嵌体（inlay）是一种嵌入牙体内部，用以恢复缺损形态和功能的修复体。临床上常见的有树脂嵌体、瓷嵌体、树脂陶瓷复合材料嵌体。

一、适应证

嵌体主要适用于牙体缺损较少，牙体预备后剩余牙体组织有足够固位力和抗力的患牙。

二、治疗步骤与护理配合

（一）治疗前准备

1. 医生准备

（1）洗手、戴口罩，查看患者病情、询问相关病史，向患者交代病情及治疗计划，告知其签署知情同意书。

（2）调节椅位，做好标准预防。

2. 护士准备

（1）洗手、戴口罩，做好标准预防。

（2）核对患者信息，引导至椅位，推开并抬高医生操作台，协助就坐。

（3）根据疾病治疗方案备齐用物，合理放置；牙科综合治疗台把手、按键，仪器按键等高频接触部位贴防污膜。

3. 患者准备

系胸巾、漱口、戴护目镜，取舒适放松体位仰卧于牙椅。

4. 用物准备

（1）常规用物：一次性口腔器械盘（口镜、探针、镊子）、医用棉球、酒精棉球、三用枪头、吸引器管、防污膜、口杯、凡士林、医用棉签等。

（2）局部麻醉用物：卡局式注射器、卡局芯式麻醉剂、口腔用一次性注射针、碘伏棉签。

（3）牙体预备用物：高速手机、嵌体预备车针（图 12.2.1）。

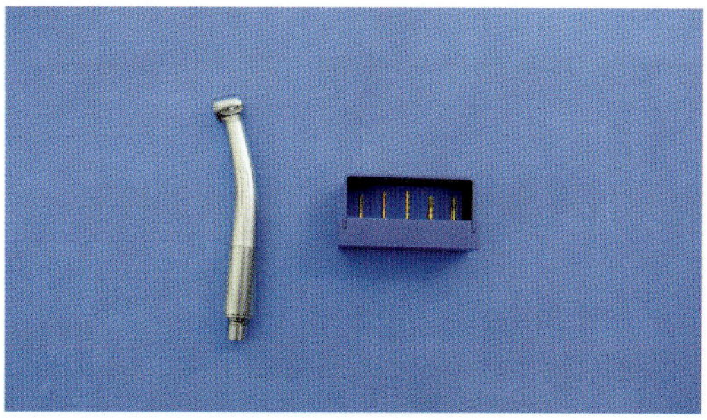

图 12.2.1　牙体预备用物

（4）模型制取用物：硅橡胶印模材、藻酸盐印模材、超硬石膏、排龈线、排龈器、止血凝胶、托盘、调拌刀、橡皮碗、混合枪、硅橡胶修整刀、计时器。

（5）暂时充填用物：嵌体暂封膏、咬合纸、水门汀充填器、光固化灯、比色板（图 12.2.2）。

（6）粘接用物：树脂粘接剂、磷酸酸蚀剂、氢氟酸、中和粉、阻氧剂、粘接棒、一次性涂药棒、牙线、橡皮障套装、超声振荡器、光固化灯（图 12.2.3、图 12.2.4）。

（7）调𬌗抛光用物：高速手机、低速弯机、咬合纸、嵌体抛光套装、金刚砂车针（图 12.2.5）。

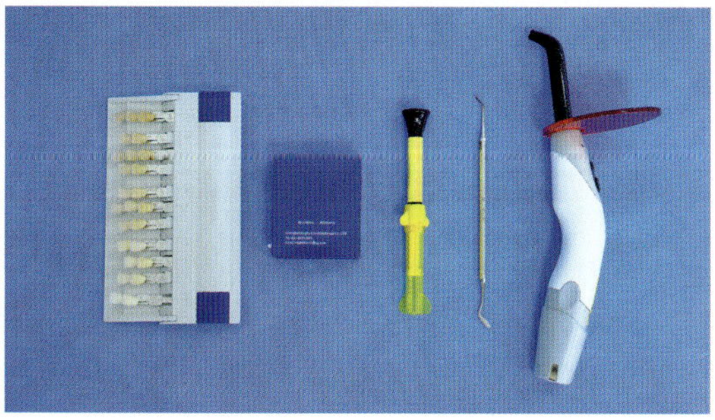

图 12.2.2　暂时充填用物

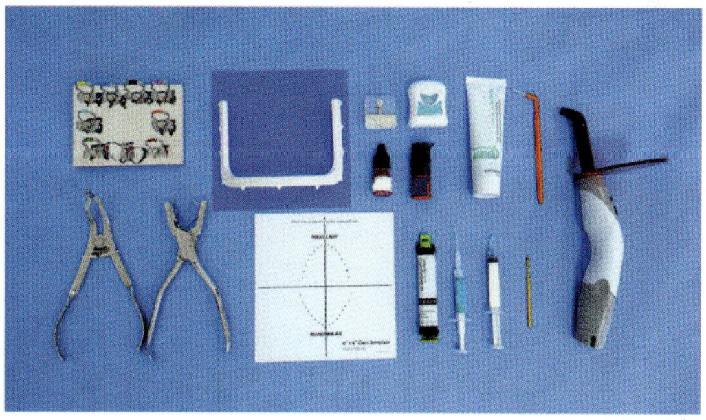

图 12.2.3　粘接用物

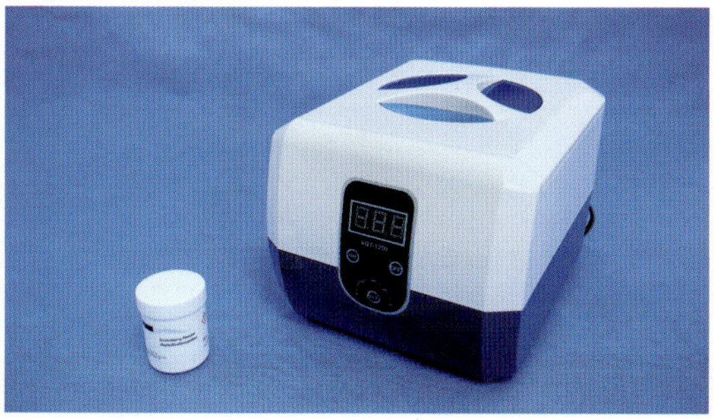

图 12.2.4　粘接用物

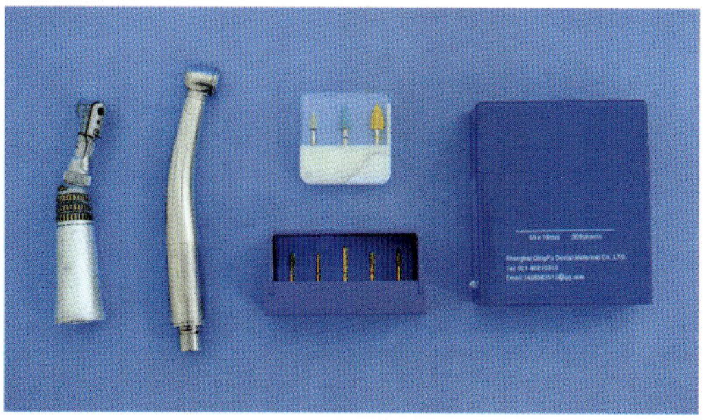

图 12.2.5　调𬌗抛光用物

学习笔记

（二）医护配合流程

医护配合流程见表 12.2.1、表 12.2.2。

表 12.2.1 嵌体修复牙体预备医护配合流程

医生操作流程	护士操作流程
1. 询问病史，查看病历，与护士共同核对牙位，向患者交代治疗计划、步骤，告知其签署知情同意书	与医生共同核对患者身份及牙位，准备常规检查用物，调取病历、X 线片供医生参考，嘱患者漱口，涂凡士林润滑口角，调整椅位和灯光。做好患者的心理护理，嘱治疗中如有不适举左手示意
2. 局部麻醉 根据患者治疗需要选择是否麻醉，与护士核对药物及牙位	与医生核对药物、牙位，检查注射器性能是否完好，传递碘伏棉签，遵医嘱安装麻醉药物并传递
3. 牙体预备 根据牙体缺损的位置进行基牙各组织面的制备	协助医生安装车针，牵拉口角，及时吸唾，保持视野清晰，注意观察患者的反应
4. 排龈 用排龈器将排龈线压入基牙龈沟内，暴露基牙肩台 取出排龈线，冲洗并吹干基牙	取适量排龈线递予医生，传递排龈器，协助排龈，必要时传递止血凝胶 及时吸唾，协助医生做好隔湿，遵医嘱选择合适的托盘，准备制取印模
5. 制取工作模型：试托盘，取模	调整患者椅位，告知患者取模注意事项，备好硅橡胶印模材、计时器
6. 硅橡胶二次印模法 （1）将盛有硅橡胶重体的托盘旋转放入患者口内就位 （2）印模托盘取出后用硅橡胶修整刀刮除阻碍托盘二次就位的工作区、邻间隙、龈缘及𬌗面多余材料，制作排溢沟 （3）吹干，将枪混硅橡胶轻体注入基牙肩台及组织面处 （4）将注入轻体的托盘旋转放入患者口内就位 （5）待印模材料凝固后取出托盘，检查印模的完整性，清理口内残留材料	调拌硅橡胶重体，将调拌好的重体放置到托盘上递予医生，计时 印模取出后，将硅橡胶修整刀传递予医生 准备枪混硅橡胶轻体，传递予医生 接过枪混硅橡胶轻体，取下注射头，迅速将材料注入修整后的托盘内传递予医生，计时 将制取的印模消毒，协助患者清理口周残留印模材料
7. 制取非工作模型 吹干对颌牙列，将盛有藻酸盐印模材料的托盘旋转放入患者口内就位	将调拌好的藻酸盐放入对颌托盘内，递予医生，嘱患者用鼻吸气、口呼气以减轻不适感
8. 待印模材料凝固后取出印模，检查印模完整性	协助患者清理口周残留材料，印模冲洗消毒后灌注石膏
9. 消毒基牙，暂时充填，光照固化	依次传递酒精棉球及嵌体暂封材料，光固化灯照射 20 秒
10. 比色，填写技工单	协助医生在自然光线下比色，必要时拍比色照片，与患者预约复诊时间，与技工中心交接

学习笔记

表 12.2.2　嵌体修复试戴粘接医护配合流程

医生操作流程	护士操作流程
1. 嵌体试戴，核对患者及修复体信息	准备好修复体，与医生共同核对患者及修复体信息
2. 去除嵌体暂封膏，试戴嵌体	备齐用物，告知患者试戴过程中如有异物将头偏向一侧，防止误吞
3. 安装橡皮障	将橡皮障夹安装在橡皮布上递予医生，协助医生安装橡皮障
4. 修复体消毒	消毒修复体，吹干，使用氢氟酸酸蚀 20 秒（图 12.2.6），然后冲洗氢氟酸至中和液内，放入振荡器内振荡清洗 5 分钟，取出吹干
5. 磷酸酸蚀基牙 15 ~ 30 秒后大量水气冲洗至少 30 秒	传递磷酸酸蚀剂予医生，计时，及时吸唾
6. 预备体反复涂布通用粘接剂 20 秒	将蘸有通用粘接剂的一次性涂药棒传递予医生，计时 20 秒；传递光固化灯
7. 吹薄吹匀，光照固化 10 秒	修复体组织面反复涂布通用粘接剂 20 秒，吹薄吹匀，光照固化 10 秒（图 12.2.7）
8. 将涂布树脂水门汀的修复体放入患者口内就位	将树脂水门汀均匀涂布修复体组织面，传递予医生（图 12.2.8）
9. 确认修复体就位准确，去除多余粘接剂	传递一次性涂药棒，协助医生去除多余粘接剂
10. 点固化后清理修复体表面及邻面残留粘接剂	点固化光照 2 ~ 3 秒，及时传递探针及牙线，协助医生固定修复体
11. 粘接边缘涂抹阻氧剂，光照固化	传递阻氧剂，协助医生照射每个组织面各 20 秒
12. 检查咬合，调磨、抛光	安装调𬌗车针，及时传递咬合纸，吸唾；调𬌗完成后擦去咬合纸印迹
13. 书写病历，术后医嘱	向患者交代注意事项

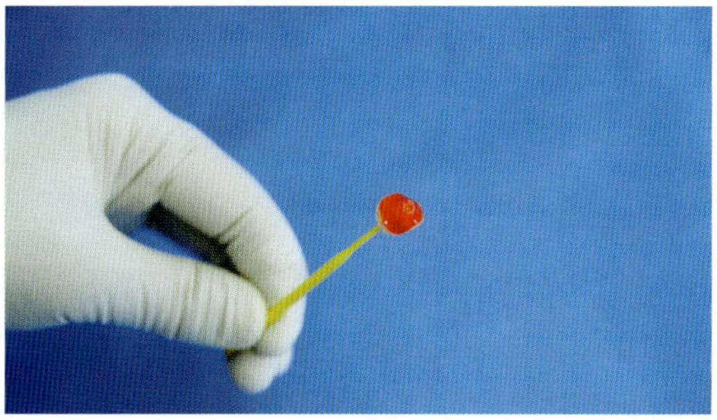

图 12.2.6　涂布氢氟酸

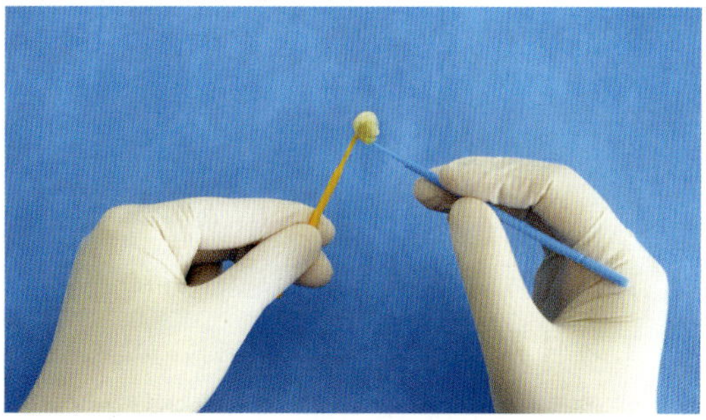

图 12.2.7　涂布通用粘接剂

学习笔记

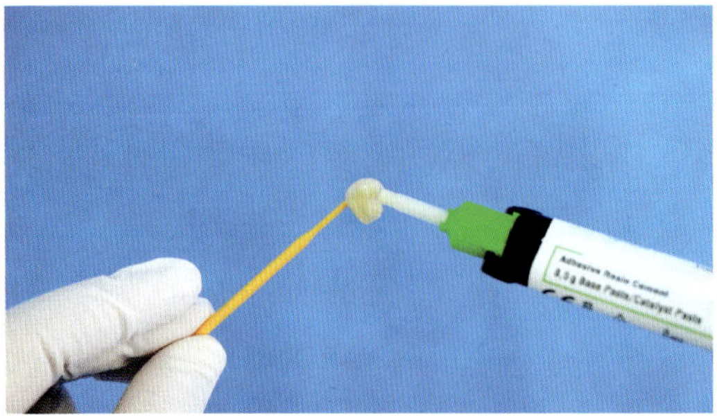

图 12.2.8 涂布树脂水门汀

（三）治疗后护理

1. 患者护理

关闭治疗灯，取下护目镜，推开治疗台，调整牙椅，协助患者漱口、清洁面部，撤胸巾。

2. 整理用物

冲洗手机管路 20 ~ 30 秒，撤防污膜、三用枪头、吸引器管、口杯，冲洗痰盂及牙椅排水管路，用物分类处置。

3. 牙椅清洁消毒

按照从洁到污的原则擦拭牙椅。

4. 使用速干手消毒液进行手消毒，摘防护面罩，摘手套，洗手。

三、护理要点

1. 混合硅橡胶重体时勿戴乳胶手套，以免影响硅橡胶凝固，应使用一次性聚乙烯点塑薄膜手套或洗手后调拌，调拌时用指尖部揉捏，避免使用手掌，防止手掌温度过高加速硅橡胶的凝固。

2. 注射硅橡胶轻体时应将注射头埋在材料内，防止产生气泡。

3. 藻酸盐印模应在取出后 10 分钟内灌注石膏模型，如不能立即灌注，需用湿纸巾包裹，防止脱水变形。

4. 硅橡胶印模取出放置 30 分钟后灌注石膏，灌注前需吹干印模表面，以免影响印模精确度。

5. 使用磷酸酸蚀剂时要保护患牙周围软组织及邻牙，防止酸蚀到邻牙表面。

6. 氢氟酸禁止在患者口内使用，使用时佩戴防护面罩，废弃液放入中和液内，按化学废物处置。

7. 修复体就位后光照点固化 2 ~ 3 秒，去除未完全凝固的粘接剂，防止永久光照后粘接剂过硬无法去除。

四、健康宣教

1. 活髓牙牙体预备后嘱患者勿食过冷、过热食物，以免刺激牙髓。

2. 牙体预备后勿用患侧咀嚼，如充填体脱落请及时复诊。

3. 修复体粘接 24 小时内勿用患侧咀嚼。

4. 勿用患牙啃咬过黏、过硬食物，防止嵌体脱落或牙齿折裂。

5. 注意口腔卫生，正确使用牙线。

6. 不适随诊。

第三节　全冠修复的四手操作

全冠预备四手操作技术

全冠试戴四手操作技术

全冠（full crown）是指覆盖全部牙冠表面的一类修复体，可作为牙体缺损的主要修复体，又可作为牙列缺损修复的固位体和支持结构，是应用最广泛的修复体。根据制作材料，全冠修复体可分为金属全冠、烤瓷熔附金属全冠、全瓷冠、树脂全冠、树脂－金属混合全冠等。

一、适应证

1. 牙体缺损过大，保守治疗无法满足要求的患牙。

2. 畸形牙、釉质发育不全等需要改善牙齿形态而不能用其他保守方法修复者。

3. 变色牙、四环素牙和氟斑牙等要求改善美观而不宜用其他方法保守治疗者。

4. 牙体缺损的患牙需用做固定义齿或可摘局部义齿的基牙。

5. 根管治疗后经桩核修复的残冠残根。

二、治疗步骤与护理配合

学习笔记

（一）治疗前准备

1. 医生准备

（1）洗手、戴口罩，查看患者病情、询问相关病史，向患者交代病情及治疗计划，告知其签署知情同意书。

（2）调节椅位，做好标准预防。

2. 护士准备

（1）洗手、戴口罩，做好标准预防。

（2）核对患者信息，引导患者至椅位，推开并抬高医生操作台，协助就坐。

（3）根据疾病治疗方案备齐用物，合理放置；牙科综合治疗台把手、按键，仪器按键等高频接触部位贴防污膜。

3. 患者准备

系胸巾、漱口、戴护目镜，取舒适放松体位仰卧于牙椅。

4. 用物准备

（1）常规用物：一次性口腔器械盘（口镜、探针、镊子）、医用棉球、酒精棉球、吸引器管、三用枪头、防污膜、口杯、凡士林、医用棉签等。

（2）牙体预备用物：高速手机、金刚砂车针、卡局式注射器、卡局芯式麻醉剂、口腔用一次性针、碘伏棉签（图 12.3.1）。

（3）排龈用物：排龈器、排龈线、眼科剪（图 12.3.2）。

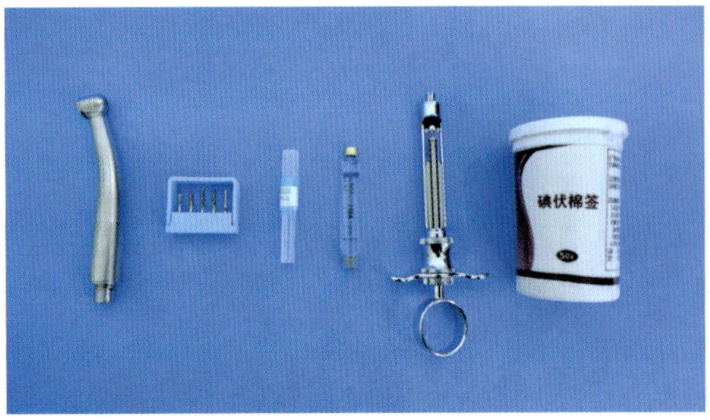

图 12.3.1　牙体预备用物

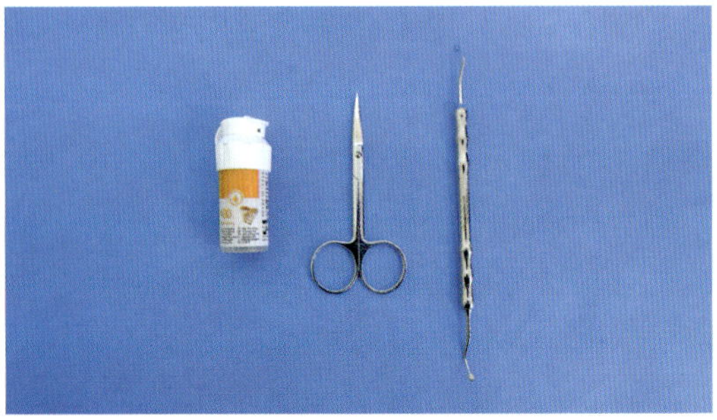

图 12.3.2　排龈用物

（4）印模制取用物

①藻酸盐印模材：藻酸盐印模材、橡皮碗、调拌刀、托盘（图 12.3.3）。

②聚醚橡胶印模材：聚醚橡胶印模材、一次性混合头、聚醚注射器（图 12.3.4）。

③硅橡胶印模材：硅橡胶印模材料、量勺、混合枪、一次性混合头、一次性注射头、硅橡胶修整刀（图 12.3.5）。

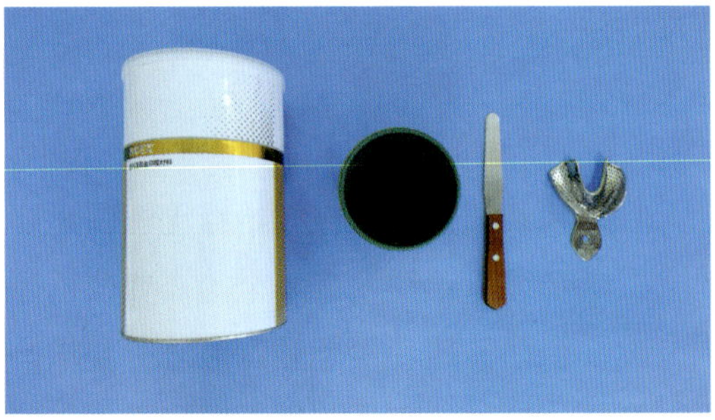

图 12.3.3　藻酸盐印模制取用物

学习笔记

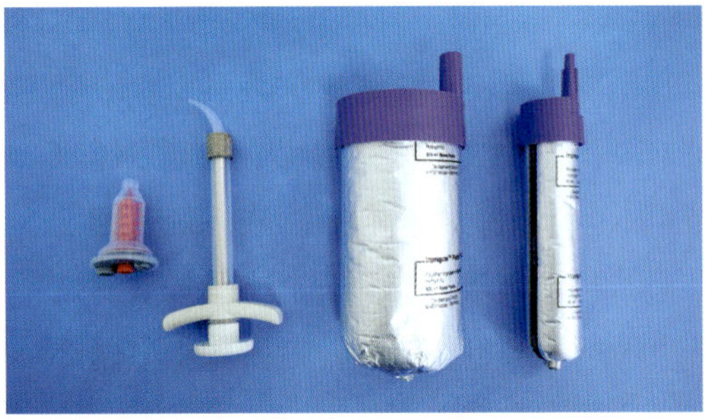

图 12.3.4　聚醚橡胶印模制取用物

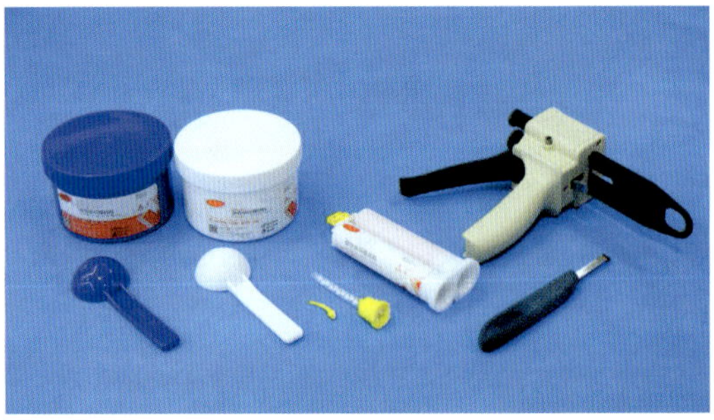

图 12.3.5　硅橡胶印模制取用物

（5）颌位关系记录制取用物：咬合记录硅橡胶、混合枪、一次性混合头（图 12.3.6）。

（6）比色用物：比色板、镜子（图 12.3.7）。

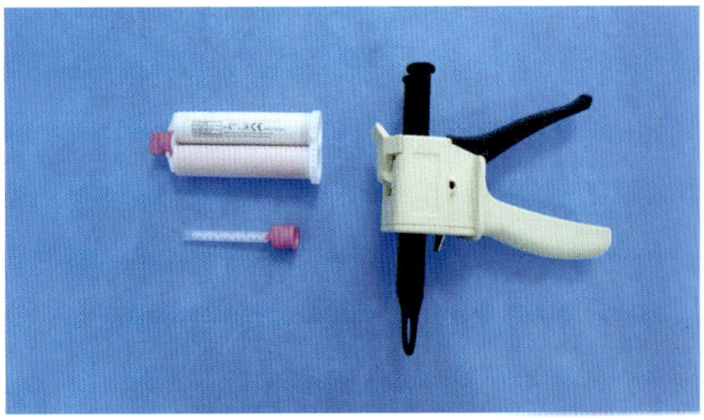

图 12.3.6　颌位关系记录制取用物

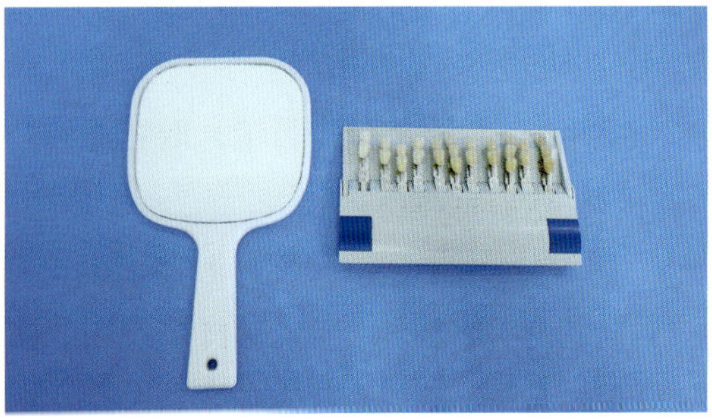

图 12.3.7　比色用物

（7）暂时冠制作用物：暂时冠桥树脂材料、混合枪、一次性混合头（图 12.3.8）。

（8）戴冠用物：高速手机、金刚砂车针、低速直机、去冠器、牙线、咬合纸、镜子、抛光套装、自粘接树脂水门汀、光固化灯（图 12.3.9）。

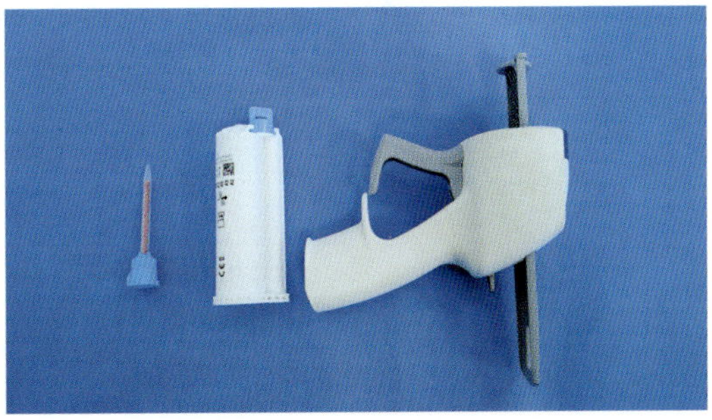

图 12.3.8　暂时冠制作用物

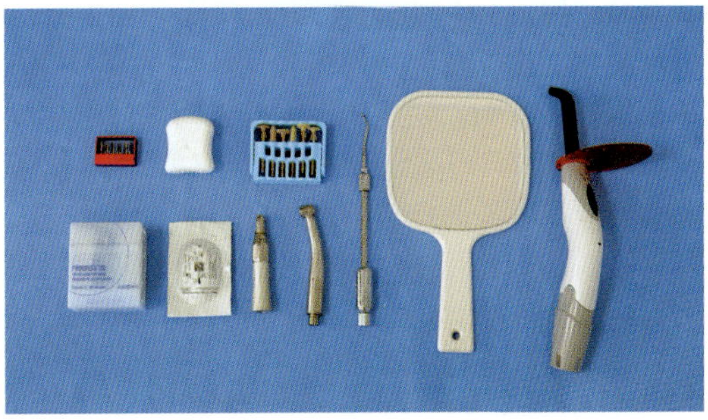

图 12.3.9　戴冠用物

（二）医护配合流程

医护配合流程见表 12.3.1、表 12.3.2。

表 12.3.1　全冠修复牙体预备医护配合流程

医生操作流程	护士操作流程
1. 询问病史，查看病历，与护士共同核对牙位，向患者交代治疗计划、步骤，告知其签署知情同意书	与医生共同核对患者身份及牙位，准备常规检查用物，调取病历、X 线片供医生参考，嘱患者漱口，涂凡士林润滑口角，调整椅位和灯光。做好患者心理护理，治疗中如有不适举左手示意
2. 局部麻醉 根据患者治疗需要选择是否麻醉，与护士核对药物及牙位	与医生核对药物、牙位，检查注射器性能是否完好，传递碘伏棉签，遵医嘱安装麻醉药物并传递
3. 制取暂时冠阴模 将盛满印模材的托盘放入患者口内，轻压就位，待凝固后取出	按产品使用要求调拌，将调拌好的材料置于托盘内，递予医生
4. 牙体预备 为全冠提供修复空间	协助医生安装车针，牵拉口角，及时吸唾，保持视野清晰，注意观察患者反应
5. 排龈 用排龈器将排龈线压入龈沟内，暴露基牙肩台	取适量排龈线递予医生，传递排龈器予医生，协助医生排龈，必要时传递止血凝胶；及时吸唾，协助医生做好隔湿
6. 试托盘，印模制取 （1）聚醚橡胶制取工作印模 取出排龈线，用聚醚注射器在预备体周围注少量聚醚材料，再将注满材料的托盘放入患者口内就位，凝固后取出	传递合适型号的托盘、调拌取模材料 由非工作端向工作端缓慢均匀地注入印模材充满整个托盘，将装有聚醚材料的注射器柄端递予医生，注射头朝向预备体，注射完毕后接回注射器，传递放有印模材料的托盘

学习笔记

（续表）

医生操作流程	护士操作流程
（2）硅橡胶制取工作印模 将盛有硅橡胶重体的托盘旋转放入患者口内就位；刮除阻碍二次就位的印模材料，制作排溢沟，取出排龈线，吹干，轻体注入预备体周围后将托盘旋转放入患者口内就位，待凝固后取出	按产品使用要求调和重体，放入托盘递予医生并计时；传递硅橡胶修整刀予医生，修整印模后将混合枪递予医生
（3）藻酸盐制取非工作印模 吹干对颌牙列，将盛满印模材的托盘旋转放入患者口内，轻压就位，待凝固后取出	按产品使用要求调拌，将调拌好的印模材置于托盘内，递予医生，嘱患者用鼻吸气口呼气减轻不适感
7. 取颌位关系记录	将一次性混合头、咬合记录硅橡胶安装在混合枪上，传递予医生
8. 比色	协助医生在自然光线下比色，传递镜子予患者与患者确认颜色，必要时拍比色照片
9. 制作暂时冠	将一次性混合头、暂时冠桥树脂材料安装在混合枪上，传递予医生
10. 调磨、试戴暂时冠	传递金刚砂车针及咬合纸，协助医生试戴、调磨，及时用强力吸引器吸除粉尘
11. 粘接暂时冠	消毒暂时冠，吹干，调拌临时粘接材料，均匀涂布于冠组织面，根据牙位调整传递方向，递予医生
12. 填写技工单，书写病历，术后医嘱	与技工室交接，交代注意事项

学习笔记

表 12.3.2　全冠修复体试戴、粘接医护配合流程

医生操作流程	护士操作流程
1. 核对患者及修复体信息	准备好修复体，与医生共同核对患者及修复体信息
2. 去除暂时冠	将去冠器递予医生，协助医生去除粘接剂
3. 试戴修复体 调𬌗、抛光	传递咬合纸及牙线，检查咬合及近远中邻接，及时吸唾
4. 确认患者对颜色、形态是否满意	关闭治疗灯，传递镜子予患者，协助患者确认修复体效果
5. 消毒、粘接 消毒预备体及修复体，吹干，隔湿，粘接就位点固化后去除多余粘接材料，再次固化照射每个组织面各 20 秒	传递酒精棉球消毒修复体，将粘接材料注入修复体组织面，协助隔湿及光照固化
6. 书写病历，术后医嘱	交代患者注意事项

（三）治疗后护理

1. 患者护理

关闭治疗灯，取下护目镜，推开治疗台，调整牙椅，协助患者漱口、清洁面部、撤胸巾。

2. 整理用物

冲洗手机管路 20 ~ 30 秒，撤防污膜、三用枪头、吸引器管、口杯，冲洗痰盂及牙椅排水管路，用物分类处置。

3. 牙椅清洁消毒

按照从洁到污的原则进行牙椅擦拭。

4. 使用速干手消毒液进行手消毒，摘防护面罩，摘手套，洗手。

三、护理要点

1. 治疗过程中及时吸唾，牵拉软组织时动作轻柔，防止误伤。
2. 操作过程中，嘱患者如有异物掉入口内请勿吞咽，将头偏向一侧，防止误吞误吸。
3. 注意材料的调拌时机，以免影响粘接效果。
4. 修复体抛光或光固化时注意保护患者眼睛。

四、健康宣教

1. 保持口腔卫生，不适随诊。
2. 活髓牙备牙后如有剧烈疼痛应立即就诊，如有暂时冠脱落，及时复诊。
3. 修复体粘接后 24 小时勿用患侧咀嚼。
4. 冠修复后应避免咬过硬过黏的食物，遵医嘱定期复诊。

学习笔记

第四节　桩核冠修复的四手操作

纤维桩核修复四手操作技术

桩核冠（post-and-core crown）是利用插入根管内的桩来固位，在残冠或残根上先形成金属桩核或树脂核，然后再制作全冠修复体的总称。

一、适应证

1. 牙冠中度以上缺损，剩余牙体无足够的固位条件，难以通过直接充填提供冠修复体固位力者。

2. 临床牙冠完全缺损或缺损断面位于龈下，但根有足够长度，经冠延长术或牵引术后可暴露根面。

3. 最终全冠修复体的边缘至少要包过剩余牙体组织断面高度的 1.5 ~ 2.0 mm，磨牙以不暴露根分叉为限。

4. 错位、扭转牙而非正畸适应证者。

5. 畸形牙直接预备固位形不良者。

二、治疗步骤与护理配合

（一）治疗前准备

1. 医生准备

（1）洗手、戴口罩，查看患者病情、询问相关病史，向患者交代病情及治疗计划，告知其签署知情同意书。

（2）调节椅位，做好标准预防。

2. 护士准备

（1）洗手、戴口罩，做好标准预防。

（2）核对患者信息，引导至椅位，推开并抬高医生操作台，协助就坐。

（3）根据疾病治疗方案备齐用物，合理放置；牙科综合治疗台把手、按键，仪器按键等高频接触部位贴防污膜。

3. 患者准备

系胸巾、漱口、戴护目镜，取舒适放松体位仰卧于牙椅。

4. 用物准备

（1）常规用物：一次性口腔器械盘（口镜、探针、镊子）、医用棉球、酒精棉球、三用枪头、吸引器管、防污膜、口杯、凡士林、医用棉签等。

（2）纤维桩修复用物：高速手机、金刚砂车针、低速弯机、P 钻、纤维桩成形钻、K 锉、吸潮纸尖、锁镊、测量尺、纤维桩、自粘接树脂水门汀、树脂核材料、一次性涂药棒、光固化灯（图 12.4.1）。

（3）金属桩核修复用物：高速手机、金刚砂车针、低速弯机、P 钻、测量尺、K 锉、吸潮纸尖、锁镊、螺旋充填器、暂封膏、水门汀充填器、光固化灯、咬合纸（图 12.4.2）。

（4）印模制取用物

①聚醚橡胶印模材：聚醚橡胶印模材料、聚醚混合机、一次性混合头、聚醚注射器。

②藻酸盐印模材：藻酸盐印模材料、橡皮碗、调拌刀、托盘。

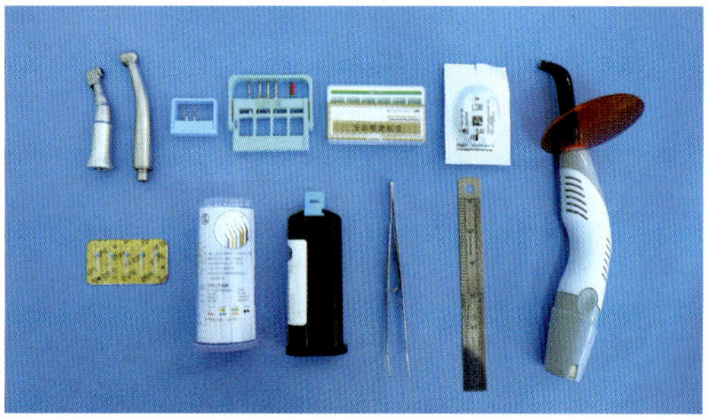

图 12.4.1　纤维桩修复用物

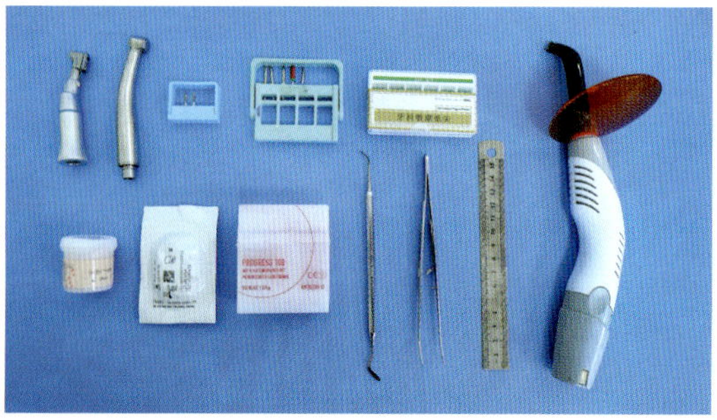

图 12.4.2　金属桩核修复用物

（二）医护配合流程

医护配合流程见表 12.4.1、表 12.4.2。

表 12.4.1　桩核制作医护配合流程

医生操作流程	护士操作流程
1. 询问病史，查看病历，与护士共同核对牙位，向患者交代治疗计划、步骤，告知其签署知情同意书	与医生共同核对患者身份及牙位，准备常规检查用物，调取病历、X 线片供医生参考，嘱患者漱口，涂凡士林润滑口角，调整椅位和灯光。做好患者心理护理，嘱治疗中如有不适举左手示意
2. 牙体预备，去除暂封材料	协助医生安装车针，牵拉口角，及时吸唾，保持视野清晰，注意观察患者的反应
3. 确定桩的长度，直径，根管预备	按使用顺序协助医生安装 P 钻，传递测量尺 纤维桩核修复时，传递匹配的纤维桩成型钻
4. 桩核制作 （1）纤维桩核	
①试戴	传递合适的纤维桩
②消毒根管	依次传递酒精棉捻、吸潮纸尖
③粘桩	安装自粘接水门汀延长头递予医生，移开灯光，待树脂水门汀粘接剂充满根管后，传递匹配纤维桩，协助就位、光照固化
④堆塑成核	传递桩核树脂材料，协助堆塑成核、光照固化 20 ~ 40 秒
⑤磨除过长纤维桩	协助医生磨除过长纤维桩，吸唾，取出磨除的纤维桩
全冠修复的医生操作流程见表 12.3.1	全冠修复的护理配合流程见表 12.3.1
（2）金属桩核 ①制取印模：试托盘，清洁干燥根管	
聚醚橡胶制取工作印模：用螺旋充填器将材料导入根管内，将托盘放入患者口内就位，凝固后取出	准备合适的托盘，依次传递酒精棉捻、吸潮纸尖 将聚醚印模材注入根管口，待医生用螺旋充填器导入根管内，传递注满印模材的托盘
藻酸盐制取非工作印模：将盛满藻酸盐材料的托盘放入患者口内，轻压就位，待凝固后取出	按产品使用要求调拌好印模材料后置于托盘内，递予医生
②暂时封闭根管口	传递无菌小棉球予医生，用充填器取适量暂封材料递予医生
③填写技工单，书写病历，术后医嘱	登记患者信息，交代注意事项

表 12.4.2　金属桩核粘接医护配合流程

医生操作流程	护士操作流程
1. 核对患者及修复体信息	准备好修复体，与医生共同核对患者治疗牙位及修复体信息
2. 去除暂封膏	备齐用物，告知患者试戴过程中如有异物将头偏向一侧，防止误吞
3. 桩核试戴：检查就位、边缘密合情况，适当调磨	协助医生安装车针，牵拉口角，及时吸唾，保持视野清晰，注意观察患者的反应

学习笔记

（续表）

医生操作流程	护士操作流程
4. 消毒、干燥根管	依次传递酒精棉捻、吸潮纸尖消毒、干燥根管；酒精棉球消毒桩核，吹干备用
5. 桩核粘接	安装自粘接水门汀延长头递予医生，移开灯光；待树脂水门汀粘接剂充满根管后，传递金属桩，协助就位、光照固化
6. 全冠修复的医生操作流程见表 12.3.1	全冠修复的护理配合流程见表 12.3.1

（三）治疗后护理

1. 患者护理

关闭治疗灯，取下护目镜，推开治疗台，调整牙椅，协助患者漱口、清洁面部、撤胸巾。

2. 整理用物

冲洗手机管路 20 ~ 30 秒，撤防污膜、三用枪头、吸引器管、口杯，冲洗痰盂及牙椅排水管路，用物分类处置。

3. 牙椅清洁消毒

按照从洁到污的原则进行牙椅擦拭。

4. 使用速干手消毒液进行手消毒，摘防护面罩，摘手套，洗手。

学习笔记

三、护理要点

1. 注射自粘接树脂水门汀材料时，勿用螺旋充填器输送，避免灯光直射加速材料的凝固。
2. 纤维桩粘接与树脂堆塑成核过程中严格隔湿处理。
3. 在操作过程中，嘱患者如有异物掉入口内请勿吞咽，将头偏向一侧，防止误吞误吸。
4. 传递纤维桩时勿触碰工作端，以免影响粘接效果。
5. 初步光照固化时勿触碰纤维桩，以免纤维桩移位。

四、健康宣教

1. 桩核制作期间，嘱患者勿用患侧咀嚼。
2. 若暂封材料脱落，及时复诊。
3. 保持良好的口腔卫生，不适随诊。

第五节　可摘局部义齿修复的四手操作

可摘局部义齿（removable partial dentures，RPD）是利用天然牙、基托下黏膜和骨组织作支持，依靠义齿的固位体和基托来固位，用人工牙恢复缺失牙的形态和功能，用基托材料恢复缺损的牙槽嵴、颌骨及其周围的软组织形态，患者能够自行摘戴的一种修复体。

一、适应证

1. 适用于牙缺失或伴有牙槽骨、颌骨或软组织缺损等各种牙列缺损者。

2. 牙周病需活动夹板固定松动牙者。

3. 殆面重度磨损或多个牙缺失等原因造成咬合垂直距离过低，需恢复垂直距离者。

4. 拔牙创愈合过程中需制作过渡性义齿者，或青少年缺牙需维持缺牙间隙者。

5. 因特殊需要化妆义齿者。

二、治疗步骤与护理配合

（一）治疗前准备

1. 医生准备

（1）洗手、戴口罩，查看患者病情、询问相关病史，向患者交代病情及治疗计划，告知其签署知情同意书。

（2）调节椅位，做好标准预防。

2. 护士准备

（1）洗手、戴口罩，做好标准预防。

（2）核对患者信息，引导患者至椅位，推开并抬高医生操作台，协助就坐。

（3）根据疾病治疗方案备齐用物，合理放置；牙科综合治疗台把手、按键，仪器按键等高频接触部位贴防污膜。

3. 患者准备

系胸巾、漱口、戴护目镜，取舒适放松体位仰卧于牙椅。

4. 用物准备

（1）常规用物：一次性口腔器械盘（口镜、探针、镊子）、医用棉球、酒精棉球、三用枪头、吸引器管、防污膜、口杯、凡士林、医用棉签。

（2）牙体预备用物：高速手机、金刚砂车针（图 12.5.1）。

（3）模型制取用物：托盘、藻酸盐印模材料、量杯、量勺、调拌刀、橡皮碗（图 12.5.2）。

（4）颌位关系记录制取用物：咬合记录硅橡胶、咬合记录枪、酒精灯、蜡片、蜡勺、蜡刀、光固化模型材料、光固化灯箱（图 12.5.3、图 12.5.4）。

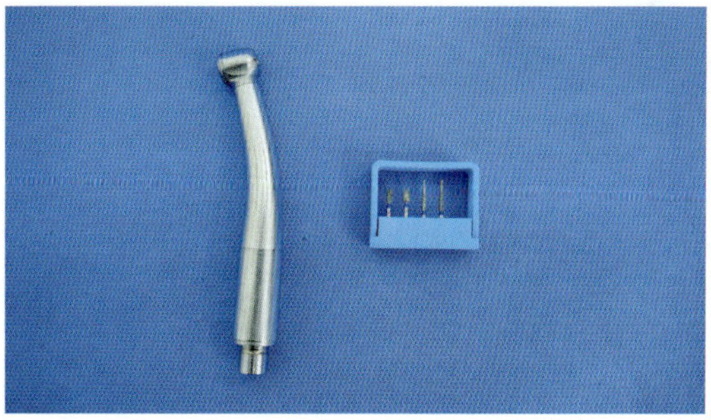

图 12.5.1　牙体预备用物

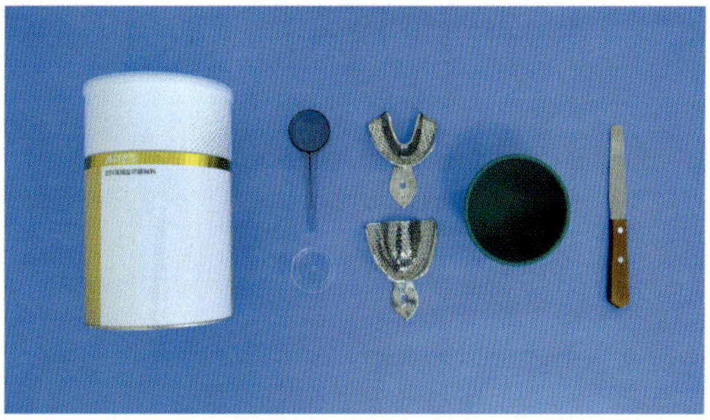

图 12.5.2　模型制取用物

学习笔记

（5）支架试戴用物：低速直机、金刚砂磨头、技工钳、咬合纸（图 12.5.5）。

（6）比色用物：比色板、镜子（图 12.5.6）。

（7）义齿初戴用物：低速直机、磨头、咬合纸、压力指示剂、技工钳、镜子（图 12.5.7）。

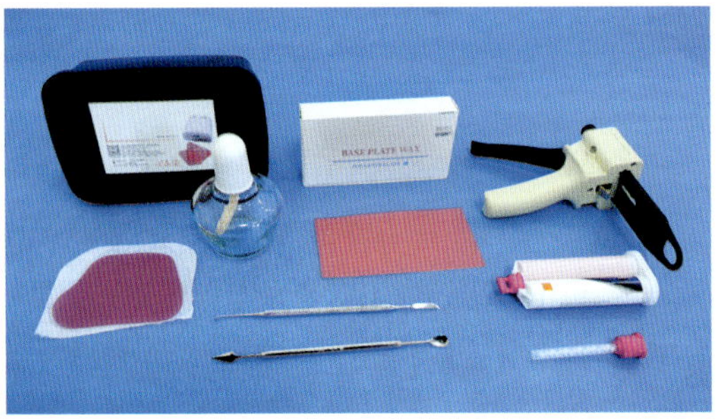

图 12.5.3　颌位关系记录制取用物

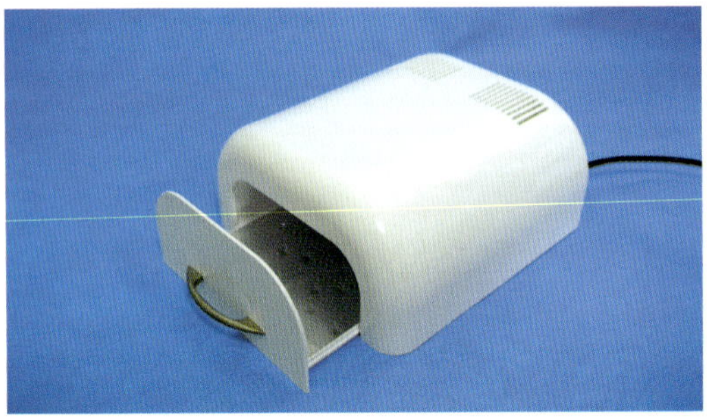

图 12.5.4　光固化灯箱

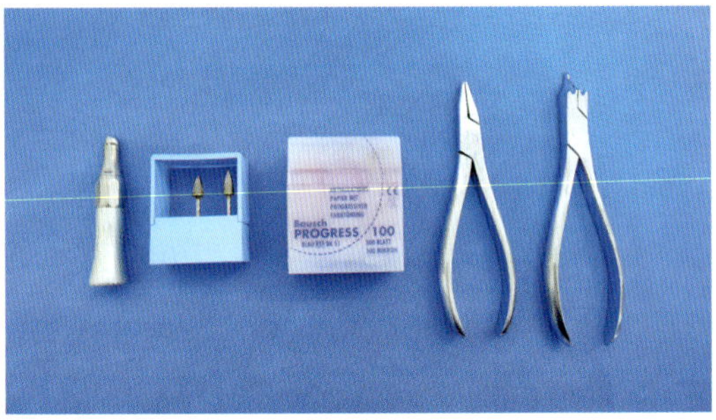

图 12.5.5　支架试戴用物

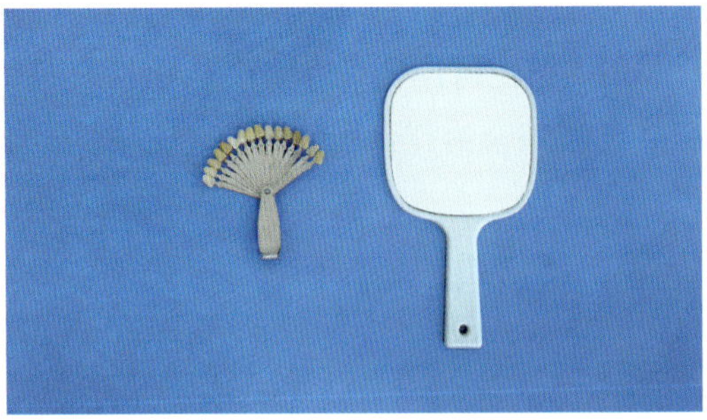

图 12.5.6　比色用物

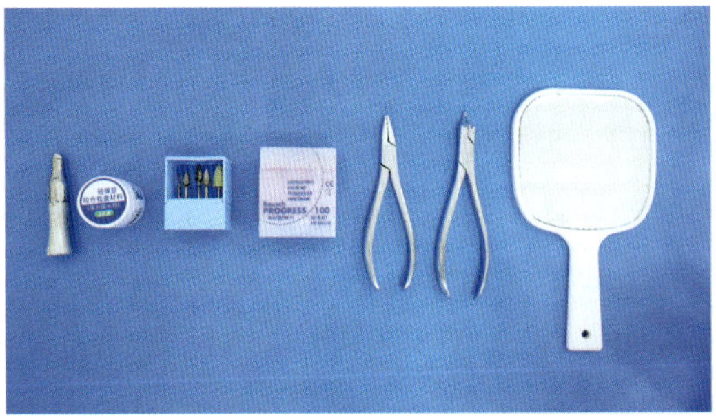

图 12.5.7　义齿初戴用物

（三）医护配合流程

医护配合流程见表 12.5.1。

表 12.5.1　可摘局部义齿修复医护配合流程

医生操作流程	护士操作流程
一、制取模型	
1. 询问患者病史，查看病历，与护士共同核对牙位，向患者交代治疗计划、步骤，告知其签署知情同意书	与医生共同核对患者身份及牙位，准备常规检查用物，调取病历、X 线片供医生参考，嘱患者漱口，涂凡士林润滑口角，调整椅位和灯光。做好患者心理护理，嘱患者治疗中如有不适举左手示意
2. 牙体预备 调整殆曲线，进行基牙牙体预备	协助医生安装车针，牵拉口角，及时吸唾，保持视野清晰，注意观察患者的反应

（续表）

医生操作流程	护士操作流程
3. 试托盘	调整患者椅位，告知患者取模注意事项
4. 制取印模 将盛有藻酸盐印模材料的托盘旋转放入患者口内就位；待印模材料凝固后取出托盘，检查印模的完整性，清理口内残留材料	将调拌好的藻酸盐放入托盘递予医生；嘱患者用鼻吸气口呼气减轻不适感；协助患者清除口周残留材料，印模消毒后灌注石膏
5. 确定颌位关系 方法一：利用𬌗记录确定上下颌关系 方法二：利用𬌗堤记录上下颌关系 在工作模型上填倒凹缓冲；制作暂基托和蜡𬌗堤	协助制取颌位关系 安装咬合记录硅橡胶枪传递予医生 将暂基托放入光固化灯箱内光照120秒后取出。修整暂基托时安装低速直机及磨头，持强力吸引器吸除粉尘；点燃酒精灯，加热蜡勺，将蜡片烤软传递予医生，将取出的𬌗堤记录放回模型，按咬合印迹对准上下颌模型
6. 比色	协助医生在自然光线下比色，传递镜子予患者，与患者确认颜色后拍摄比色照片
7. 术后医嘱	向患者交代注意事项，预约复诊时间
8. 书写病历，填写技工单	与技工中心交接模型与比色照片
二、试支架、试排牙蜡型	
1. 检查支架或排牙蜡型，放置患者口内就位	核对患者及支架信息，将已消毒的支架传递予医生；传递咬合纸；安装低速直机及金刚砂磨头，必要时传递技工钳，调整卡环
2. 检查面型比例、颌位关系、基托边缘等是否合适	传递镜子予患者，协助查看面部是否协调，如需调整颌位关系，根据医生制取方法，备齐相关用物，协助医生重新调整
三、初戴义齿	
1. 检查义齿	核对患者及义齿信息，将已消毒的义齿传递予医生
2. 义齿就位	传递磨头及咬合纸，及时吸尘；必要时传递技工钳
3. 调𬌗，调改基托，抛光	传递咬合纸，用棉签蘸取压力指示剂传递予医生，确定义齿局部压力过大部位；根据调磨部位及时协助更换磨头，持强力吸引器吸去粉尘，注意保护患者眼睛
4. 指导患者正确摘戴义齿	准备镜子，协助患者试摘戴
5. 书写病历，术后医嘱	向患者交代注意事项

（三）治疗后护理

1. 患者护理

关闭治疗灯，取下护目镜，推开治疗台，调整牙椅至患者舒适体位，协助患者漱口、清洁面部、撤胸巾。

学习笔记

2. 整理用物

冲洗手机管路 20～30 秒，撤防污膜、三用枪头、吸引器管、口杯，冲洗痰盂及牙椅排水管路，用物分类处置。

3. 牙椅清洁消毒

按照从洁到污的原则擦拭牙椅。

4. 使用速干手消毒液进行手消毒，摘防护面罩，摘手套，洗手。

三、护理要点

1. 备牙过程中注意安抚患者情绪，嘱患者若有不适举左手示意，切勿随意扭动头部或闭口避免误伤。

2. 藻酸盐印模制取完成后，应在 10 分钟内灌注石膏模型，如不能及时灌注，需用湿纸巾包裹或放入密闭容器内，防止脱水变形。

3. 印模灌注时，对于孤立且伸长的天然牙，可在灌注时插入棉签棒增加固位，防止脱模时牙冠折断。

4. 传递蜡勺、蜡刀时避开患者面部，以保证患者治疗安全。

5. 调磨义齿过程中，及时吸除粉尘，注意保护患者眼睛。

学习笔记

四、健康宣教

1. 告知患者初戴义齿时会有暂时的异物感，出现恶心、发音不清等现象是正常的，一般耐心使用 1～2 周后即可改善。

2. 建议患者进食食物由软到硬、由小到大，使用两侧后牙进行咀嚼，咀嚼速度要慢，适应一段时间后，再过渡到一般食物。

3. 摘义齿时最好推拉基托，戴义齿时用手就位，勿用牙咬合就位，防止卡环变形或义齿折断。

4. 出现黏膜压痛时，可暂时停戴，及时预约复诊。复诊前 2～3 小时戴上义齿进食，以便能准确地找到压痛点，有利于对义齿的修改，切忌自行修改。

5. 饭后应摘下义齿，用冷水冲洗或牙刷刷洗干净，保持口腔卫生。

6. 睡前应将义齿摘下，浸泡于冷水中，切忌浸泡于开水或酒精溶液中。

7. 发生损坏或折断时，应妥善保管，预约复诊修理。

8. 每半年或者一年复诊一次。

第六节　全口义齿修复的四手操作

全口义齿（complete denture）由人工牙和基托两部分组成。人工牙附着在基托上，用于恢复缺失牙的形态和咬合；基托吸附在支持组织之上，使义齿获得固位和稳定，并将人工牙咬合产生的咬合力传导至支持组织，同时还有恢复缺损牙槽嵴组织形态的作用。

一、适应证

由于龋病、牙周疾病、先天发育不足、生理性退化、颌面部肿瘤等原因导致的牙列缺失的患者。

二、治疗步骤与护理配合

（一）治疗前准备

1. 医生准备

（1）洗手、戴口罩，查看患者病情、询问相关病史，向患者交代病情及治疗计划，告知其签署知情同意书。

（2）调节椅位，做好标准预防。

2. 护士准备

（1）洗手、戴口罩，做好标准预防。

（2）核对患者信息，引导至椅位，推开并抬高医生操作台，协助就坐。

（3）根据疾病治疗方案备齐用物，合理放置；牙科综合治疗台把手、按键，仪器按键等高频接触部位贴防污膜。

3. 患者准备

系胸巾、漱口、戴护目镜，取舒适放松体位仰卧于牙椅。

4. 用物准备

（1）常规用物：一次性口腔器械盘（口镜、探针、镊子）、三用枪头、吸引器管、防污膜、口杯、凡士林等。

（2）初印模制取用物：藻酸盐印模材、调拌刀、橡皮碗、无牙颌托盘（图 12.6.1）。

（3）初模型修整用物：酒精灯、蜡片、蜡勺、雕刻刀、红蓝铅笔（图 12.6.2）。

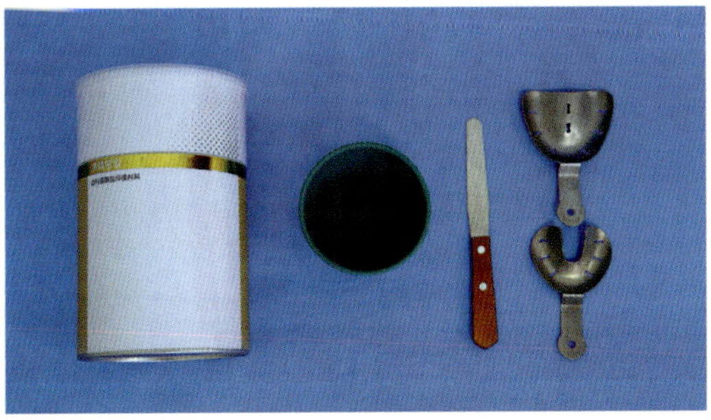

图 12.6.1　初模型制取用物

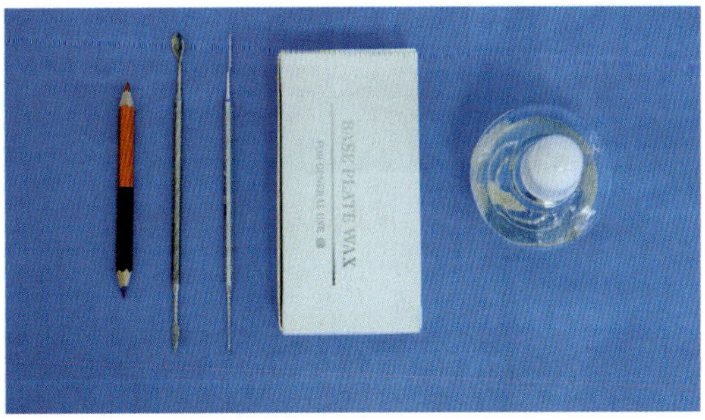

图 12.6.2　初模型修整用物

（4）个别托盘制作用物：分离剂、光固化模型材料、光固化灯箱、医用棉签、雕刻刀、低速直机、钨钢磨头（图 12.6.3）。

（5）边缘整塑用物：边缘整塑蜡、酒精喷灯、修整刀（图 12.6.4）。

（6）终印模制取用物：托盘粘接剂、硅橡胶轻体印模材（图 12.6.5）。

（7）颌位关系记录制取用物：光固化模型材料、光固化灯箱、蜡片、酒精灯、雕刻刀、蜡勺、垂直距离尺、颌平面板、记号笔、咬合记录硅橡胶（图 12.6.6）。

学习笔记

（8）试戴义齿蜡型用物：镜子、酒精灯、雕刻刀、蜡勺、蜡片（图 12.6.7）。

（9）初戴全口义齿用物：镜子、低速直机、磨头、咬合纸镊、咬合纸、压力指示剂、医用棉签、酒精棉球（图 12.6.8）。

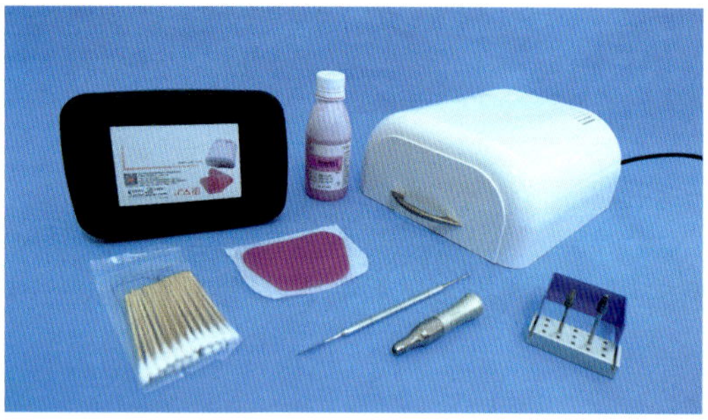

图 12.6.3　个别托盘制作用物

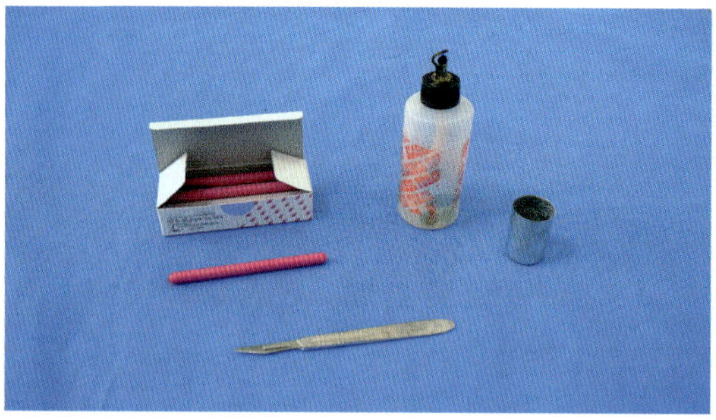

图 12.6.4　边缘整塑用物

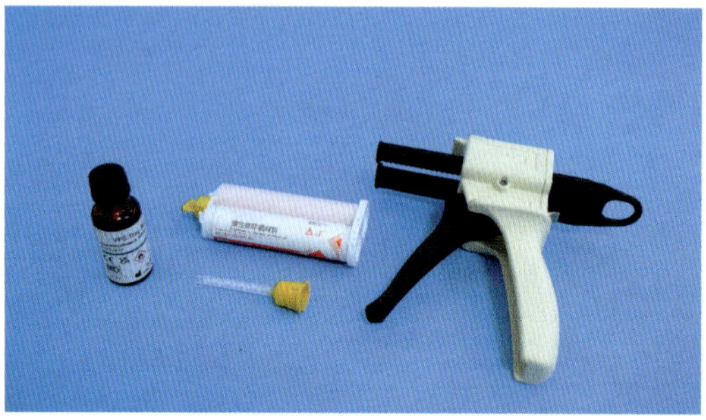

图 12.6.5　终印模制取用物

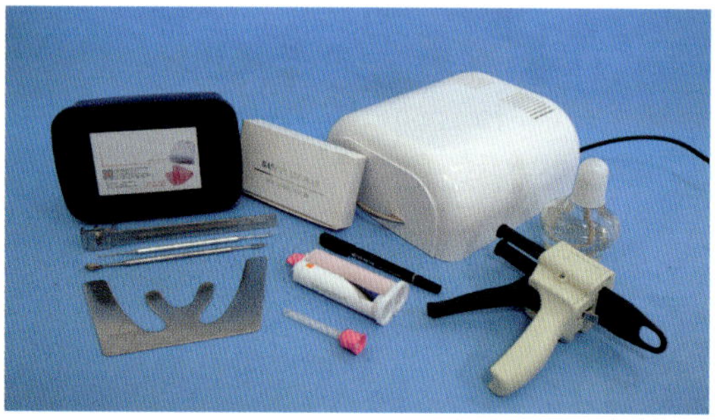

图 12.6.6　颌位关系记录制取用物

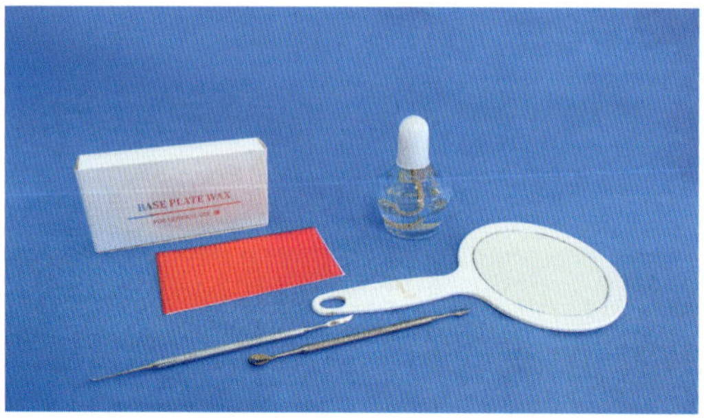

图 12.6.7　试戴义齿蜡型用物

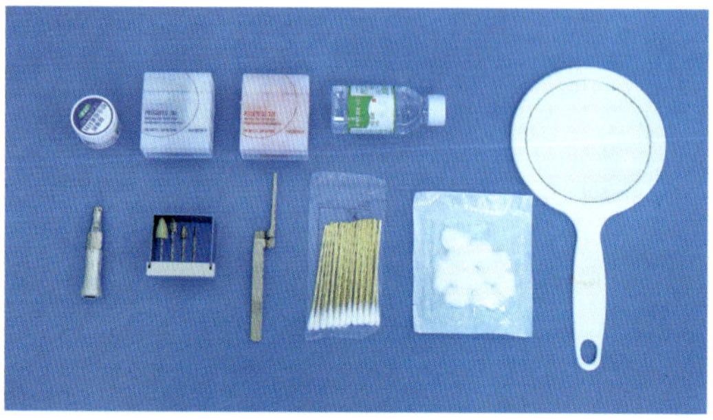

图 12.6.8　初戴全口义齿用物

学习笔记

（二）医护配合流程

医护配合流程表见表 12.6.1。

表 12.6.1　全口义齿修复医护配合流程

医生操作流程	护士操作流程
一、制取初印模	
1. 询问病史，查看病历，与护士共同核对患者信息，向患者交代治疗计划、步骤，告知其签署知情同意书	与医生共同核对患者信息，准备常规检查用物，调取病历供医生参考，嘱患者漱口，涂凡士林润滑口角，调整椅位和灯光。做好患者心理护理，嘱患者治疗中如有不适举左手示意

（续表）

医生操作流程	护士操作流程
2. 试托盘 根据患者牙弓大小、牙槽嵴高度、宽度选取合适的无牙颌托盘	遵医嘱选取合适托盘，协助试托盘
3. 制取初印模 将盛有藻酸盐印模材料的托盘旋转放入患者口内就位；待印模材料凝固后取出托盘，检查印模的完整性，清理口内残留材料	调拌藻酸盐印模材，均匀放置于托盘上递予医生，嘱患者用鼻吸气、口呼气，减轻不适；印模取出后协助患者去除口周残留印模材料，灌注初模型
4. 书写病历	留取患者预约信息
5. 修整初模型；初模型划线，填倒凹，缓冲	将石膏模型递予医生，准备红蓝铅笔、蜡片、蜡勺、酒精灯
6. 制作个别托盘，修整边缘	在初模型上涂一薄层分离剂（图 12.6.9），吹匀晾干后递予医生，准备光固化模型材料，待医生制作完成个别托盘后，将个别托盘放入光固化灯箱照射 120 秒，待完全固化后取出，医生修整托盘边缘时护士持强力吸引器吸除粉尘（图 12.6.10）
二、制取终印模	
1. 核对患者信息，利用个别托盘进行边缘整塑	核对患者信息，准备酒精喷灯，及时传递边缘整塑蜡及修整刀。边缘整塑时告知患者操作过程中材料会稍有发热，不用紧张，如有不适可举左手示意
2. 制取终印模 将盛有硅橡胶轻体的个别托盘旋转放入患者口内就位	将托盘粘接剂均匀涂布于托盘组织面及唇侧边缘一薄层（图 12.6.11），等待约 15 分钟自然晾干 将硅橡胶轻体印模材均匀注射至个别托盘组织面及唇侧边缘，传递予医生，计时 制取完成后，协助患者漱口并清洁口周
3. 书写病历	终印模制取完成后放置 30 分钟，围模灌注
三、记录与转移颌位关系	
1. 制作光固化树脂基托	准备酒精灯、蜡片、蜡勺予医生进行填倒凹、缓冲 传递光固化模型材料、雕刻刀予医生，将医生制作完成的铺有暂基托的模型放入灯箱内光照 120 秒完全固化后取出 医生调磨边缘时，护士持强力吸引器吸除粉尘
2. 核对患者信息，制作上颌𬌗堤，戴入患者口内，形成上颌𬌗平面，调整𬌗堤丰满度	①核对患者信息②协助医生用记号笔画出鼻翼耳屏线③将蜡片烤软折叠卷成 8 ~ 10 mm 宽的条状，弯成与颌弓形态一致的弓形，用热蜡勺将蜡堤与基托粘接，递予医生戴入患者口内，传递𬌗平面板压其表面形成𬌗平面④协助医生调整𬌗堤丰满度

学习笔记

（续表）

医生操作流程	护士操作流程
3. 制作下颌殆堤，戴入患者口内，确定垂直距离	制作方法同上颌。协助医生用记号笔在鼻底、颏底画点，嘱患者放松，上下颌牙列自然分开，传递直尺或垂直距离尺予医生以确定垂直距离
4. 制取水平颌位关系	传递咬合记录硅橡胶
5. 核对颌位关系	传递镜子予患者，确认面部比例及丰满度，传递雕刻刀予医生做标志线
6. 转移颌位关系，上殆架	按照均值上殆架法，协助医生将终模型按照颌位关系记录转移上殆架
7. 书写病历，填写技工单	协助患者整理面容，交代注意事项；与技工中心交接
四、试戴义齿蜡型	
1. 核对患者身份及义齿信息，检查基托的边缘伸展、是否稳定，以及排牙是否正确、协调	核对患者及义齿信息，准备义齿蜡型，告知患者试排牙的目的
2. 戴入患者口内后检查患者面部是否协调、颌位是否正确等	调整椅位灯光，传递镜子予患者，嘱轻咬牙，以免咬坏义齿蜡型；医生如需调整蜡型，准备酒精灯、雕刻刀、蜡片
3. 书写病历，填写技工单	协助患者整理面容，交代注意事项；与技工中心交接
五、初戴全口义齿	
1. 核对患者身份及义齿信息，检查义齿基托是否清洁光滑，去除义齿组织面残留的石膏、树脂小瘤等	核对患者身份及义齿信息，将已消毒的义齿传递予医生
2. 患者口内试戴，检查义齿是否平稳、基托长短及磨光面形态和组织面压力点	调整椅位灯光，嘱患者在试戴过程中如有不适可举左手示意
3. 选磨调殆、抛光	传递咬合纸、压力指示剂，及时更换磨头；医生调磨过程中，及时用强力吸引器吸除粉尘，注意保护患者眼睛
4. 书写病历，术后医嘱，指导患者摘戴	酒精棉球擦拭义齿，准备镜子，协助患者试摘戴

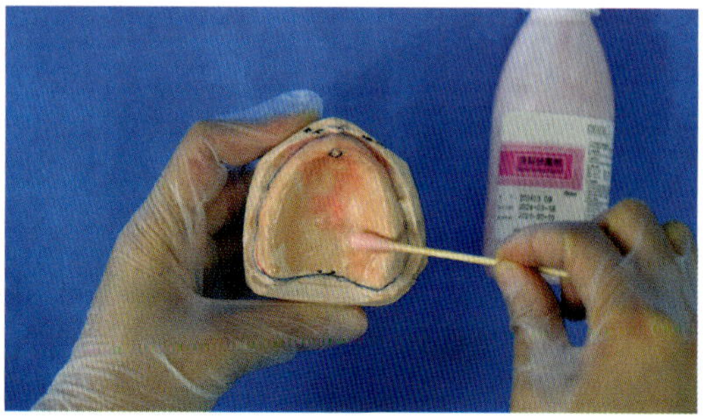

图 12.6.9　涂布分离剂

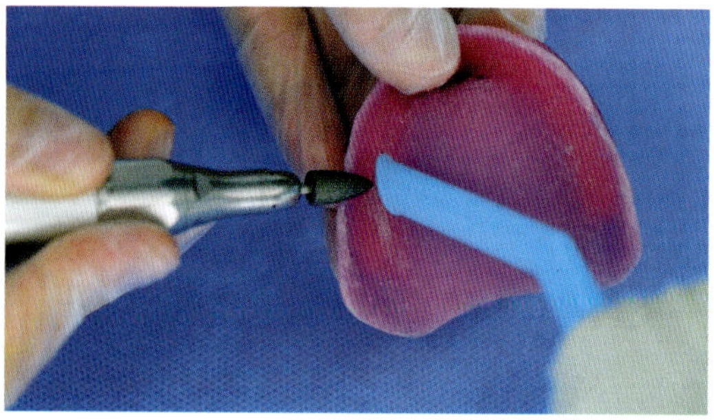

图 12.6.10　调磨吸尘

学习笔记

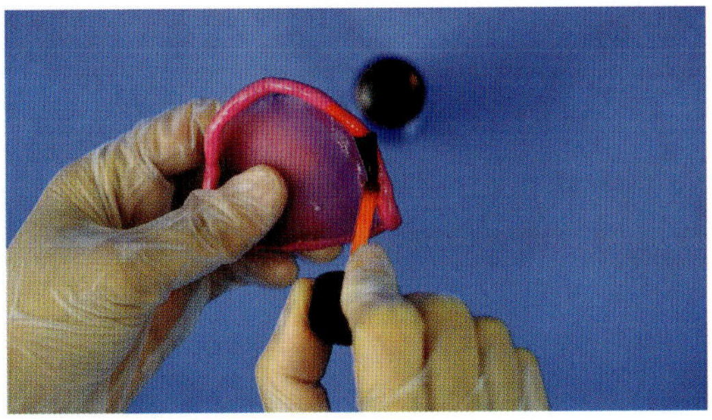

图 12.6.11　涂布托盘粘接剂

（三）治疗后护理

1. 患者护理

关闭治疗灯，取下护目镜，推开治疗台，调整牙椅，协助患者漱口、清洁面部、撤胸巾。

2. 整理用物

冲洗手机管路 20～30 秒，撤防污膜、三用枪头、吸引器管、口杯，冲洗痰盂及牙椅排水管路，用物分类处置。

3. 牙椅清洁消毒

按照从洁到污的原则擦拭牙椅。

4. 使用速干手消毒液进行手消毒，摘防护面罩，摘手套，洗手。

三、护理要点

1. 全口义齿修复多为老年患者，就诊时需注意牙椅管线，防止跌倒。

2. 传递蜡勺、蜡刀时避开患者面部，以保证患者治疗安全。

3. 调磨义齿时，及时吸除粉尘，注意保护患者眼睛。

4. 模型灌注时石膏应在托盘周围形成宽约 3 mm 的包绕，为边缘部的模型提供足够的保护，灌注的石膏模型最薄处至少 10 mm。

四、健康宣教

1. 告知患者初戴义齿时会有异物感，甚至有恶心、发音不清等现象，要为患者树立信心，嘱其耐心试戴，数日便可好转。

2. 初戴义齿时，应告知患者先做吞咽动作，再用后牙做咬合动作咬到正确的咬合位置。

3. 进食应遵循由小到大、由软到硬的原则，咀嚼运动要慢，用两侧后牙咀嚼食物，勿用前牙咬切食物。

4. 进食后，摘下义齿并用流动水冲洗，漱口，义齿摘戴时避免掉落损坏。

5. 睡前应取下义齿，并用软毛牙刷蘸清水清洁，沿着义齿的顺行上下刷，不可横刷，清洁后浸泡于冷水中，不可用热水、强碱强酸浸泡，可定期用义齿清洁片浸泡清洁。

6. 义齿戴用一段时间后，可能会出现压痛等不适症状，应及时预约复诊，诊前 2～3 小时应将义齿戴入口中进食，便于医生通过黏膜上的压痕进行调改，切勿自行修改。

7. 保持口腔卫生，建议半年或一年复诊，不适随诊。

学习笔记

第十三章 种植专业四手操作技术

第一节 种植Ⅰ期手术的护理配合

种植手术术前准备——铺设无菌手术器械台

种植Ⅰ期手术的护理配合

种植义齿（implant supported denture）：在种植体的支持和固位基础上完成的缺失牙的修复体，由种植体、基台和上部结构三部分组成。

种植体（implant）：锚固在颌骨内的无机异体材料，为缺失牙的修复体提供支持和固定。

种植义齿的流程包括种植体植入、种植Ⅱ期手术、模型制取、义齿制作、义齿戴入五个步骤。

种植Ⅰ期手术（first-stage surgery）是指将种植体植入牙槽骨内，使其与骨组织产生生物性结合，并在此基础上进行义齿修复的手术。

学习笔记

一、适应证

1. 牙列缺损：个别缺牙、部分缺牙、游离端缺牙。
2. 牙列缺失。
3. 传统义齿修复效果不佳。
4. 除口腔局部病变外，患者无全身系统性疾病，能够耐受种植体植入术。
5. 缺失牙周围局部软、硬组织状况良好。
6. 颞下颌关节无异常，张口度良好。
7. 咬合关系无明显异常。
8. 对义齿修复的美观性、舒适性要求较高。

二、治疗步骤与护理配合

（一）治疗前准备

1. 医生准备

（1）完善辅助检查：实验室检查（血常规、糖化血红蛋白、凝血四项、传染病系列）；影像学检查。

（2）记录影像：拍照记录患者术前口内情况，用于方案设计、评估治疗效果及与患者沟通。

（3）制定治疗方案：制定详细的治疗方案，并告知患者手术基本步骤、预期治疗效果及可能出现的并发症，使患者了解手术存在的风险。

（4）建立病历：完善病历，签署手术知情同意书。

（5）下达术前用药医嘱：包括抗生素、镇痛药及漱口液。

（6）手术准备：医生着洗手服、穿手术用鞋，佩戴医用帽、口罩，必要时加戴防护面屏，进入手术室。进行外科手消毒后，穿无菌手术衣并戴无菌手套。

2. 护士准备

（1）穿着洗手服，穿手术用鞋，佩戴医用帽、口罩。巡回护士操作前进行手卫生，器械护士上台前进行外科手消毒。

（2）根据医嘱及手术要求备齐用物，合理放置且均处于备用状态，做好标准预防。

3. 患者准备

（1）饮食和生活习惯：术前应保持清淡饮食，禁烟、酒，确保充分休息。

（2）术区准备：术前 1 周，患者应常规进行牙周洁治，保持口腔卫生状态良好。若口内余留牙存在问题，需提前完成治疗。若患者存在上颌窦炎，应先控制感染，确保无症状且无急性发作后方可进行手术。

（3）术前用药与卫生指导：患者需遵医嘱进行术前常规用药并漱口。进入手术室时，患者需佩戴一次性医用帽并穿戴一次性鞋套。

（4）术前检查：遵医嘱完善术前辅助检查，包括实验室检查。

（5）其他：必要时遵医嘱取术前模型。

4. 用物准备

（1）无菌手术包：包括大洞巾、治疗巾、手术衣、无菌机套、无菌锡纸等。

（2）手术常规器械包：弯盘、肾形弯盘、治疗碗、小药杯、卵圆钳、金属吸唾管、艾利斯钳、针持、拉钩、卡局式注射器、刀柄、骨膜分离器、刮匙、蚊式钳、镊子、眼科剪（图 13.1.1）。

（3）消毒用物：0.5% 碘伏消毒液。

（4）麻醉用药：卡局芯式麻醉剂，必要时准备盐酸利多卡因注射液。

（5）其他：无菌刀片、带针缝合线、口腔用一次性注射针、无菌手套、无菌生理盐水、无菌纱布块、无菌棉球、5 mL 无菌注射器、5 mL 无菌冲洗器。

（6）吸引装置：一次性使用吸引器连接管、一次性使用负压引流袋、负压吸引器。

（7）种植设备及器械：种植机（主机、马达导线、脚踏控制器、盐水支架）（图 13.1.2）、种植弯机、一次性使用供水管、4 ℃无菌生理盐水、种植器械盒。

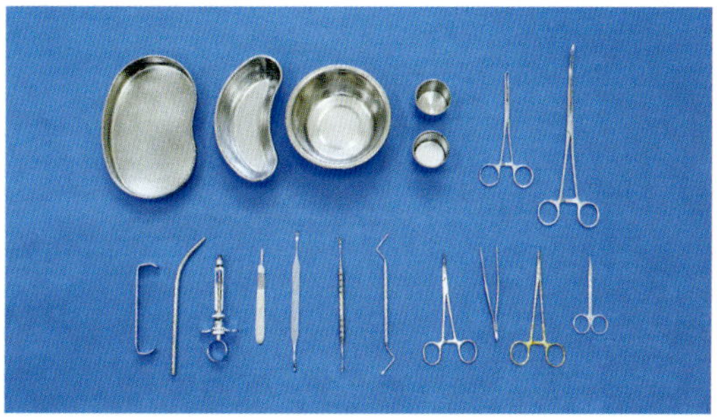

图 13.1.1　手术常规器械包

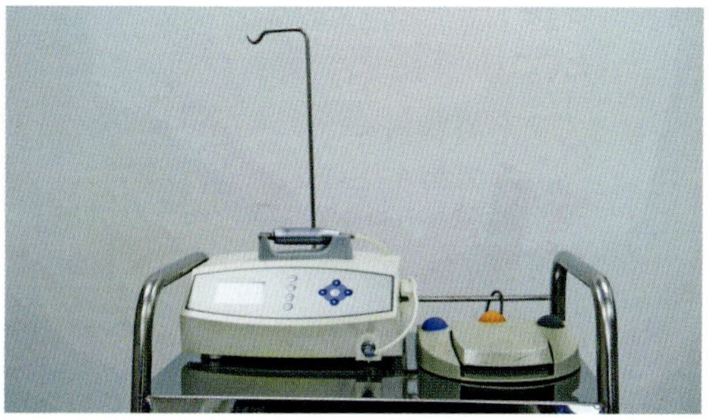

图 13.1.2　种植机

5. 种植手术器械台准备

（1）目的：使用无菌单建立无菌区域、建立无菌屏障，防止无菌手术器械及敷料再污染，最大限度地减少微生物由非无菌区域转移至无菌区域，同时可以加强手术器械管理。

（2）操作方法

①评估环境、物品均合格，仪器设备运行良好。洗手、戴口罩。

②检查一次性无菌手术包包装完好性、有效期、灭菌标识等，去除外包装放置于器械车上。徒手打开外层无菌单，注意手不可接触无菌单内侧面。用无菌卵圆钳打开内层无菌单，内层范围小于外层，无菌单四边下垂大于 30 cm。

③检查手术器械包、种植器械盒等无菌物品包装完好性、有效期、灭菌标识，去除外包装放置于无菌器械台；将无菌棉球置于弯盘，并用 0.5% 碘伏消毒液浸泡；将纱布块置于治疗碗；小药杯内倒入生理盐水。手术器械、物品不可超出台缘。

6. 建立无菌屏障

（1）目的：在手术操作部位铺置无菌手术单，显露所需的最小皮肤区域，保护术区，防止微生物进入，防止污染。

（2）操作方法

①术区消毒：包括术前漱口、口周皮肤消毒、口内消毒。术前漱口可选用 0.12% 氯己定溶液，反复含漱至少 3 次，每次含漱时间不低于 3 分钟。口周皮肤消毒：指导患者戴好一次性医用帽，注意要遮住全部头发。以患者口唇为中心，使用 0.5% 碘伏消毒液打圈式消毒患者面部，消毒范围为上至眶下线，下至颈上线，两侧至耳前线。口内消毒：以术区为中心消毒牙列及周围黏膜。

学习笔记

②铺设无菌大洞巾：注意仅暴露患者消毒后的面部区域。铺巾应遮盖患者全身及牙椅器械托盘，并保证无菌单四边下垂大于 30 cm。

③加盖无菌单：操作频次高的区域加盖无菌单，如手术区域及器械托盘上方。

7. 连接管路

（1）连接种植机与种植弯机：器械护士手持种植弯机工作端，巡回护士手持种植机马达，与种植弯机尾端对接。器械护士手持无菌机套，与巡回护士协作包裹手机、马达及管线。

（2）连接吸引器：器械护士连接金属吸唾管与一次性使用吸引器连接管后，将吸引器连接管尾端传递予巡回护士，连接负压装置。器械护士使用艾利斯钳将吸唾管固定在无菌单上，注意不可穿透无菌单。

8. 整理无菌器械台

将无菌器械台面按器械物品使用顺序、频率、分类进行摆放，方便拿取。

9. 清点手术物品

（1）目的：为手术医务人员提供手术物品清点的操作规范，以防止手术物品遗留，保障手术患者的安全。

（2）清点时机：共需清点三次，时机分别为手术开始前、缝合前、缝合后，若涉及体腔类的手术应在手术开始前、关闭体腔前、关闭体腔后、缝合皮肤后清点四次。如术中需交接班应增加清点的次数。

（3）清点原则

①双人逐项清点：清点物品时器械护士与巡回护士应遵循一定的规律，共同按顺序逐项清点。没有器械护士时由巡回护士与主刀医生负责清点。

②同步唱点：器械护士与巡回护士应同时清晰地说出清点物品的名称、数目及完整性。

③逐项即刻记录：每清点一项物品，巡回护士应即刻将物品的名称和数目准确记录于物品清点记录单上。

④原位清点：第一次清点及术中追加需清点的无菌物品时，器械护士应与巡回护士即刻清点，无误后方可使用。

（二）医护配合流程

医护配合流程见表 13.1.1。

表 13.1.1　种植Ⅰ期手术医护配合流程

医生操作流程	护士操作流程
1. 与护士共同核对患者信息、种植牙位及种植系统	与医生共同核对患者信息、种植牙位及种植系统，告知患者术中注意事项，器械护士与巡回护士清点手术用物
2. 消毒术区	器械护士：使用卵圆钳夹持碘伏棉球，按照消毒范围以口唇为中心进行打圈式消毒
3. 建立无菌屏障、连接管路（图 13.1.3）	器械护士与巡回护士协作铺巾、连接种植机、吸引器
4. 局部浸润麻醉	器械护士：核对所使用药物的药名、浓度、剂量、有效期及患者姓名，安装并传递麻醉剂 巡回护士：协助安装一次性注射针（图 13.1.4） 器械护士：将安装好的注射器置于弯盘传递予主刀医生
5. 切开牙龈	器械护士：止血钳夹持纱布块传递予医生助手；刀柄置于弯盘传递予主刀医生（图 13.1.5） 巡回护士：关注手术进展，观察病情变化
6. 剥离粘骨膜瓣，充分暴露手术部位的牙槽骨	器械护士：依次将骨膜分离器（图 13.1.6）、刮匙传递予主刀医生（图 13.1.7）
7. 牙槽嵴预备	器械护士：将大球钻安装于种植弯机并传递予主刀医生（图 13.1.8） 巡回护士：按要求调节种植机转速

学习笔记

（续表）

医生操作流程	护士操作流程
8. 种植窝洞制备 （1）球钻定点 （2）先锋钻定向定深 （3）测量方向及深度 （4）扩孔钻逐级备洞 （5）种植窝洞颈部成型 （6）种植窝洞攻丝	 器械护士：将球钻安装于种植手机上并传递予医生 传递 2.2 mm 先锋钻（图 13.1.9） 传递 2.2 mm 导向杆（图 13.1.10） 依次传递 2.8 mm、3.5 mm 扩孔钻，并于每钻针后传递相应直径导向杆 传递 4.1 mm 颈部成型钻 传递 4.1 mm 攻丝钻 巡回护士：按要求调节种植机转速
9. 冲洗种植体窝	器械护士：使用冲洗器抽取 5 mL 生理盐水传递予主刀医生（图 13.1.11）
10. 植入种植体	器械护士：传递种植体，将适配器安装于种植手机并衔接种植体，将安装好的手机传递予手术医生（图 13.1.12） 巡回护士：与主刀医生核对种植体系统、型号、有效期，并遵医嘱打开至无菌器械台
11. 紧固种植体（加力）	器械护士：组装扭力扳手并衔接适配器传递予主刀医生（图 13.1.13）
12. 安装覆盖螺丝 / 愈合基台	器械护士：将螺丝刀与覆盖螺丝 / 愈合基台衔接，传递予主刀医生（图 13.1.14） 巡回护士：将覆盖螺丝 / 愈合基台置于无菌器械台
13. 冲洗伤口	器械护士：传递冲洗器
14. 严密缝合	缝合前，器械护士与巡回护士清点手术用物 器械护士：传递镊子、夹持缝合针线的持针器予主刀医生，传递眼科剪予医生助手 缝合后，器械护士与巡回护士再次清点手术用物
15. 冲洗口腔	器械护士：传递冲洗器
16. 压迫止血	器械护士：传递生理盐水纱布块（图 13.1.15）

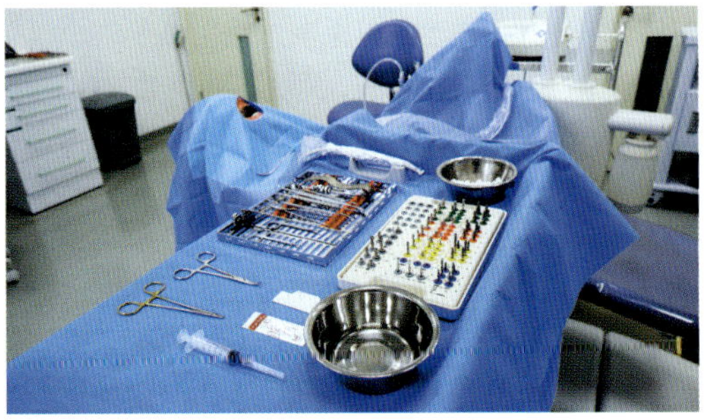
图 13.1.3　建立无菌屏障、连接管路

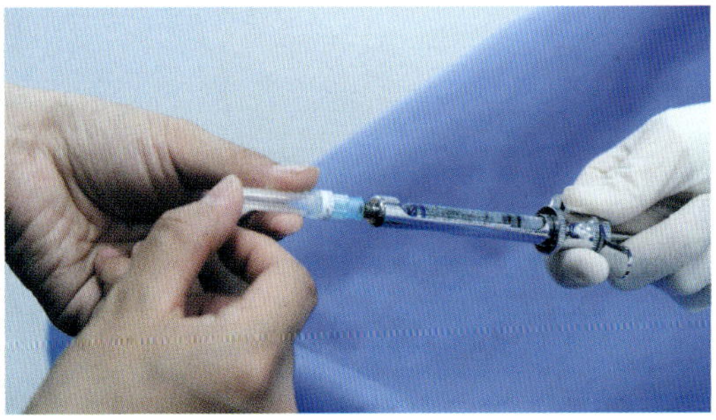
图 13.1.4　安装一次性注射针

学习笔记

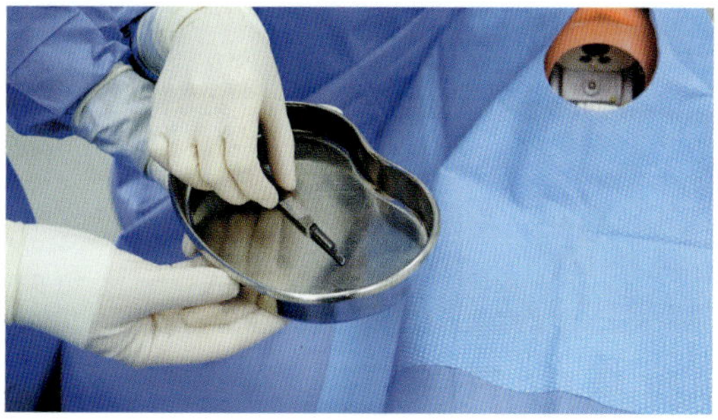

图 13.1.5　传递手术刀

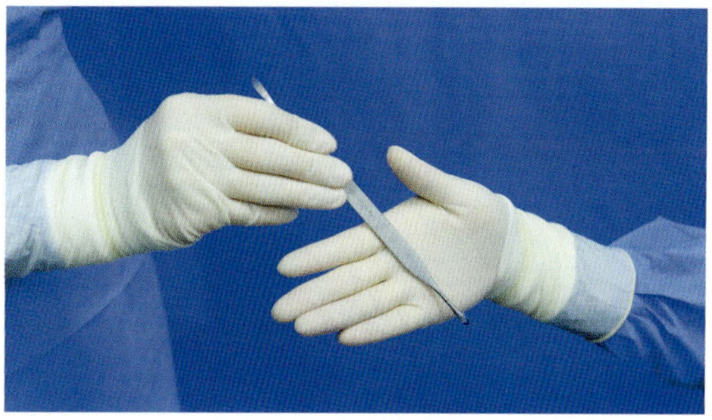

图 13.1.6　传递黏骨膜分离器

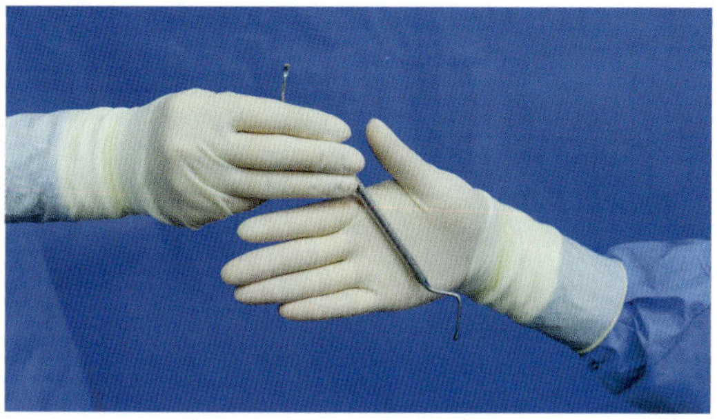

图 13.1.7　传递刮匙

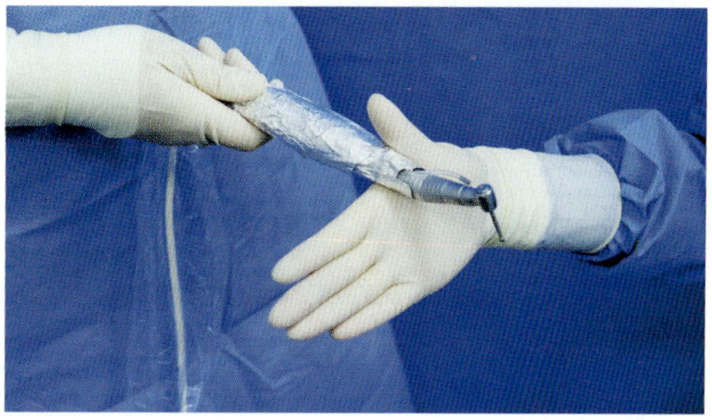

图 13.1.8　传递大球钻

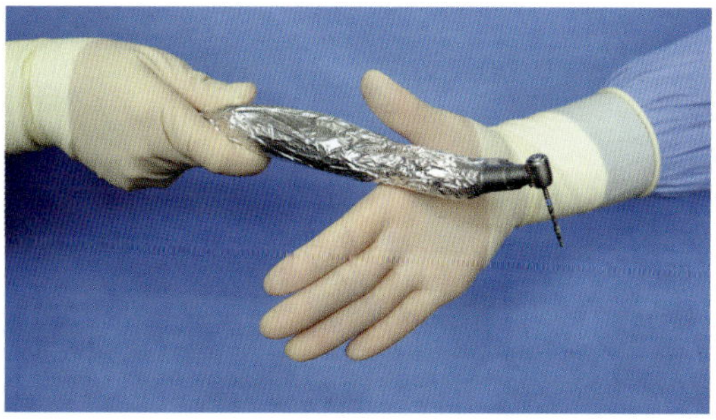

图 13.1.9　传递先锋钻

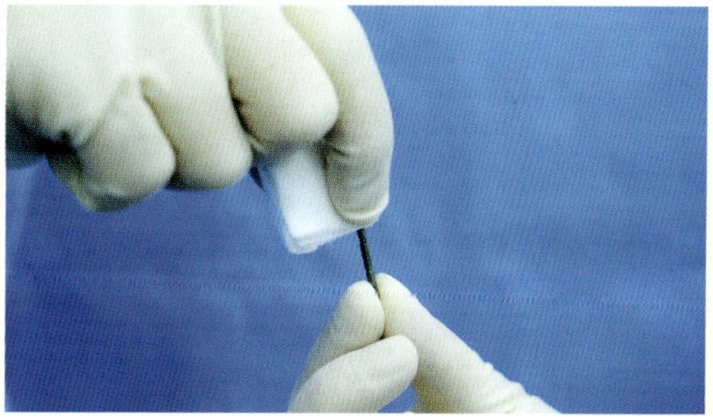

图 13.1.10　传递导向杆

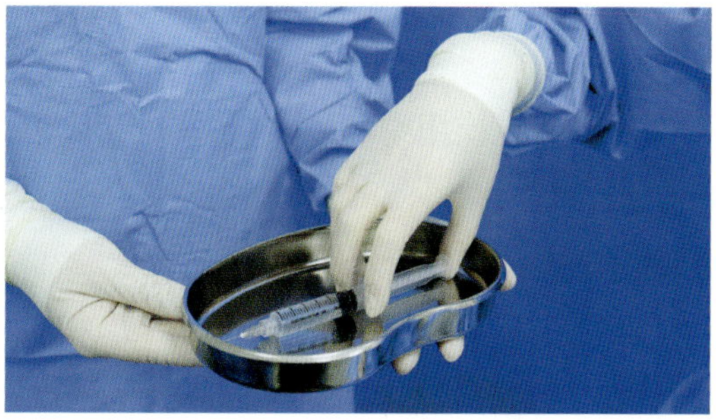

图 13.1.11　传递冲洗器

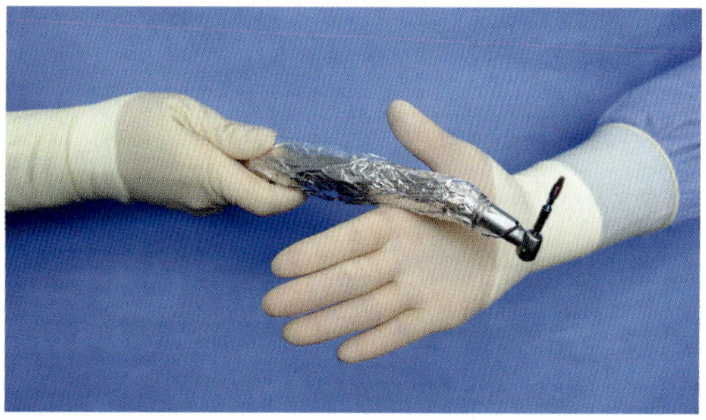

图 13.1.12　传递种植体

学习笔记

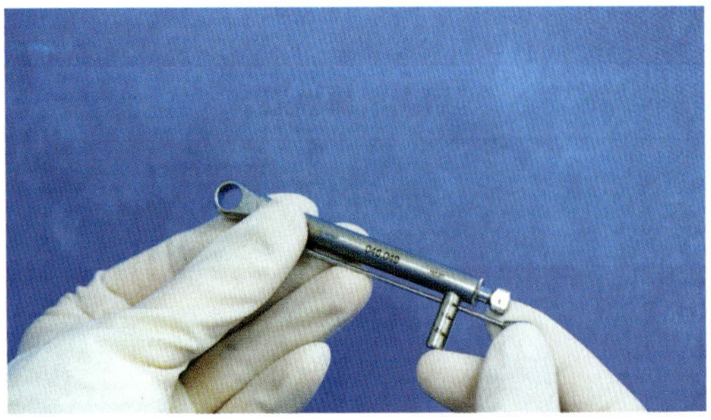
图 13.1.13　组装扭力扳手

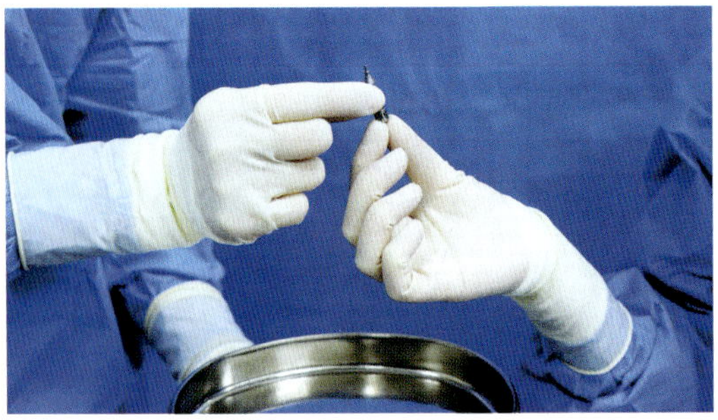
图 13.1.14　传递螺丝刀、愈合基台

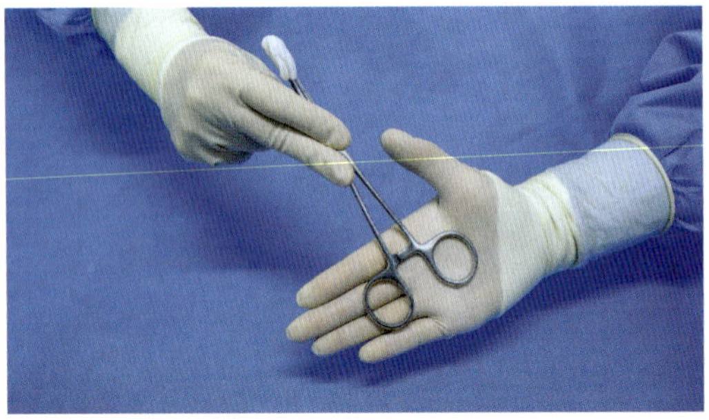
图 13.1.15　传递生理盐水纱布块

学习笔记

（三）治疗后护理

1. 患者护理

关闭手术灯，推开治疗台并调整牙椅至患者舒适体位。协助患者清洁面部，摘除帽子、鞋套，告知其术后注意事项。

2. 整理用物

器械护士与巡回护士清点手术用物，确认无误后整理用物，器械预处理并分类放置。

3. 综合治疗台的清洁消毒

遵循从洁到污的原则，依次擦拭托盘、手柄、牙椅、吸引管路接头、痰盂外周等。

4. 使用速干手消毒液进行手消毒，摘防护面罩，摘手套，洗手。

5. 环境消毒。

三、护理要点

1. 操作过程中严格遵守无菌操作，若发生污染应及时更换用物。
2. 借助弯盘传递手术刀等锐利器械，预防针刺伤。
3. 做好术前指导，取得患者配合。术中密切观察患者病情变化，做好心理护理。
4. 关注手术进展，及时补充手术用物。
5. 使用种植机、更换机器程序时应及时与医生核对相应参数。
6. 打开种植体及其他高值耗材前，与医生核对名称、规格、有效期，确认无误后方可打开，高值耗材标签留档保存。

四、健康宣教

1. 术后轻咬盐水纱布块 30 分钟，勿反复吐口水。术后 24 小时内口内有血丝属正常现象，不必紧张。若有出血不止，应及时复诊处理。

2. 术后 2 小时可进食软质、温凉饮食，勿用吸管，餐后轻漱口。24 小时后可用软毛牙刷刷牙，漱口水漱口，保持术区清洁卫生。

3. 遵医嘱口服消炎药 3 天，痛感强烈可口服镇痛药缓解。术后患处可有轻微肿胀疼痛，48 小时内可局部冰敷消肿。

4. 术后 2 周内不佩戴义齿，防止压迫术区，2 周后可经医生调改后佩戴。

5. 术后 7 天可拆线，若无须拆线则遵医嘱定期复诊。

6. 术后 24 小时内不建议驾驶及机械操作等需要警觉的操作。

7. 术后注意休息，勿剧烈运动，勿吸烟、饮酒。

8. 若安装愈合基台，告知患者愈合基台暴露于口腔内，勿使用患侧咀嚼，避免愈合基台脱落。如愈合基台不慎脱落，应及时吐出，避免误吞、误吸，并携带愈合基台复诊。

第二节　种植Ⅱ期手术的护理配合

学习笔记

种植Ⅰ期手术中潜入式愈合的种植体，在完成骨结合后必须经过种植体植入之后的另一次手术暴露并取出覆盖螺丝，安装愈合基台，将种植体平台暴露于口腔，才能进行种植体修复。这次手术被称为种植Ⅱ期手术或者种植体暴露手术。

一、适应证

适应证：种植Ⅰ期手术中潜入式愈合的种植体，3 ~ 6 个月后与周围骨组织形成良好的骨结合，即可行种植Ⅱ期手术。

二、治疗步骤与护理配合

（一）治疗前准备

手术常规准备同种植Ⅰ期手术。

特殊器械及用物：相应种植系统的螺丝刀、愈合基台（图 13.2.1）。

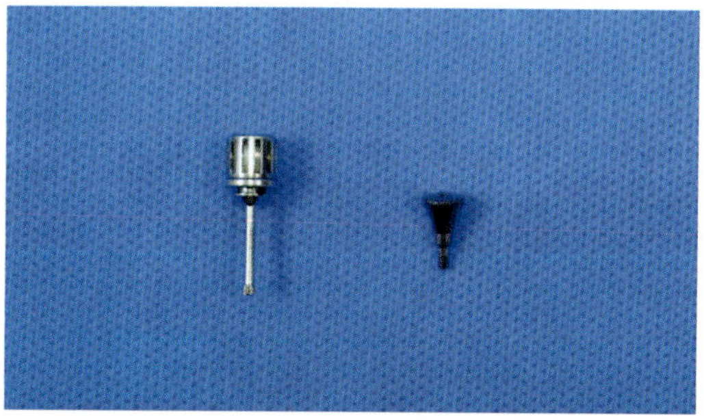

图 13.2.1　螺丝刀、愈合基台

（二）医护配合流程

医护配合流程见表 13.2.1。

表 13.2.1　种植Ⅱ期手术医护配合流程

医生操作流程	护士操作流程
1 ~ 5 步参照种植Ⅰ期手术医生操作流程	1 ~ 5 步参照种植Ⅰ期手术护士操作流程

（续表）

医生操作流程	护士操作流程
6. 剥离粘骨膜瓣，充分暴露手术部位的牙槽骨	器械护士：传递骨膜分离器予主刀医生
7. 去骨	器械护士：传递刮匙予主刀医生
8. 更换愈合基台 （1）旋出覆盖螺丝 （2）旋入愈合基台并紧固	器械护士：传递螺丝刀予主刀医生 巡回护士：与主刀医生核对愈合基台系统、规格、有效期，遵医嘱打开至无菌器械台 器械护士：将愈合基台衔接于螺丝刀上传递予主刀医生
9. 必要时缝合伤口	缝合前器械护士与巡回护士清点手术用物 器械护士：传递镊子、夹持缝合针线的持针器予主刀医生，并传递眼科剪予医生助手 缝合后器械护士与巡回护士再次清点手术用物
10. 冲洗伤口	器械护士：传递冲洗器
11. 压迫止血	器械护士：传递生理盐水纱布块

学习笔记

（三）治疗后护理

同种植Ⅰ期手术。

三、护理要点

同种植Ⅰ期手术。

四、健康宣教

1～8 条同种植Ⅰ期手术。

9. 预约患者 2 周复诊取模，并记录。

第三节　牙种植骨增量技术的护理配合

一、引导骨再生技术

引导骨再生技术（guided bone regeneration，GBR）是以重建骨组织为目的的引导骨组织再生技术，指在骨缺损区植入骨填充材料，覆盖生物屏障膜，借此屏障膜隔离影响新骨生成的上皮细胞和成纤维细胞的长入，保证新骨在骨缺损区的生成。

（一）适应证

1. 种植术前的牙槽骨局部有骨缺损或不足。

2. 拔牙后的牙槽嵴保存。

3. 种植手术中种植体周围的骨质缺损。

4. 种植体周围有炎症导致的种植体颈部的骨质缺损。

（二）治疗步骤与护理配合

1. 治疗前准备

手术常规准备同种植Ⅰ期手术。特殊器械及用物包括骨填充材料及生物屏障膜、弯机球钻、定位螺丝、骨锤（图 13.3.1）、软组织减张器（图 13.3.2）。

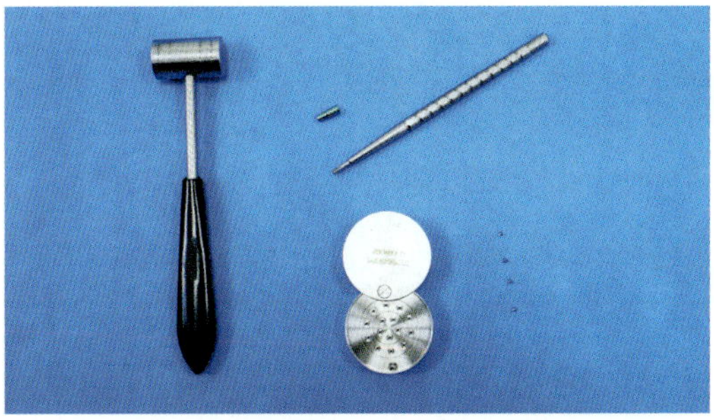

图 13.3.1　定位螺丝、骨锤

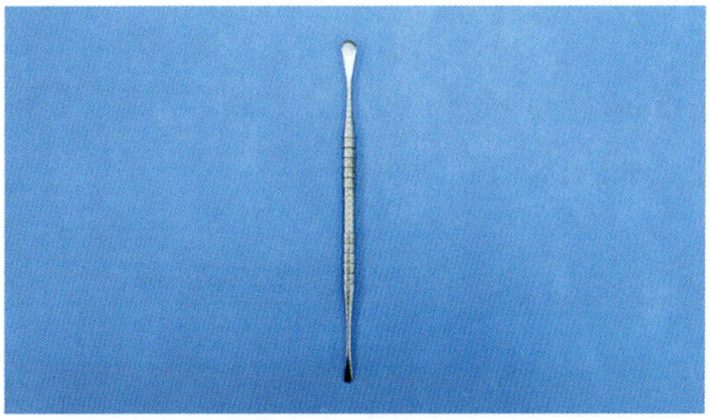

图 13.3.2　软组织减张器

2. 医护配合流程

医护配合流程见表 13.3.1。

表 13.3.1　引导骨再生技术医护配合流程

医生操作流程	护士操作流程
1～5 步参照种植Ⅰ期手术医生操作流程	1～5 步参照种植Ⅰ期手术护士操作流程
6. 剥离粘骨膜瓣，充分暴露手术部位的牙槽骨	器械护士：传递骨膜分离器予主刀医生
7. 清除骨缺损区的肉芽组织	器械护士：传递刮匙予主刀医生
8. 修整骨面	器械护士：传递安装大球钻的种植弯机予主刀医生
9. 制备滋养孔（图 13.3.3）	器械护士：传递安装小球钻的种植弯机予主刀医生
10. 填入骨填充材料 根据骨缺损面积选择适宜规格的骨填充材料	巡回护士：与主刀医生核对骨填充材料的名称、规格、有效期，并遵医嘱打开至无菌器械台 器械护士：与主刀医生核对骨填充材料名称、规格、有效期，遵医嘱打开骨填充材料，倒入小药杯并传递予主刀医生
11. 覆盖生物屏障膜 根据骨缺损面积选择适宜规格的生物屏障膜 根据骨缺损形状修剪，并将其完全覆盖植骨区	巡回护士：与主刀医生核对生物屏障膜的名称、规格、有效期，并遵医嘱打开至无菌器械台 器械护士：与主刀医生核对生物屏障膜名称、规格、有效期，遵医嘱打开内层包装，并传递镊子（图 13.3.4）和眼科剪予主刀医生

（续表）

医生操作流程	护士操作流程
12. 固定生物屏障膜位置	器械护士：抓钉器抓取定位螺丝（图 13.3.5），并传递予主刀医生（图 13.3.6）。传递骨锤予主刀医生（图 13.3.7）
13. 必要时软组织减张	器械护士：传递软组织减张器予主刀医生
14. 严密缝合	缝合前，器械护士与巡回护士清点手术用物 器械护士：传递镊子、夹持缝合针线的持针器予主刀医生，传递眼科剪予医生助手 缝合后，器械护士与巡回护士再次清点手术用物
15. 冲洗口腔	器械护士：传递冲洗器
16. 压迫止血	器械护士：传递生理盐水纱布块

学习笔记

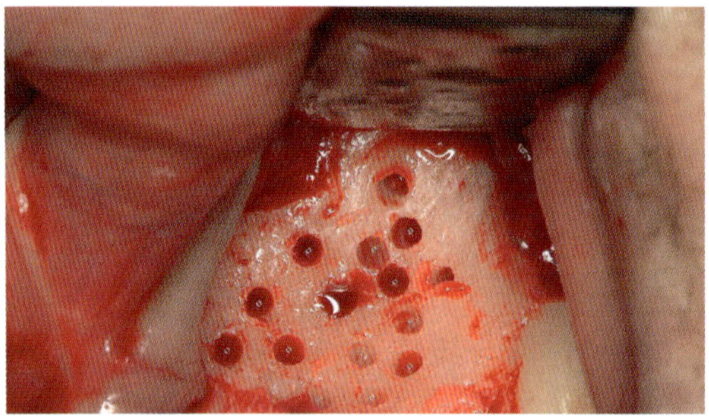

图 13.3.3　制备滋养孔

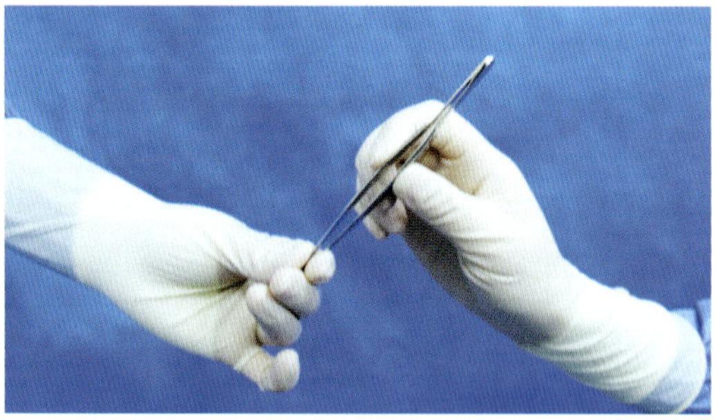

图 13.3.4　传递镊子

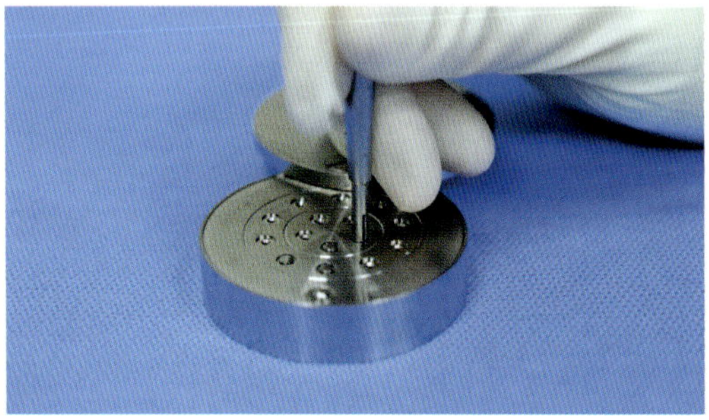

图 13.3.5　抓取定位螺丝

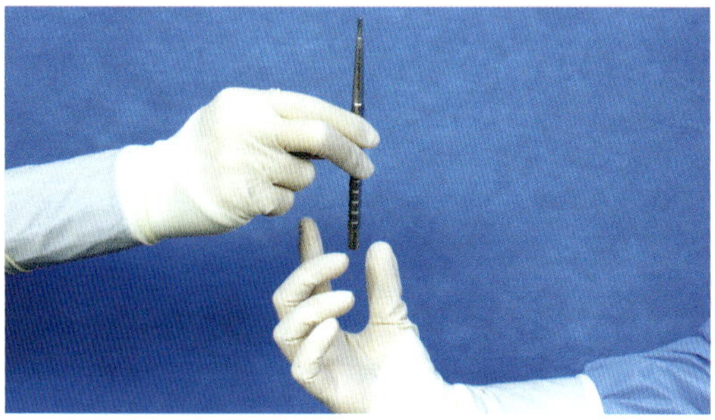

图 13.3.6　传递定位螺丝

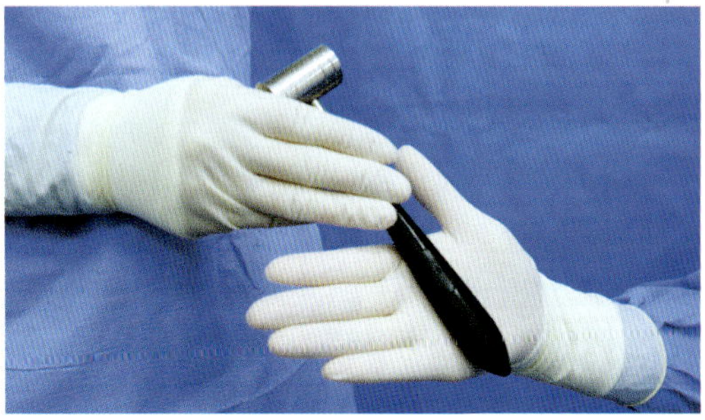

图 13.3.7　传递骨锤

3. 治疗后护理

同种植 I 期手术。

（三）护理要点

同种植 I 期手术。

（四）健康宣教

同种植 I 期手术。

二、上颌窦底提升术

上颌窦底提升术（maxillary sinus floor elevation）是指将上颌窦底黏膜从窦底骨壁剥离并适当抬高的同时植入骨填充材料的外科手术，目的是获得足够的窦嵴距以便同期或延期植入相应高度的种植体。

根据手术路径可分为上颌窦侧壁开窗法（lateral window technique）和经牙槽突上颌窦底提升法（transalveolar technique）。

上颌窦侧壁开窗法（lateral window technique）简称为上颌窦底外提升术，利用外科方法暴露上颌窦侧壁骨组织并在适当位置开窗，利用上颌窦黏膜剥离器将窦底黏膜剥离并抬高后填充骨填充材料，根据实际情况同期或延期植入种植体。

经牙槽突上颌窦底提升法（transalveolar technique）简称为上颌窦底内提升术或冲顶技术，采用顶端锋利、凹形的骨凿（summers osteotomes，萨默斯骨凿），在种植窝初步制备的基础上，用敲击的方法将上颌窦底骨板折断，同时将骨板和上颌窦底黏膜顶起，并填充骨填充材料，同期植入种植体。

（一）适应证

上颌窦底提升术适用于上颌后牙的缺失。上颌窦区窦嵴距（上颌窦底至牙槽嵴顶之间的距离）低于拟植入种植体的最低长度或伴有牙槽突宽度不足。

上颌窦侧壁开窗法临床上适用于窦嵴距小于 5 mm 时；经牙槽突上颌窦底提升法临床上适用于窦嵴距大于 6 mm 但不足 8 mm 时。

（二）治疗步骤与护理配合

1. 治疗前准备

手术常规准备同种植 I 期手术。

特殊器械及用物：上颌窦开窗工具（钨钢球钻、金刚砂球钻），上颌窦黏膜剥离器（图 13.3.8），骨填充材料及生物屏障膜，定位螺丝，骨锤，骨凿。

2. 医护配合流程

医护配合流程见表 13.3.2、表 13.3.3。

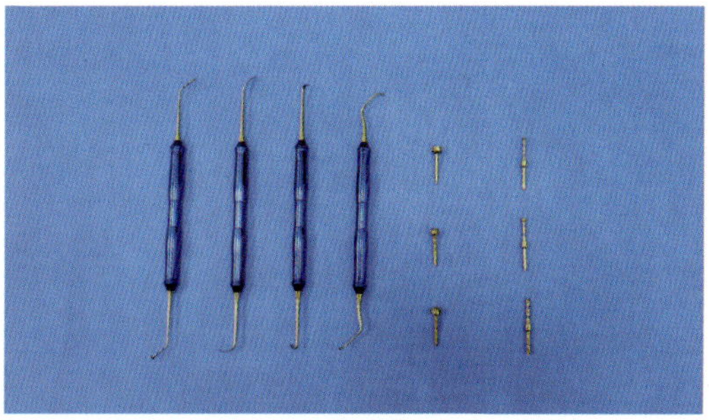

图 13.3.8　上颌窦黏膜剥离器

学习笔记

表 13.3.2　上颌窦侧壁开窗术医护配合流程

医生操作流程	护士操作流程
1 ~ 5 步参照种植 I 期手术医生操作流程	1 ~ 5 步参照种植 I 期手术护士操作流程
6. 翻瓣 暴露上颌窦外侧骨壁	器械护士：依次传递刀柄、骨膜分离器、刮匙予主刀医生
7. 上颌窦外侧壁开窗 确定合适的开窗位置，使用钨钢球钻于骨壁上磨出开窗的范围边缘，进一步将开窗边缘的骨壁磨除，接近上颌窦底黏膜时，更换金刚砂球钻将开窗范围的骨壁全部磨除，暴露上颌窦底黏膜	器械护士：传递安装好外提升钻的种植弯机予主刀医生 巡回护士：与医生核对种植机参数，必要时进行调整
8. 抬高上颌窦底黏膜 利用上颌窦黏膜剥离器将上颌窦底黏膜与牙槽骨壁分离，并向上抬起。出血较多时可用明胶海绵吸引血液	器械护士：依次传递不同的上颌窦底黏膜剥离器予主刀医生 巡回护士：遵医嘱打开明胶海绵外包装后置于无菌器械台
9. 检查上颌窦底黏膜（图 13.3.9）的完整性：捏鼻鼓气实验	器械护士：协助指导患者进行捏鼻鼓气实验
10. 视患者术中具体情况选择是否同期植入，若同期植入则常规制备窝洞，否则进入下一步	配合同种植 I 期手术
11. 上颌窦底与牙槽骨间植入骨填充材料（图 13.3.10）	巡回护士：与主刀医生核对骨填充材料的名称、规格、有效期，并遵医嘱打开至无菌器械台 器械护士：与主刀医生核对骨填充材料的名称、规格、有效期，遵医嘱打开骨填充材料倒入小药杯，传递小药杯、骨膜分离器予主刀医生
12. 若同期植入种植体则常规植入	配合同种植 I 期手术
13. 覆盖生物屏障膜 修剪生物屏障膜至形状尺寸与骨壁开窗处合适，覆盖于开窗区	巡回护士：与主刀医生核对生物屏障膜的名称、规格、有效期，并遵医嘱打开至无菌器械台 器械护士：与主刀医生核对生物屏障膜的名称、规格、有效期，遵医嘱打开内包装 依次传递生物屏障膜、眼科剪、镊子予主刀医生
14. 必要时软组织减张	器械护士：传递软组织减张器、镊子予主刀医生
15. 严密缝合	缝合前器械护士与巡回护士清点手术用物 器械护士：依次传递镊子、夹持缝合针线的持针器予主刀医生，传递眼科剪予医生助手 缝合后器械护士与巡回护士再次清点手术用物
16. 伤口压迫止血 冲洗口腔、无菌纱布块压迫止血	器械护士：传递冲洗器予主刀医生 传递夹持生理盐水纱布块的止血钳予主刀医生

学习笔记

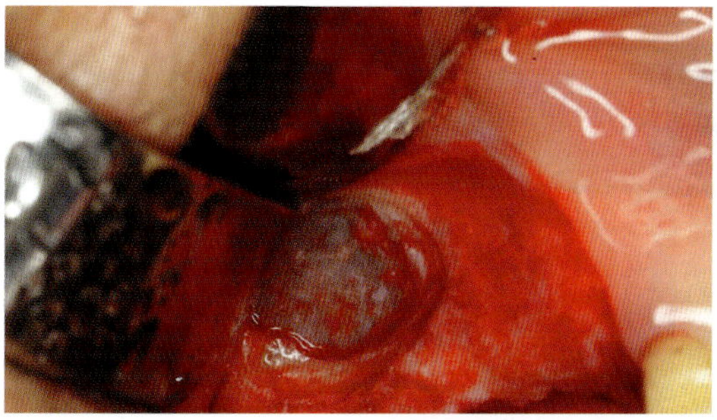

图 13.3.9　上颌窦底黏膜

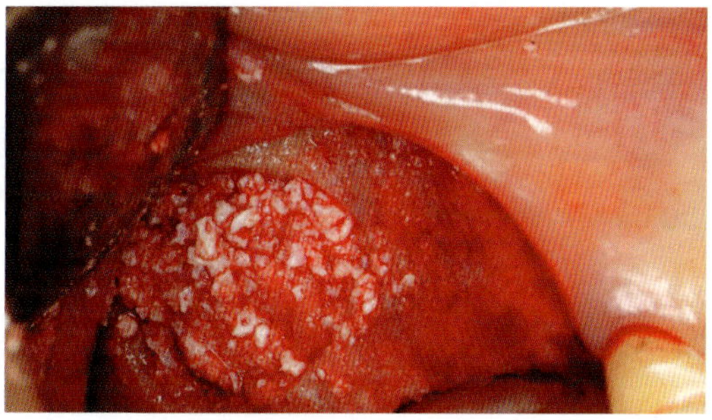

图 13.3.10　植入骨填充材料

学习笔记

表 13.3.3　经牙槽突上颌窦底提升法的医护配合流程

医生操作流程	护士操作流程
1～5 步同种植Ⅰ期手术医生操作流程	1～5 步同种植Ⅰ期手术护士操作流程
6. 翻瓣，暴露牙槽嵴顶	器械护士：传递刀柄、骨膜分离器、刮匙予主刀医生
7. 制备种植窝洞同常规种植体植入法，预备深度至上颌窦底黏膜下 1 mm	配合同种植Ⅰ期手术
8. 向上敲击上颌窦底的骨壁利用上颌窦底提升专用的骨凿（图 13.3.11）冲击上颌窦底预留的 1 mm 骨壁，使其骨折并向上抬起	器械护士：遵医嘱依次传递不同直径的骨凿及骨锤予主刀医生
9. 检查上颌窦底黏膜的完整性：捏鼻鼓气实验	器械护士：协助指导患者进行捏鼻鼓气实验
10. 植入人工材料 将骨填充材料或医用胶原蛋白海绵填入制备好的种植窝洞内，并用骨凿将其送入上颌窦底	巡回护士：与主刀医生核对人工材料的名称、规格、有效期，并遵医嘱打开至无菌器械台 器械护士：与主刀医生核对人工材料的名称、规格、有效期，遵医嘱打开内包装 依次传递人工材料、骨凿、骨膜分离器予主刀医生
11. 植入种植体	配合同种植Ⅰ期手术
12. 适当进行软组织减张	器械护士：传递软组织减张器、镊子予主刀医生
13. 严密缝合	缝合前器械护士与巡回护士清点手术用物 器械护士：依次传递镊子、夹持缝合针线的持针器予主刀医生 传递眼科剪予医生助手 缝合后器械护士与巡回护士再次清点手术用物
14. 伤口压迫止血 冲洗口腔、无菌纱布块压迫止血	器械护士：传递冲洗器予主刀医生 传递夹持生理盐水纱布块的止血钳予主刀医生

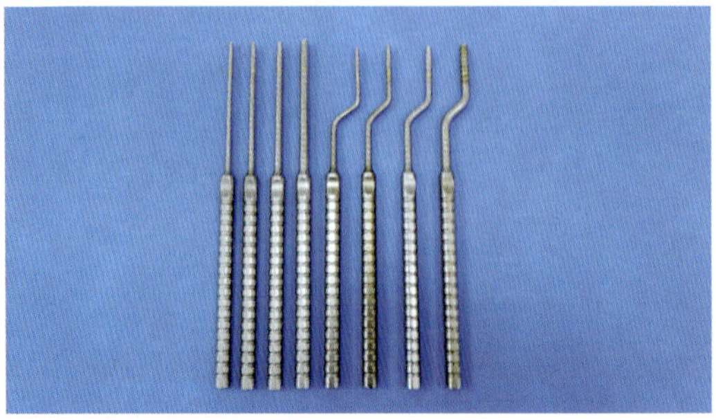

图 13.3.11　骨凿

3. 治疗后护理

同种植 I 期手术。

（三）护理要点

同种植 I 期手术。

（四）健康宣教

1 ~ 8 条同种植 I 期手术。

9. 术后禁止擤鼻涕、打喷嚏、咳嗽等动作，禁止游泳、乘坐飞机等，以免上颌窦腔压力突然增大，造成上颌窦破漏。

10. 嘱患者如鼻腔内有出血、或持续疼痛等症状时及时复诊。

11. 保持鼻腔通畅，防止鼻腔和上颌窦底黏膜水肿。

学习笔记

三、块状自体骨移植

块状自体骨移植是指从供区（颌骨或者其他部位的骨）切取成块状骨，整块或分成几块移植到受区。骨块的移植方式包括外置法骨移植（onlay）和内置法骨移植（inlay），本章只讨论外置法骨移植。

（一）适应证

长期缺牙、使用不良修复体、拔牙及其他手术创伤、感染以及外伤所导致的牙列缺损，牙槽骨高度或（和）宽度严重不足。

（二）治疗步骤与护理配合

1. 治疗前准备

手术常规准备同种植 I 期手术。

特殊器械及用物：弯机球钻，定位螺丝，骨锤，软组织减张器，种植直机，牙周探针，取骨锯片（图 13.3.12），环状取骨钻（图 13.3.13），超声骨刀（图 13.3.14），钛钉及

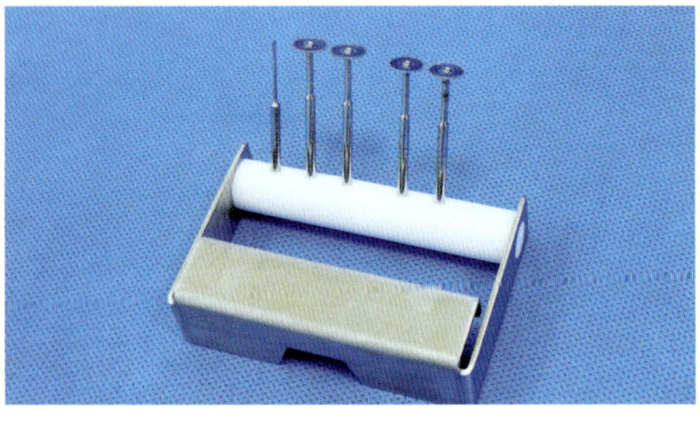

图 13.3.12　取骨锯片

工具，改锥，胶原蛋白海绵，骨填充材料及生物屏障膜。

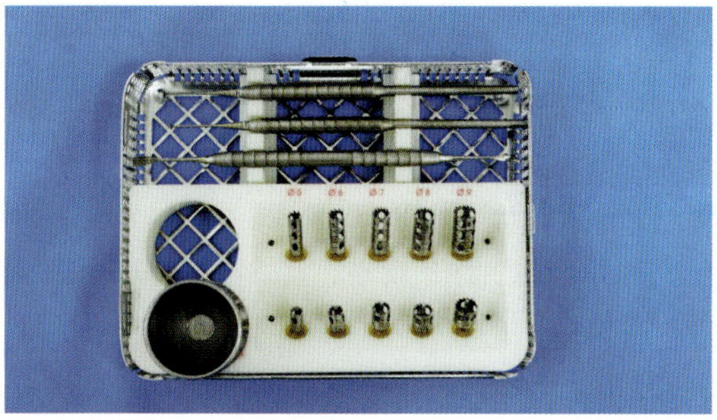

图 13.3.13　环状取骨钻

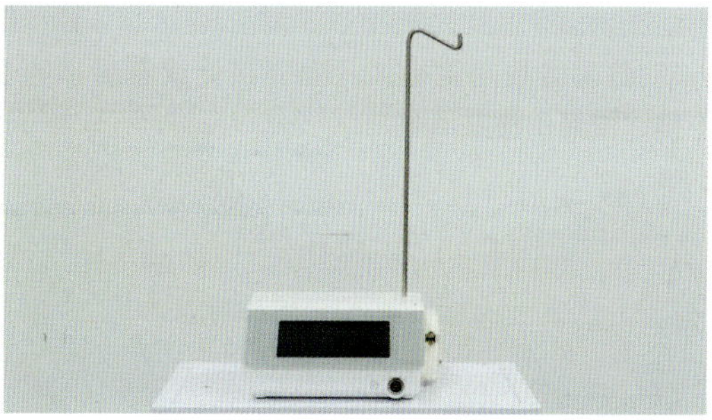

图 13.3.14　超声骨刀

2. 医护配合流程

医护配合流程见表 13.3.4。

表 13.3.4　onlay 骨移植术的医护配合流程

医生操作流程	护士操作流程
1 ~ 5 步参照种植 I 期手术医生操作流程	1 ~ 5 步参照种植 I 期手术护士操作配合流程
6. 剥离受植区粘骨膜瓣，充分暴露手术部位的牙槽骨	器械护士：传递骨膜分离器予主刀医生
7. 清除受植区骨面的肉芽组织和结缔组织	器械护士：传递刮匙予主刀医生
8. 确定移植骨块的尺寸和形状	器械护士：传递牙周探针予主刀医生
9. 受植区表面制备滋养孔	器械护士：传递安装有小球钻的种植弯机予主刀医生
10. 剥离供区粘骨膜瓣，充分暴露牙槽骨	巡回护士：及时调节灯光，由受区调节至供区 器械护士：传递骨膜分离器予主刀医生
11. 根据确定好的尺寸和形状取骨	器械护士：传递安装有取骨锯片的种植直机予主刀医生
12. 供区置入胶原蛋白海绵，严密缝合创口	巡回护士：与主刀医生核对胶原蛋白海绵的名称、规格、有效期，并遵医嘱打开至无菌器械台 器械护士：与主刀医生核对胶原蛋白海绵名称、规格、有效期并传递予主刀医生
13. 将切取的游离骨块打孔，并进行修整使其与受植区骨面贴合	巡回护士：及时调节灯光，由供区调节至受区 器械护士：传递安装有取骨锯片的种植直机予主刀医生
14. 使用钛钉固定骨块（13.3.15）	器械护士：传递改锥予主刀医生（13.3.16）

（续表）

医生操作流程	护士操作流程
15. 游离骨块与受植区骨面邻接处放置骨填充材料，覆盖生物屏障膜	巡回护士：与主刀医生核对骨填充材料及可吸收生物屏障膜的名称、规格、有效期，并遵医嘱打开至无菌器械台 器械护士：与主刀医生核对骨填充材料及可吸收生物屏障膜的名称、规格、有效期，遵医嘱打开骨填充材料，倒入小药杯并传递予主刀医生
16. 必要时软组织减张	器械护士：传递软组织减张器予主刀医生
17. 严密缝合	缝合前，器械护士与巡回护士清点手术用物 器械护士：传递镊子、夹持缝合针线的持针器予主刀医生，传递眼科剪予医生助手 缝合后，器械护士与巡回护士再次清点手术用物
18. 冲洗口腔	器械护士：传递冲洗器
19. 压迫止血	器械护士：传递生理盐水纱布块

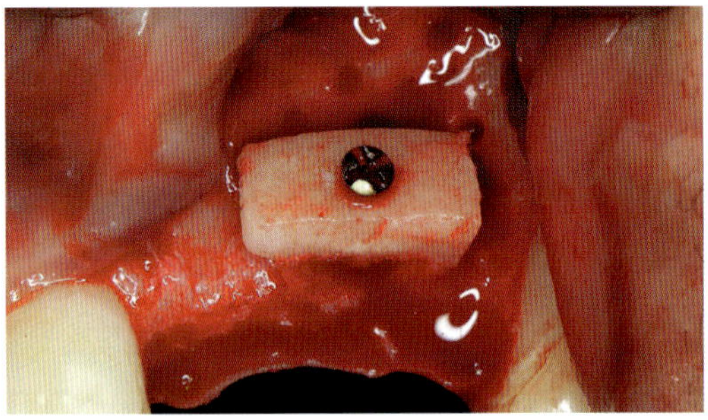

图 13.3.15　钛钉固定骨块

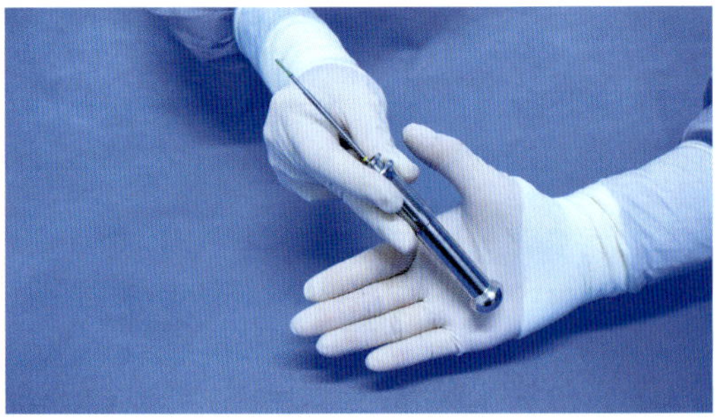

图 13.3.16　传递改锥

3. 治疗后护理

同种植Ⅰ期手术。

（三）护理要点

同种植Ⅰ期手术。

（四）健康宣教

1～2 条同种植Ⅰ期手术。

3. 遵医嘱静脉滴注抗生素一周，疼感强烈可口服镇痛药缓解。术后患处可有肿胀疼痛，术区周围面部可有青紫，48 小时内可局部冰敷消肿。

4～7 条同种植Ⅰ期手术。

第四节　种植义齿印模制取技术的四手操作

患者在种植体植入 3 ~ 6 个月，拍摄影像学检查显示完成骨结合后即可进行种植牙的印模制取。

种植义齿印模制取按照托盘是否开窗，分为开窗式取模和非开窗式取模。根据取模目的（方式）又分为基台水平取模和种植体水平取模。由于基台水平取模不能调改基台，多颗种植修复体制作时难以确定共同就位道，因此种植模型制备多采用种植体水平取模。随着计算机信息技术在医疗领域不断发展和应用，数字化技术也逐渐应用于种植牙，种植义齿印模制取也可以通过口内扫描的方式来获取含有种植体信息的数字化模型。本章节主要介绍种植牙的非开窗式、开窗式及口内扫描三种印模制取方式。

学习笔记

一、非开窗式取模技术

非开窗式取模（closed tray impression）是将印模帽以卡紧的形式或者用非开窗式转移杆中的螺丝固定于种植体上，进行种植模型制取后，将转移杆与替代体相连接后安插回印模中，再进行石膏灌注模型，从而获取种植体三维位置的一种取模方式。

（一）适应证

常用于种植初印模或者个别牙缺失的简单种植模型的制取。

（二）治疗步骤与护理配合

1. 治疗前准备

（1）医生准备

①洗手、戴口罩，查看病情，向患者交代治疗计划。

②调节椅位，做好标准预防。

③检查种植体及口腔情况，询问患者有无不适等。

④通过 X 线片（根尖片、全口牙位曲面体层片或 CBCT）检查种植体周围骨结合情况，种植体周围是否有阴影。

（2）护士准备

①洗手、戴口罩，做好标准预防。

②准备好患者病历、核对患者信息、了解种植体愈合时间、查看种植体品牌及型号，根据病历记录准备所需物品并合理放置。

③护士引导患者至牙椅，调整椅位，协助患者取舒适体位（取上颌模型时头稍后仰，取下颌模型时头稍前倾）。

④告知患者诊疗中注意事项，做好心理护理。

（3）患者准备

系胸巾、漱口、取舒适放松体位仰卧于牙椅。

（4）物品准备

①常规用物：一次性口腔器械盘（口镜、探针、镊子）、吸引器管、三用枪头、防污膜、口杯、无菌棉球、75% 酒精棉球、凡士林、医用棉签（图 13.4.1）。

②种植非开窗式取模用物：非开窗式转移杆、替代体、螺丝刀、印模材、混合枪、托盘、咬合记录材料、比色板、冲洗液、无菌冲洗器（图 13.4.2）。

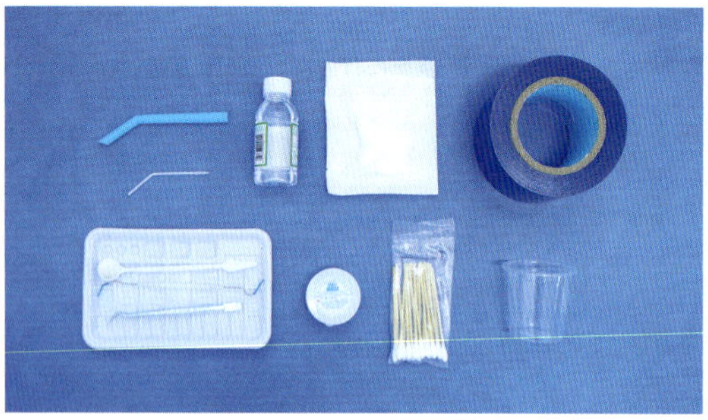

图 13.4.1　常规用物

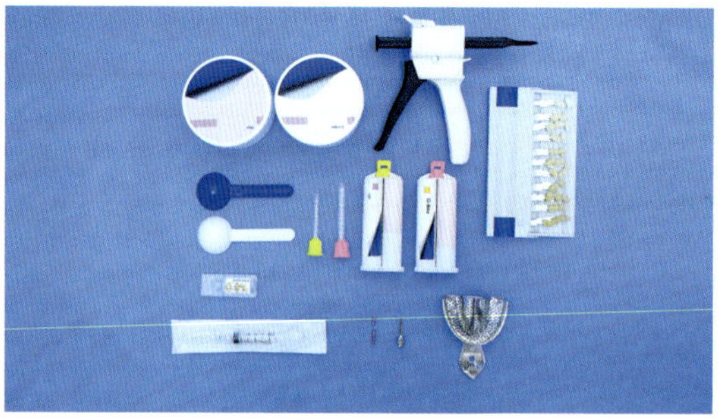

图 13.4.2　非开窗式取模用物

2. 医护配合流程

医护配合流程见表 13.4.1。

学习笔记

表 13.4.1　非开窗式取模技术医护配合流程

医生操作流程	护士操作流程
1. 与护士核对患者信息，告知患者治疗设计方案	准备病历，与医生共同核对患者信息，根据设计方案准备所需物品
2. 结合影像学检查评估骨结合情况	告知患者治疗注意事项，如有问题举左手示意，凡士林润滑患者口角，安抚患者
3. 口腔检查	传递探针、口镜
4. 卸下愈合基台（图 13.4.3）	传递螺丝刀，协助医生将牙线固定于医生手指，防止误吞误咽（图 13.4.4）；将卸下的愈合基台用 75% 酒精棉球及时清理干净（图 13.4.5）
5. 冲洗牙龈袖口	传递无菌冲洗器，注意用无菌纱布块包裹针头，针头朝向患牙（图 13.4.6），护士及时吸唾（图 13.4.7）
6. 安装转移杆（图 13.4.8）	传递螺丝刀、转移杆予医生
7. 制取工作模型 （1）在转移杆周围注射硅橡胶轻体，并用重体进行模型制取	将硅橡胶轻体放入混合枪并安装混合头传递予医生（图 13.4.9），医生注射轻体的同时护士调拌硅橡胶重体，护士用指尖揉捏均匀后放置于托盘上，按压出牙槽嵴的形态传递予医生（图 13.4.10）
（2）待硅橡胶凝固后取出模型，从患者口内卸下转移杆并与替代体相连接，安插到模型上（图 13.4.11）	协助医生计时硅橡胶的工作时间（参照产品使用说明），待模型取出后，传递螺丝刀与替代体予医生

（续表）

医生操作流程	护士操作流程
8. 将愈合基台旋回种植体	将清理干净的愈合基台和螺丝刀传递予医生
9. 制取非工作模型	将藻酸盐按要求比例调拌均匀后快速放置于托盘上传递予医生
10. 制取咬合记录	选取适量的材料按照产品要求调拌均匀后传递予医生
11. 比色	协助医生在自然光线下比色，传递镜子予患者，与患者确认颜色后拍摄比色照片
12. 术后医嘱	向患者交代注意事项，预约复诊时间
13. 填写技工单	与技工中心交接模型与比色照片

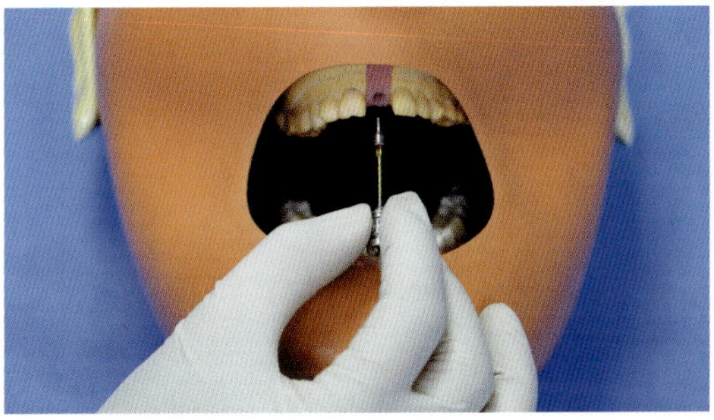

图 13.4.3　卸下愈合基台

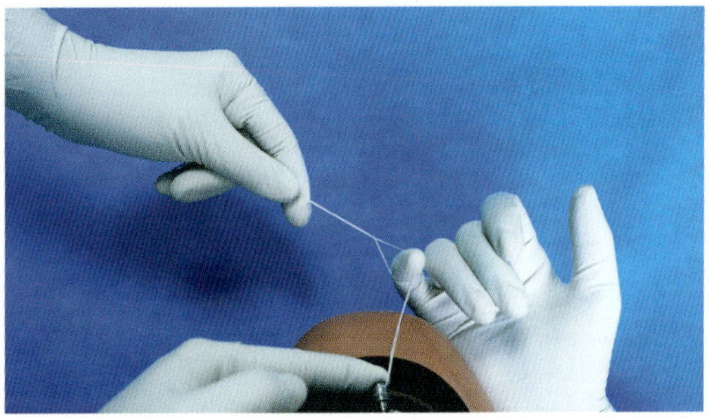

图 13.4.4　固定牙线

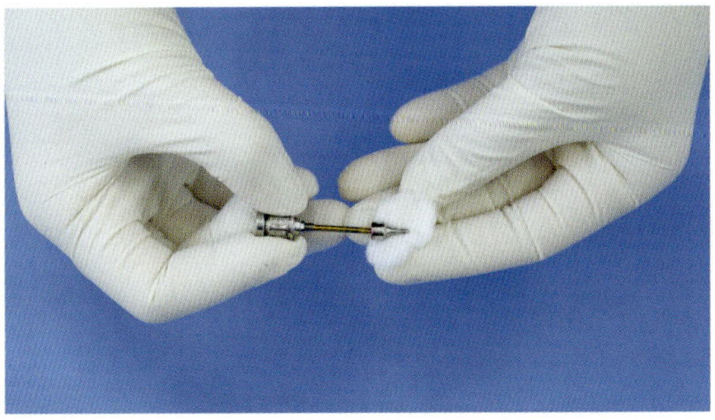

图 13.4.5　清理愈合基台

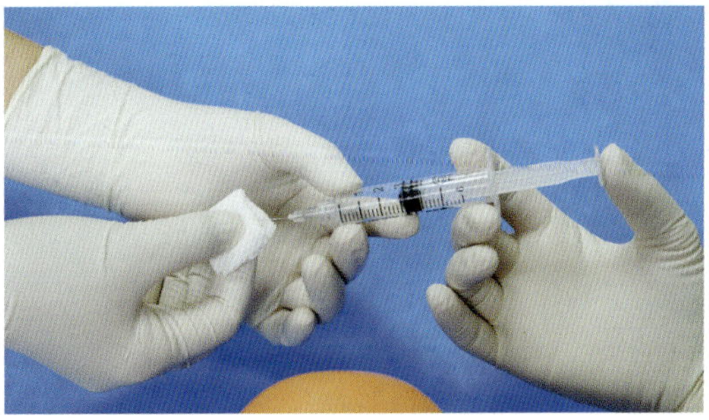

图 13.4.6　传递冲洗器

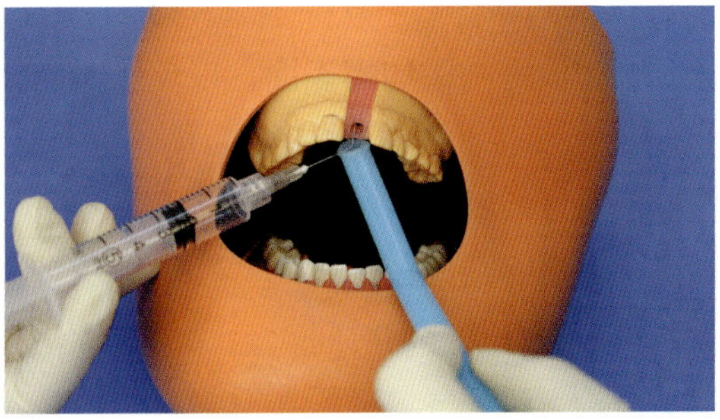

图 13.4.7　吸唾

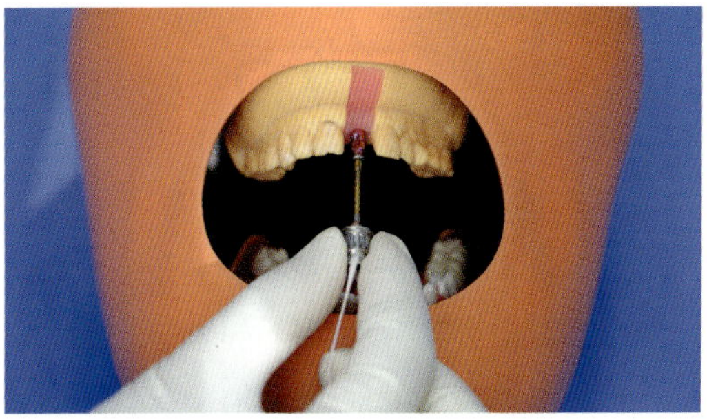

图 13.4.8　安装转移杆

学习笔记

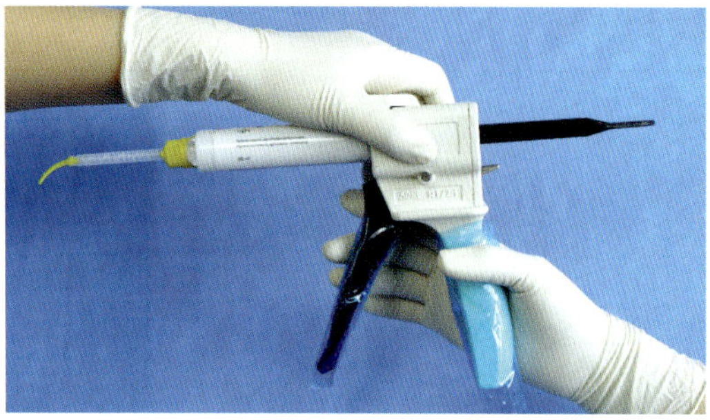

图 13.4.9　传递轻体

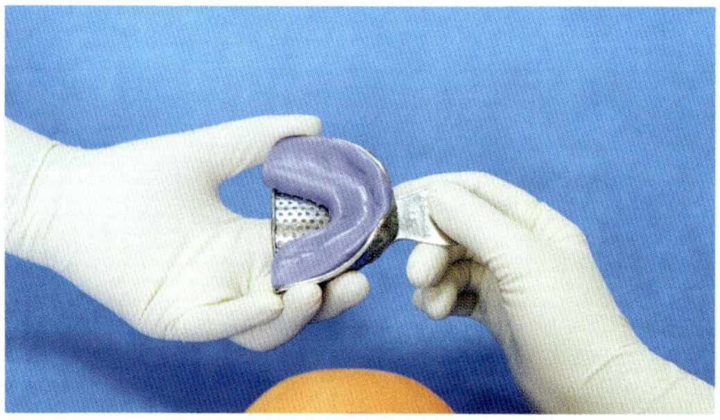

图 13.4.10　传递重体

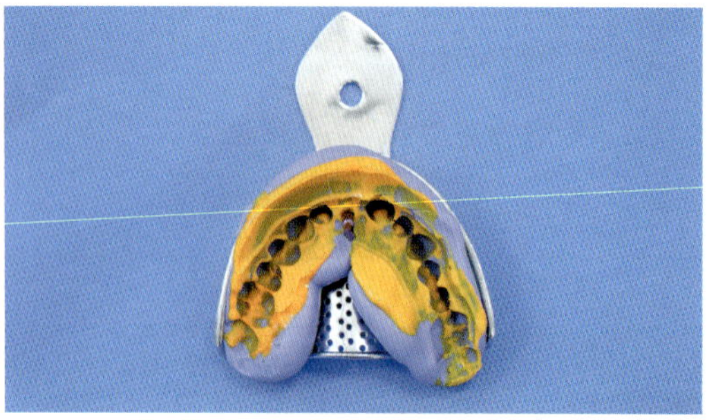

图 13.4.11　工作模型

学习笔记

3. 治疗后护理

（1）患者护理：关闭治疗灯，取下护目镜，推开治疗台，调整牙椅，协助患者漱口、清洁面部，撤胸巾。

（2）整理用物：冲洗手机管路 20 ~ 30 秒，撤防污膜、三用枪头、吸引器管、口杯，冲洗痰盂及牙椅排水管路，用物分类处置。

（3）牙椅清洁消毒：按照从洁到污的原则擦拭牙椅。

（4）使用速干手消毒液进行手消毒，摘防护面罩，摘手套，洗手。

（三）护理要点

1. 混合硅橡胶重体时勿戴乳胶手套，以免影响硅橡胶凝固，建议使用一次性聚乙烯点塑薄膜手套或洗手后调拌，调拌时用指尖部揉捏，避免使用手掌，防止手掌温度过高加速硅橡胶的凝固。

2. 硅橡胶轻体在注射时应将注射头埋在材料内，防止产生气泡。

3. 藻酸盐印模应在取出后 10 分钟内灌注石膏模型，如不能立即灌注，需用湿纸巾包裹，防止脱水变形。

4. 硅橡胶印模取出放置 30 分钟后灌注石膏，灌注前需吹干印模表面，以免影响印模精确度。

5. 操作过程中及时吸唾，保持视野清晰，操作前将牙线系于螺丝刀上防止误吞误咽。

6. 在患者口内安装转移杆后嘱患者勿咬牙，避免对患者造成创伤。

7. 取下愈合基台后及时传递转移杆，缩短牙龈袖口失去支撑的时间。

8. 如患者咽反射敏感，协助患者取端坐位，低头，大口呼气，降低其不适感。

9. 使用消毒剂进行模型消毒，确保使用的消毒液不会影响印模材的性能。

10. 保留咬合记录时，注意不要挤压咬合记录，防止变形，及时与技工室交接。

（四）健康宣教

1. 与患者预约复诊时间，嘱患者不适随诊。

2. 注意口腔卫生，指导患者正确刷牙，做好种植体上部附件及周围牙龈的清洁。

3. 避免使用种植区进食，防止愈合基台或种植体受外力脱落，如不慎发生愈合基台脱落应及时吐出，避免误吞、误吸，并携带愈合基台复诊。

4. 佩戴过渡义齿者，需注意清洁义齿。

二、开窗式取模技术

开窗式取模（open tray impression）技术使用开窗托盘和中央带有固定螺丝的开窗转移杆来进行种植牙的模型制取。在进行多颗种植牙印模制取时，为使转移杆的稳定性更高、模型更加精准，可以在取模之前，口内使用模型树脂将各转移杆之间进行固定，从而形成稳定的支架，保证后期种植修复体的被动就位。

（一）适应证

开窗式取模操作相对较复杂，常用于美学区种植牙、多颗种植牙及种植体穿龈较深的情况，对美观和准确度要求较高的种植义齿印模制取。

学习笔记

（二）治疗步骤与护理配合

1. 治疗前准备

（1）医生准备

①洗手、戴口罩，查看病情，向患者交代治疗计划。

②调节椅位，做好标准预防。

③检查种植体及口腔情况，询问患者有无不适等。

④通过X线片（根尖片、全口牙位曲面体层片或CBCT）检查种植体周围骨结合情况，种植体周围是否有阴影。

（2）护士准备

①洗手、戴口罩，做好标准预防。

②准备好患者病历、核对患者信息、了解种植体愈合时间、查看种植体品牌及型号，根据病历记录准备所需物品并合理放置。

③护士引导患者至牙椅，调整椅位，协助患者取舒适体位（取上颌模型时头稍后仰，取下颌模型时头稍前倾）。

④告知患者诊疗中注意事项，做好心理护理。

（3）患者准备

系胸巾、漱口、取舒适放松体位仰卧于牙椅。

（4）物品准备

①常规用物：一次性口腔器械盘（口镜、探针、镊子）、吸引器管、三用枪头、防污

膜、口杯、无菌棉球、75% 酒精棉球、凡士林、医用棉签。

②种植开窗式取模用物：开窗式转移杆、替代体、螺丝刀、印模材、混合枪、托盘（开窗用托盘）、低速直机、车针、记号笔、咬合记录材料、比色板、冲洗液、无菌冲洗器（图 13.4.12）。

③特殊用物：模型用树脂粉和液体、一次性小毛刷、橡胶量杯、滴管、薄膜托盘（牙列缺失适用）、三德钳、钢丝（图 13.4.13）。

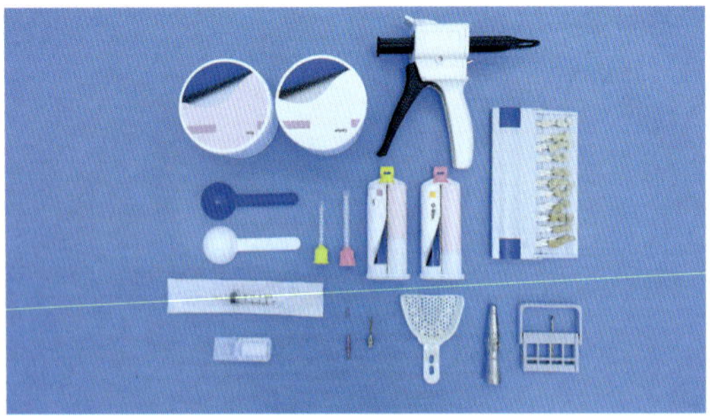

图 13.4.12　开窗式取模用物

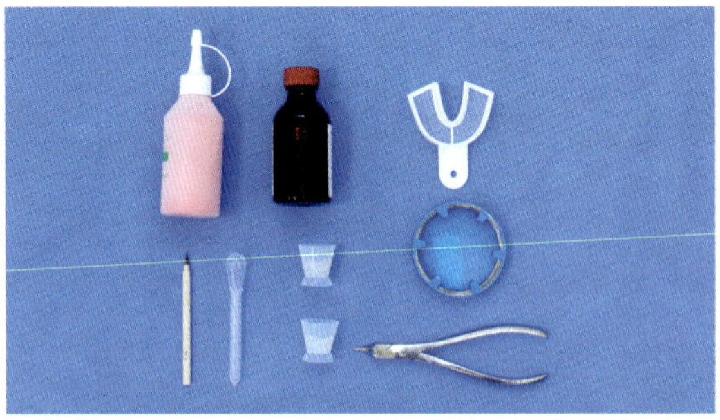

图 13.4.13　特殊用物

2. 医护配合流程

医护配合流程见表 13.4.2。

学习笔记

表 13.4.2　开窗式取模技术医护配合流程

医生操作流程	护士操作流程
1. 与护士核对患者信息，告知患者治疗设计方案	准备病历，与医生共同核对患者信息，根据设计方案准备所需物品
2. 结合影像学检查评估骨结合情况	向患者告知治疗注意事项，如有问题举左手示意，凡士林润滑患者口角，安抚患者
3. 卸下愈合基台	传递螺丝刀，协助医生将牙线固定于医生手指，防止误吞误咽；将卸下的愈合基台用 75% 酒精棉球及时清理干净
4. 冲洗牙龈袖口	传递冲洗器，注意用无菌纱布块包裹针头，针头朝向患牙，护士及时吸唾
5. 安装转移杆 转移杆无须连接：口内安装开窗转移杆（图 13.4.14） 转移杆需连接：用模型树脂将多颗转移杆进行固定（图 13.4.15）	转移杆无须连接：传递螺丝刀、开窗式转移杆予医生 转移杆需连接：护士传递螺丝刀、开窗式转移杆予医生、协助医生进行安装后，依次传递模型树脂粉和液体、一次性小毛刷及钢丝，并用强吸及时吸除气味
6. 试托盘，标记开窗点（图 13.4.16）	传递托盘予医生（图 13.4.17），协助医生将托盘放入患者口内试戴，传递记号笔，协助医生标记开窗点

（续表）

医生操作流程	护士操作流程
7. 制作托盘开窗孔	在低速直机上安装球钻传递予医生，协助医生在标记点打孔，并及时吸除粉末（图 13.4.18）
8. 制取工作模型 在转移杆周围注射硅橡胶轻体，并用重体进行模型制取	将硅橡胶轻体放入混合枪并更换混合头传递予医生，医生注射轻体的同时，护士调拌硅橡胶重体，护士用指尖揉捏均匀后放置于托盘上，按压出牙槽嵴的形态传递予医生，协助医生计时硅橡胶的工作时间
9. 待硅橡胶凝固后拧松转移杆中央螺丝（图 13.4.19），取出模型	将螺丝刀传递予医生，协助医生暴露中央螺丝位置
10. 将替代体与模型上的转移杆相连接（图 13.4.20）	将螺丝刀、替代体传递予医生，协助医生进行安装
11. 将愈合基台旋回原位	将清理干净的愈合基台和螺丝刀传递予医生
12. 制取咬合记录	选取适量的材料按产品要求调拌均匀后传递予医生
13. 比色	协助医生在自然光线下比色，传递镜子予患者，与患者确认颜色后拍摄比色照片
14. 术后医嘱	向患者交代注意事项，预约复诊时间
15 填写技工单	与技工中心交接模型与比色照片

学习笔记

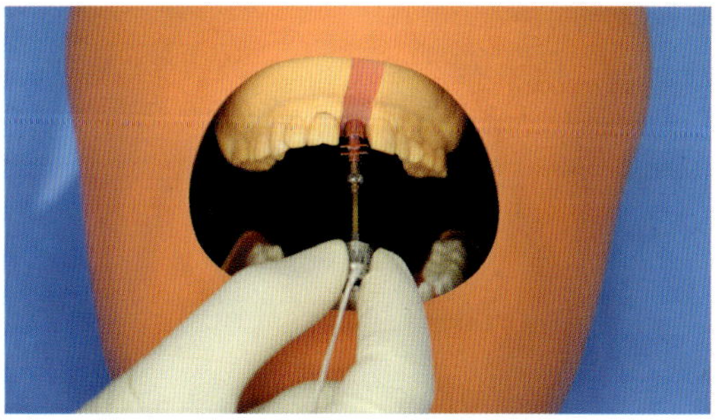

图 13.4.14　安装转移杆

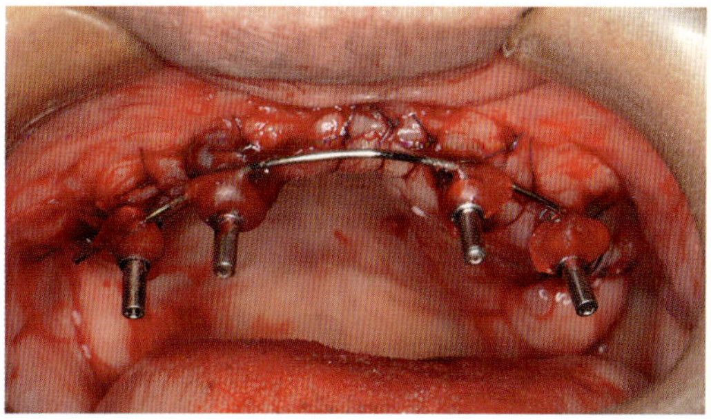

图 13.4.15　模型树脂连接各转移杆

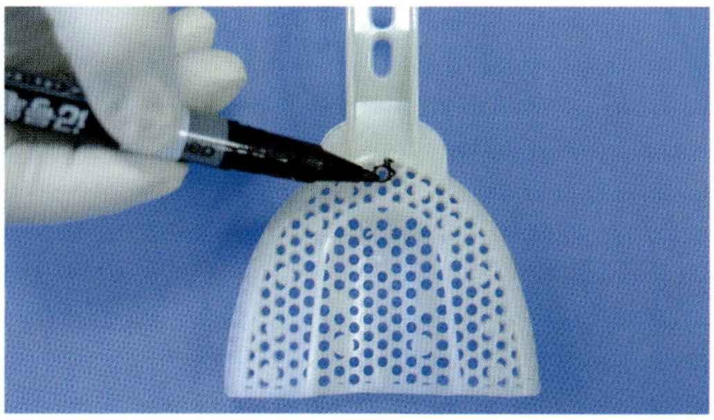

图 13.4.16　标记开窗点

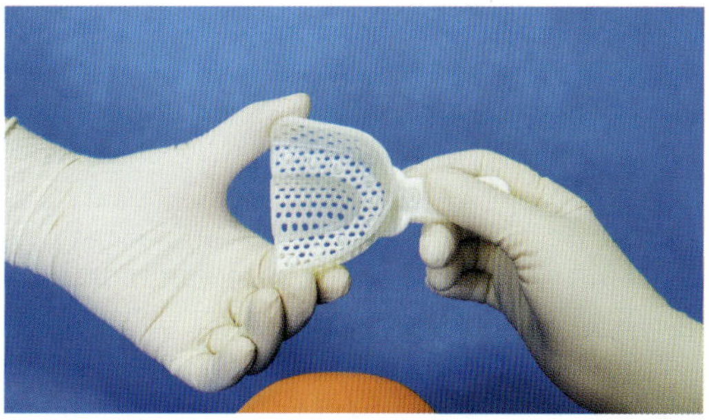

图 13.4.17　传递托盘

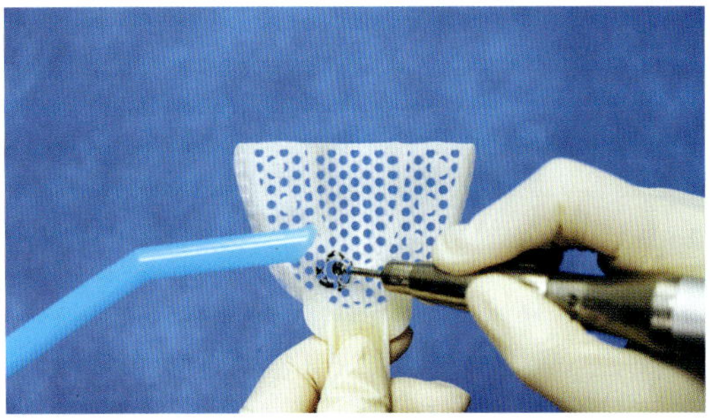

图 13.4.18　吸除粉末

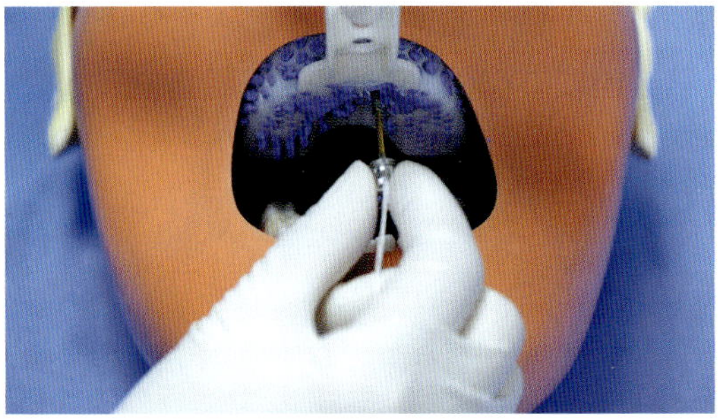

图 13.4.19　拧松转移杆中央螺丝

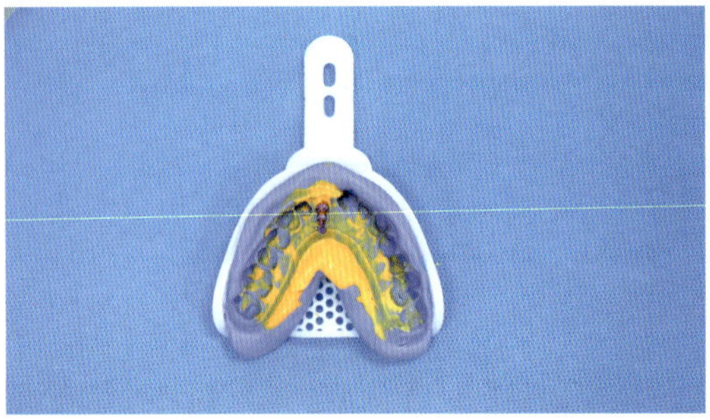

图 13.4.20　连接替代体

学习笔记

3. 治疗后护理

（1）患者护理：关闭治疗灯，取下护目镜，推开治疗台，调整牙椅，协助患者漱口、清洁面部，撤胸巾。

（2）整理用物：冲洗手机管路 20 ~ 30 秒，撤防污膜、三用枪头、吸引器管、口杯，冲洗痰盂及牙椅排水管路，用物分类处置。

（3）牙椅清洁消毒：按照从洁到污的原则擦拭牙椅。

（4）使用速干手消毒液进行手消毒，摘防护面罩，摘手套，洗手。

（三）护理要点

1 ~ 10 条同非开窗式取模

11. 使用模型树脂连接转移杆时操作时间较长，护士需提前告知患者并做好心理护理。

12. 操作过程中，注意保护患者口角避免拉伤。

13. 使用模型树脂时，及时用强力吸引器吸除异味并开窗通风。

（四）健康宣教

同非开窗式取模。

三、种植印模制取 – 口内扫描技术

种植印模制取的口内扫描（intraoral scan，IOS）是利用口内扫描技术获取含有种植体三维位置、邻牙、咬合等相关信息的数据，通过计算机转换，生成数字化模型，在加工设备中完成制作修复体的过程。口内扫描是一种高效、舒适、精准的取模方式。

（一）适应证

单颗以及多颗种植牙的模型制取，适用于印模材料过敏、咽反射敏感患者。

（二）治疗步骤及护理配合

1. 治疗前准备

（1）医生准备

①洗手、戴口罩，查看病情，向患者交代治疗计划。

②调节椅位，做好标准预防。

③检查种植体及口腔情况，询问患者有无不适等。

④通过X线片（根尖片、全口牙位曲面体层片或CBCT）检查种植体周围骨结合情况，种植体周围是否有阴影。

（2）护士准备

①洗手、戴口罩，做好标准预防，喷溅操作时佩戴防护面罩。

②准备好患者病历、核对患者信息、了解种植体愈合时间，根据病历记录准备所需物品并合理放置，做好标准预防。

③护士引导患者至牙椅上，调整椅位，协助患者取舒适体位。帮助患者系上胸巾，调节灯光，指导患者漱口。

④向患者告知诊疗中的注意事项，做好心理护理。

⑤连接扫描仪电源并开机，取下扫描仪保护帽，安装扫描头，完成预热（图13.4.21）。

（3）患者准备

系胸巾、漱口，取舒适放松体位仰卧于牙椅。

（4）物品准备

①常规用物：一次性口腔器械盘（口镜、探针、镊子）、吸引器管、三用枪头、防污膜、口杯、无菌棉球、75%酒精棉球。

②扫描用物：扫描仪、螺丝刀，扫描头、扫描杆、比色板、冲洗液、无菌冲洗器（图13.4.22）。

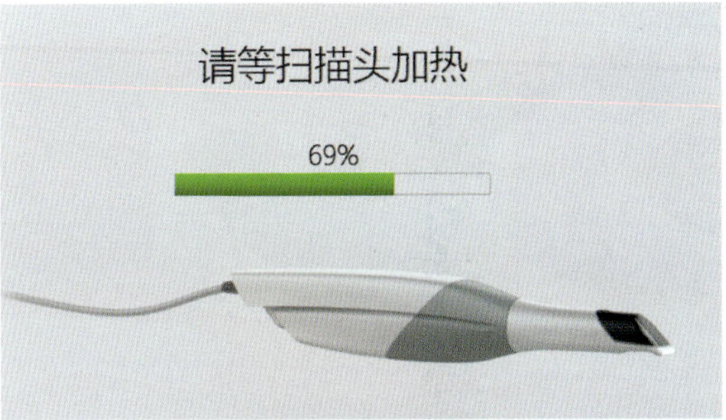

图 13.4.21　扫描仪预热

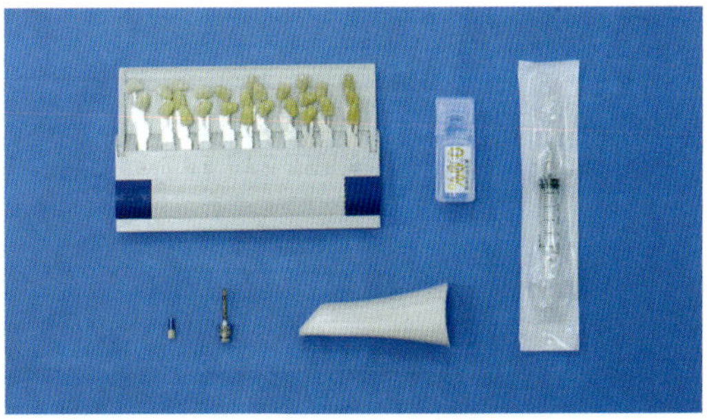

图 13.4.22　扫描用物

2. 医护配合流程

医护配合流程见表13.4.3。

学习笔记

表 13.4.3 种植印模制取 – 口内扫描技术医护配合流程

医生操作流程	护士操作流程
1. 与护士共同核对患者信息，创建加工单	与医生共同核对患者信息、协助医生创建患者加工单
2. 扫描工作模型（图 13.4.23）	移开灯光，及时吸唾、吹干扫描区域唾液，使用口镜协助医生牵拉口角充分暴露操作区域（图 13.4.24）
3. 卸下愈合基台	传递螺丝刀，接取愈合基台并用 75% 酒精棉球擦拭消毒
4. 冲洗牙龈袖口	传递冲洗器，注意用无菌纱布块包裹针头，针头朝向患牙，护士及时吸唾
5. 替除种植体区域数据，扫描穿龈轮廓（图 13.4.25）	移开灯光，及时吸唾、吹去穿龈部位唾液（图 13.4.26），使用口镜协助牵拉口角充分暴露操作区域
6. 安装扫描杆进行扫描（图 13.4.27）	取相应系统的扫描杆传递予医生，协助医生安放扫描杆之后进行扫描，及时吸唾
7. 扫描对颌	及时吸唾、吹干扫描区域唾液，使用口镜协助牵拉口角充分暴露操作区域
8. 扫描咬合关系	告知患者保持正确咬合，协助医生扫描
9. 旋回愈合基台	接回扫描杆并用 75% 酒精棉球清理扫描杆（图 13.4.28） 依次传递螺丝刀、愈合基台
10. 比色	协助医生在自然光线下比色，传递镜子予患者，与患者确认颜色后拍摄比色照片
11. 传送数据	交代操作后注意事项

学习笔记

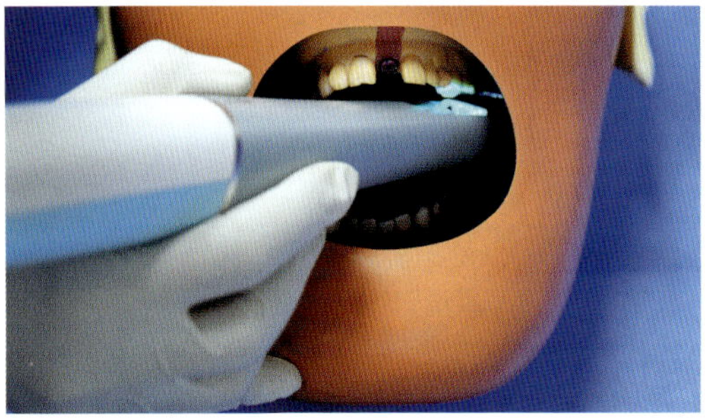

图 13.4.23 扫描工作模型

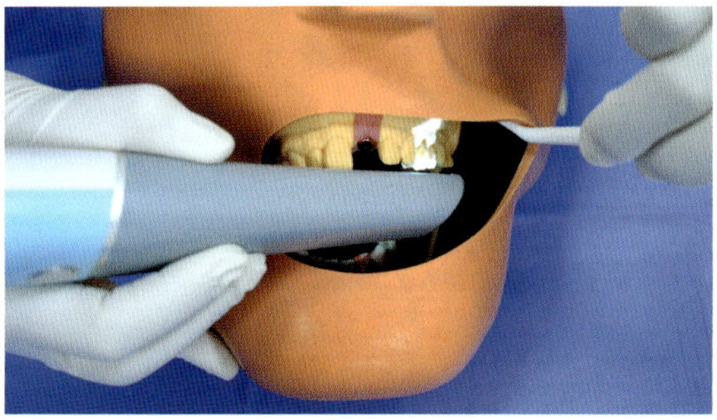

图 13.4.24 暴露扫描区域

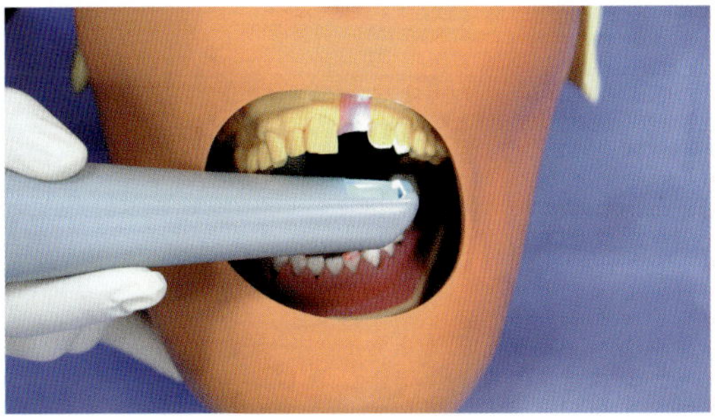

图 13.4.25　扫描穿龈轮廓

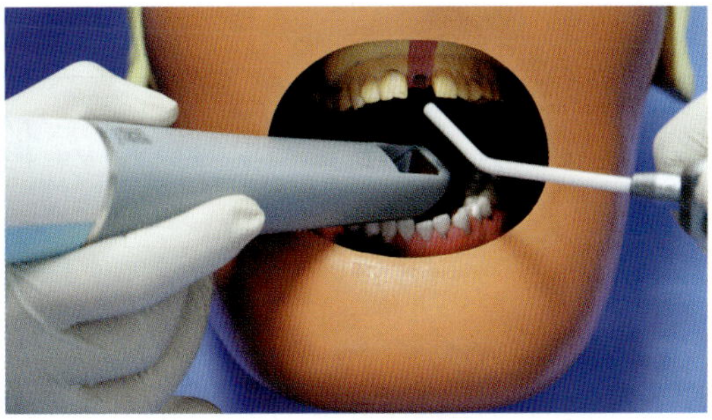

图 13.4.26　吹去扫描部位唾液

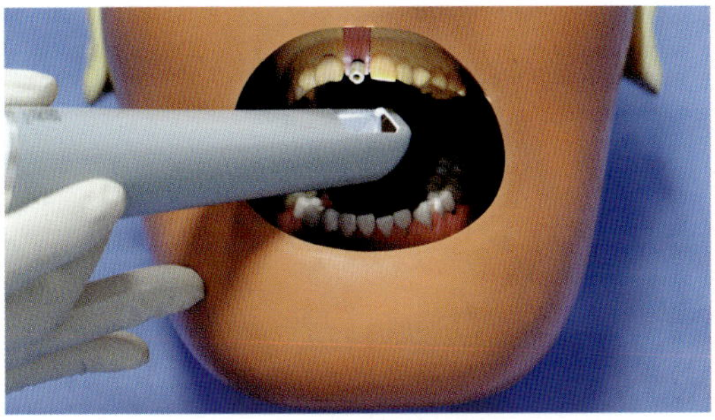

图 13.4.27　对扫描杆进行扫描

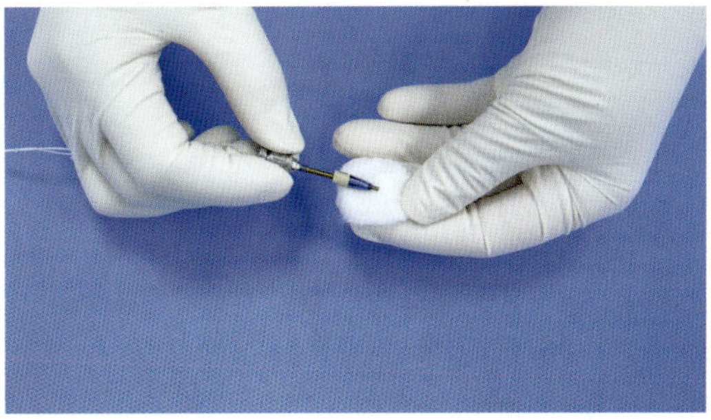

图 13.4.28　清理扫描杆

学习笔记

3. 治疗后护理

（1）患者护理：关闭治疗灯，取下护目镜，推开治疗台，调整牙椅，协助患者漱口、清洁面部，撤胸巾。

（2）整理用物：冲洗手机管路 20 ~ 30 秒，撤防污膜、三用枪头、吸引器管、口杯，冲洗痰盂及牙椅排水管路，用物分类处置。

（3）牙椅清洁消毒：按照从洁到污的原则擦拭牙椅。

（4）撤口扫头，按照从洁到污的原则擦拭扫描仪，安装保护帽。

（5）使用速干手消毒液进行手消毒，摘防护面罩，摘手套、洗手。

（三）护理要点

1. 操作前需要提前打开扫描仪电源，安装口扫头进行预热，以减少患者口内不适感，避免因口内哈气对扫描精度产生的影响。

2. 扫描过程中注意牙椅灯光不要照射到扫描区域以免影响扫描精度。

3. 扫描过程中及时吸唾，吹干扫描区域唾液，协助医生去除软组织阻挡，充分暴露扫描区域。

（四）健康宣教

同非开窗式取模。

种植义齿修复——戴牙四手操作技术

第五节 种植义齿修复－戴牙的四手操作

一、适应证

种植修复体制作完成后的种植牙患者。

二、治疗步骤与护理配合

（一）治疗前准备

1. 医生准备

（1）洗手、戴口罩，与患者核对治疗方案。

（2）调节椅位，做好标准预防。

（3）检查种植模型及修复体。

2. 护士准备

（1）洗手、戴口罩，做好标准预防，喷溅操作时佩戴防护面罩。

（2）准备好患者病历、核对患者信息、查看种植体品牌及型号，根据病历记录准备所需物品并合理放置。

（3）护士引导患者至牙椅，调整椅位，协助患者取舒适体位。

（4）告知患者诊疗中注意事项，做好患者的心理护理。

3. 患者准备

系胸巾、漱口，向患者告知注意事项，取舒适放松体位仰卧于牙椅。

4. 物品准备

（1）常规用物：一次性口腔器械盘（口镜、探针、镊子）、75% 酒精棉球、无菌棉球、纱布块、三用枪、吸唾管、防污膜、护目镜、口杯、凡士林、医用棉签等。

（2）种植戴牙用物：扭力扳手、螺丝刀、高速手机、低速直机、车针、粘接剂、封孔材料、光固化灯、水门汀充填器、咬合纸镊、咬合纸、牙线（图 13.5.1）。

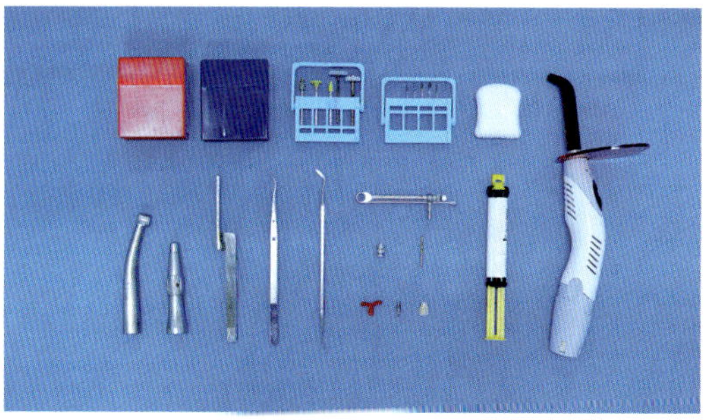

图 13.5.1 种植戴牙用物

学习笔记

（二）医护配合流程

医护配合流程见表 13.5.1。

表 13.5.1 种植义齿修复 – 戴牙技术的医护配合流程

医生操作流程	护士操作流程
1. 检查患者口内情况	用凡士林棉签润滑患者口角，防止口镜牵拉造成患者痛苦
2. 取下愈合基台	传递螺丝刀予医生、将牙线固定于医生手指；接回螺丝刀及愈合基台，整理牙线、清理螺丝刀
3. 冲洗牙龈袖口	传递无菌冲洗器，注意用无菌纱布块包裹针头，针头朝向患牙，护士及时吸唾
4. 安装基台（图 13.5.2）	将基台与定位柱安装密合传递予医生，注意定位柱方向朝向患牙（图 13.5.3） 传递螺丝刀，协助医生固定定位柱及基台 接回螺丝刀，整理牙线，清理螺丝刀
5. 试戴修复体	将修复体传递予医生，注意修复体唇颊侧方向与口内朝向一致
6. 测试邻接	传递牙线予医生（图 13.5.4），护士协助医生固定修复体测试邻接（图 13.5.5）
7. 调𬌗、抛光	使用咬合纸镊依次传递不同厚度咬合纸测试咬合高点（图 13.5.6） 及时吸唾，保持操作视野清晰
8. 基台加力（图 13.5.7）	将螺丝刀与扭力扳手传递予医生并与医生核对加力扭矩
9. 75% 酒精棉球消毒基台（图 13.5.8）并吹干	使用锁镊夹取 75% 酒精棉球消毒修复体并使用三用枪头吹干（图 13.5.9）
10. 封闭基台螺丝通道	使用锁镊传递封孔材料，将水门汀充填器传递予医生（图 13.5.10），协助医生封闭螺丝通道
11. 粘冠、去除多余粘接剂	将粘接材料均匀涂布于修复体组织面，使用粘接棒将修复体传递予医生（图 13.5.11） 光固化灯照射修复体 1 ~ 2 秒进行初步固化，协助医生及时清理多余粘接剂 再次使用光固化灯固化修复体
12. 确认咬合情况	传递咬合纸确认咬合情况
13. 书写病历，术后医嘱	进行种植牙健康宣教

学习笔记

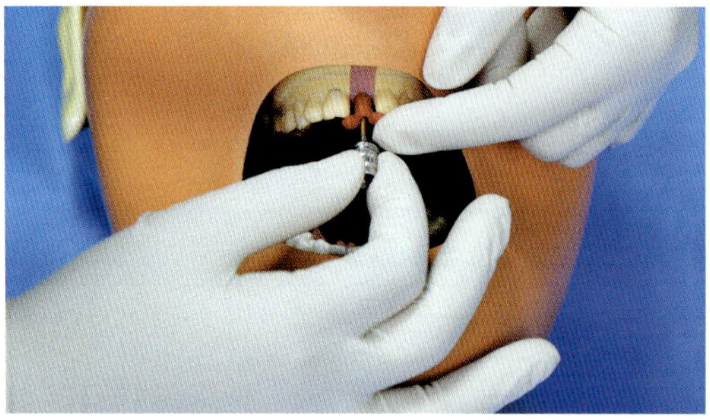

图 13.5.2　安装基台

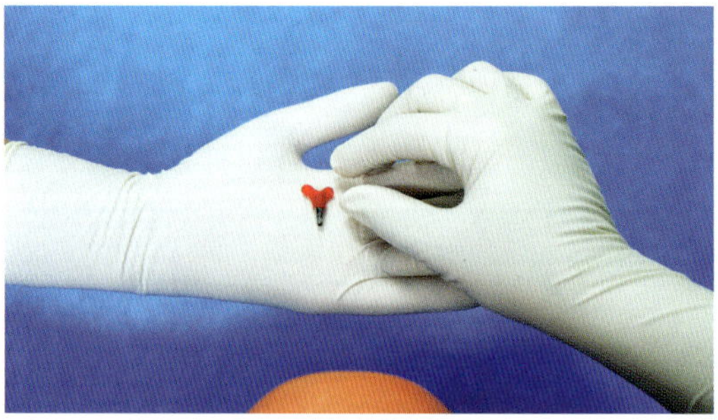

图 13.5.3　传递基台、定位柱

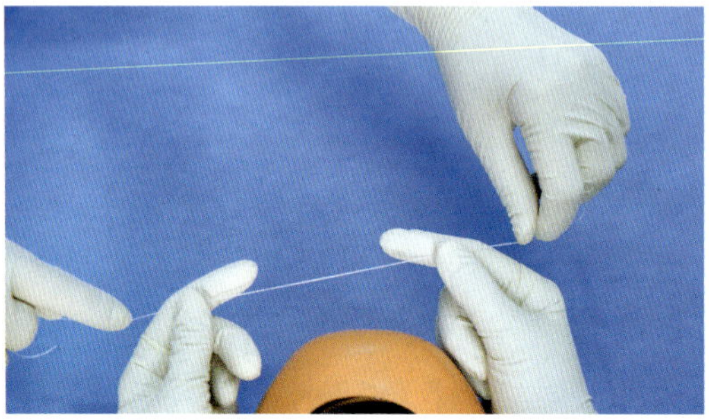

图 13.5.4　传递牙线

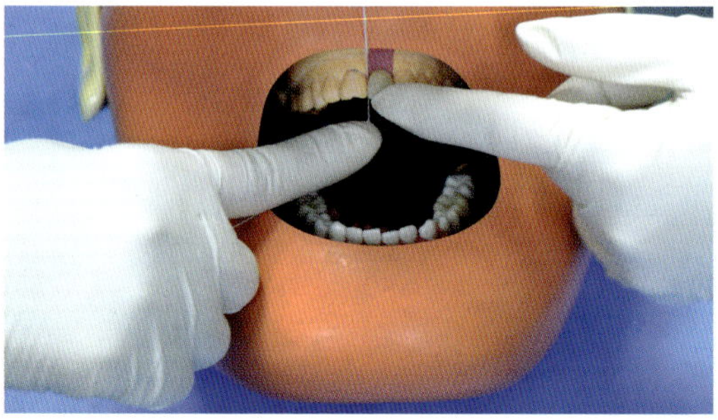

图 13.5.5　固定修复体

学习笔记

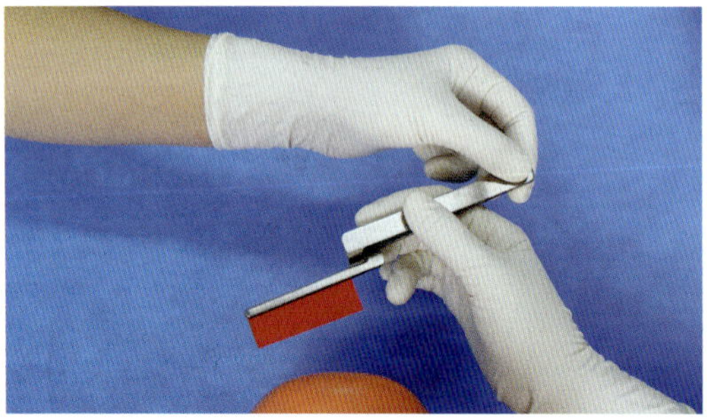

图 13.5.6　传递咬合纸

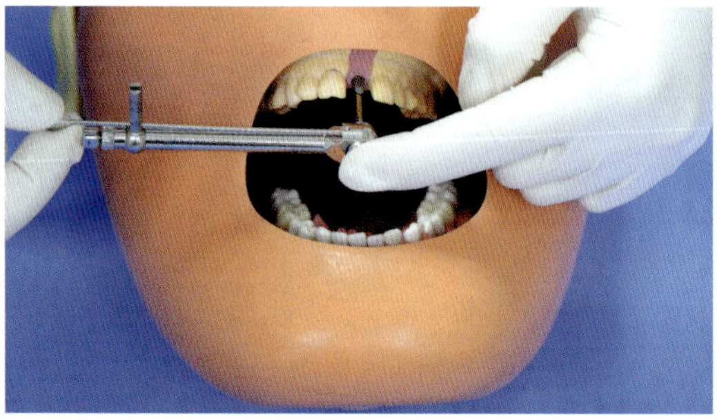

图 13.5.7　基台加力

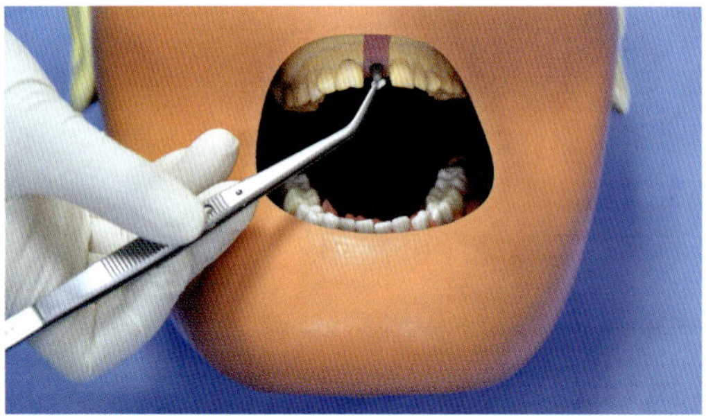

图 13.5.8　消毒基台

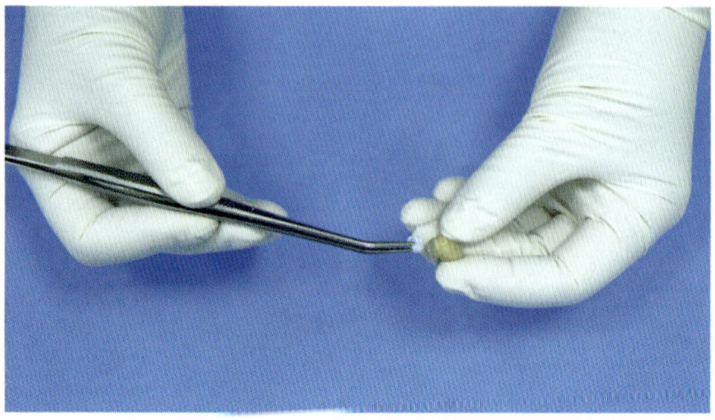

图 13.5.9　消毒修复体

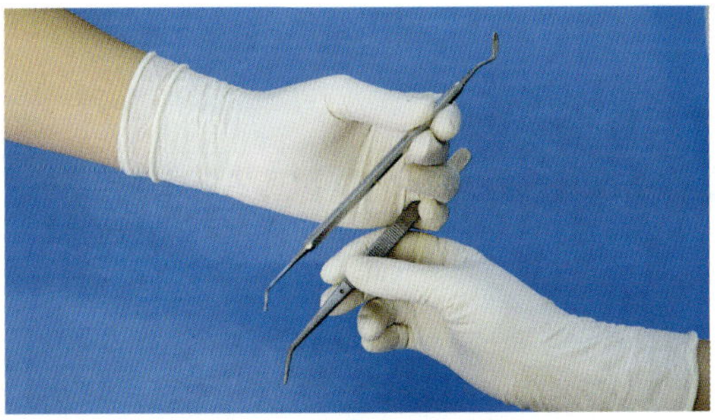

图 13.5.10　器械交换

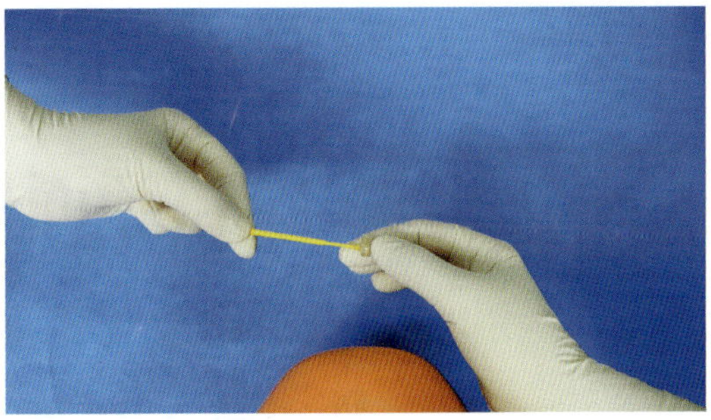

图 13.5.11　传递修复体

（三）治疗后护理

1. 患者护理

关闭治疗灯，取下护目镜，推开治疗台，调整牙椅至患者舒适体位，协助患者漱口、清洁面部、撤胸巾。

2. 整理用物

冲洗手机管路 20 ~ 30 秒，撤防污膜、三用枪头、吸引器管、口杯，冲洗痰盂及牙椅排水管路，用物分类处置。

3. 牙椅清洁消毒

按照从洁到污的原则擦拭牙椅。

4. 使用速干手消毒液进行手消毒，摘防护面罩，摘手套、洗手。

三、护理要点

1. 传递基台等小配件时，注意做好防护，避免引起误吞误吸。
2. 及时整理螺丝刀上的牙线，防止打结或脱出。
3. 注意咬合纸的夹持部位保证留有足够的咬合面积。
4. 注意材料的调拌时机，以免影响粘接。
5. 修复体抛光或光固化时注意保患者护眼睛，及时为患者佩戴防护眼罩。

四、健康宣教

1. 指导患者粘牙冠后 2 小时内勿进食，24 小时内勿用患牙咀嚼食物。
2. 掌握正确刷牙方法、坚持使用牙线、冲牙器或者牙尖隙刷，保持口腔卫生。
3. 种植牙使用时应由软食逐渐过渡到普通饮食，避免咀嚼过硬的食物，防止种植体受力过大影响使用寿命。
4. 戒烟、限酒，养成良好的生活习惯。
5. 种植牙的复诊时间为戴牙后 3 个月、6 个月、1 年，此后每年复诊一次，如有问题随时复诊。

学习笔记

第十四章　口腔颌面外科专业四手操作技术

第一节　局部麻醉的四手操作

局部麻醉（local anesthesia）简称局麻，是指用局麻药暂时性阻断机体一定区域内神经末梢和纤维的感觉传导功能，从而使该区疼痛消失的麻醉方法。确切的定义应该是局部无痛，即除痛觉消失外，其他感觉如触压觉、温度觉等依然存在，患者仍保持清醒的意识。目前常用的局麻药物有盐酸利多卡因、阿替卡因、甲哌卡因等。常见的局麻方法有冷冻麻醉、表面麻醉、浸润麻醉和阻滞麻醉。

一、适应证

1. 口腔颌面外科门诊手术、牙拔除术。
2. 牙体牙髓病的治疗。
3. 固定修复体的牙体预备。

二、治疗步骤与护理配合

（一）治疗前准备

1. 医生准备

（1）洗手、戴口罩，查看病情、询问相关病史，向患者交代病情及治疗计划，告知其签署知情同意书。

（2）调节椅位，做好标准预防。

2. 护士准备

（1）洗手、戴口罩，做好标准预防。

（2）核对患者信息，引导患者至椅位，推开并抬高医生操作台，协助患者就坐。

（3）根据疾病治疗方案备齐用物并合理放置，牙科综合治疗台把手、按键，仪器按键等高频接触部位贴防污膜。

（4）向患者告知诊疗中注意事项，做好患者的心理护理。

3. 患者准备

系胸巾、0.12% 氯己定液含漱，取舒适放松体位仰卧于牙椅。

上牙槽后神经阻滞麻醉注射时，患者取坐位，头稍后仰，半张口，上颌牙平面与地面呈 45° 角（图 14.1.1）。下牙槽神经阻滞麻醉注射时，患者取坐位，大张口，下颌牙平面与地面平行（图 14.1.2）。

学习笔记

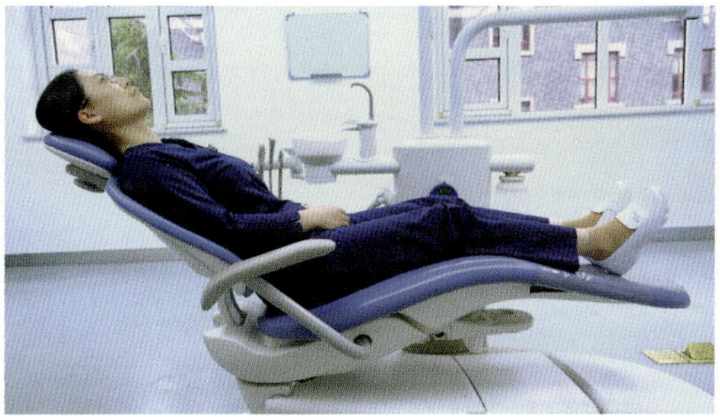

图 14.1.1　上牙槽后神经阻滞麻醉注射体位

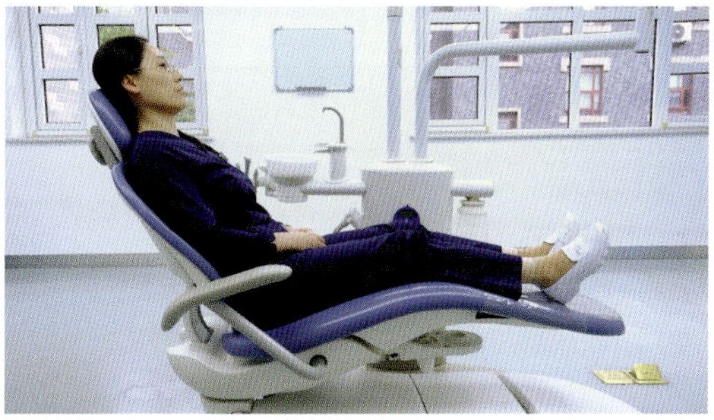

图 14.1.2　下牙槽神经阻滞麻醉注射体位

4. 用物准备

（1）常规用物：一次性口腔器械盘（口镜、镊子）、吸引器管、防污膜、口杯、0.12% 氯己定含漱液、一次性使用无菌洞巾（图 14.1.3）。

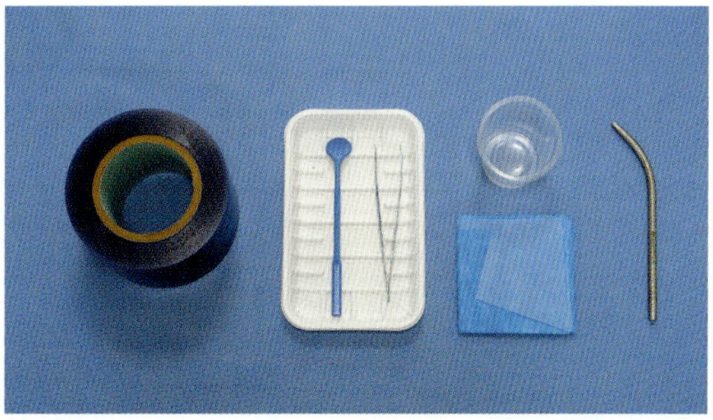

图 14.1.3　常规用物

（2）浸润麻醉用物：0.5% 碘伏棉球、卡局式注射器、卡局芯式麻醉剂、口腔用一次性注射针、无菌纱布块（图 14.1.4）。

（3）阻滞麻醉用物：0.5% 碘伏棉球、一次性使用无菌注射器（5 mL）、2% 盐酸利多卡因注射液、弯盘、无菌纱布块（图 14.1.5）。

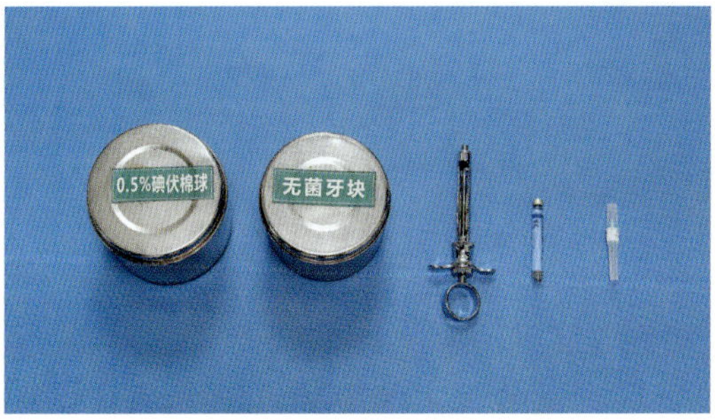

图 14.1.4　浸润麻醉用物

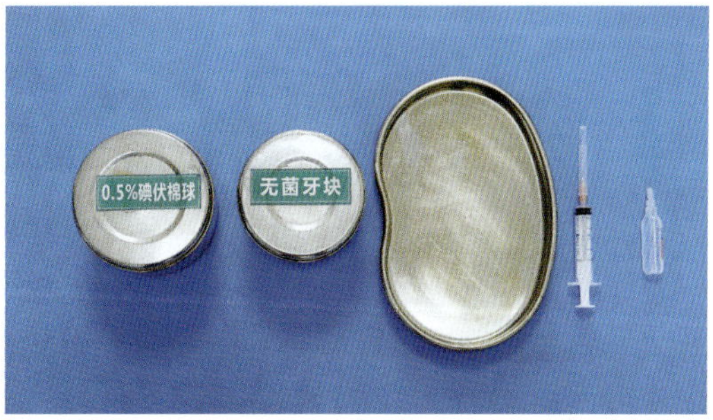

图 14.1.5　阻滞麻醉用物

（二）医护配合流程

医护配合流程见表 14.1.1。

表 14.1.1　局部麻醉医护配合流程

医生操作流程	护士操作流程
1. 询问患者相关病史，与护士共同核对牙位，向患者交代病情及治疗计划，告知其签署知情同意书	与医生共同核对患者信息及牙位，嘱患者漱口，调节椅位和灯光。做好患者的心理护理，嘱治疗中如有不适举左手示意
2. 术区消毒，铺一次性使用无菌洞巾	用治疗盘传递 0.5% 碘伏棉球予医生消毒口周，协助铺一次性使用无菌洞巾（图 14.1.6）

学习笔记

（续表）

医生操作流程	护士操作流程
3. 术区麻醉	
（1）浸润麻醉	与医生核对药物、牙位，检查注射器性能是否完好，遵医嘱安装麻醉剂并传递予医生（图 14.1.7）
（2）阻滞麻醉	与医生核对药物、牙位，检查注射器性能是否完好，抽取麻醉剂后，使用弯盘传递予医生（图 14.1.8）
4. 压迫止血	传递无菌纱布块予医生，嘱患者轻咬无菌纱布块压迫止血（图 14.1.9）

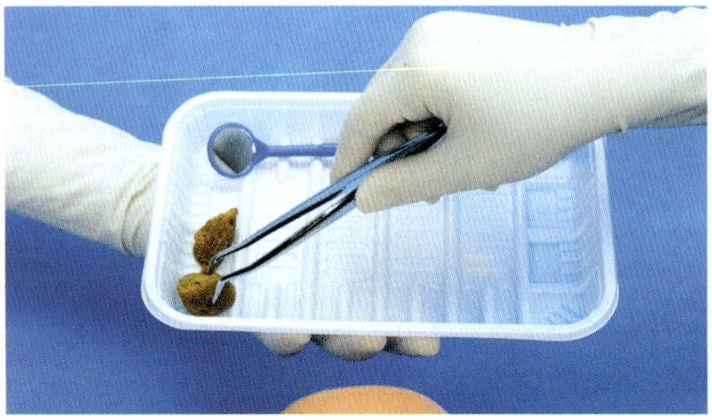

图 14.1.6　传递碘伏棉球

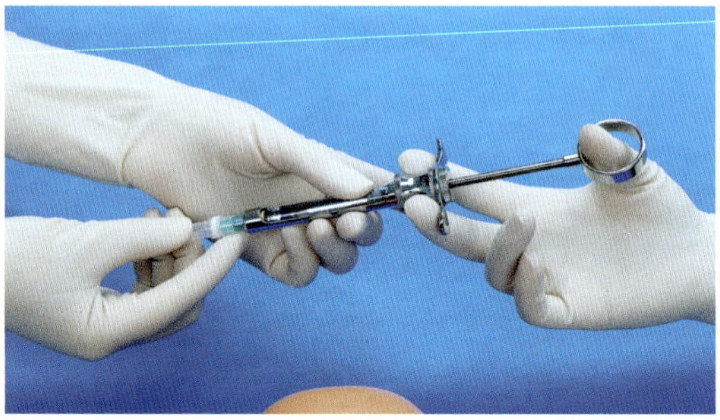

图 14.1.7　传递卡局式注射器

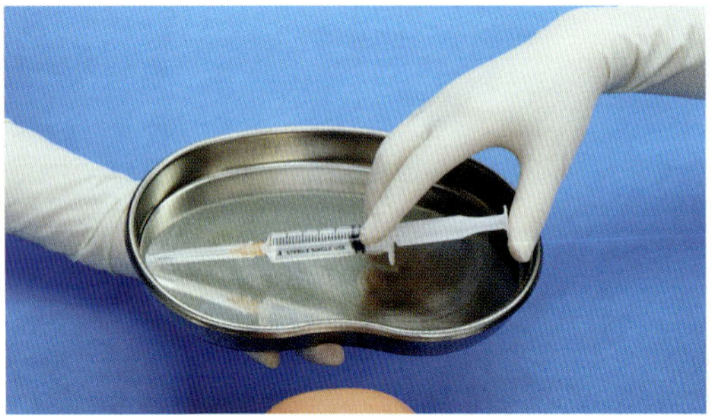

图 14.1.8　传递麻醉剂

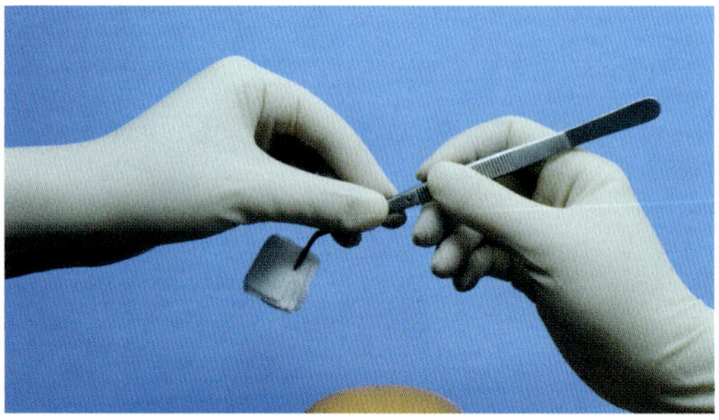

图 14.1.9　传递无菌纱布块

（三）治疗后护理

1. 患者护理

关闭治疗灯，推开治疗台，调整牙椅至患者舒适体位，协助患者清洁面部、撤胸巾。

2. 整理用物

撤防污膜、吸引器管、口杯，冲洗痰盂、牙椅排水管路，用物分类处置。

3. 牙椅清洁消毒

按照从洁到污的原则擦拭牙椅。

4. 使用速干手消毒液进行手消毒，摘防护面罩，摘手套，洗手。

三、护理要点

1. 操作前询问患者全身系统病史、既往史及过敏史。

2. 麻醉过程中密切观察患者全身反应，如发现异常立即报告医生，并采取相应措施。

3. 操作过程中，嘱患者勿晃动身体和头部，避免针刺伤。

4. 传递注射器时，可视窗朝上，便于医生在注射过程中观察麻醉剂用量。

四、健康宣教

1. 麻醉术中如使用了血管收缩剂（如肾上腺素），可引起心悸、头痛、血压升高等不良反应，应做好沟通和安抚，稳定患者情绪，减轻患者的恐惧心理。

2. 在上牙槽后神经、眶下神经阻滞麻醉中，有可能出现注射针刺破血管所致的血肿，可在黏膜下或皮下出现紫红色瘀斑或肿块，数日后可自行吸收、消失，嘱患者不必担心。

3. 麻醉术后局部组织灵敏度暂时降低，口腔粘膜组织无法感受到疼痛或热度，嘱患者勿咬伤唇、颊黏膜。

第二节　牙拔除术的四手操作

牙拔除术（exodontia）是某些牙病的终末治疗手段，也是治疗口腔颌面部牙源性疾病或某些相关全身疾病的外科措施。

学习笔记

一、适应证

1. 牙体病损

牙体组织龋坏或破坏严重、用现有的修复手段已无法恢复和利用者可拔除。

2. 根尖周病

根尖周病变不能用根管治疗、根尖切除等方法治愈者可拔除。

3. 牙周病

晚期牙周病，牙周骨组织支持大部丧失，采用常规和手术治疗已无法取得牙的稳固和功能者均可考虑拔除。

4. 牙折

根中1/3折断一般为拔牙适应证。

5. 错位牙

影响功能、美观、造成邻近组织病变或邻牙龋坏，不能用正畸等方法恢复正常位置者均可考虑拔除。

6. 额外牙

常会引起正常牙的萌出障碍或错位，造成错颌畸形，常为拔牙适应证。

7. 埋伏牙、阻生牙

引起邻牙牙根吸收、冠周炎、牙列不齐、邻牙龋坏者均应拔除。

8. 滞留乳牙

影响恒牙萌出者应当拔除。

9. 治疗需要

因正畸治疗需要进行减数的牙；因义齿修复需要拔除的牙；囊肿或良性肿瘤累及的牙，可能影响治疗效果者均为拔牙适应证。恶性肿瘤放疗前，为减少并发症的发生，拔牙适应证应适当放宽。

10. 病灶牙

引起颌骨骨髓炎、牙源性上颌窦炎等局部病变的病灶牙为拔除适应证。

11. 颌骨骨折

颌骨骨折线上的牙或牙槽突骨折所累及的牙，应根据牙本身的情况决定，尽可能保留。

二、治疗步骤与护理配合

（一）治疗前准备

1. 医生准备

（1）洗手、戴口罩，查看病情、询问相关病史，向患者交代病情及治疗计划，告知其签署知情同意书。

（2）调节椅位，做好标准预防。

2. 护士准备

（1）洗手、戴口罩，做好标准预防。

（2）核对患者信息，引导患者至椅位，推开并抬高医生操作台，协助患者就坐。

（3）根据疾病治疗方案备齐用物并合理放置，牙科综合治疗台把手、按键，仪器按键等高频接触部位贴防污膜。

（4）向患者告知诊疗中注意事项，做好心理护理。

3. 患者准备

系胸巾、0.12% 氯己定液含漱、戴护目镜，取舒适放松体位仰卧于牙椅。

4. 用物准备

（1）常规用物：一次性口腔器械盘（口镜、镊子）、吸引器管、防污膜、护目镜、口杯、0.12% 氯己定含漱液（图 14.2.1）。

（2）治疗用物：一次性使用无菌洞巾、0.5% 碘伏棉球、无菌纱布块、卡局式注射器、卡局芯式麻醉剂、口腔用一次性注射针、牙挺、牙钳、牙龈分离器、镊子、一次性使用无菌注射器（20 mL）、骨锤、0.9% 氯化钠注射液（图 14.2.2）。

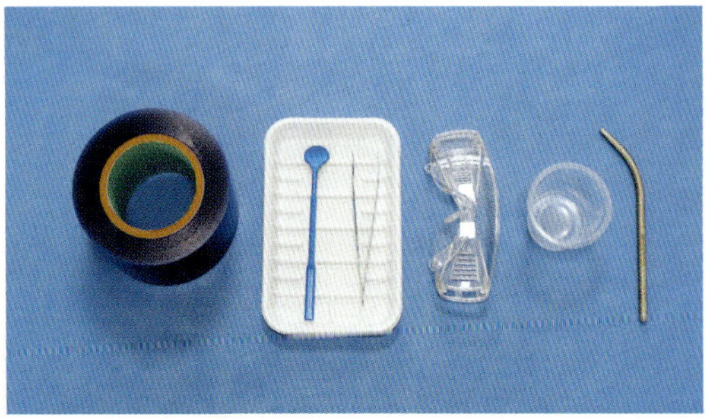

图 14.2.1　常规用物

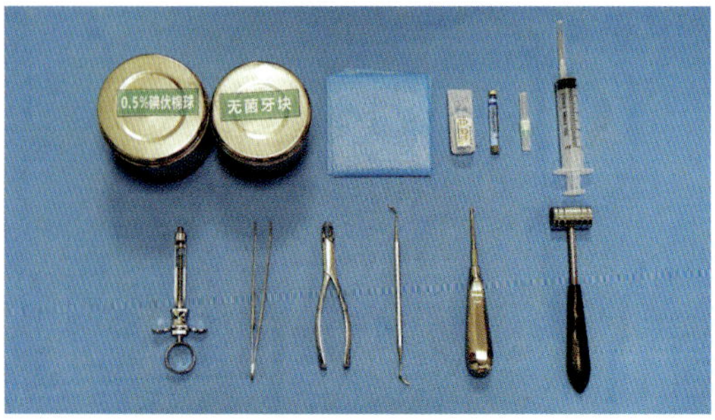

图 14.2.2　治疗用物

学习笔记

（二）医护配合流程

医护配合流程见表 14.2.1。

表 14.2.1 牙拔除术医护配合流程

医生操作流程	护士配合流程
1. 询问患者相关病史，与护士共同核对牙位，拍摄 X 线片，向患者交代病情及治疗计划，告知其签署知情同意书	与医生共同核对患者信息及牙位，引导患者拍摄 X 线片，嘱患者漱口，戴护目镜，调节椅位和灯光 做好患者的心理护理，嘱患者治疗中如有不适举左手示意
2. 术区消毒，铺一次性使用无菌洞巾	用治疗盘传递 0.5% 碘伏棉球予医生消毒口周（图 14.2.3），协助铺一次性使用无菌洞巾
3. 术区麻醉	与医生核对药物、牙位，检查注射器性能是否完好，遵医嘱安装麻醉剂并传递予医生（图 14.2.4）
4. 分离牙龈	传递牙龈分离器予医生，再次共同核对牙位，吸净术区唾液及血液（图 14.2.5）
5. 挺松患牙	传递牙挺予医生（图 14.2.6） 必要时协助医生使用锤击法增加间隙，锤击下颌牙时，注意保护下颌骨及颞下颌关节，可用一手托住患者术区的下颌角
6. 拔除患牙	传递牙钳予医生（图 14.2.7） 协助牵拉口角，避免损伤软组织
7. 处理拔牙窝	传递生理盐水予医生，及时吸唾（图 14.2.8） 协助医生检查牙齿的完整性
8. 压迫止血	传递无菌纱布块予医生（图 14.2.9），嘱患者轻咬无菌纱布块压迫止血 协助患者清洁面部

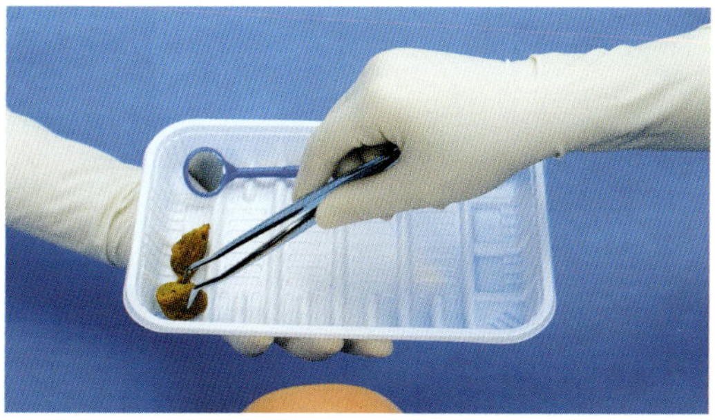

图 14.2.3 传递碘伏棉球

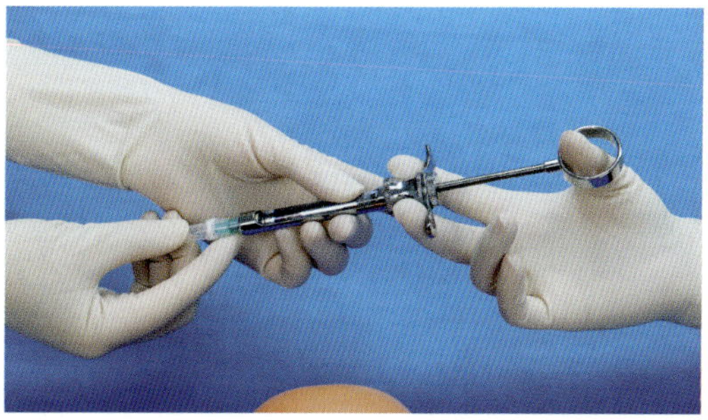

图 14.2.4 传递卡局式注射器

学习笔记

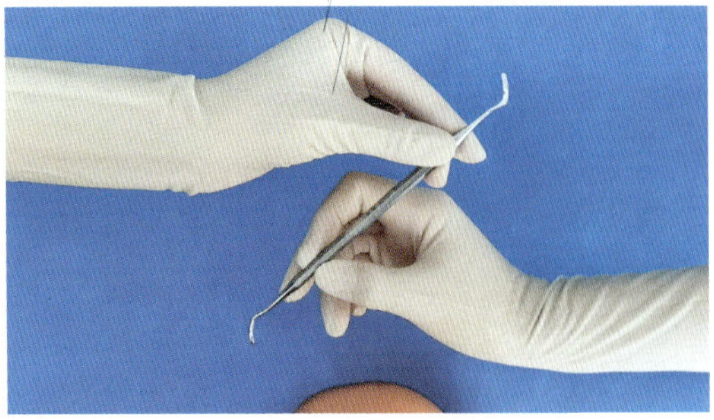

图 14.2.5 传递牙龈分离器

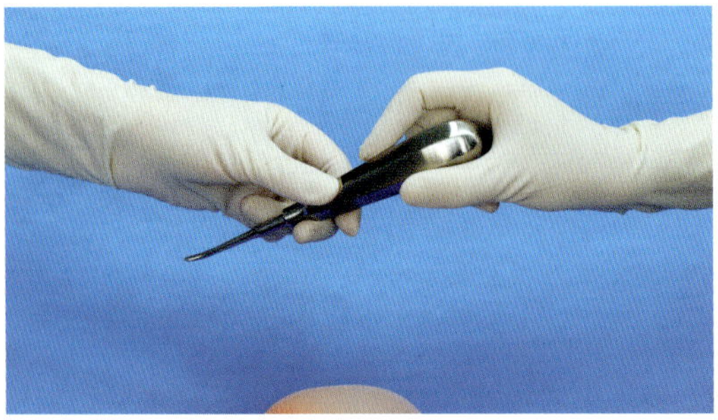

图 14.2.6 传递牙挺

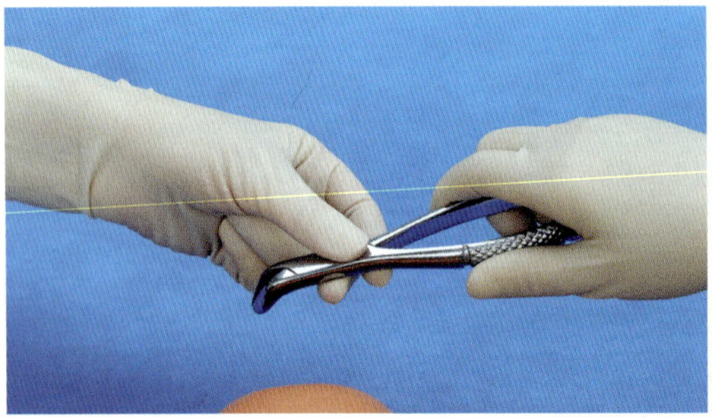

图 14.2.7 传递牙钳

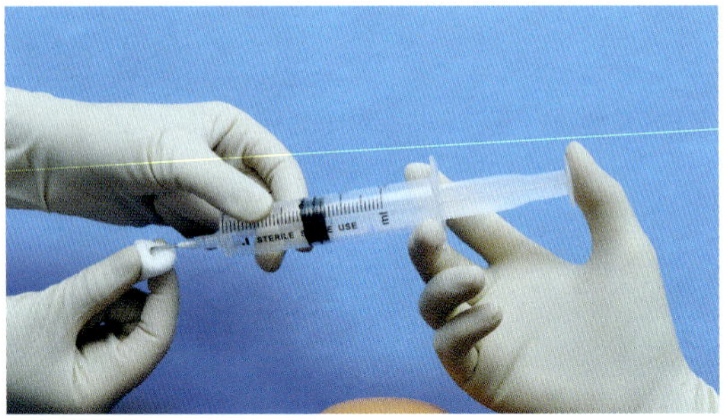

图 14.2.8 传递生理盐水

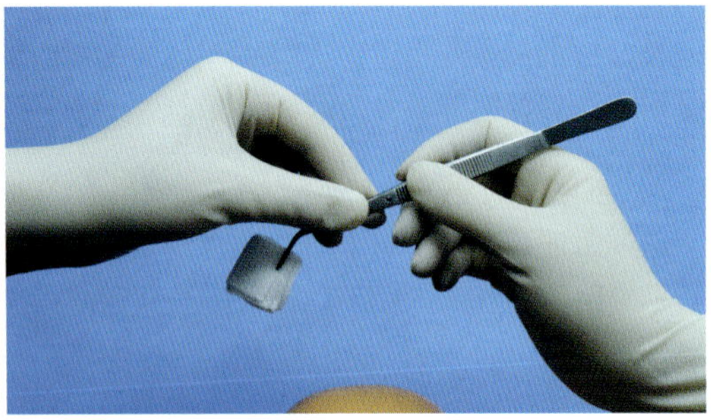

图 14.2.9 传递无菌纱布块

（三）治疗后护理

1. 患者护理

关闭治疗灯，取下护目镜，推开治疗台，调整牙椅至患者舒适体位，协助患者清洁面部、撤胸巾。

2. 整理用物

撤防污膜、吸引器管、口杯，冲洗痰盂、牙椅排水管路，用物分类处置。

3. 牙椅清洁消毒

按照从洁到污的原则擦拭牙椅。

4. 使用速干手消毒液进行手消毒，摘防护面罩，摘手套，洗手。

三、护理要点

1. 严格执行无菌操作。

2. 术中密切观察病情，注意观察患者面色、呼吸情况，发现异常立即报告医生，并采取相应的处理措施。

3. 治疗过程中及时吸唾，注意牵拉软组织，防止误伤。

4. 若手术过程中使用牙锤，应注意保护患者下颌骨及颞下颌关节。

5. 术后检查器械的完整性，若有疑问，应及时告知医生共同查找。

四、健康宣教

1. 嘱患者轻咬无菌纱布块 30 分钟后吐出。

2. 拔牙后 24 小时内勿刷牙、漱口，3 天内勿用吸管饮水。

3. 拔牙后 2 小时可进食、进水，建议吃温凉、稀软、清淡的食物。

4. 拔牙后 48 小时内唾液中有少量血丝属于正常现象，勿用舌舔创口，更不可反复吮吸、吐口水，如唾液中有较多血液或血块应及时复诊。

5. 必要时遵医嘱口服止痛药、抗生素。

阻生牙拔除四手操作技术

学习笔记

第三节　阻生牙拔除术的四手操作

阻生牙（impacted teeth）是指由于骨、邻牙或软组织的阻碍导致部分萌出或完全没有萌出且以后也不会萌出的牙。

一、适应证

1. 反复引起冠周炎的阻生牙。

2. 阻生牙龋坏或导致邻牙龋坏者。

3. 阻生牙引起食物嵌塞者。

4. 阻生牙压迫导致邻牙牙根吸收者。

5. 因阻生牙压迫导致邻牙牙周组织破坏者。

6. 阻生牙导致牙源性囊肿或肿瘤者。

7. 因正畸治疗需要拔除的阻生牙。

8. 可能为颞下颌关节紊乱病诱因的阻生牙。

9. 因完全骨阻生而被疑为原因不明的神经痛或病灶牙者。

10. 正颌手术需要拔除者。

11. 预防下颌骨骨折。

二、治疗步骤与护理配合

（一）治疗前准备

1. 医生准备

（1）洗手、戴口罩，查看患者病情、询问相关病史，向患者交代病情及治疗计划，告知其签署知情同意书。

（2）调节椅位，做好标准预防。

2. 护士准备

（1）洗手、戴口罩，做好标准预防。

（2）核对患者信息，引导患者至椅位，推开并抬高医生操作台，协助患者就坐。

（3）根据疾病治疗方案备齐用物并合理放置，牙科综合治疗台把手、按键，仪器按键等高频接触部位贴防污膜。

（4）向患者告知诊疗中注意事项，做好患者的心理护理。

3. 患者准备

系胸巾、0.12% 氯己定液含漱、戴护目镜，取舒适放松体位仰卧于牙椅。

4. 用物准备

（1）常规用物：一次性口腔器械盘（口镜、镊子）、吸引器管、防污膜、护目镜、口杯、0.12% 氯己定含漱液（图 14.3.1）。

（2）治疗用物：0.5% 碘伏棉球、一次性使用无菌洞巾、2% 盐酸利多卡因注射液、无菌纱布块、高速仰角手机、车针、弯盘、刀柄、无菌手术刀片、骨膜分离器、牙挺、镊子、刮匙、持针器、止血钳、眼科剪、一次性使用无菌注射器（5 mL、20 mL）、0.9% 氯化钠注射液、带针缝合线（图 14.3.2）。

学习笔记

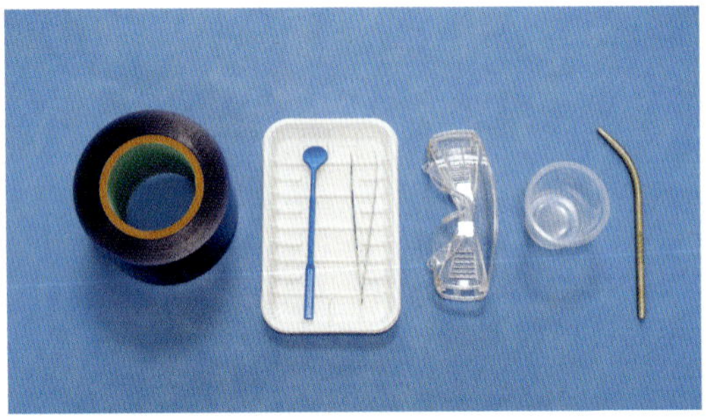

图 14.3.1　常规用物

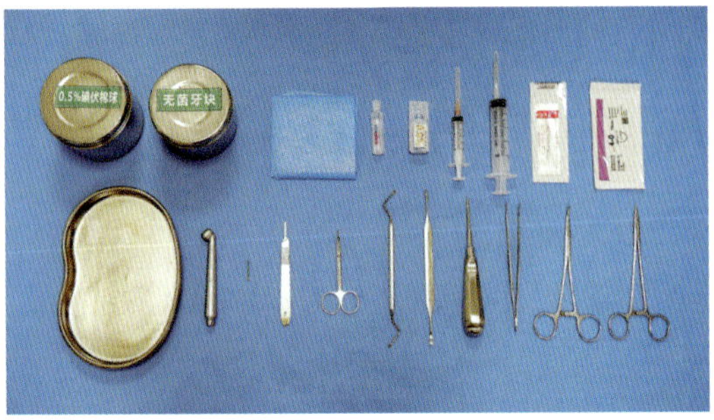

图 14.3.2　治疗用物

（二）医护配合流程

医护配合流程见表 14.3.1。

表 14.3.1　阻生牙拔除术医护配合流程

医生操作流程	护士操作流程
1. 询问患者相关病史，与护士共同核对牙位，拍摄 X 线片，向患者交代病情及治疗计划，告知其签署知情同意书	与医生共同核对患者信息及牙位，引导患者拍摄 X 线片，嘱患者漱口，戴护目镜，调节椅位和灯光。做好患者的心理护理，嘱治疗中如有不适举左手示意
2. 术区消毒，铺一次性使用无菌洞巾	用治疗盘传递 0.5% 碘伏棉球予医生消毒口周，协助铺一次性使用无菌洞巾

（续表）

医生操作流程	护士操作流程
3. 术区麻醉	与医生核对药物、牙位，检查注射器性能是否完好，遵医嘱抽取麻醉剂并传递予医生（图 14.3.3）
4. 切口	安装手术刀片 使用弯盘传递手术刀予医生（图 14.3.4），沿切口方向及时吸净术区血液
5. 翻瓣	传递骨膜分离器予医生（图 14.3.5），必要时用口镜牵拉口角，保持术野清晰
6. 去骨、增隙、分切患牙	安装高速仰角手机，选择匹配车针 去骨时注意安抚患者，及时吸净术区冷却水、血液及碎骨屑，保持术野清晰 协助保护术区相邻软组织（舌、颊粘膜等）
7. 拔出患牙	依次传递牙挺（图 14.3.6）、止血钳（图 14.3.7） 医生使用牙挺时，协助保护患者下颌骨及颞下颌关节
8. 处理拔牙窝	右手持无菌纱布块接回止血钳，左手传递刮匙予医生（图 14.3.8），及时进行椅旁清洁 传递生理盐水冲洗术区，及时吸唾（图 14.3.9）
9. 缝合	使用弯盘传递缝合针予医生，注意针头向下放置，避免针刺伤（图 14.3.10） 协助牵拉软组织，及时吸唾，保持术野清晰 协助医生剪线，为拆线时牵引方便，应至少余留 5 mm 以上
10. 压迫止血	传递无菌纱布块予医生，嘱患者轻咬无菌纱布块压迫止血（图 14.3.11） 协助患者清洁面部

学习笔记

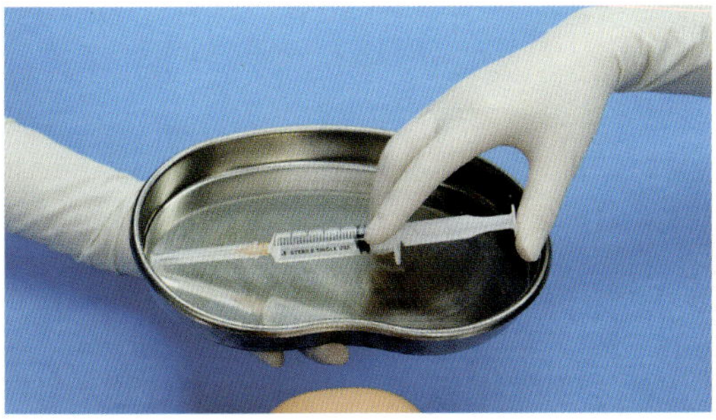

图 14.3.3　传递麻醉剂

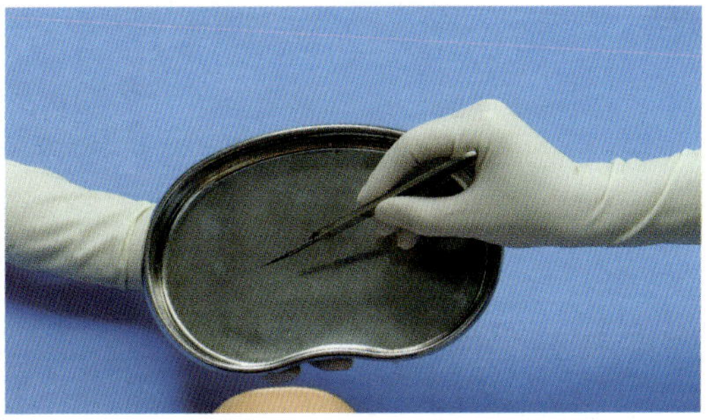

图 14.3.4　传递手术刀

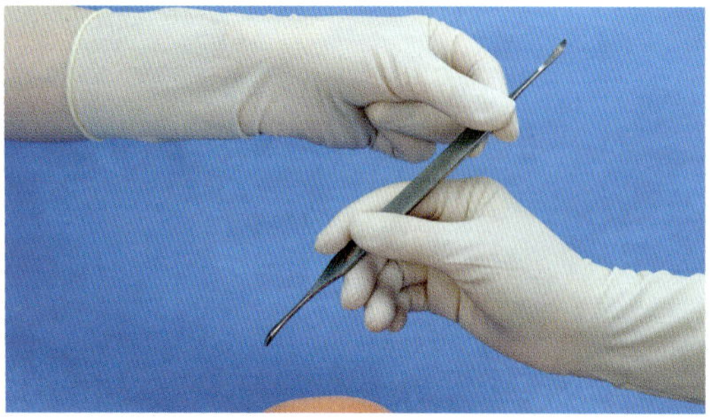

图 14.3.5 传递骨膜分离器

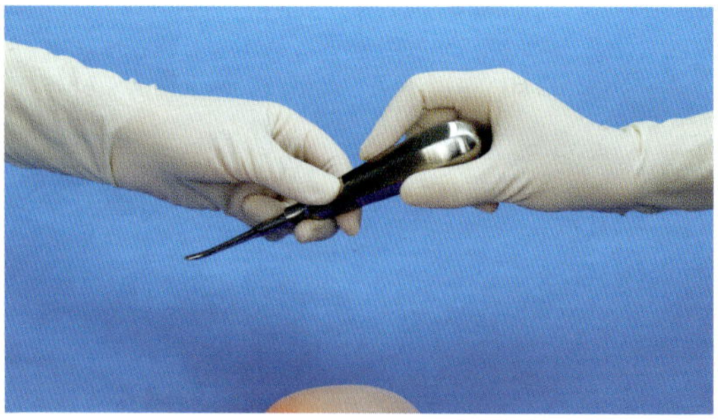

图 14.3.6 传递牙挺

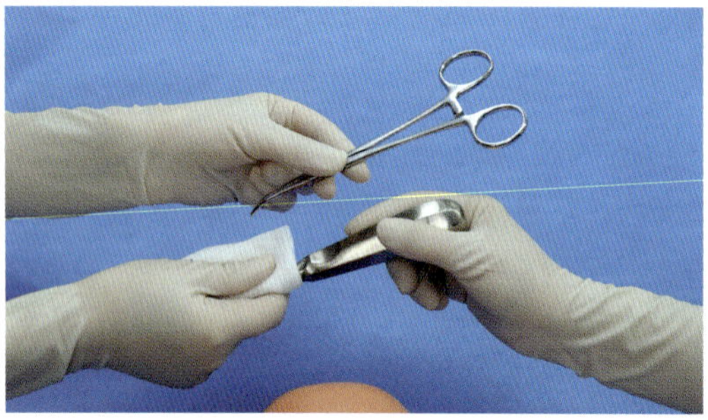

图 14.3.7 传递止血钳

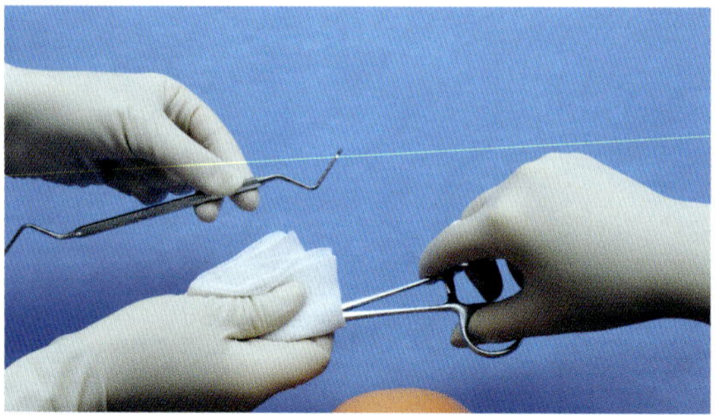

图 14.3.8 传递刮匙

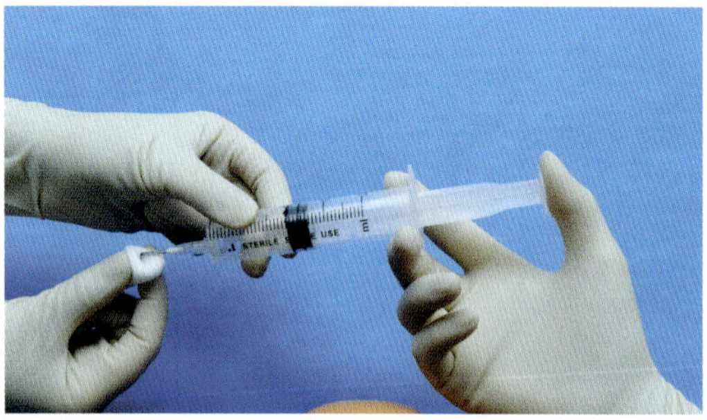

图 14.3.9 传递生理盐水

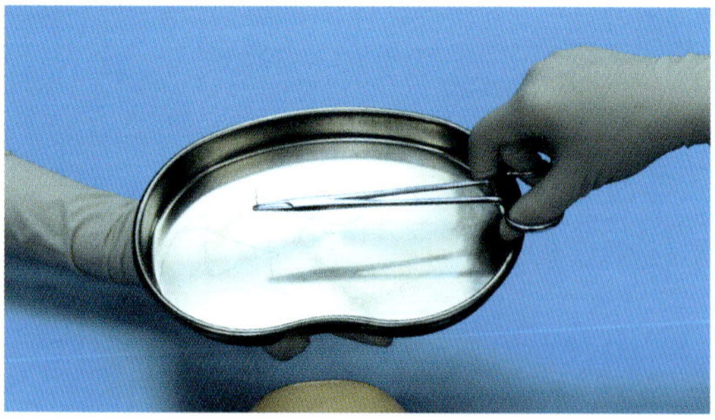

图 14.3.10 传递缝合针

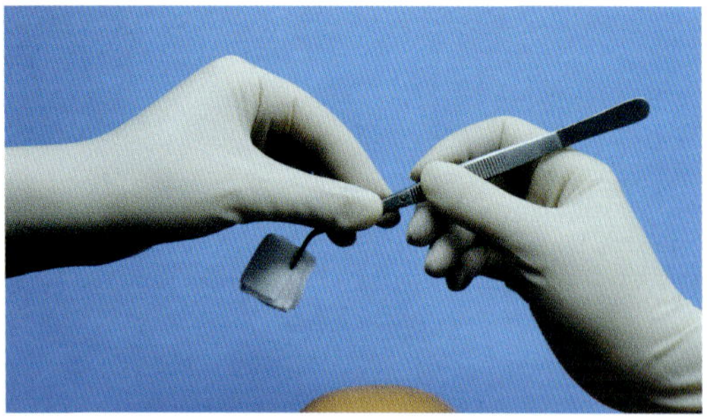

图 14.3.11 传递无菌纱布块

学习笔记

（三）治疗后护理

1. 患者护理

关闭治疗灯，取下护目镜，推开治疗台，调整牙椅至患者舒适体位，协助患者清洁面部、撤胸巾。

2. 整理用物

冲洗手机管路 20 ~ 30 秒，撤防污膜、吸引器管、口杯，冲洗痰盂、牙椅排水管路，用物分类处置。

3. 牙椅清洁消毒

按照从洁到污的原则擦拭牙椅。

4. 使用速干手消毒液进行手消毒，摘防护面罩，摘手套，洗手。

三、护理要点

1. 严格执行无菌操作。

2. 术中密切观察病情，注意观察患者面色、呼吸情况，发现异常立即报告医生，并采取相应的处理措施。

3. 治疗过程中及时吸唾，保持术野清晰。

4. 手术过程中注意保护患者颌骨、软组织，防止误伤。

5. 借助弯盘无接触传递带针缝合线等锐器，防止针刺伤。

6. 钻针安装后应检查是否就位，以防止操作时钻针从手机脱落飞出。

7. 术后检查器械的完整性，若有疑问，及时告知医生共同查找。

四、健康宣教

1. 嘱患者轻咬无菌纱布块 30 分钟后吐出。

2. 拔牙术后 24 小时内勿刷牙、漱口。

3. 拔牙术后 2 小时可进食，忌食辛辣刺激、过热、过硬食物。上颌阻生智齿拔除后，术后 3 天内勿用吸管饮水，勿用力擤鼻涕、打喷嚏。

4. 拔牙术后 48 小时内唾液中有少量血丝，属于正常现象，勿用舌舔创口，更不可反复吮吸、吐口水，如唾液中有较多血液或血块应及时复诊。

5. 下颌阻生智齿拔除后反应较大，常出现明显疼痛和肿胀，可告知患者 24 小时内间断冷敷，注意防止冻伤；若出现开口受限及吞咽困难，可遵医嘱进行理疗，帮助其恢复正常开口度。

6. 必要时遵医嘱口服止痛药、抗生素。

7. 普通缝线 7 ~ 10 天后拆除，可吸收缝线可不拆除。

第四节　牙槽骨修整术的四手操作

牙槽骨修整术的目的是矫正牙槽突各种妨碍义齿戴入和就位的畸形；去除牙槽突区突出的尖或嵴，防止引起局部疼痛；去除突出的骨结节或倒凹；矫正上颌前牙牙槽突的前突。牙槽骨修整术应在拔牙后 2 ~ 3 个月、拔牙创基本愈合、牙槽突改建趋于稳定时进行。

学习笔记

一、适应证

拔牙后牙槽骨吸收不均匀，出现骨尖、骨结节、骨隆凸等并有压痛，影响义齿修复者。

二、治疗步骤与护理配合

（一）治疗前准备

1. 医生准备

（1）洗手、戴口罩，查看病情、询问相关病史，向患者交代病情及治疗计划，告知其签署知情同意书。

（2）调节椅位，做好标准预防。

2. 护士准备

（1）洗手、戴口罩，做好标准预防。

（2）核对患者信息，引导患者至椅位，推开并抬高医生操作台，协助患者就坐。

（3）根据疾病治疗方案备齐用物并合理放置，牙科综合治疗台把手、按键，仪器按键等高频接触部位贴防污膜。

（4）向患者告知诊疗中注意事项，做好心理护理。

3. 患者准备

系胸巾、0.12% 氯己定液含漱、戴护目镜，取舒适放松体位仰卧于牙椅。

4. 用物准备

（1）常规用物：一次性口腔器械盘（口镜、镊子）、吸引器管、防污膜、护目镜、口杯、0.12% 氯己定含漱液（图 14.4.1）。

（2）治疗用物：0.5% 碘伏棉球、无菌纱布块、卡局式注射器、卡局芯式麻醉剂、口腔用一次性注射针、刀柄、无菌手术刀片、弯盘、骨膜分离器、咬骨钳、骨锉、骨凿、骨锤、持针器、眼科剪、带针缝合线、一次性使用无菌洞巾、镊子、一次性使用无菌注射器（20 mL）、0.9% 氯化钠注射液（图 14.4.2）。

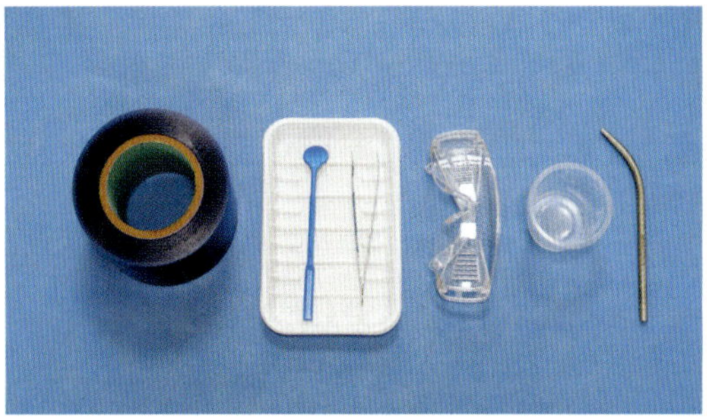
图 14.4.1　常规用物

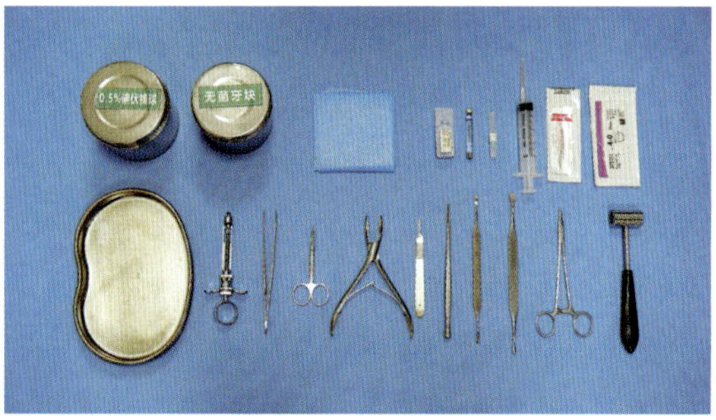
图 14.4.2　治疗用物

（二）医护配合流程

医护配合流程见表 14.4.1。

表 14.4.1 牙槽骨修整术医护配合流程

医生操作流程	护士操作流程
1. 询问患者相关病史，与护士共同核对术区，拍摄 X 线片，向患者交代病情及治疗计划，告知其签署知情同意书	与医生共同核对患者信息及手术区域，引导患者拍摄 X 线片，嘱患者漱口，戴护目镜，调节椅位和灯光。做好患者的心理护理，嘱患者治疗中如有不适举左手示意
2. 术区消毒，铺一次性使用无菌洞巾	用治疗盘传递 0.5% 碘伏棉球予医生消毒口周（图 14.4.3），协助铺一次性使用无菌洞巾
3. 术区麻醉	与医生核对药物、术区，检查注射器性能是否完好，遵医嘱安装麻醉剂并传递予医生（图 14.4.4）
4. 切口、翻瓣	安装手术刀片 使用弯盘传递手术刀予医生（图 14.4.5），沿切口方向及时吸净术区血液 传递骨膜分离器予医生（图 14.4.6），必要时用口镜牵拉口角，保持术野清晰
5. 修整牙槽骨	
（1）去除较小骨尖	先传递咬骨钳，后传递骨锉予医生（图 14.4.7）协助牵拉口角，充分暴露术区
（2）较大面积去骨	先传递骨凿予医生（图 14.4.8），后持骨锤协助去骨，去骨时提前告知患者，用骨锤垂直敲击骨凿，敲击下颌时，注意托住下颌角，保护患者的下颌骨及颞下颌关节 传递骨锉予医生，协助医生牵拉口角
6. 冲洗、清理骨面	传递生理盐水予医生（图 14.4.9），冲洗骨面，及时吸净口内血液及碎骨屑，保持术野清晰
7. 缝合	使用弯盘传递缝合针予医生，注意针头向下放置，避免针刺伤（图 14.4.10） 协助牵拉软组织，及时吸唾，保持术野清晰 协助医生剪线，为拆线时牵引方便，应至少余留 5 mm 以上
8. 压迫止血	传递无菌纱布块予医生，嘱患者轻咬无菌纱布块压迫止血（图 14.4.11） 协助患者清洁面部

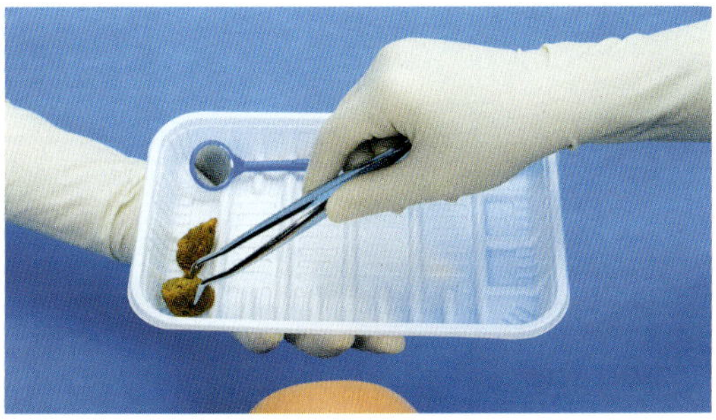
图 14.4.3 传递碘伏棉球

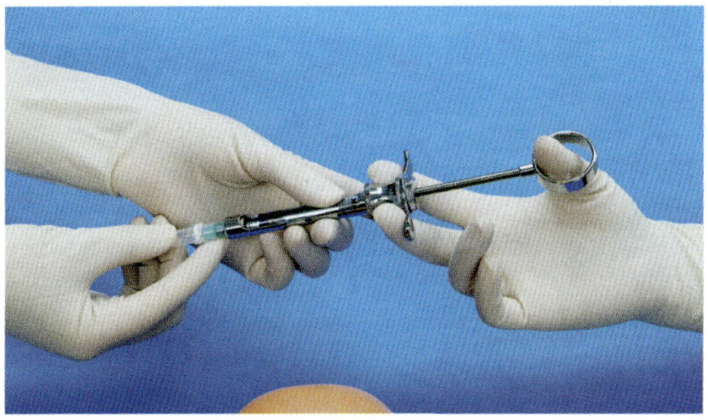
图 14.4.4 传递卡局式注射器

学习笔记

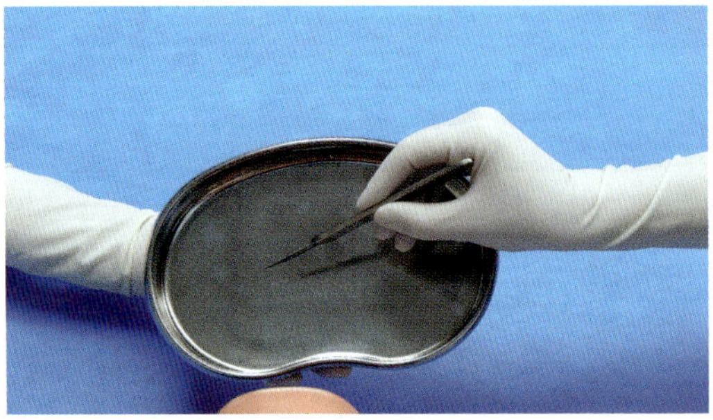

图 14.4.5 传递手术刀

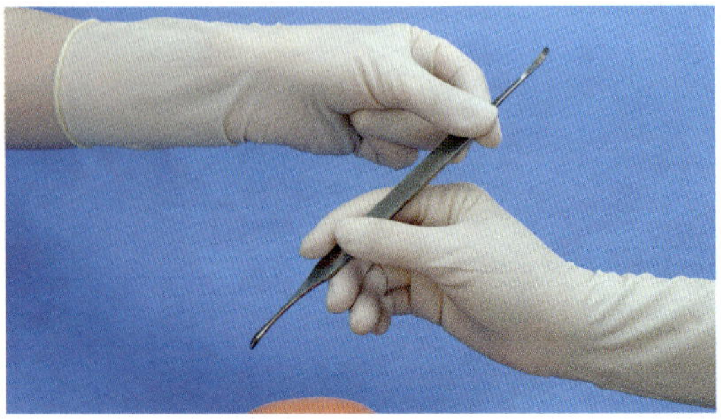

图 14.4.6 传递骨膜分离器

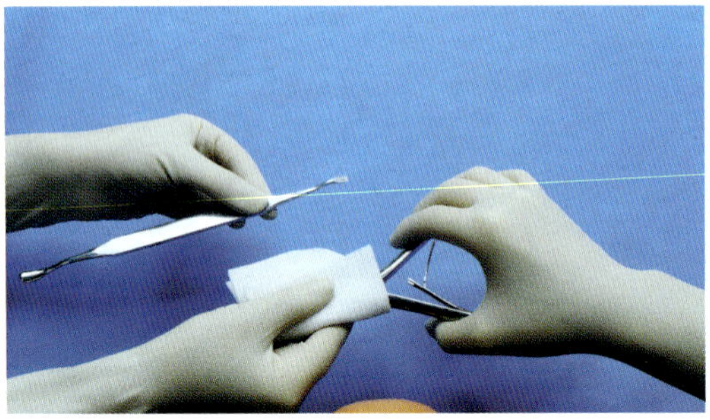

图 14.4.7 传递骨锉

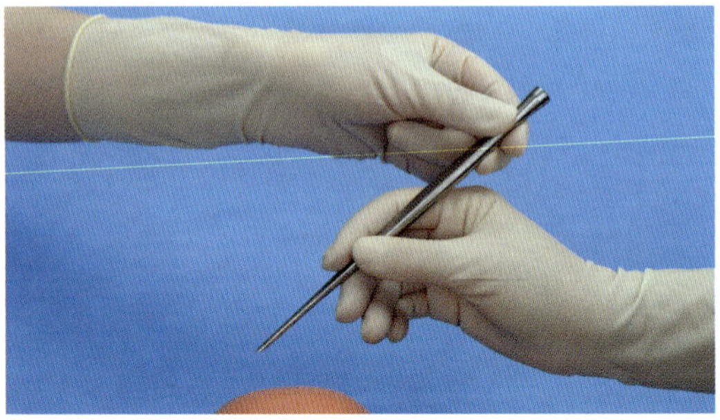

图 14.4.8 传递骨凿

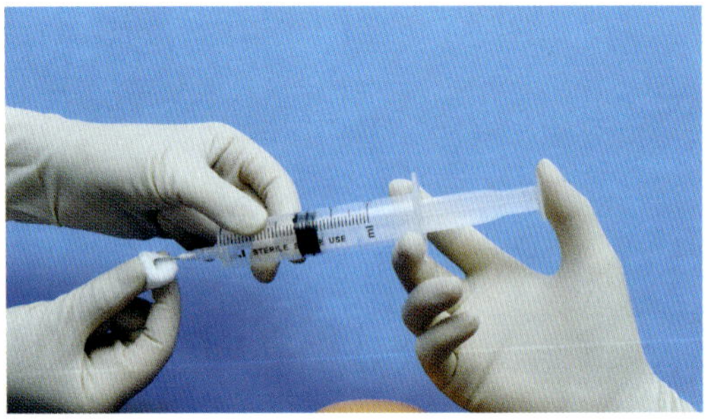

图 14.4.9 传递生理盐水

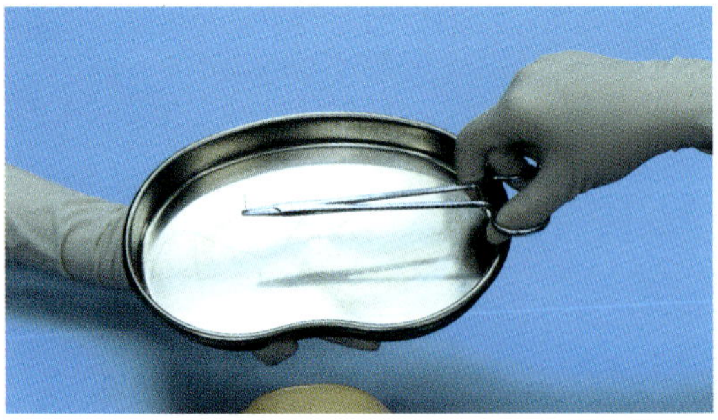

图 14.4.10 传递缝合针

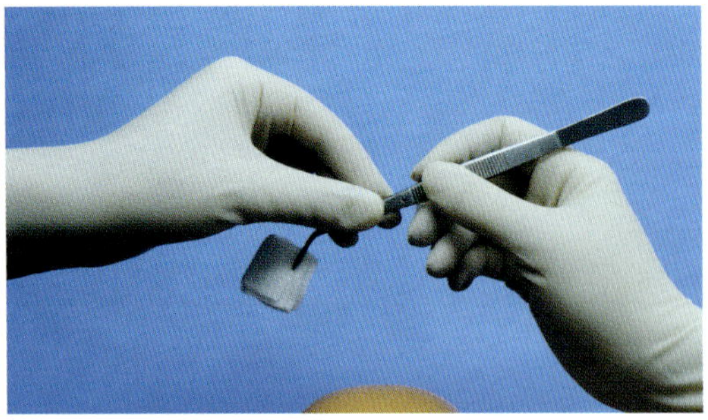

图 14.4.11 传递无菌纱布块

学习笔记

（三）治疗后护理

1. 患者护理

关闭治疗灯，取下护目镜，推开治疗台，调整牙椅至患者舒适体位，协助患者清洁面部、撤胸巾。

2. 整理用物

撤防污膜、吸引器管、口杯，冲洗痰盂、牙椅排水管路，用物分类处置。

3. 牙椅清洁消毒

按照从洁到污的原则擦拭牙椅。

4. 使用速干手消毒液进行手消毒，摘防护面罩，摘手套，洗手。

三、护理要点

1. 严格执行无菌操作。

2. 治疗过程中及时吸唾，注意牵拉软组织，防止误伤。

3. 借助弯盘无接触传递手术刀、带针缝合线等锐器，防止针刺伤。

4. 击锤时，提前告知患者，做好心理护理。注意用力不宜过猛，敲击下颌时，注意托住下颌角，保护患者的下颌骨及颞下颌关节。

5. 术中密切观察病情，注意观察患者面色、呼吸情况，发现异常立即报告医生，并采取相应的处理措施。

四、健康宣教

1. 嘱患者轻咬无菌纱布块 30 分钟后吐出。

2. 术后 24 小时内勿刷牙、漱口。

3. 术后 2 小时可进食，忌食辛辣刺激、过热、过硬食物，注意保持口腔清洁。

4. 如术中渗血较多，术后可能产生局部血肿，可考虑 24 小时内术区外间断冷敷。

5. 嘱患者术后两周可遵医嘱进行义齿修复。

6. 嘱患者术后 7 天拆线。

学习笔记

第五节　系带矫正术的四手操作

系带是指位于口腔前庭沟中线上及双侧颊部扇形或扁形的黏膜皱襞，上唇者为上唇系带，下唇者为下唇系带，双侧颊部者为颊系带；另外，位于舌腹与口底黏膜之间的扇形或扁形的黏膜小皱襞为舌系带。（本章节医护配合流程以舌系带矫正术为例）

一、适应证

1. 先天性舌系带过短，主要表现为舌不能自由前伸运动，勉强前伸时舌尖成 W 形；同时舌尖上抬困难；出现卷舌音和舌腭音发音障碍。

2. 无牙颌患者下颌牙槽突的吸收和萎缩，使舌系带或颏舌肌的附着接近牙槽突顶，常妨碍义齿的就位和固位。

二、治疗步骤与护理配合

（一）治疗前准备

1. 医生准备

（1）洗手、戴口罩，查看病情、询问相关病史，向患者交代病情及治疗计划，告知其签署知情同意书。

（2）调节椅位，做好标准预防。

2. 护士准备

（1）洗手、戴口罩，做好标准预防。

（2）核对患者信息，引导患者至椅位，推开并抬高医生操作台，协助患者就坐。

（3）根据疾病治疗方案备齐用物并合理放置，牙科综合治疗台把手、按键，仪器按键等高频接触部位贴防污膜。

（4）向患者告知诊疗中注意事项，做好患者的心理护理。

3. 患者准备

系胸巾、0.12% 氯己定液含漱、戴护目镜，取舒适放松体位仰卧于牙椅。

4. 用物准备

（1）常规用物：一次性口腔器械盘（口镜、镊子）、吸引器管、防污膜、护目镜、口杯、0.12% 氯己定含漱液（图 14.5.1）。

（2）治疗用物：0.5% 碘伏棉球、无菌纱布块、一次性使用无菌洞巾、弯盘、卡局式注射器、卡局芯式麻醉剂、口腔用一次性注射针、止血钳、持针器、眼科剪、镊子、带针缝合线（图 14.5.2）。

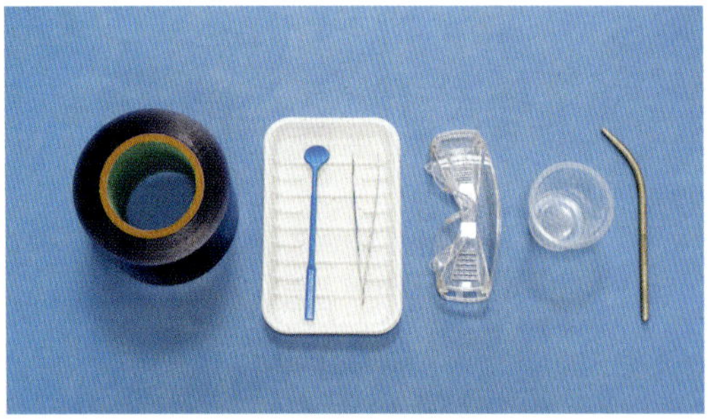

图 14.5.1　常规用物

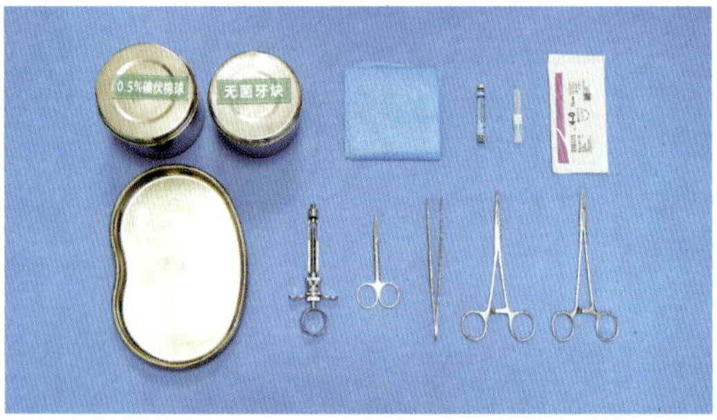

图 14.5.2　治疗用物

（二）医护配合流程

以舌系带矫正术为例，医护配合流程见表 14.5.1。

表 14.5.1　舌系带矫正术医护配合流程

医生操作流程	护士操作流程
1. 询问患者相关病史，与护士共同核对术区，向患者交代病情及治疗计划，告知其签署知情同意书	与医生共同核对患者信息及手术区域，嘱患者漱口，戴护目镜，调节椅位和灯光。做好患者的心理护理，嘱患者治疗中如有不适举左手示意
2. 术区消毒，铺一次性使用无菌洞巾	用治疗盘传递 0.5% 碘伏棉球予医生消毒口周，协助铺一次性使用无菌洞巾
3. 术区麻醉	与医生核对药物、术区，检查注射器性能是否完好，遵医嘱安装麻醉剂并传递予医生（图 14.5.3）
4. 牵拉系带	传递止血钳予医生（图 14.5.4），协助医生提拉舌系带前端
5. 横向剪开系带	传递眼科剪予医生剪开系带（图 14.5.5） 及时用无菌纱布块擦净术区渗血，保持术野清晰
6. 纵向拉拢缝合	使用弯盘传递缝合针，注意针头向下放置，避免针刺伤（图 14.5.6） 协助医生剪线，为拆线时牵引方便，应至少余留 5 mm 以上
7. 压迫止血	传递无菌纱布块予医生，嘱患者轻咬纱布块压迫止血（图 14.5.7） 协助患者清洁面部

学习笔记

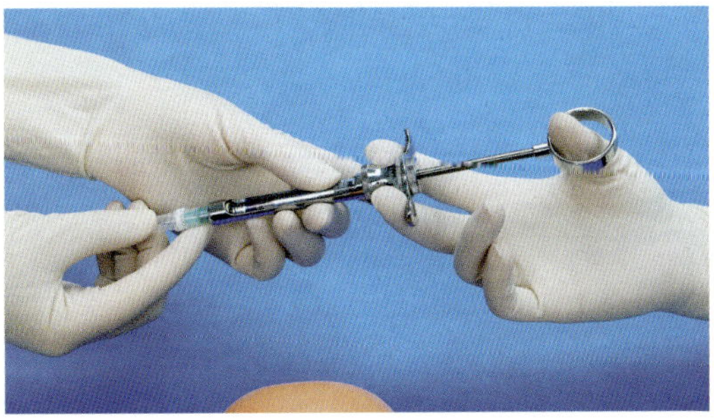

图 14.5.3　传递卡局式注射器

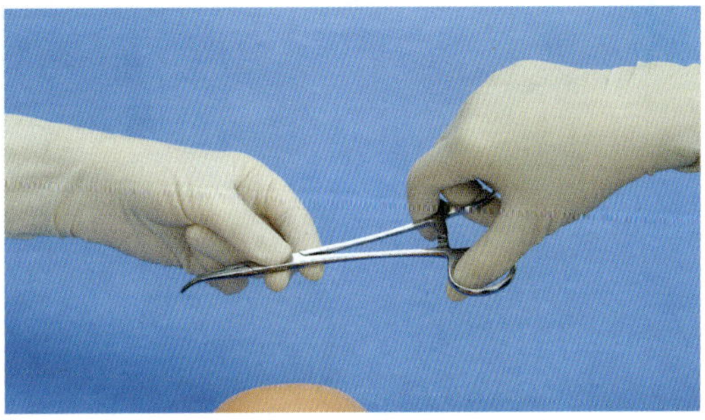

图 14.5.4　传递止血钳

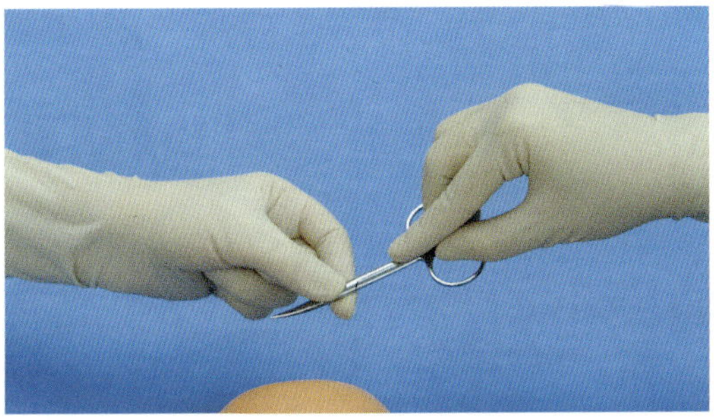

图 14.5.5　传递眼科剪

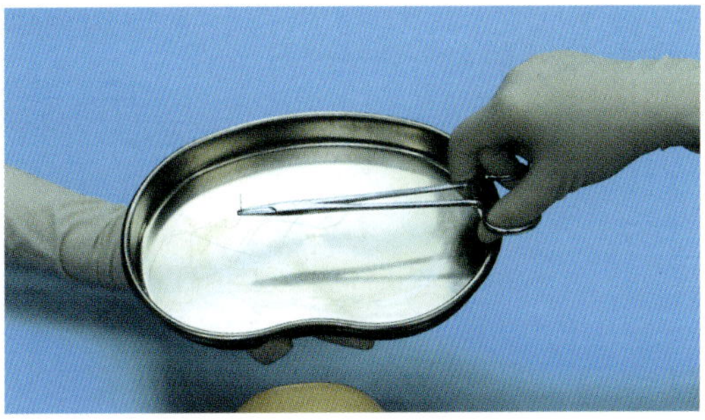

图 14.5.6　传递缝合针

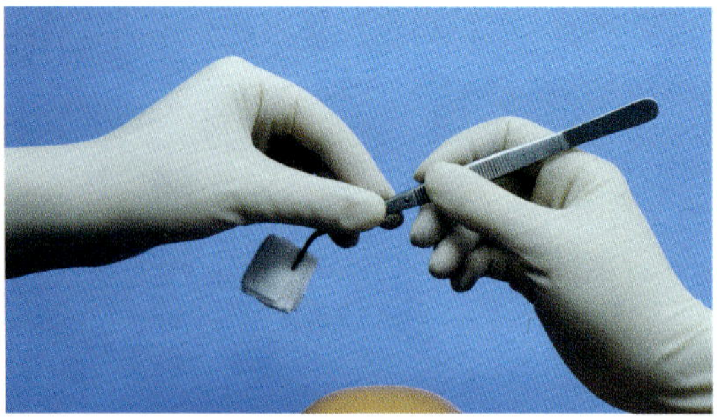

图 14.5.7　传递无菌纱布块

（三）治疗后护理

1. 患者护理

关闭治疗灯，取下护目镜，推开治疗台，调整牙椅至患者舒适体位，协助患者清洁面部、撤胸巾。

2. 整理用物

撤防污膜、吸引器管、口杯，冲洗痰盂、牙椅排水管路，用物分类处置。

3. 牙椅清洁消毒

按照从洁到污的原则擦拭牙椅。

4. 使用速干手消毒液进行手消毒，摘防护面罩，摘手套，洗手。

学习笔记

三、护理要点

1. 严格执行无菌操作。
2. 传递锐利器械时，避开患者视线，以免引起患者恐惧。
3. 嘱患者术中若有不适举左手示意，避免头部晃动造成软组织损伤。

四、健康宣教

1. 嘱患者轻咬无菌纱布块 30 分钟后吐出。
2. 术后 24 小时内勿刷牙、漱口。
3. 术后 2 小时可进食流质或半流质食物，不宜食用过硬、过热食物，防止出血。
4. 麻醉术后局部组织灵敏度暂时降低，嘱患者勿咬伤舌。
5. 术后遵医嘱进行语音训练。
6. 普通缝线 7 ~ 10 天后拆除，可吸收缝线可不拆除。

第六节　黏液囊肿摘除术的四手操作

黏液囊肿是最常见的小唾液腺瘤样病变，好发于下唇及舌尖腹侧，这是因为舌体运动常受下颌前牙摩擦以及自觉或不自觉地咬下唇动作使黏膜下腺体受伤。

一、适应证

黏液囊肿是小唾液腺最多见的囊肿，若保守治疗无效应予手术摘除。

二、治疗步骤与护理配合

（一）治疗前准备

1. 医生准备

（1）洗手、戴口罩，查看病情、询问相关病史，向患者交代病情及治疗计划，告知其签署知情同意书。

（2）调节椅位，做好标准预防。

2. 护士准备

（1）洗手、戴口罩，做好标准预防。

（2）核对患者信息，引导患者至椅位，推开并抬高医生操作台，协助患者就坐。

（3）根据疾病治疗方案备齐用物并合理放置，牙科综合治疗台把手、按键，仪器按键等高频接触部位贴防污膜。

（4）向患者告知诊疗中注意事项，做好患者的心理护理。

3. 患者准备

系胸巾、0.12% 氯己定液含漱、戴护目镜，取舒适放松体位仰卧于牙椅。

4. 用物准备

（1）常规用物：一次性口腔器械盘（口镜、镊子）、吸引器管、防污膜、护目镜、口杯、0.12% 氯己定含漱液（图 14.6.1）。

（2）治疗用物：0.5% 碘伏棉球、一次性使用无菌洞巾、无菌纱布块、卡局式注射器、卡局芯式麻醉剂、口腔用一次性注射针、刀柄、无菌手术刀片、弯盘、止血钳、持针器、眼科剪、带针缝合线、翻眼镊、一次性使用无菌注射器（20 mL）、镊子、必要时备病理标本袋、0.9% 氯化钠注射液（图 14.6.2）。

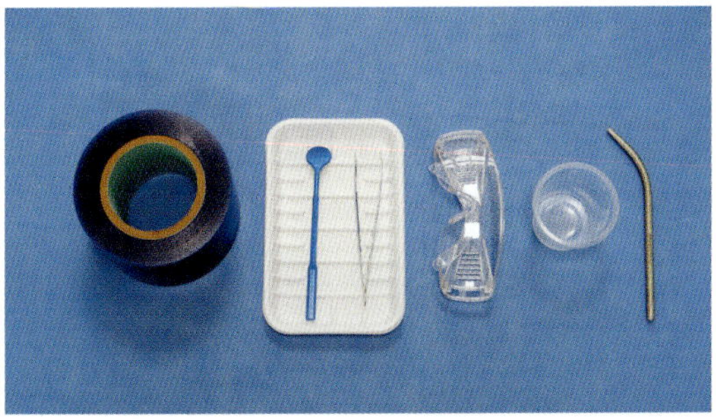

图 14.6.1　常规用物

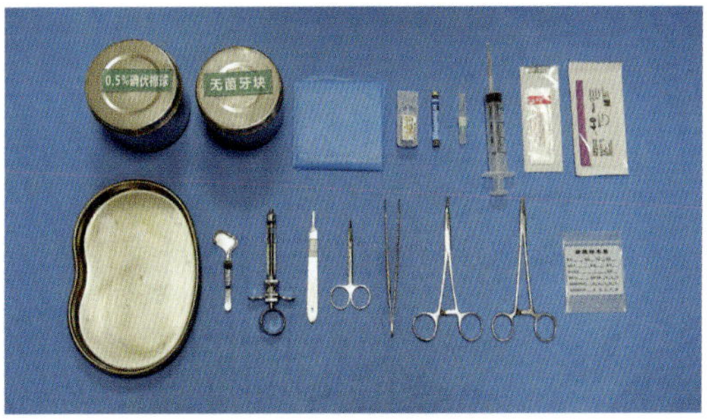

图 14.6.2　治疗用物

（二）医护配合流程

医护配合流程见表 14.6.1。

学习笔记

表 14.6.1　黏液囊肿摘除术医护配合流程

医生操作流程	护士操作流程
1. 询问患者相关病史，与护士共同核对术区，向患者交代病情及治疗计划，告知其签署知情同意书	与医生共同核对患者信息及手术区域，嘱患者漱口，戴护目镜，调节椅位和灯光。做好心理护理，嘱治疗中如有不适举左手示意
2. 术区消毒，铺一次性使用无菌洞巾	用治疗盘传递 0.5% 的碘伏棉球予医生消毒口周，协助铺一次性使用无菌洞巾（图 14.6.3）
3. 术区麻醉，固定术区	
（1）术区麻醉	与医生核对药物、术区，检查注射器性能是否完好，遵医嘱安装麻醉剂并传递予医生（图 14.6.4）
（2）固定术区（图 14.6.5）	传递翻眼镊予医生（图 14.6.6），协助安装并固定，充分暴露术区
4. 切口	安装手术刀片 使用弯盘传递手术刀予医生（图 14.6.7） 一手固定翻眼镊暴露术区；一手持无菌纱布块跟随刀片走向及时拭干渗血，保持术野清晰
5. 分离囊壁，取出囊肿	传递止血钳予医生，配合提拉囊肿（图 14.6.8）
6. 冲洗创口	持无菌纱布块接回切取的组织，必要时遵医嘱放入 10% 的福尔马林中性固定液中，待送病理检查 传递生理盐水予医生，冲洗术区，及时吸唾（图 14.6.9）
7. 术区缝合	使用弯盘传递缝合针予医生，注意针头向下放置，避免针刺伤（图 14.6.10） 协助医生剪线，为剪线时牵引方便，应至少余留 5 mm 以上 协助拆除翻眼镊
8. 压迫止血	传递无菌纱布块予医生，嘱患者轻咬无菌纱布块压迫止血（图 14.6.11） 协助患者清洁面部

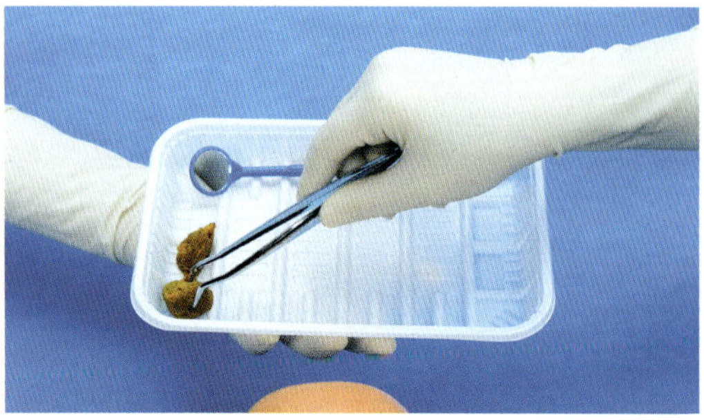

图 14.6.3　传递碘伏棉球

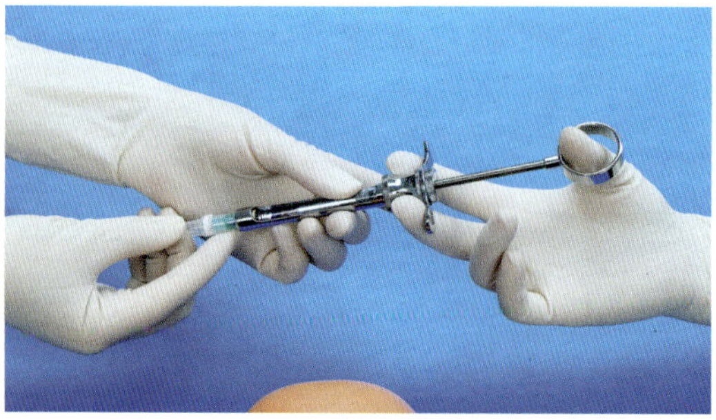

图 14.6.4　传递卡局式注射器

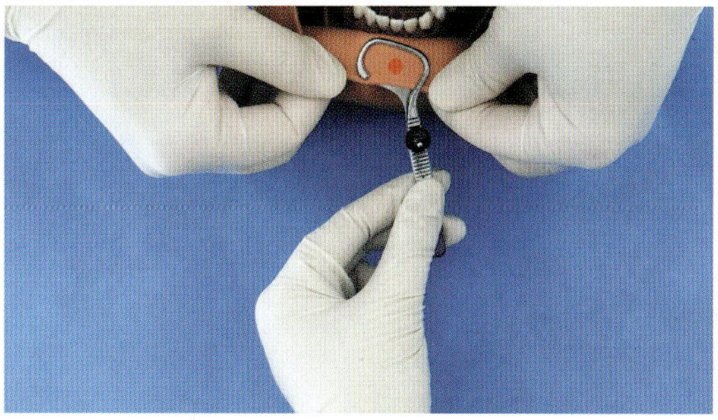

图 14.6.5　固定术区

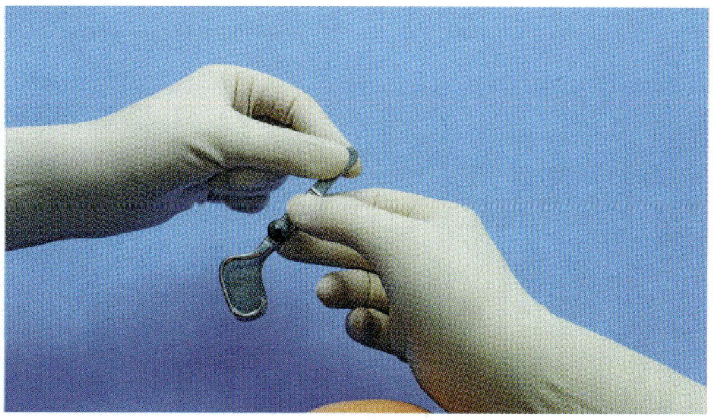

图 14.6.6　传递翻眼镊

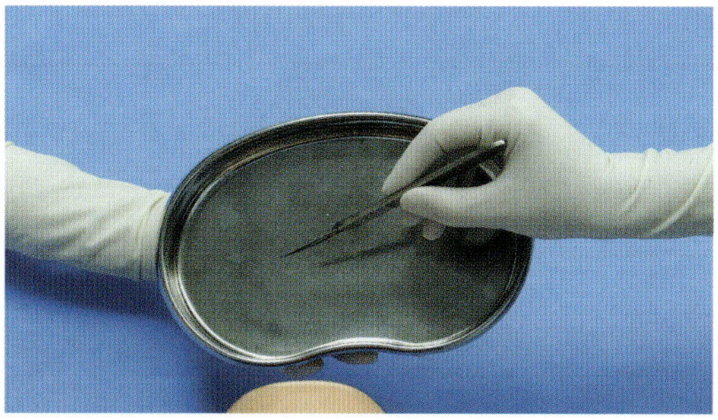

图 14.6.7　传递手术刀

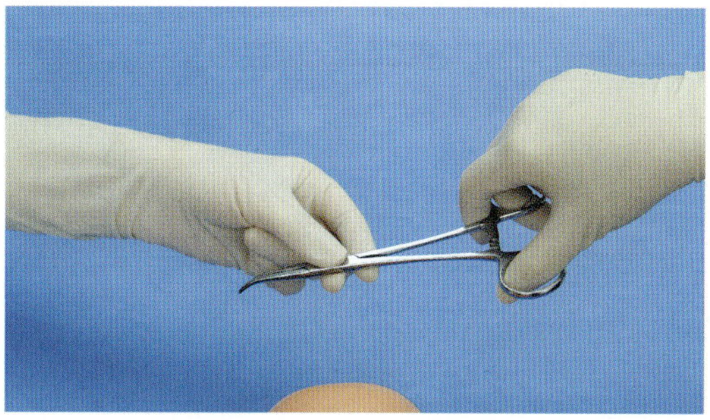

图 14.6.8　传递止血钳

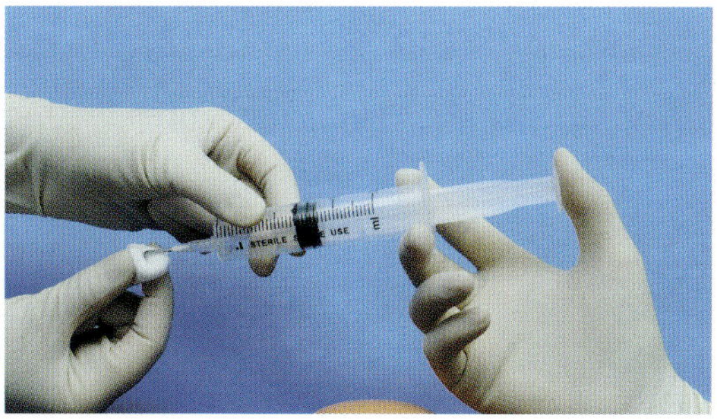

图 14.6.9　传递生理盐水

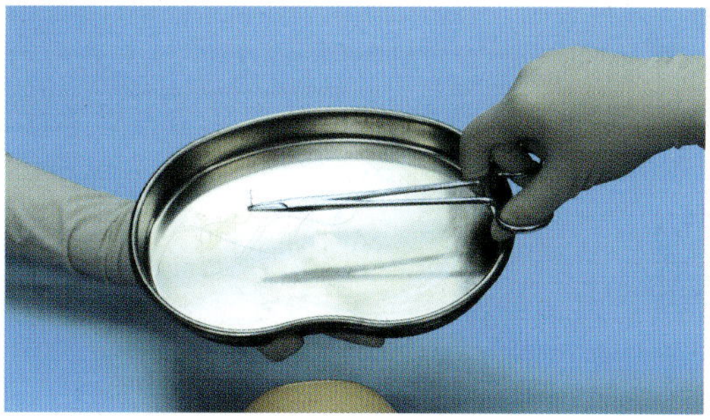

图 14.6.10　传递缝合针

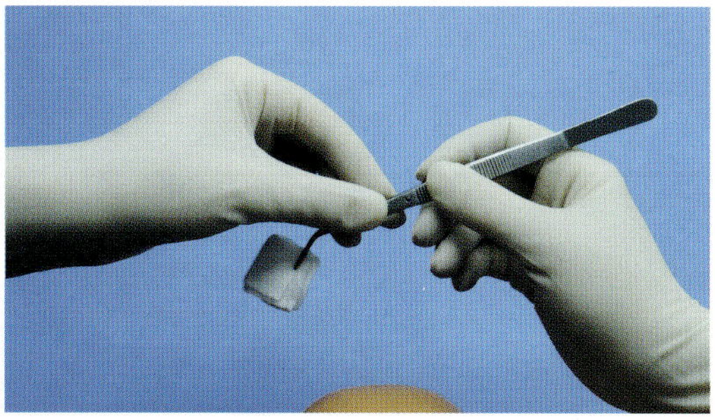

图 14.6.11　传递无菌纱布块

学习笔记

（三）治疗后护理

1. 患者护理

关闭治疗灯，取下护目镜，推开治疗台，调整牙椅至患者舒适体位，协助患者清洁面部、撤胸巾。

2. 整理用物

撤防污膜、吸引器管、口杯，冲洗痰盂、牙椅排水管路，用物分类处置。

3. 牙椅清洁消毒

按照从洁到污的原则擦拭牙椅。

4. 使用速干手消毒液进行手消毒，摘防护面罩，摘手套，洗手。

三、护理要点

1. 严格执行无菌操作。

2. 及时、准确、平稳地传递各种器械，无接触传递锐利器械，避免发生针刺伤。

3. 配合医生进行止血、缝合等处理，及时擦净切口处的血液、囊液，保持术野清晰。

4. 术中密切观察病情，注意观察患者面色、呼吸情况，发现异常立即报告医生，并采取相应的处理措施。

5. 使用翻眼镊固定术区时，注意观察局部血运情况。

四、健康宣教

1. 嘱患者轻咬无菌纱布块 30 分钟后吐出。

2. 术后 24 小时内勿刷牙、漱口，3 天内勿用吸管饮水。

3. 术后 2 小时可进食，手术当天进温凉的流食或半流食，避免进食过硬、过热的食物。

4. 嘱患者避免咬唇等不良习惯，防止复发。

5. 普通缝线 7 ~ 10 天后拆除，可吸收缝线可不拆除。

6. 嘱患者按时复查，如有不适，及时就诊。

学习笔记

第十五章 口腔激光治疗四手操作技术

在口腔临床治疗中，激光作为一种常用治疗手段应用于口腔软组织手术、抗感染治疗、龋齿预防、窝洞去腐、预备、消毒等较多口腔治疗中。激光临床应用的基础是光与生物组织、细胞和液体相互作用的物理现象，因此我们要从专业角度去认识光的吸收、散射、透射和反射现象。激光与生物组织的相互作用取决于各类激光系统的特性，如波长、脉冲持续时间、脉冲能量、重复率、光斑大小、传输方法、激光束特征等；以及组织的光学特性，如折射率、散射系数（μ_s），吸收系数（μ_a）和各非异质性因素等特性，才能将激光技术高效地应用于口腔治疗中。

激光按照输出能量进行分类，可分为高能量激光和低能量激光。

高能量激光也称为手术激光，可在几毫秒到几纳秒的时间内在靶组织内聚集大量能量并形成高温，可以对生物组织进行气化、凝固和烧灼，使临床治疗更加安全，出血更少，并降低感染风险。高能量激光不仅可以用于治疗口腔黏膜类疾病，如唇舌系带修整术、黏膜白斑、色素痣、乳头状瘤、肉芽肿、黏液囊肿、牙龈瘤切除术等；也可以用于血管瘤的治疗，如婴幼儿血管瘤、静脉畸形、淋巴－静脉畸形等。

低能量激光可以产生光物理－化学效应，对靶向组织有生物调节作用，能起到抗炎、减轻水肿、镇痛以及改善瘢痕形成过程，主要用于激光理疗类治疗，如溃疡、唇炎、面瘫、面肌痉挛、带状疱疹、颞下颌关节痛等的辅助治疗。

本文中主要涉及的是 Er : YAG 激光和 Nd : YAG 激光在口腔治疗中的应用及护理配合。

学习笔记

第一节 系带激光修整术的四手操作

系带激光修整术与使用刀片的传统技术都需要在局部麻醉下完成治疗，但是激光修整术具有术中出血少，创伤较小，伤口愈合时间短，无需缝合等特点。

一、治疗步骤与护理配合

（一）治疗前准备

1. 医生准备

（1）洗手、戴口罩，查看病史资料、询问相关病史，向患者交代病情、治疗计划，告知其签署知情同意书。

（2）调节椅位，戴激光专用防护镜，做好标准预防。

2. 护士准备

（1）洗手、戴口罩，戴激光专用防护镜，做好标准预防。

（2）引导患者至椅位，协助放置随身物品；核对患者信息，推开并抬高医生操作台，协助患者就坐。

（3）根据疾病治疗方案备齐用物并合理放置，牙科综合治疗台把手、按键，仪器按键等高频接触部位贴防污膜。

（4）向患者告知诊疗中注意事项，做好心理护理。

3. 患者准备

系胸巾、漱口、戴激光专用防护镜，取舒适放松体位仰卧于牙椅。

4. 用物准备

（1）常规用物：一次性口腔器械盘（口镜、探针、镊子）、医用棉球、三用枪头、吸引器管、防污膜、激光专用防护镜、口杯、无菌纱布块、医用棉签、凡士林、0.9% 生理盐水、95% 酒精、0.5% 碘伏（图 15.1.1）。

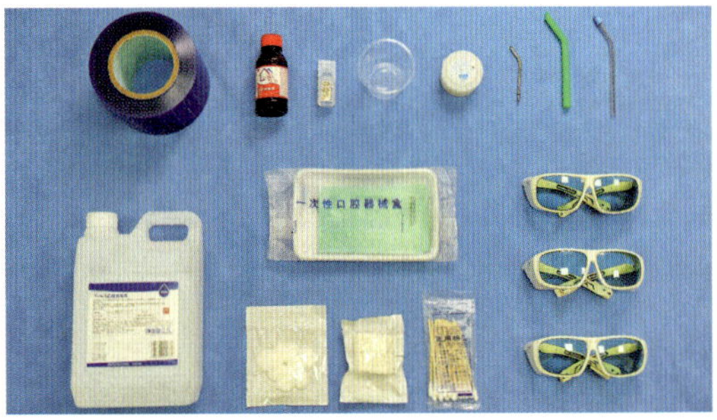

图 15.1.1　常规用物

（2）局部麻醉用物：卡局式注射器、卡局芯式麻醉剂、口腔用一次性注射针、表面麻醉剂（图 15.1.2）。

（3）激光治疗用物：Nd：YAG 激光光纤手柄、套管、止血钳（图 15.1.3）。

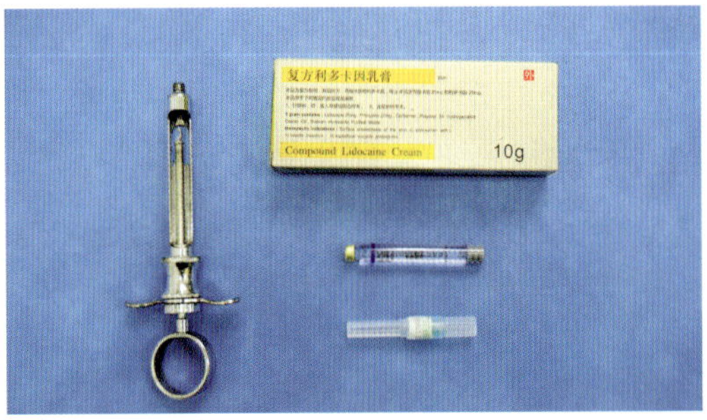

图 15.1.2　局部麻醉用物

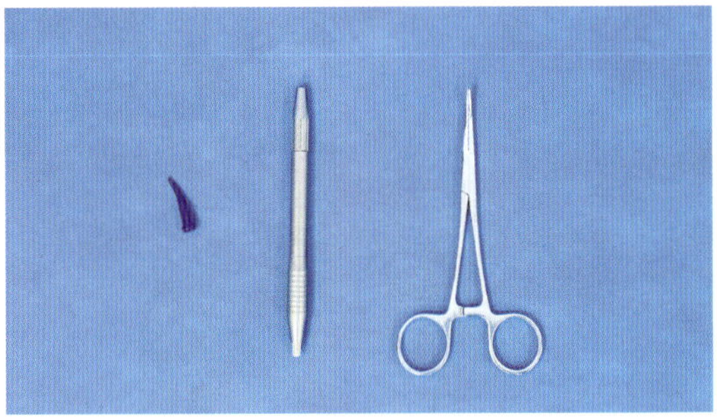

图 15.1.3　激光治疗用物

（二）医护配合流程

医护配合流程见表 15.1.1。

表 15.1.1　系带激光修整术的医护配合流程

医生操作流程	护士操作流程
1. 询问患者相关病史，与护士共同核对患者信息及术区，向患者交代病情及治疗计划，告知其签署知情同意书	与医生共同核对患者信息及术区，做好患者心理护理，告知患者术中注意事项，若有不适，举左手示意，避免晃动头部，以防口腔及面部组织意外伤 凡士林棉签润滑口唇，为患者佩戴激光专用防护镜

（续表）

医生操作流程	护士操作流程
2. 留取术前资料	遵医嘱拍摄术前照片 根据术区部位摆放合适体位，调节椅位、灯光
3. 表面麻醉	传递表面麻醉剂，待麻醉起效后，传递无菌棉签予医生擦去术区表面麻醉剂
4. 术区消毒	传递碘伏棉球予医生，协助术区消毒
5. 局部麻醉	与医生核对药物、术区，检查注射器性能是否完好，遵医嘱安装麻醉剂并传递（图 15.1.4）
6. 调节激光参数	打开激光仪，安装 Nd：YAG 光纤手柄、套管
7. 激光能量测试（图 15.1.5）	传递激光光纤手柄予医生（图 15.1.6），协助进行激光能量测试
8. 牵拉术区	传递止血钳予医生（图 15.1.7），协助医生牵拉术区，暴露操作视野
9. 系带激光修整（图 15.1.8）	用生理盐水纱布块擦净光纤上的残留（图 15.1.9） 及时吸除唾液保持术区干燥 及时吸除烟雾，以免引起患者呛咳
10. 留取术后资料	遵医嘱拍摄术后照片
11. 书写病历	距尖端约 5 mm 处切断碳化光纤 用 95% 酒精棉球擦拭激光光纤 拆卸激光光纤手柄、套管

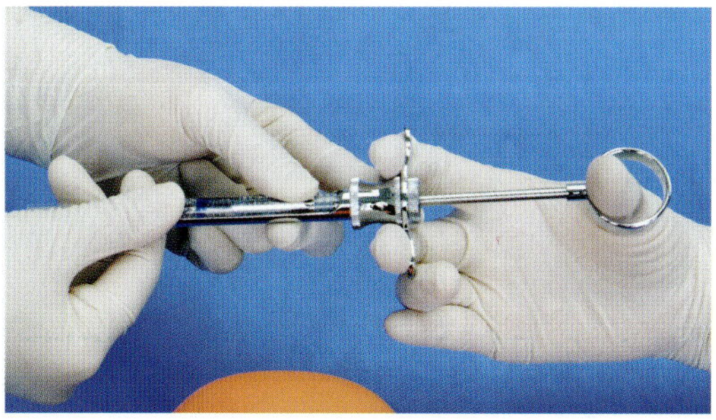

图 15.1.4　传递卡局式注射器

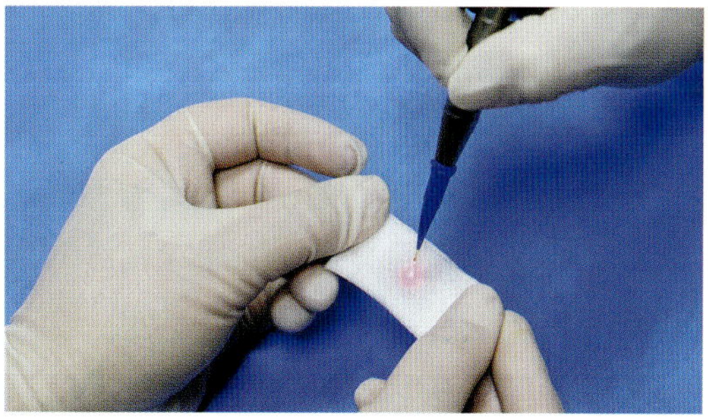

图 15.1.5　激光能量测试

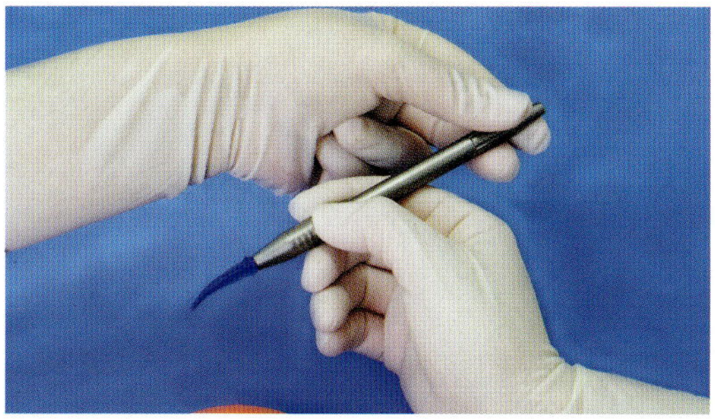

图 15.1.6　传递激光光纤手柄

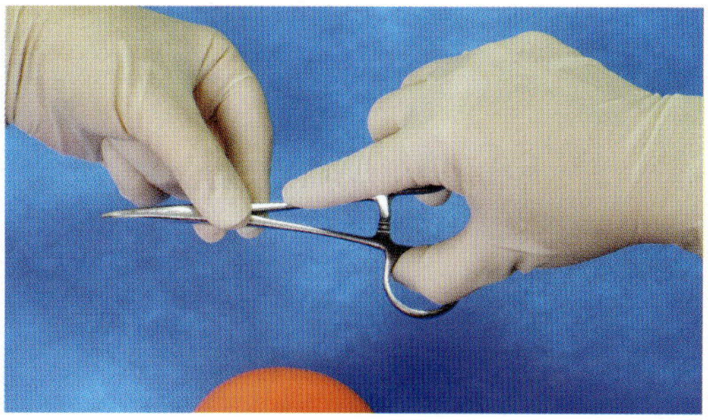

图 15.1.7　传递止血钳

学习笔记

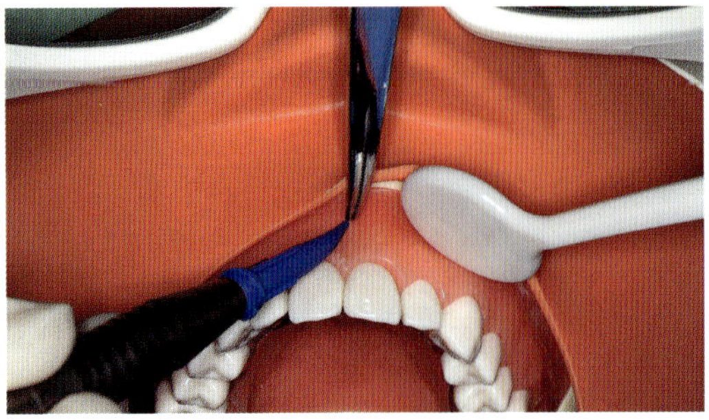

图 15.1.8　系带激光修整

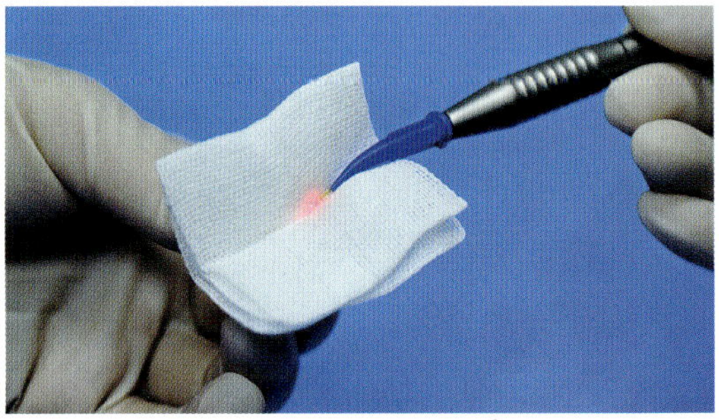

图 15.1.9　清洁光纤

（三）治疗后护理

1. 患者护理

关闭治疗灯，取下激光专用防护镜，推开治疗台，调整牙椅，协助患者漱口、清洁面部、撤胸巾。

2. 整理用物

撤防污膜、三用枪头、吸引器管、口杯，冲洗痰盂、牙椅排水管路，用物分类处置。

3. 牙椅清洁消毒

按照从洁到污的原则进行牙椅擦拭。

4. 使用速干手消毒液进行手消毒，摘激光专用防护镜、摘手套，洗手。

学习笔记

二、护理要点

1. 治疗前指导患者规范佩戴激光专用防护镜，保护患者眼睛。
2. 牵拉术区动作应轻柔，保护患者软组织，避免损伤。
3. 治疗中、治疗后及时清洁光纤及激光光纤手柄，妥善放置，防止损坏。

三、健康宣教

1. 嘱患者术后尽量避免术区的牵拉。
2. 若术区出现明显出血，用无菌纱布块压迫止血 40 分钟。若压迫后仍出血不止，及时就诊。
3. 保持口腔卫生，遵医嘱使用漱口水。
4. 嘱患者清淡饮食，忌辛辣刺激性食物，忌吸烟、喝酒。
5. 高血压患者注意控制血压，糖尿病患者注意控制血糖，必要时遵医嘱服用抗生素。

第二节　血管瘤激光治疗术的四手操作

激光治疗血管病变的原理是通过血红蛋白吸收光线加热血管壁来选择性破坏异常血管。

一、治疗步骤与护理配合

（一）治疗前准备

1. 医生准备

（1）洗手、戴口罩，查看病史资料、询问相关病史，向患者交代病情、治疗计划，告知其签署知情同意书。

（2）调节椅位，戴激光专用防护镜，做好标准预防。

2. 护士准备

（1）洗手、戴口罩，戴激光专用防护镜，做好标准预防。

（2）引导患者至椅位，协助放置随身物品；核对患者信息，推开并抬高医生操作台，协助患者就坐。

（3）根据疾病治疗方案备齐用物并合理放置，牙科综合治疗台把手、按键，仪器按键等高频接触部位贴防污膜。

（4）向患者告知诊疗中注意事项，做好心理护理。

3. 患者准备

系胸巾、漱口、戴激光专用防护镜，取舒适放松体位仰卧于牙椅。

4. 用物准备

（1）常规用物：一次性口腔器械盘（口镜、探针、镊子）、医用棉球、三用枪头、吸引器管、防污膜、激光专用防护镜、口杯、无菌纱布块、医用棉签、凡士林、0.9% 生理盐水、95% 酒精、0.5% 碘伏（图 15.2.1）。

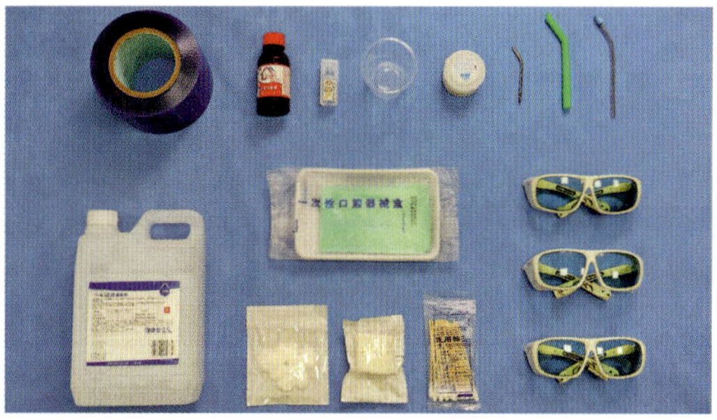

图 15.2.1　常规用物

（2）局部麻醉用物：卡局式注射器、卡局芯式麻醉剂、口腔用一次性注射针（图 15.2.2）。

（3）激光治疗用物：Nd：YAG 激光光纤手柄、套管、冰袋（图 15.2.3）。

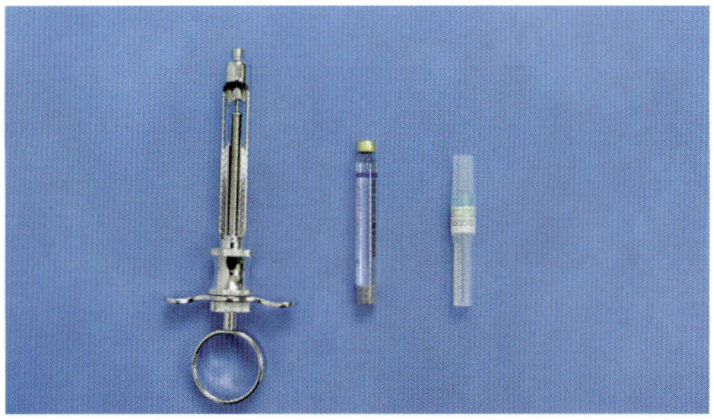

图 15.2.2　局部麻醉用物

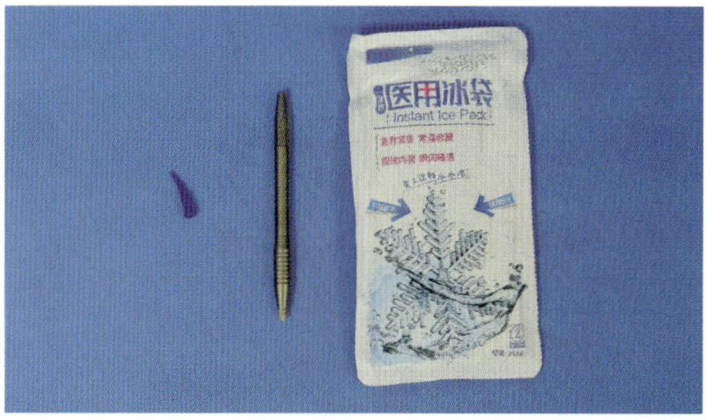

图 15.2.3　激光治疗用物

（二）医护配合流程

医护配合流程见表 15.2.1.。

表 15.2.1　血管瘤激光治疗术的医护配合流程

医生操作流程	护士操作流程
1. 询问患者相关病史，与护士共同核对患者信息及术区，向患者交代病情及治疗计划，告知其签署知情同意书	与医生共同核对患者信息及术区，做好患者心理护理，告知术中注意事项，若有不适，举左手示意，避免晃动头部，以防口腔及面部组织意外伤 凡士林棉签润滑口唇 为患者佩戴激光专用防护镜
2. 留取术前资料	遵医嘱拍摄术前照片 根据术区部位摆放合适体位，调节椅位、灯光
3. 术区消毒	传递碘伏棉球予医生，协助术区消毒
4. 局部麻醉	与医生核对药物、术区，检查注射器性能是否完好，遵医嘱安装麻醉剂并传递（图 15.2.4）
5. 调节激光参数	打开激光仪，安装 Nd：YAG 激光光纤手柄、套管
6. 激光能量测试（图 15.2.5）	传递激光光纤手柄予医生（图 15.2.6），协助进行激光能量测试
7. 定位术区部位	调节治疗椅灯光为弱光，避免影响激光仪指示光定位 协助医生牵拉术区，暴露操作视野
8. 激光治疗血管瘤（图 15.2.7）	用生理盐水纱布块擦净光纤上的残留（图 15.2.8） 及时吸除唾液保持术区干燥 及时吸除烟雾，以免引起患者呛咳
9. 术区冷敷	遵医嘱用冰袋冷敷术区部位
10. 留取术后资料	遵医嘱拍摄术后照片
11. 书写病历	距尖端约 5 mm 处切断碳化光纤 用 95% 酒精棉球擦拭激光光纤 拆卸激光光纤手柄、套管

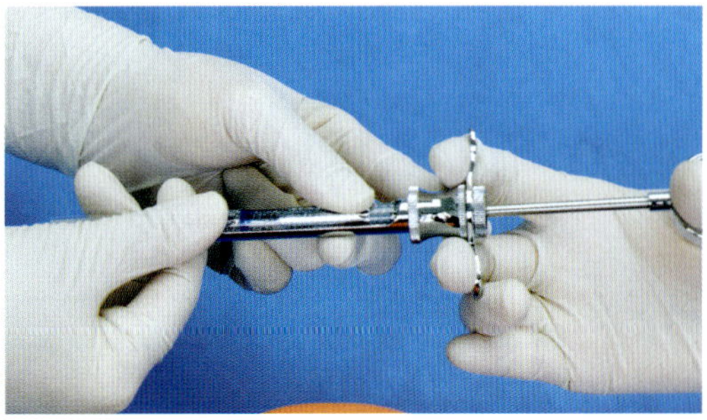

图 15.2.4　传递卡局式注射器

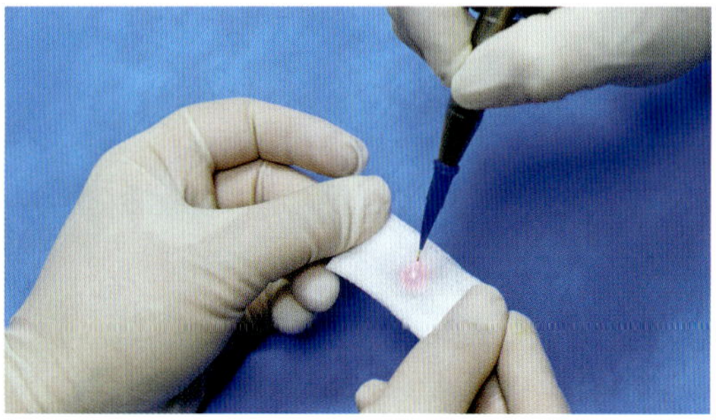

图 15.2.5　激光能量测试

学习笔记

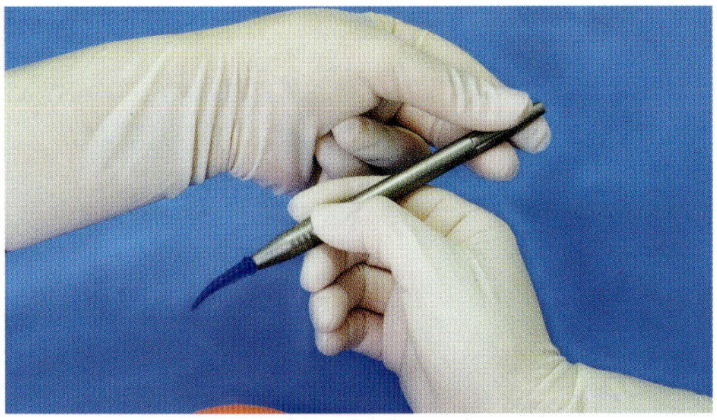

图 15.2.6　传递激光光纤手柄

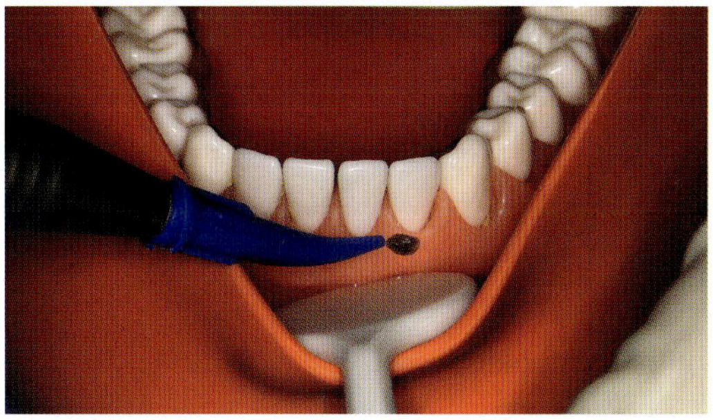

图 15.2.7　激光治疗血管瘤

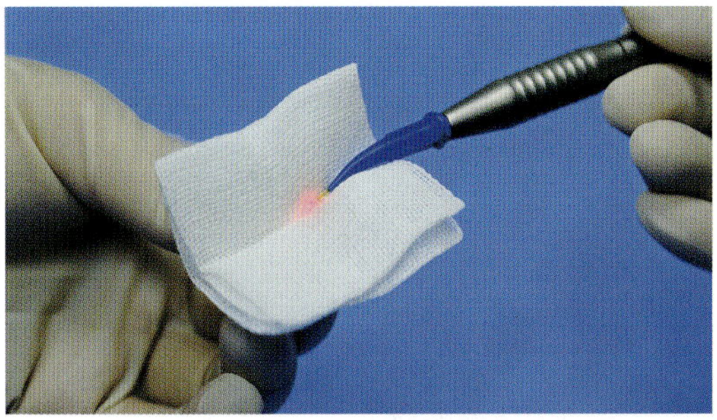

图 15.2.8　清洁光纤

学习笔记

（三）治疗后护理

1. 患者护理

关闭治疗灯，取下激光专用防护镜，推开治疗台，调整牙椅，协助患者漱口、清洁面部、撤胸巾。

2. 整理用物

撤防污膜、三用枪头、吸引器管、口杯，冲洗痰盂、牙椅排水管路，用物分类处置。

3. 牙椅清洁消毒

按照从洁到污的原则进行牙椅擦拭。

4. 使用速干手消毒液进行手消毒，摘激光专用防护镜，摘手套，洗手。

二、护理要点

1. 治疗前指导患者规范佩戴激光专用防护镜，保护患者眼睛。

2. 治疗过程中及时调节牙椅灯光，避免影响治疗效果。

3. 冷敷时注意观察术区皮肤，避免冻伤。

4. 治疗中、治疗后及时清洁光纤及激光光纤手柄，妥善放置，防止损坏。

三、健康宣教

1. 若术区出现明显出血，用无菌纱布块压迫止血 40 分钟。若压迫后仍出血不止，及时就诊。

2. 保持口腔卫生，遵医嘱使用漱口水。

3. 嘱患者清淡饮食，忌辛辣刺激性食物，忌吸烟、喝酒。

4. 高血压患者注意控制血压，糖尿病患者注意控制血糖，必要时遵医嘱服用抗生素。

第三节　复发性阿弗他溃疡激光理疗术的四手操作

复发性阿弗他溃疡（recurrent aphthous ulcer，RAU）又称复发性阿弗他口炎（recurrent aphthous stomatitis，RAS）、复发性口腔溃疡（recurrent oral ulcer，ROU），是一种发生在口腔黏膜上的表浅性溃疡。本病灼痛明显，口腔激光可快速消除 RAU 引起的疼痛。

一、治疗步骤与护理配合

（一）治疗前准备

1. 医生准备

（1）洗手、戴口罩，查看病史资料、询问相关病史，向患者交代病情、治疗计划，告知其签署知情同意书。

（2）调节椅位，戴激光专用防护镜，做好标准预防。

2. 护士准备

（1）洗手、戴口罩，戴激光专用防护镜，做好标准预防。

（2）引导患者至椅位，协助放置随身物品；核对患者信息，推开并抬高医生操作台，协助患者就坐。

（3）根据疾病治疗方案备齐用物并合理放置，牙科综合治疗台把手、按键，仪器按键等高频接触部位贴防污膜。

（4）向患者告知诊疗中注意事项，做好患者的心理护理。

3. 患者准备

系胸巾、漱口、戴激光专用防护镜，取舒适放松体位仰卧于牙椅。

4. 用物准备

（1）常规用物：一次性口腔器械盘（口镜、探针、镊子）、医用棉球、三用枪头、吸引器管、防污膜、激光专用防护镜、口杯、无菌纱布块、医用棉签、凡士林、0.9% 生理盐水、95% 酒精（图 15.3.1）。

（2）激光治疗用物：Nd：YAG 激光光纤手柄、套管、镜子（图 15.3.2）。

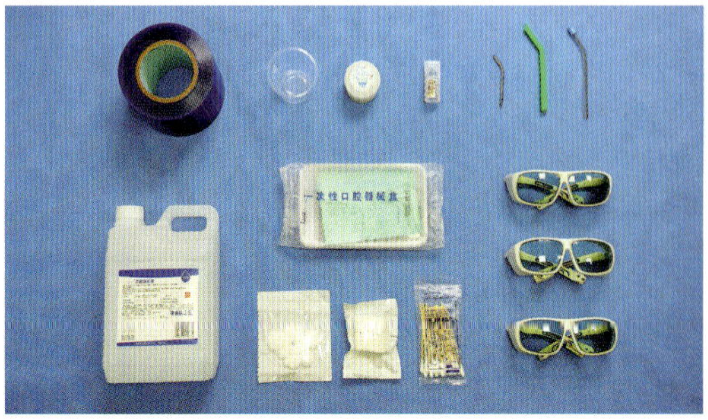

图 15.3.1　常规用物

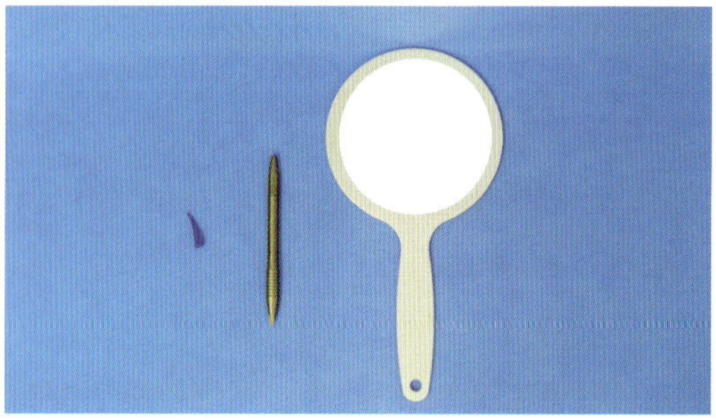

图 15.3.2　激光治疗用物

（二）医护配合流程

医护配合流程见表 15.3.1。

表 15.3.1　复发性阿弗他溃疡激光理疗术医护配合流程

医生操作流程	护士操作流程
1. 询问患者相关病史，与护士共同核对患者信息及术区，向患者交代病情及治疗计划，告知其签署知情同意书	与医生共同核对患者信息及术区，做好患者心理护理，告知术中注意事项，若有不适，举左手示意，避免晃动头部，以防口腔及面部组织意外伤 凡士林棉签润滑口唇，为患者佩戴激光专用防护镜
2. 留取术前资料	遵医嘱拍摄术前照片 根据术区部位摆放合适体位，调节椅位、灯光
3. 再次核对术区部位	传递镜子予患者，核对术区部位
4. 调节激光参数	打开激光仪，安装 Nd：YAG 激光光纤手柄、套管
5. 激光能量测试（图 15.3.3）	传递激光光纤手柄予医生（图 15.3.4），协助进行激光能量测试
6. 定位术区部位	关闭治疗椅灯光，协助术区定位 协助医生牵拉术区，暴露操作视野
7. 术区激光理疗（图 15.3.5）	用三用枪轻轻吹干术区（15.3.6），保持术区干燥，及时吸唾
8. 留取术后资料	遵医嘱拍摄术后照片
9. 书写病历	距尖端约 5 mm 处切断碳化光纤 用 95% 酒精棉球擦拭激光光纤 拆卸激光光纤手柄、套管

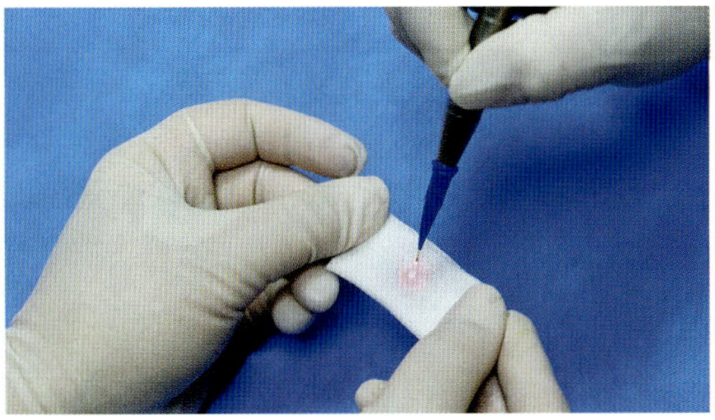

图 15.3.3　激光能量测试

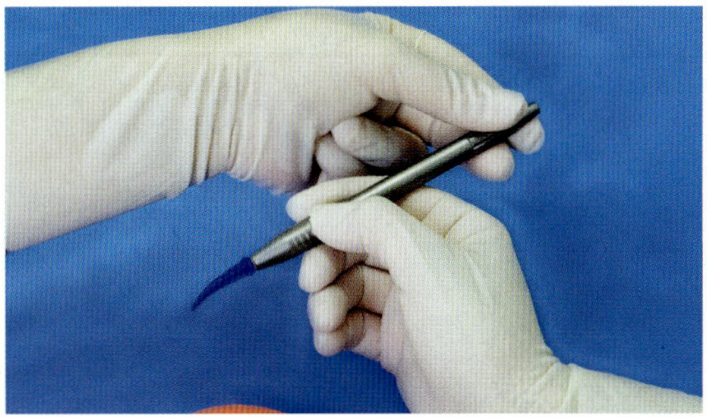

图 15.3.4　传递激光光纤手柄

学习笔记

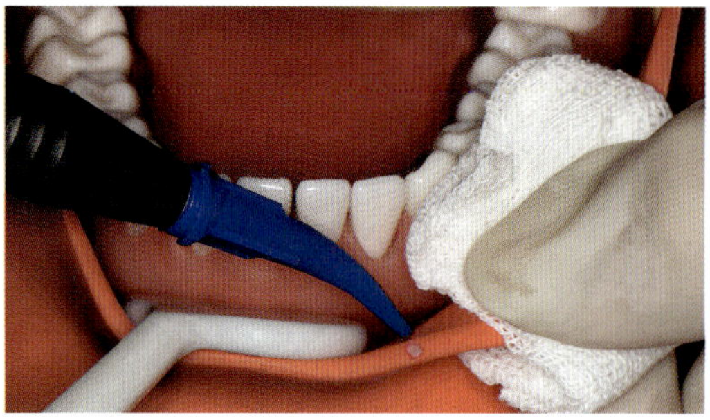
图 15.3.5　术区激光理疗

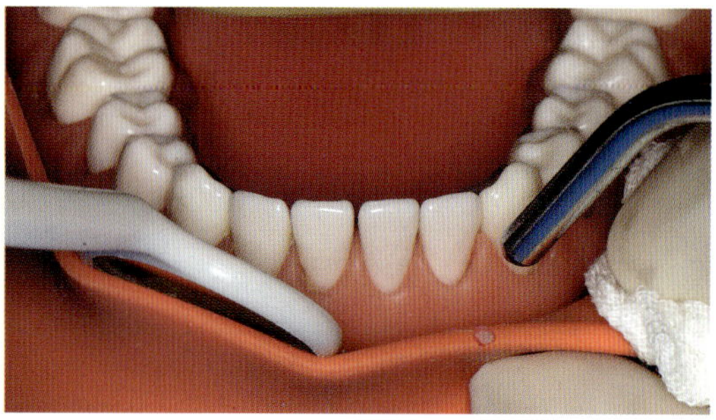
图 15.3.6　三用枪吹干术区

（三）治疗后护理

1. 患者护理

关闭治疗灯，取下激光专用防护镜，推开治疗台，调整牙椅，协助患者漱口、清洁面部、撤胸巾。

2. 整理用物

撤防污膜、三用枪头、吸引器管、口杯，冲洗痰盂、牙椅排水管路，用物分类处置。

3. 牙椅清洁消毒

按照从洁到污的原则进行牙椅擦拭。

4. 使用速干手消毒液进行手消毒，摘激光专用防护镜，摘手套，洗手。

二、护理要点

1. 治疗前指导患者规范佩戴激光专用防护镜，保护患者眼睛。
2. 医护患三方密切协作，确定治疗术区部位。
3. 治疗过程中注意隔湿，保持术区部位干燥，避免影响治疗效果。
4. 治疗中、治疗后及时清洁光纤及激光光纤手柄，妥善放置，防止损坏。

三、健康宣教

1. 嘱患者术后 30 分钟内勿饮水，勿进食。
2. 嘱患者避免进食粗糙、硬性食物（膨化、油炸食品）和过烫食物，少食烧烤、腌制、辛辣食物，建议清淡饮食。
3. 保持口腔卫生，去除口腔局部刺激因素，避免口腔黏膜创伤。
4. 建议患者养成良好的生活习惯，保证充足睡眠时间，提高睡眠质量，保持乐观精神，避免焦虑情绪。
5. 遵医嘱按时复诊。

第四节 口腔色素痣激光切除术的四手操作

色素痣（nevi）来源于表皮基底层产生黑色素的色素细胞。激光对于软组织有较强的消融能力，可显著改善牙龈等软组织变色，伤口愈合快，复发率低。

一、治疗步骤与护理配合

（一）治疗前准备

1. 医生准备

（1）洗手、戴口罩，查看患者的病史资料、询问相关病史，向患者交代病情、治疗计划，告知其签署知情同意书。

（2）调节椅位，戴激光专用防护镜，做好标准预防。

2. 护士准备

（1）洗手、戴口罩，戴激光专用防护镜，做好标准预防。

（2）引导患者至椅位，协助放置随身物品；核对患者信息，推开并抬高医生操作台，协助患者就坐。

（3）根据疾病治疗方案备齐用物并合理放置，牙科综合治疗台把手、按键，仪器按键等高频接触部位贴防污膜。

（4）向患者告知诊疗中注意事项，做好患者的心理护理。

3. 患者准备

系胸巾、漱口、戴激光专用防护镜，取舒适放松体位仰卧于牙椅。

4. 用物准备

（1）常规用物：一次性口腔器械盘（口镜、探针、镊子）、医用棉球、三用枪头、吸引器管、防污膜、激光专用防护镜、口杯、无菌纱布块、医用棉签、凡士林、0.9% 生理盐水、75% 酒精、95% 酒精（图 15.4.1）。

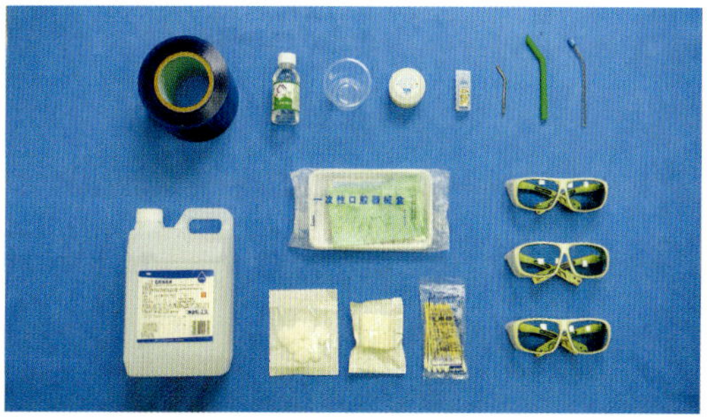

图 15.4.1 常规用物

（2）局部麻醉用物：卡局式注射器、卡局芯式麻醉剂、口腔用一次性注射针（图 15.4.2）。

（3）激光治疗用物：Er：YAG 激光光纤手具、镜子，必要时备重组人表皮生长因子凝胶（图 15.4.3）。

学习笔记

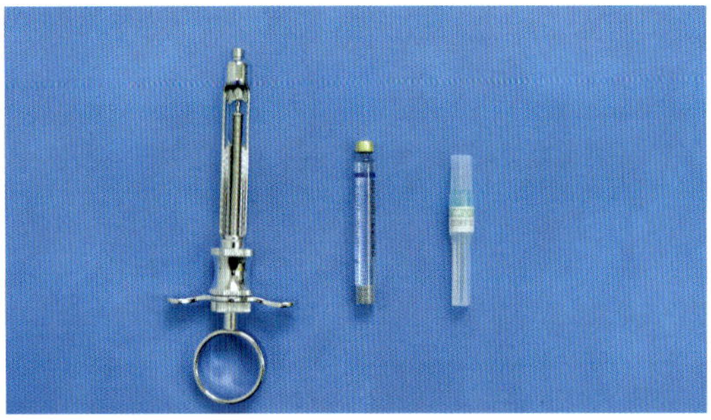

图 15.4.2　局部麻醉用物

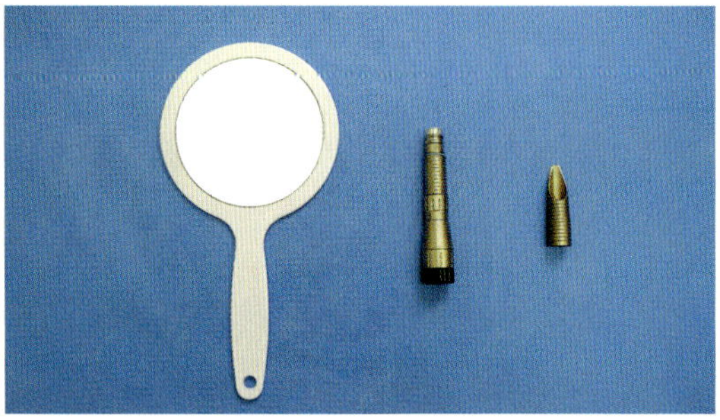

图 15.4.3　激光治疗用物

（二）医护配合流程

医护配合流程见表 15.4.1.。

表 15.4.1　口腔色素痣激光切除术医护配合流程

医生操作流程	护士操作流程
1. 询问相关病史，与护士共同核对患者信息及术区，向患者交代病情及治疗计划，告知其签署知情同意书	与医生共同核对患者信息及术区，做好患者心理护理，告知术中注意事项，若有不适，举左手示意，避免晃动头部，以防口腔及面部组织意外伤 凡士林棉签润滑口唇，为患者佩戴激光专用防护镜
2. 留取术前资料	遵医嘱拍摄术前照片 根据术区部位摆放合适体位，调节椅位、灯光
3 术区消毒	传递酒精棉球予医生，协助术区消毒
4. 局部麻醉	与医生核对药物、术区，检查注射器性能是否完好，遵医嘱安装麻醉剂并传递（图 15.4.4）
5. 调节激光参数	打开激光仪，安装 Er：YAG 激光手具
6. 激光能量测试（图 15.4.5）	传递激光光纤手具予医生（图 15.4.6），协助进行激光能量测试
7. 定位术区部位	调节椅位灯光为弱光，避免强光影响激光仪指示光定位 协助医生牵拉术区，暴露操作视野
8. 激光切除口内色素痣（图 15.4.7）	及时吸除烟雾，以免引起患者呛咳
9. 清理创面	用无菌纱布块擦净术区出血部位，保持术野清晰
10. 留取术后资料	遵医嘱拍摄术后照片
11. 术后创面保护	必要时传递涂有重组人表皮生长因子凝胶棉签，协助医生进行创面保护
12. 书写病历	95% 酒精擦拭激光手具镜面，拆卸激光手具

学习笔记

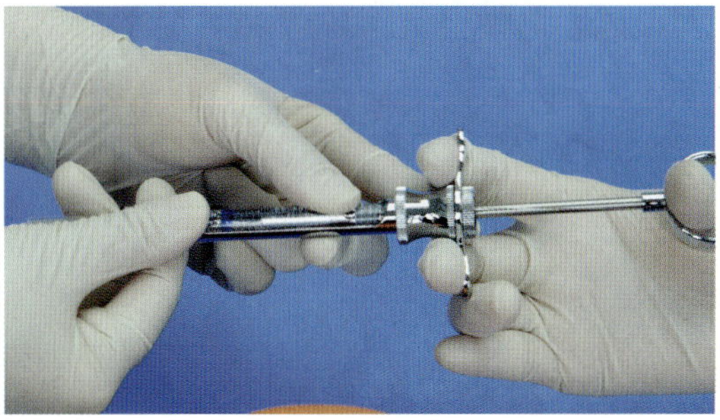

图 15.4.4　传递卡局式注射器

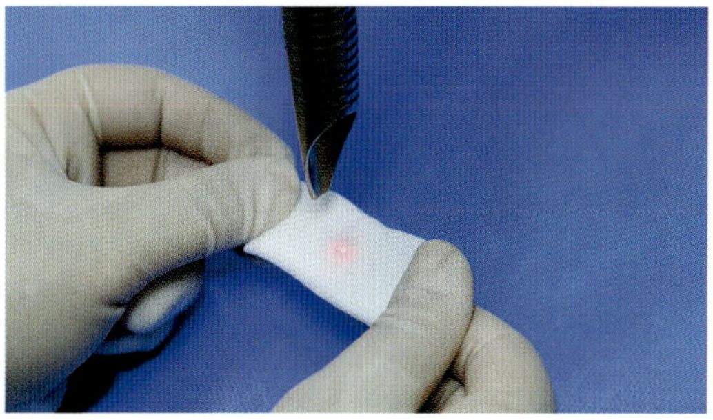

图 15.4.5　激光能量测试

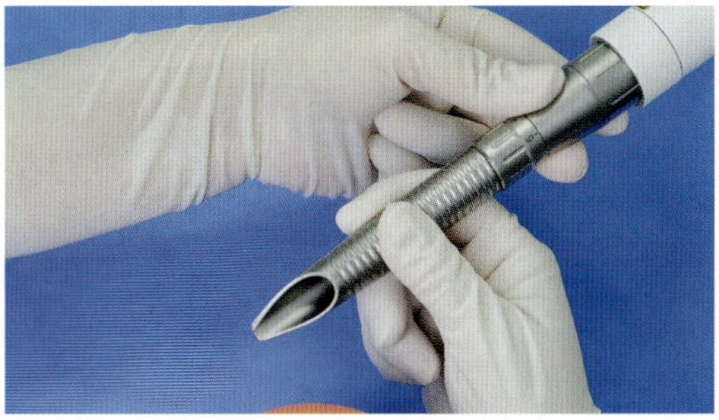

图 15.4.6　传递激光光纤手具

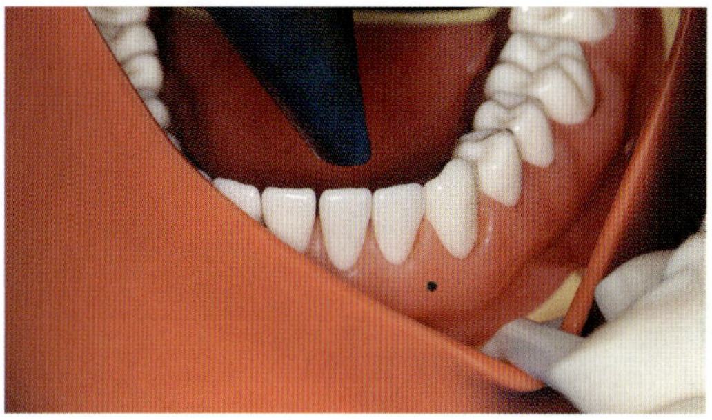

图 15.4.7　激光切除口内色素痣

学习笔记

（三）治疗后护理

1. 患者护理

关闭治疗灯，取下激光专用防护镜，推开治疗台，调整牙椅，协助患者漱口、清洁面部、撤胸巾。

2. 整理用物

撤防污膜、三用枪头、吸引器管、口杯，冲洗痰盂、牙椅排水管路，用物分类处置。

3. 牙椅清洁消毒

按照从洁到污的原则进行牙椅擦拭。

4. 使用速干手消毒液进行手消毒，摘激光专用防护镜，摘手套，洗手。

二、护理要点

1. 治疗前指导患者规范佩戴激光专用防护镜，保护患者眼睛。
2. 牵拉术区动作应轻柔，保护患者软组织，避免损伤。
3. 治疗中、治疗后及时清洁激光光纤手具，妥善放置，防止损坏。

三、健康宣教

1. 嘱患者 24 小时内勿刷牙漱口。
2. 保持口腔卫生，遵医嘱使用抗生素和漱口水，积极预防感染。
3. 术后当日可食温凉、细软食物，不宜食过烫、过硬、辛辣刺激性食物。

4 嘱患者注意充分休息，避免伤口周围过度活动影响伤口愈合。

参考文献

［1］周学东 . 牙体牙髓病学［M］. 5 版 . 北京：人民卫生出版社，2020.

［2］李秀娥，王春丽 . 实用口腔护理技术［M］. 2 版 . 北京：人民卫生出版社，2024.

［3］马丽辉，李秀娥 . 口腔门诊护理操作常规与综合管理手册［M］. 北京：人民卫生出版社，2019.

［4］孟焕新 . 牙周病学［M］. 5 版 . 北京：人民卫生出版社，2020.

［5］潘亚萍 . 牙周龈下刮治和根面平整操作技术图解［M］. 北京：人民卫生出版社，2018.

［6］赵铱民 . 口腔修复学［M］. 8 版 . 北京：人民卫生出版社，2020.

［7］冯希平 . 口腔预防医学［M］. 7 版 . 北京：人民卫生出版社，2020.

［8］赵佛容，毕小琴 . 口腔护理学［M］. 4 版 . 上海：复旦大学出版社，2022.

［9］秦满 . 儿童口腔科临床操作教程：一步一步教你做临床［M］. 北京：人民卫生出版社，2017.

［10］葛立宏 . 儿童口腔医学［M］. 5 版 . 北京：人民卫生出版社，2020.

［11］（美）威廉姆·H·特鲁斯威尔 . 激光美容与皮肤年轻化抗衰老方案［M］. 加晓东，柴宇，译 . 沈阳：辽宁科学技术出版社，2019.

［12］周展超 . 皮肤美容激光与光子治疗［M］. 北京：人民卫生出版社，2009.

［13］刘永生，肖嵘 . 现代激光美容［M］. 北京：人民卫生出版社，2019.

［14］陈平，（美）迈克尔·H·金 . 强脉冲光治疗学［M］. 北京：人民卫生出版社，2017.

［15］（美）罗伯特·肯维萨 . 口腔激光原理与技术实践［M］. 赵颖，译 . 沈阳：辽宁科学技术出版社，2019.

［16］张志愿 . 口腔颌面外科学［M］. 8 版 . 北京：人民卫生出版社，2020.

［17］吕波，隋红 . 口腔护理［M］. 北京：人民卫生出版社，2017.

［18］胡开进 . 牙及牙槽外科学［M］. 北京：人民卫生出版社，2016.

［19］张震康，俞光岩，徐韬 . 实用口腔科学［M］. 4 版 . 北京：人民卫生出版社，2016.

［20］中华口腔医学会 . 临床技术操作规范口腔医学分册［M］. 北京：人民卫生出版社，2017.

［21］宿玉成 . 口腔种植学［M］. 2 版 . 北京：人民卫生出版社，2014.

［22］孙健 . 口腔种植外科与修复护理规范技术［M］. 北京：人民卫生出版社，2017.

［23］王少海，马威 . 口腔种植手术学图解［M］. 北京：人民卫生出版社，2015.

［24］宫苹 . 口腔种植学［M］. 北京：人民卫生出版社，2020.

［25］孙育红，郭莉 . 手术室护理实践指南［M］. 北京：人民卫生出版社，2024.

［26］赵志河．口腔正畸学［M］．7版．北京：人民卫生出版社，2020.

［27］李秀娥，毛靖．口腔保健与护理［M］．北京：人民卫生出版社，2022.

［28］李小寒，尚少梅．基础护理学［M］．7版．北京：人民卫生出版社，2022.

［29］姬爱平．口腔急诊常见疾病诊疗手册［M］．2版．北京：北京大学医学出版社，2021.

［30］刘文玲，丁荣晶，李祥晨，等．非心原性晕厥康复中国专家共识［J］．中国循环杂志，2023，38（11）：1103-1111.

［31］桂莉，金静芬．急危重症护理学［M］．5版．北京：人民卫生出版社，2022.

［32］卢弈文，陈晗．实用橡皮障隔离技术［M］．沈阳：辽宁科学技术出版社，2020.

［33］国家卫生健康委医院管理研究所．医院消毒供应中心岗位培训教程（2022版）［M］．北京：中国标准出版社，2022.

［34］吴峻岭．口腔实习医师门诊诊疗操作医院感染控制学［M］．济南：山东科学技术出版社，2021.

［35］赵信义．口腔材料学［M］．6版．北京：人民卫生出版社，2020.

［36］李秀娥，王春丽．口腔门诊治疗材料护理技术［M］．北京：人民卫生出版社，2011.

［37］赵弘，李小彤．口腔正畸治疗常用弓丝弯制技术［M］．2版．北京：人民卫生出版社，2018.

［38］江泳，范宝林．口腔设备学［M］．北京：北京大学医学出版社，2020.

［39］口腔器械消毒灭菌技术操作规范：WS 506—2016［S］．中国标准出版社，2016.

［40］中华口腔医学会口腔急诊专业委员会．口腔诊疗过程中伴发急性全身性病症的规范化椅旁急救专家共识：T/CHSA 007—2022［S］．中华口腔医学会，2022.

［41］中华口腔医学会．口腔四手操作技术规范：T/CHSA 013—2020［S］．中华口腔医学会，2020.

［42］中华人民共和国国家卫生健康委员会．口腔门诊医院感染管理标准：WS/T 842—2024［S］．国家卫生健康委员会，2024.

［43］中华口腔医学会．口腔牙科综合治疗台水路污染控制与管理指南：T/CHSA 023—2023［S］．中华口腔医学会，2023.